イラスト図解

発達障害の子どもの心と行動がわかる本

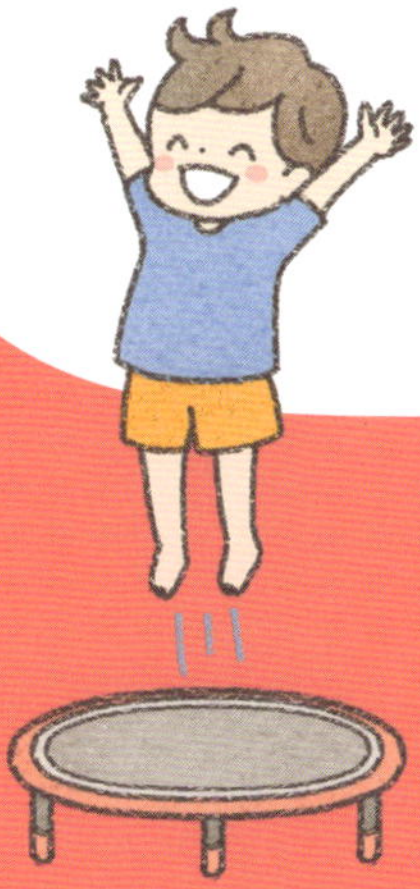

こころとそだちのクリニックむすびめ院長
田中康雄（監修）

西東社

はじめに

本書は、発達障害の特性を、できるだけ簡潔に、できるだけ理解しやすく、できるだけ網羅的に、という視点で、何度も修正を重ねた末に完成したものです。「発達障害の可能性がある」と診断された子どもの親御さん、また、「発達障害の特性があるかもしれない」子どもと向きあう専門家の、なかでも初心者の方に読んでいただければと思います。

発達障害とは、個々の発達の歩みのなかで、生活に困難をきたす場合に名づけられるものです。その意味で、私は、「生活障害」というほうが的確だと思っています。「生きづらさ」といってもよいでしょう。ですから、必要なことは、治療というよりも、「生活環境の調整や工夫」あるいは「日々の生活を応援し続けること」だと思うのです。そのためには、個々の発達の歩みと特性をできるだけ理解することが大切です。

細かな点では、より詳細な説明が必要なところもありますが、本書は、まず大枠が理解でき、全体像が把握できるように配慮した項目で構成しました。もっと詳しく学ぼうとされる方は、より専門性の高い書籍にステップアップしていただければと思います。

発達障害は、まだ若い臨床分野です。診断の際に多く用いられる、アメリカ精神医学会が定める診断基準が２０１３年に改訂され（→Ｐ99）、自閉症とアスペルガー症候群が自閉スペクトラム症として一本化され、自閉症についての規定概念が変わりました。今後も、診断基準や診断名そのものが見直される可能性もあります。

ですが、どのような名称で呼ばれようとも、子どもひとりひとりの思いは、すでに個別に存在しています。太郎君は、やはり太郎君なのです。この世界で唯一たったひとりの太郎君なのです。

本書はそうした、いま、目の前にいる子どもの心と行動の意味を、少しでも理解したい、仮にでも心に近づきたい、その手助けになることを願ってまとめたものです。

今回、監修という立場で全体に目を配ったところ、改めて初心に立ち返ることの大切さを学ぶことができました。本書を読まれた方が、本書を通して子どもたちに、何かしらの有益さをもたらしたとすれば幸いです。

こころとそだちのクリニック　むすびめ院長

田中康雄

もくじ

1章 発達障害とは？

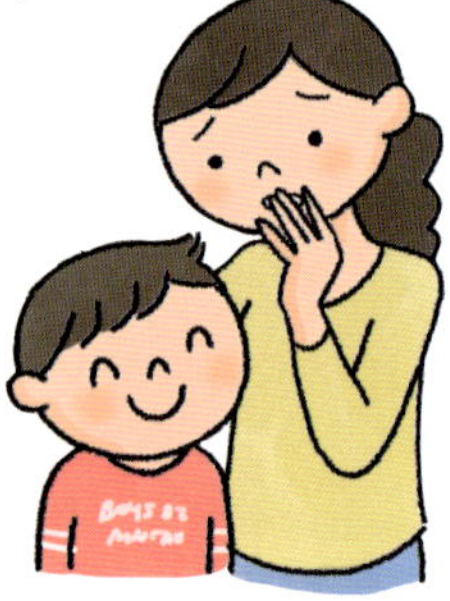

2章 こんな様子が気になったら

●本書は特に明記しない限り、2015年4月1日現在の情報にもとづいています。
●発達障害の診断名については、2013年5月のDSM－5の改訂を受けて、
・広汎性発達障害を、「自閉症スペクトラム」→「自閉スペクトラム症」
・ＡＤＨＤの日本語訳を、「注意欠如・多動性障害」→「注意欠如・多動症」
・ＬＤの日本語訳を、「学習障害」→「限局性学習症」
と記載しました。

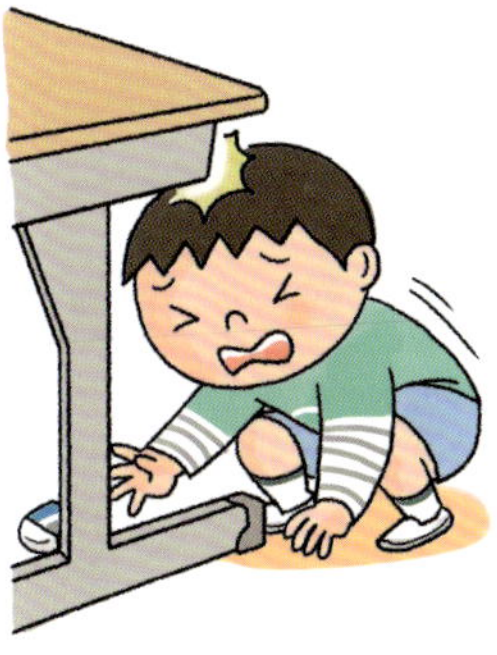

3章 自閉スペクトラム症とは？

4章 ADHDとは？

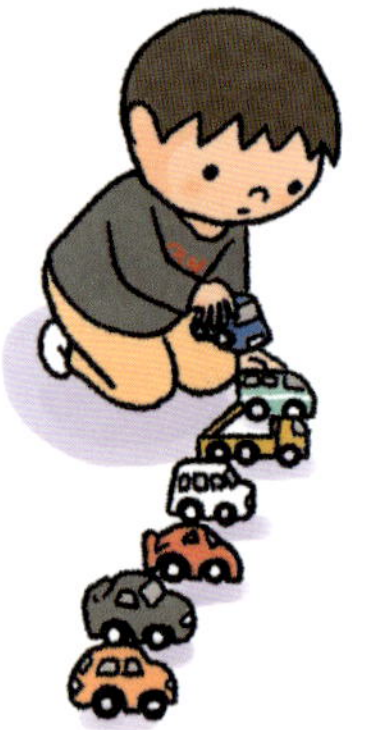

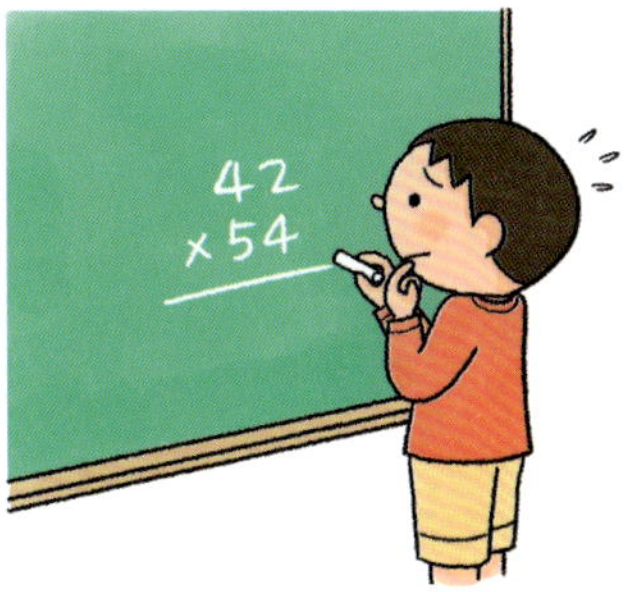

6章 気づき、診断を経て、療育とケアへ

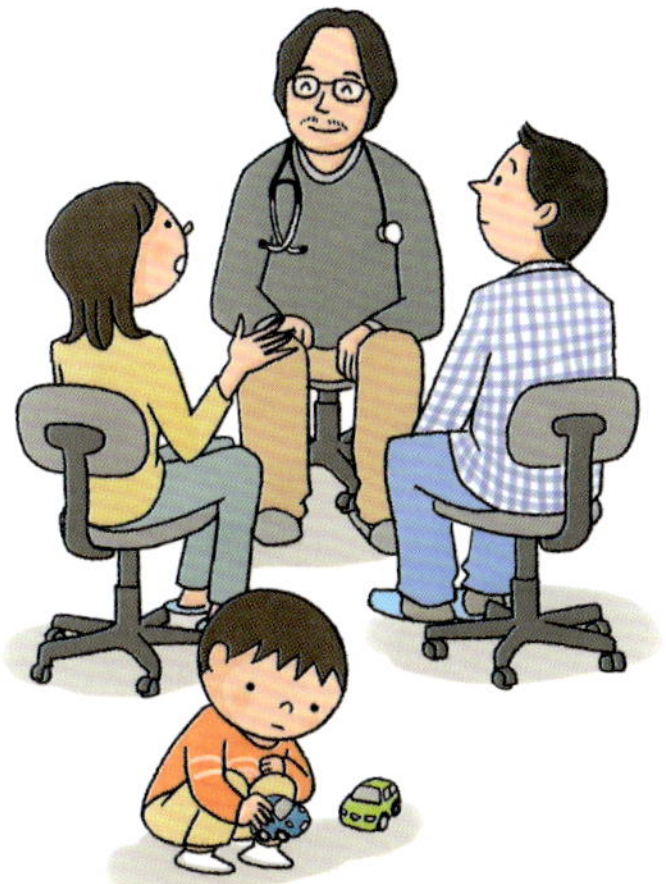

7章 家庭での支援

8章 保育所・幼稚園、小学校での支援

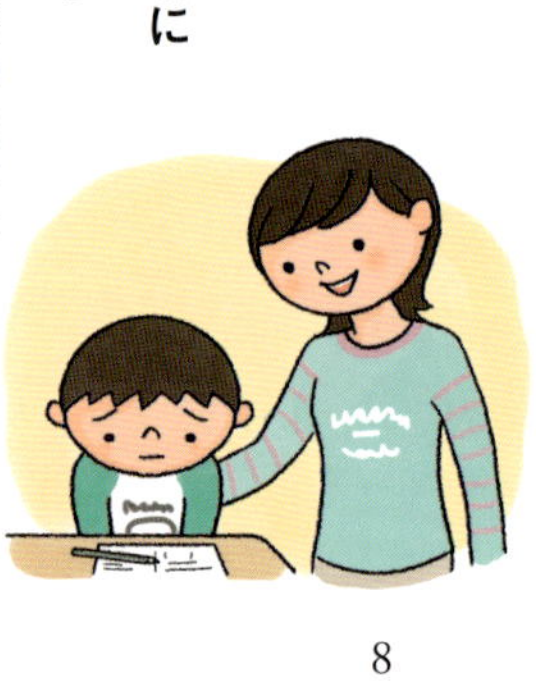

1章

発達障害とは？

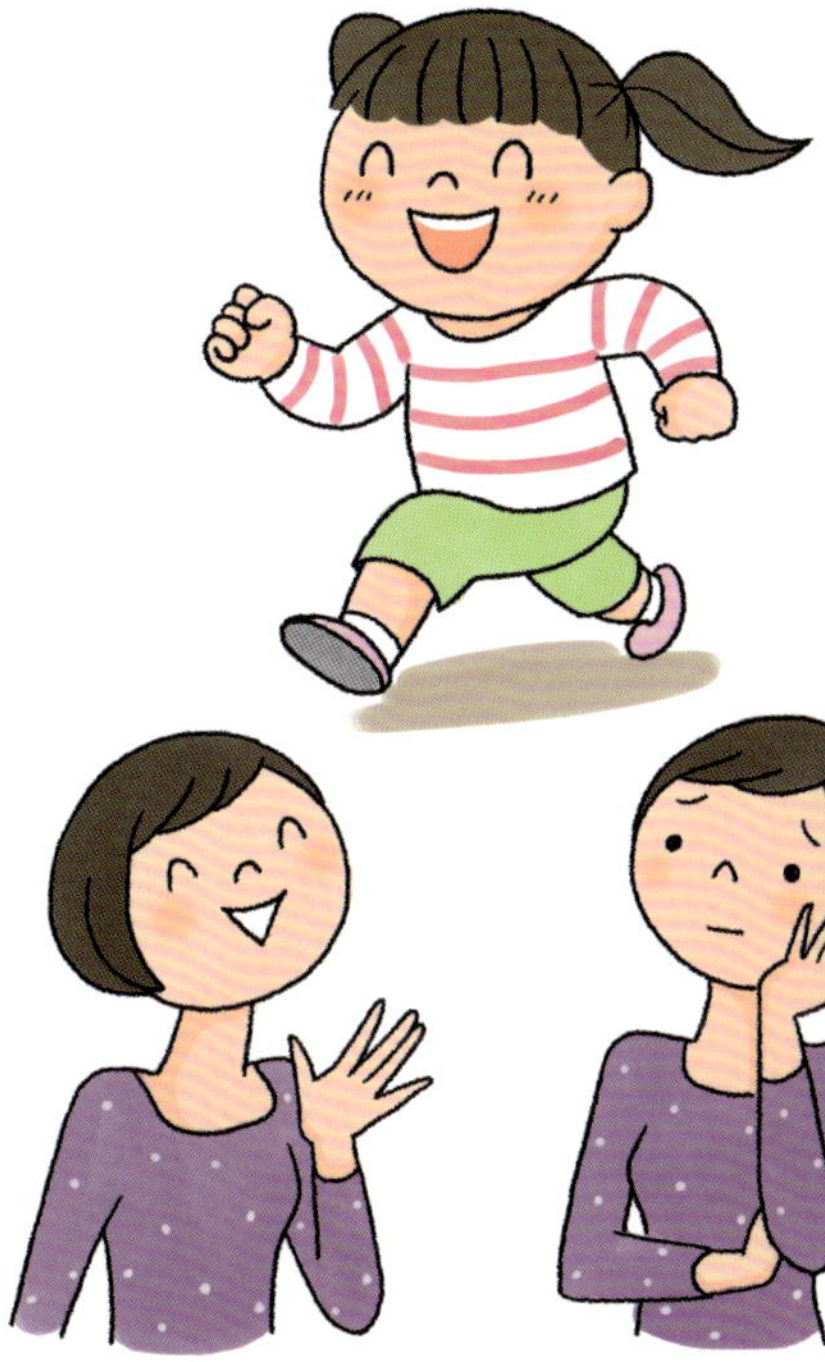

発達障害の特性は「ひときわ大きい個性」です

発達障害をきちんと定義するのは、とても難しいものです。誰にでもある得手不得手や感じ方の違いとった特性が、いわば個性的（けっこう独特）すぎるということでしょうか。

発達障害の子ってどんな子？

　活発な子、人見知りをする子、物おじしない子、引っ込み思案の子、せっかちな子、マイペースの子…。ひと口に「子ども」と言っても、いろいろなタイプの子どもがいます。子どもが十人いれば、十人それぞれに性格や行動が異なることは、子どもとふれあう機会がある方なら、よくご存じのことだと思います（大人でも人それぞれ性格や行動が異なりますよね）。

　この性格や行動の違いは、一般に「個性」といわれるもので、それ自体がよい、悪いというものではありません。同じ個性の子どもはいませんから、家庭では家族が、保育所・幼稚園、小学校などでは、先生たちがひとりひとりの子どもの個性を理解し、その子にあう接し方を工夫しながら寄り添っていることでしょう。

　個性という視点から考えると、発達障害の特性をもつ子どもたちは、その個性がひときわ大きいといえるでしょう。そのため、その子の性格や行動を理解して寄り添うには、より多くの工夫と支援が必要となります。

　このような、個性がひときわ大きくて、簡単にはわかりあえない部分があるために、細やかな工夫や支援を必要とする子どもの個性的な特性を、医学的にグループ分けして、できるだけわかりやすい「個性」として説明しようとしたのが、「発達障害」という名称といってもよいでしょう。

　ですから、発達障害の特性は個性の延長線上にあるものであり、決して特別なものではありません。この後の章で詳しくふれていきますが、特性のひとつひとつを見ていくと、私たちももちあわせているものばかりです。ただ、その特性の度合いがとても強かったり、いくつも集まったりするので、その子が毎日を不安なく明るい気持ちで過ごすためには、その子の特性を理解したうえでの生活の工夫や支援が必要となるということなのです。

いろいろなタイプの子どもたち

個性が強い子どもを理解し寄り添うには、
より多くの工夫と支援が必要です。

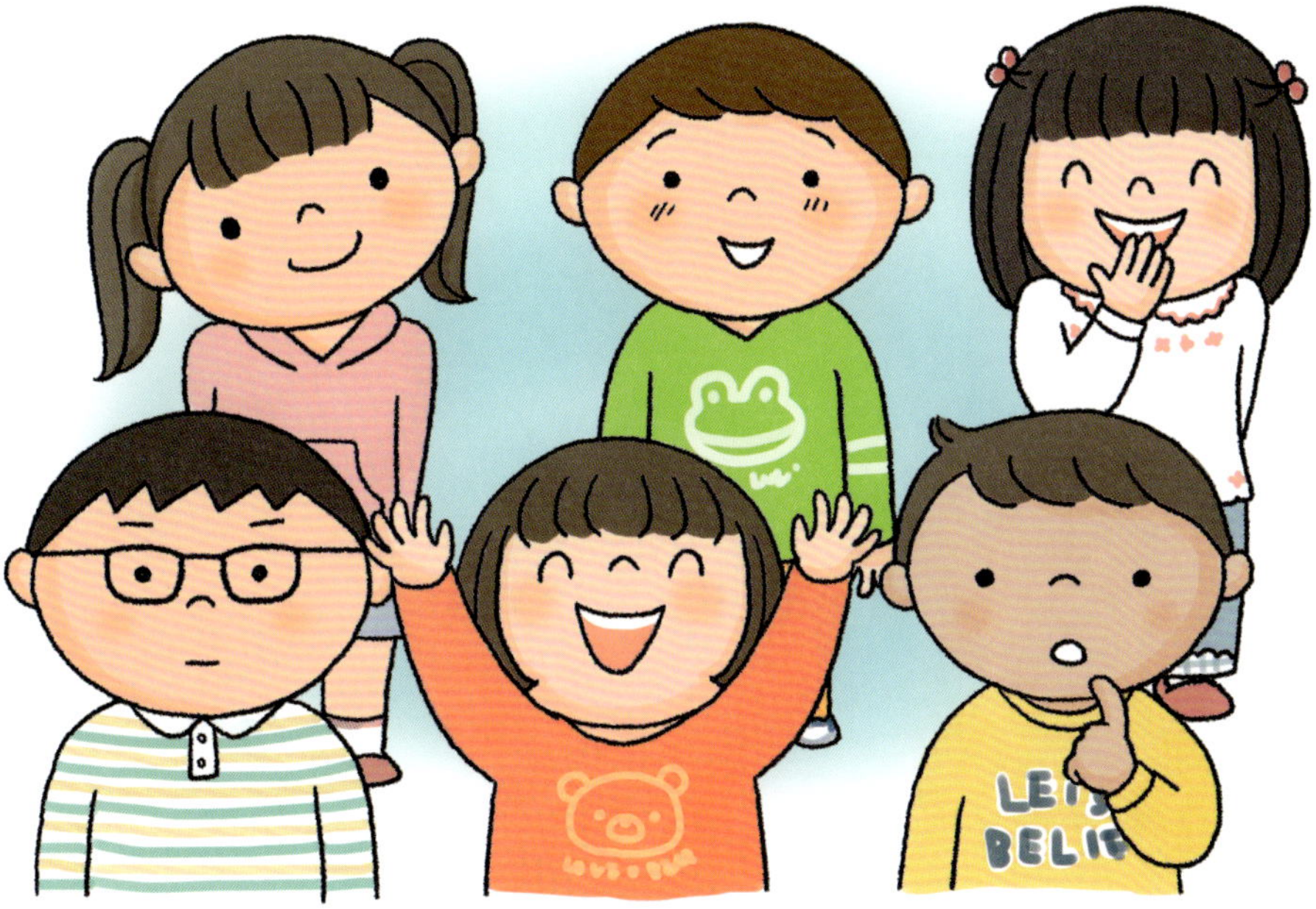

発達障害は劣っていることとイコールではありません

発達障害の特性をもつ子どもは、ほかの子どもと同じようにできない面ばかりが注目されやすいのですが、ほかの子どもと同じようにできることもたくさんありますし、ほかの子どもとくらべて、よくできる力もあります。

例えば、発達障害の特性をもつ人のなかには、すべての記憶が絵や写真のような貯えられ方をしていて、記憶力がとてもよかったり、数字や音符を使って考えることが得意で、独学でパソコンやピアノ演奏ができたりする人がいます。このような、物事の認識の仕方の違いは、発達障害の特性をもつ人の多くに見られるもののひとつです。

ほかの人とくらべて劣っているということではなく、見たり聞いたり、さわったり味わったりする、その受けとめ方や感じ方が個性的であるために、得意なことと不得意なことの差がはっきりしてしまうだけなのです。

子ども本人も生きづらさを感じて悩んでいます

あまりにも強い個性によって、子ども本人も「生きづらさ」を抱えて悩んでいます。周囲の人に理解を深めてもらうために自分から折り合いをつけていく行動も苦手です。

特性は、脳が「正しく」命令している結果です

脳の機能上のアンバランスさによってあらわれる強い個性は、「特性」といってもよいでしょう。

特性のひとつである強いこだわりは、ほかの人には共感しにくい面があり、たとえ親であってもその対応にとまどうことは少なくありません。また、カッとなってたたいたり、順番を待つことができなかったりする行動は、「乱暴な子」「わがままな子」といった白い目でも見られがちです。この時点で特性は「症状」になります。

大切なことは、そのような一見すると周囲を困らせる症状が、実は発達障害の特性をもつ子どもの脳が「正しく」命令している結果であるということです。問題児のように映っても、それは「脳からの正しい指示による自然なふるまい」であり、決してふざけたり、わざとしていたりするわけではないのです。特性による言動は、子どもからのメッセージであり、声なき訴えなのだと受けとめてほしいと思います。あくまでも強い個性なのです。

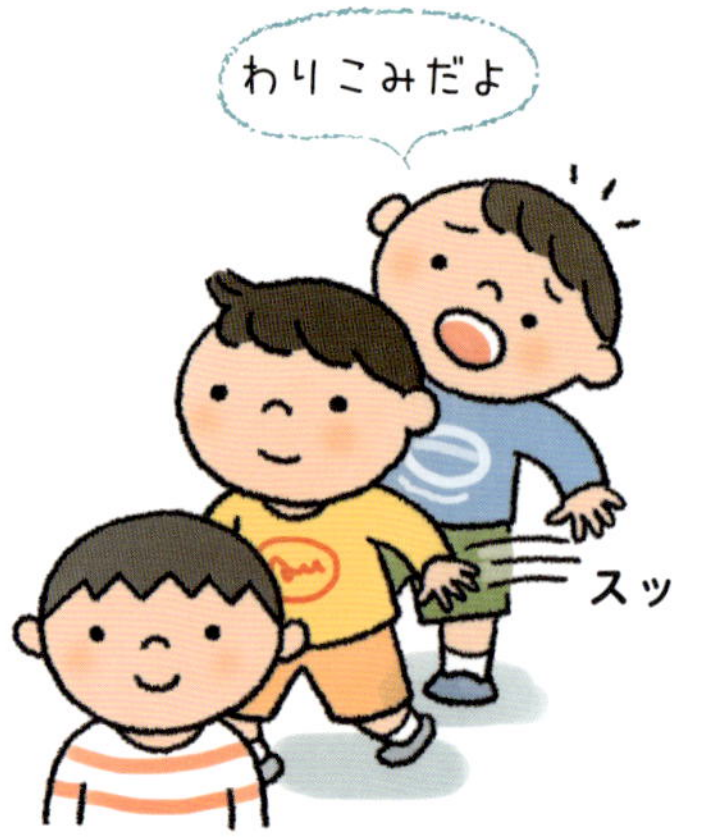

がまんできないのも
正しい脳の命令によるものです。

周りの理解が特性を目立たなくさせます

発達障害の特性があっても、小さい頃から周囲の人たちに理解されて育った子どものなかには、安定した状態で子ども時代を過ごし、成人して社会で働きながら自立した生活をおくり、希望に満ちた人生を歩む人が少なくありません。つまり、症状にならないのです。一方で、小さい頃から無理解や誤解のなかで過ごし、否定され続けたり、

叱られ続けたり、無理強いをされ続けたりした子どものなかには、「私はダメな子なんだ」といった強い劣等感を抱いて、混乱したまま大人になり、ひきこもりなどのつらい状況にいる人もいます。これは、特性が理解されなかったからかもしれません。

発達障害の特性は、周囲の理解が深まるほど目立たなくなり、逆に無理解や誤解が強まると目立ってしまうという面があります。発達障害の特性は治ったり消えたりすることはありません。しかし、特性を早期に正しく理解することは、子どもの生きづらさをやわらげて成長をうながします。でも、その子の言動が発達障害の特性であると気がつくことは、とても難しいことでもあるのです。

人との関係をうまくきずくことができないことも特性のひとつ

自分のほうから理解を深めてもらうような行動が苦手です。

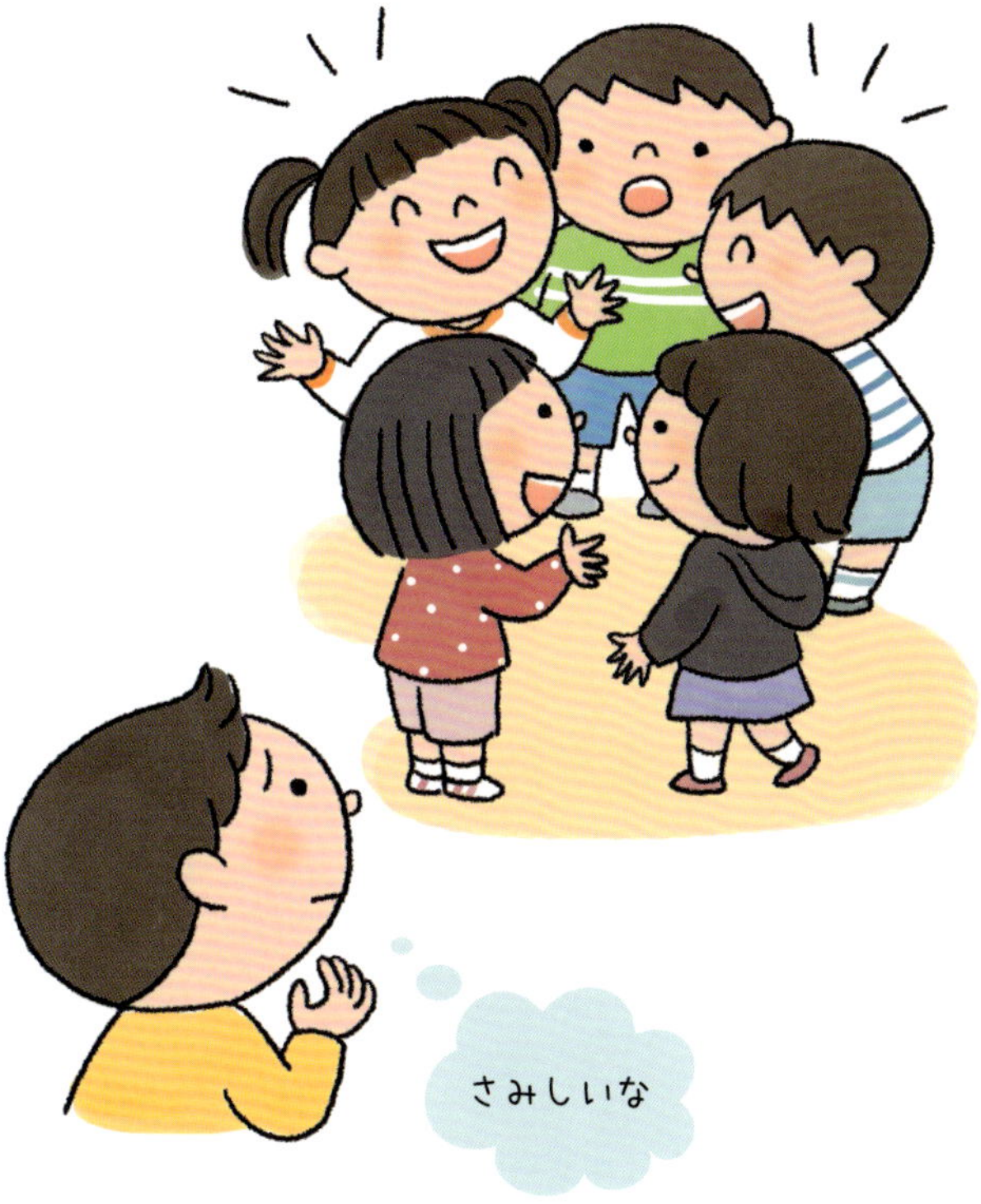

発達障害は関係性の障害でもあります

家族や学校、そして社会は、人とのコミュニケーションがとても大切な場所です。特に学校や社会は、多くの人が同じ行動をとったり、同じルールを守ったりすることで保たれています。

しかし、発達障害の特性をもつ子どもは、その強い個性から周囲と折り合いをつけることが難しい場合があります。つまり、コミュニケーションをとって人間関係を作っていくことが苦手なのです。お互いにわかりあえるようなかかわりを作り出すことが難しいために、孤立してしまう場合もあります。ひとりでいるほうがほっとする子もいますが、もしかしたら、「ひとりでも平気」と言っている子のなかにも、実は集団になじめず、しかたなくひとりでいて、孤独を感じている子がいるかもしれません。関係性はお互い様ですから、折り合いをつける力が強いほうが、歩み寄ることが大切です。

「ふつう」と「発達障害」の間に明確な境界線はありません

「ふつう」の子どもと「発達障害」の特性をもつ子どもの違いは、どんなところにあるのでしょうか。

その線引きはとても難しく、診断自体も簡単ではないというのが現状です。

受けとめ方による印象の差

その子を見つめるまなざしや、
受けとめ方によっても印象は変わります。

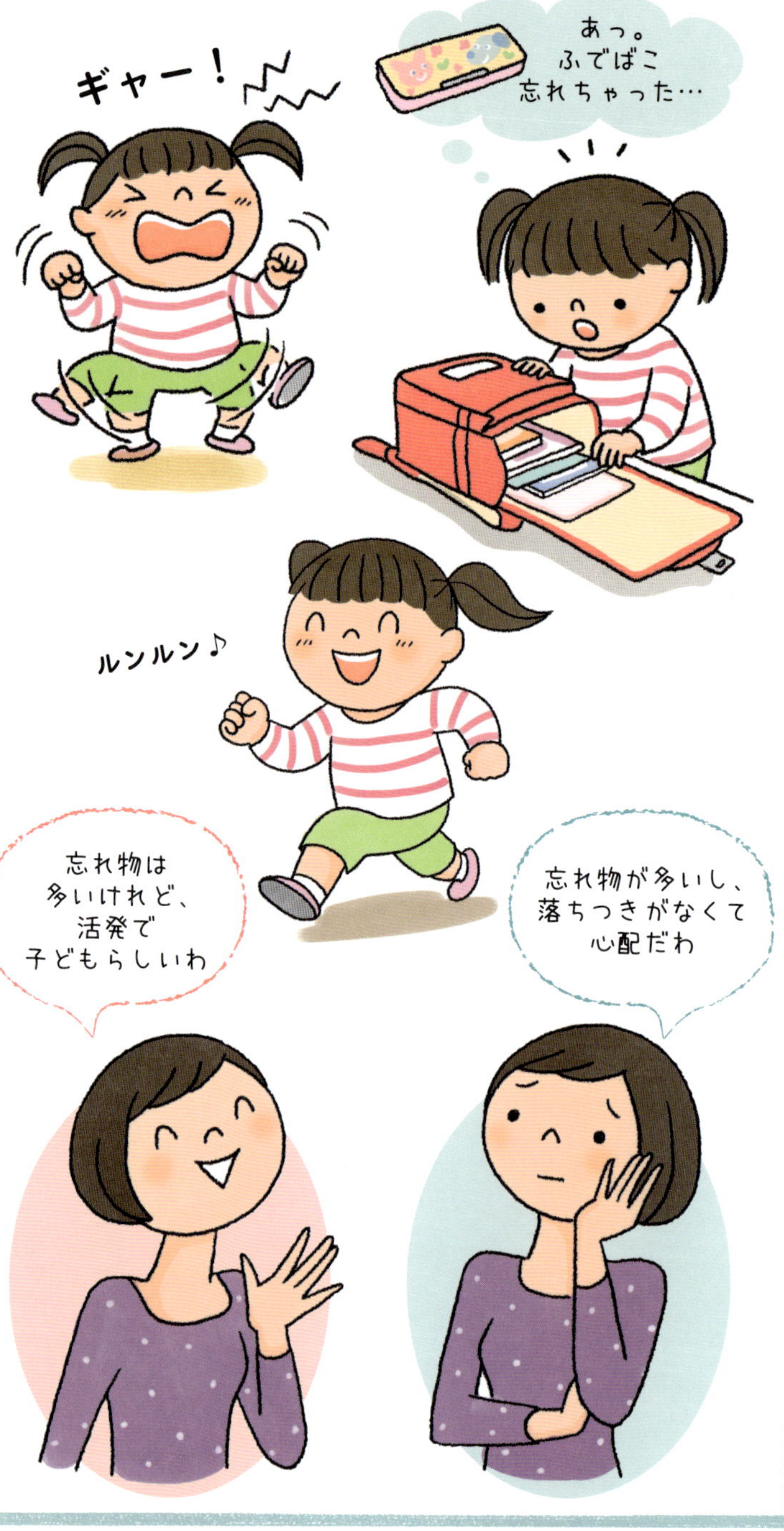
ギャー！
あっ。ふでばこ忘れちゃった…
ルンルン♪
忘れ物は多いけれど、活発で子どもらしいわ
忘れ物が多いし、落ちつきがなくて心配だわ

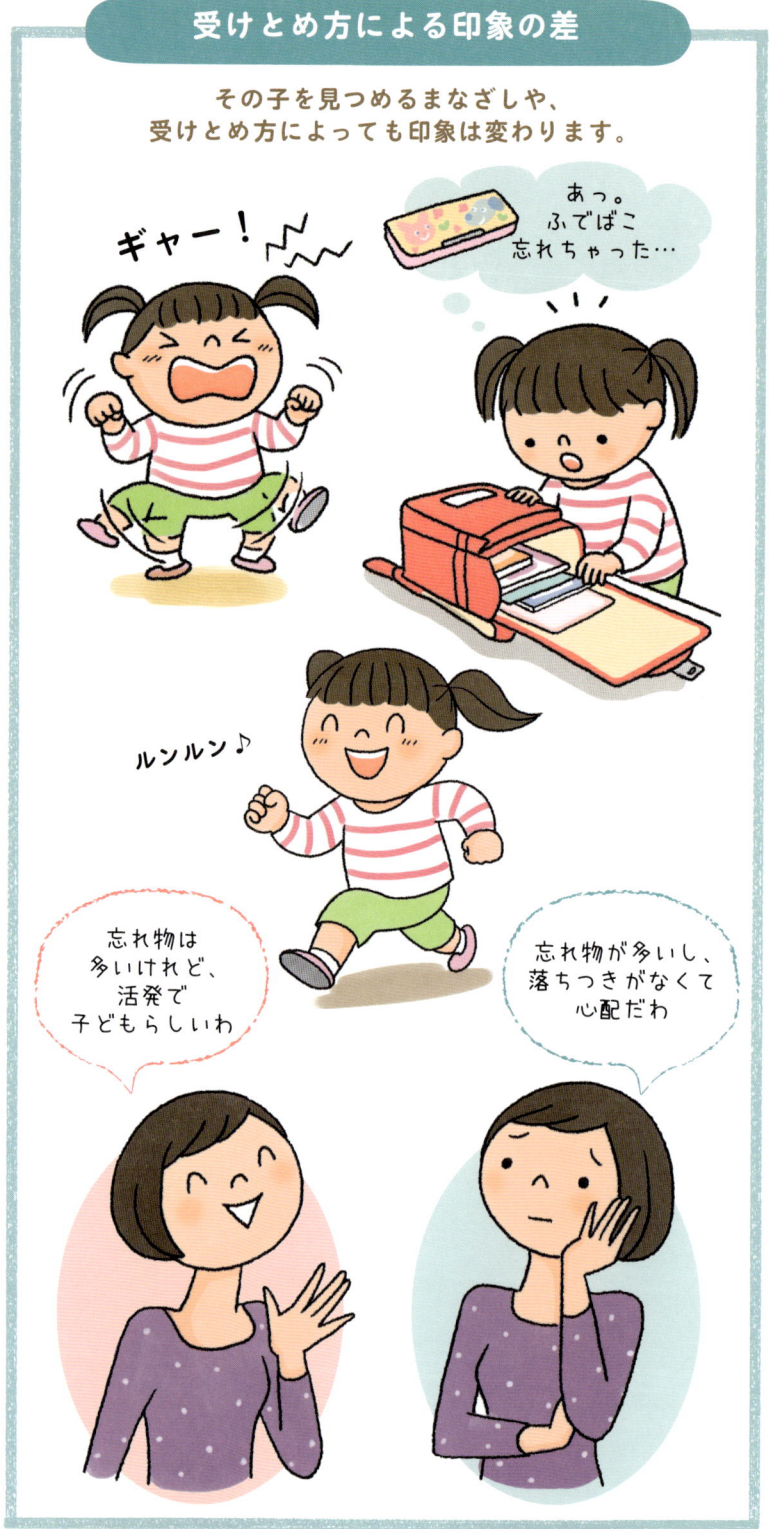

「ふつう」と「発達障害」の境界線はありません

「ふつう」の子どもにおいても、発達障害のような強い個性がみられることはありますし、発達障害の特性をもつ子どもにおいても、「ふつう」の子どもの部分があります。発達障害の特性は個性の延長線上にあり、決して特別なものではありません。

日本では、自閉スペクトラム症、AD《エーディ》HD《エイチディ》（注意欠如・多動症）、LD《エルディ》（限局性学習症）、そのほか、これによく似た脳機能の障害による特性が、主に低年齢であらわれ、深い理解と支援が必要とされる時に、「発達障害」と呼んでいます。しかし、個性がどれくらい強ければ発達障害の状態となるのか、また、脳機能の獲得にどのようなつまずきがあれば発達障害と呼ぶのか、という線引きは容易ではありません。

地図に例えると、そもそも「ふつう」と「発達障害」は2つの離れ小島のように存在しているわけではありません。2つはつながりあっていて、とりあえず、国境線で便宜上分けているようなところがあるのです。

「障害」の意味をとらえ直しましょう

発達障害という言葉には「障害」という文字が入っています。そのため、その重い響きに落胆される親御さんは少なくありません。けれども、発達障害という言葉は、子どもにレッテルを貼るためではなく、子どもの生きづらさをやわらげ、子どもと支援を結びつけるために「特性を共有する」という役割を持っています。

大切なことは、子どもががんばっているにもかかわらず成果が上がらない場合、その原因がその子の努力不足にあるのではなく、特性によるものであることに、周囲も本人も気づくことです。そして、どうしたらその子の能力が伸びて成果に結びつくのか、生きづらさがやわらぐのかを考えて、配慮のある環境や支援体制を整えることです。

その子と支援を結びつけるための
ひとつの方法として、
「発達障害」という診断名があります。

Q&A

Q 強い個性はなぜあらわれるの？

A どうして個性が強くなるのかについては、生まれつき脳の機能にアンバランスさがあるためではないかということが想定されています。その結果、運動、行動、学習、コミュニケーションや認知、社会性などの能力がかたよると考えられています。しかし、なぜ、脳の機能にアンバランスさがあらわれるのか、スムーズに働かないのかについては、その原因はまだよくわかっていないのが現状です。

いくつかの発達障害が重なりあうこともあります

自閉スペクトラム症、ADHD《エーディエイチディ》、LD《エルディ》など、発達障害にはいろいろな種類があり、それぞれの特性は重なりあっていることが少なくありません。

それぞれの障害はつながっています

自閉スペクトラム症やADHD、LDなどの発達障害はそれぞれ連続していて、特性の重なる部分も多いために、時に医師も診断に迷い、医師によって診断名が異なるという状況も起きてしまいます。例えば、ある病院でLDと診断された子どもが、別の病院では自閉スペクトラム症だと診断された場合、親御さんはどちらの診断名が正しいのか悩まれるでしょう。

　しかし、その子どもの特性は両方の障害をあわせもっているとも考えられますし、それぞれの障害の視点から同

「発達障害スペクトラム」という考え方

それぞれの発達障害の特性は重なりあい
連続している場合があります。

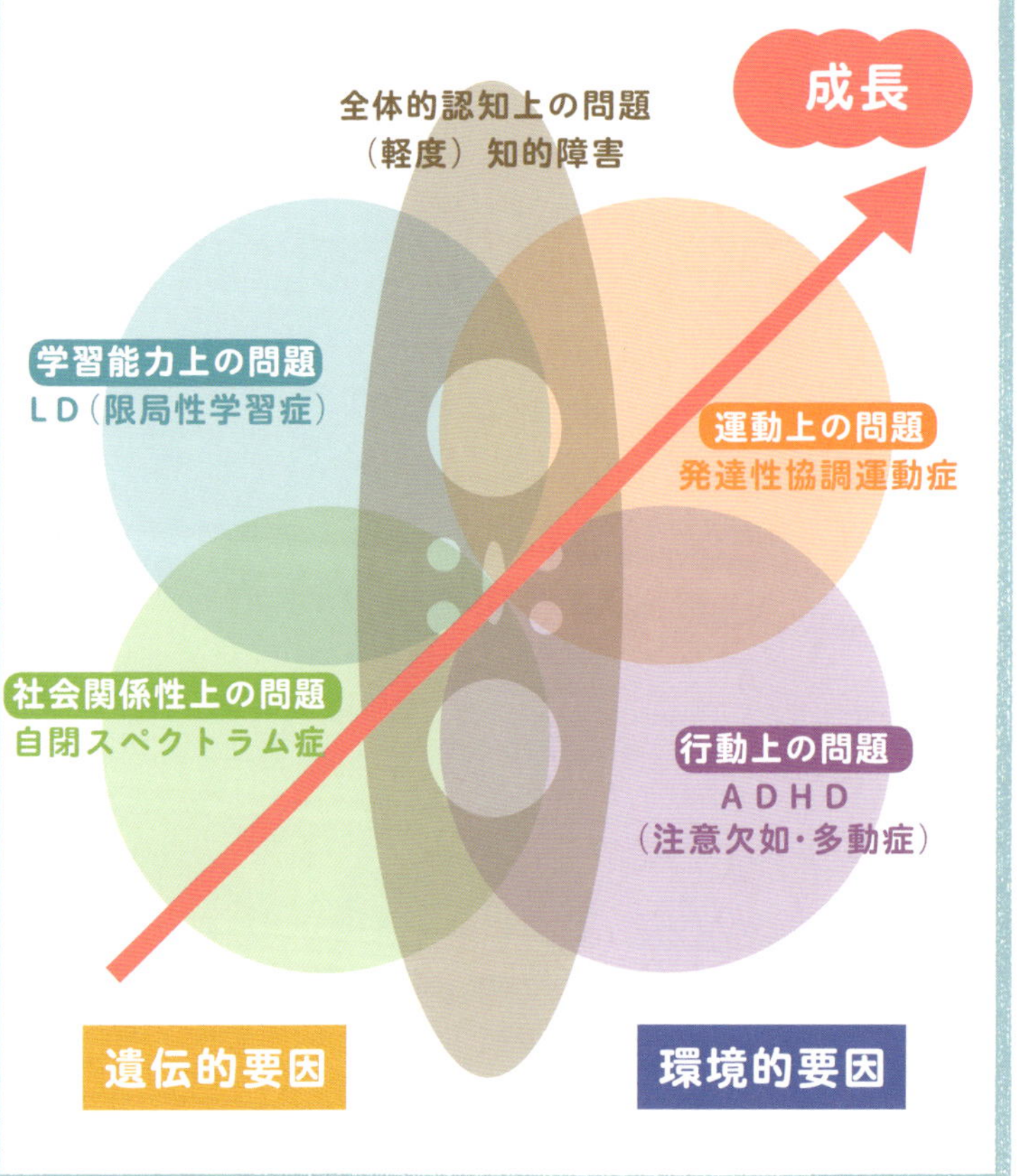

成長
全体的認知上の問題
（軽度）知的障害
学習能力上の問題
LD（限局性学習症）
運動上の問題
発達性協調運動症
社会関係性上の問題
自閉スペクトラム症
行動上の問題
ADHD
（注意欠如・多動症）
遺伝的要因
環境的要因

田中康雄著『ADHDの明日に向って』（星和書店）より一部改変して作成。

じ特性を指していることもあります。そういった意味で、障害を区別する診断というのはとても難しいのです。

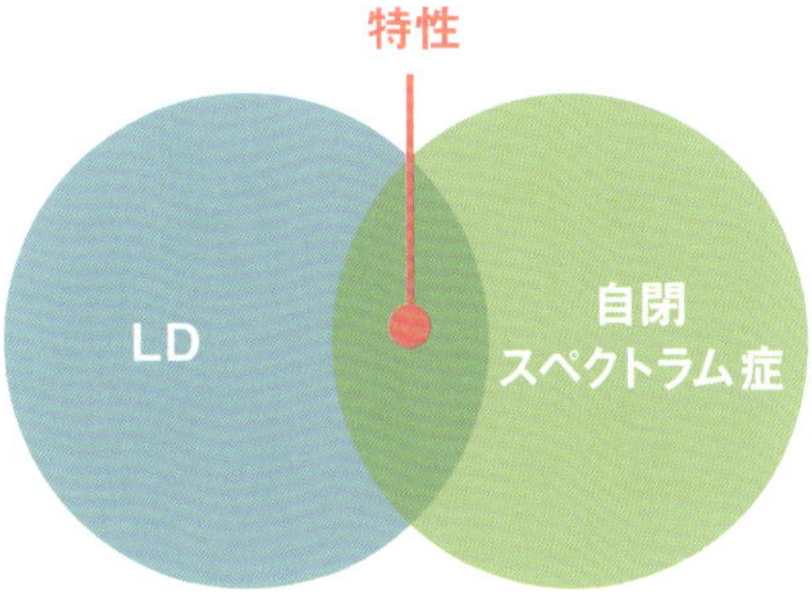

同じ特性を別の視点からとらえることで、診断名が異なることがあります。

「スペクトラム」という考え方があります

自閉スペクトラム症のスペクトラムとは「連続体」という意味です。これは、同じ自閉症の特性をもつ子どもでも、特性のあらわれかたには差があり、それぞれ違って見えるけれど、基本的なところでは連続しているという考え方です。イギリスの精神科医ローナ・ウィングが提唱しました。

現在はこのスペクトラムという考え方がさらに広がり、自閉スペクトラム症、ＡＤＨＤ、ＬＤなどの発達障害を区別するのではなく、連続していると考える、「発達障害スペクトラム」という考え方へ発展しています。

身近な連続体の例を上げると、世界地図を思い浮かべるとわかりやすいかもしれません。例えば、発達障害という大陸に国境が生まれ、それぞれの土地によって気候が異なり、言葉にも違いがみられます。しかし、陸地としてはひと続きにつながっていて、発達障害のない大陸とも地続きになっています。国境や国名は便宜上、診断基準をベースに決められますが、明確な境界線があるわけではありません。

スペクトラムという考え方は、障害名へのこだわりから、私たちを解放してくれる視点です。この視点によって子どもにあらわれている特性を、ありのままに、注意深く観察でき、細かな配慮や支援へとつなげていくことができます。

発達障害の子どもは増えている!?

発達障害という言葉をよく見たり聞いたりするようになりました。しかし、発達障害の子どもが増えたというよりは、社会の関心が発達障害に向きはじめ、発達障害と診断される子どもの数が増えたといえるのかもしれません。

また、ひと昔前に比べて私たちを取り巻く環境はとても複雑になりました。大人でも余裕のない厳しい状況におかれ、たとえ小さな子どもであっても効率や完璧を求められることが少なくありません。

そのため、以前なら問題にならなかったような個性の子どもでも生きづらさを抱えるようになり、そうした子どもへの配慮や支援がより必要になってきたとも考えられます。

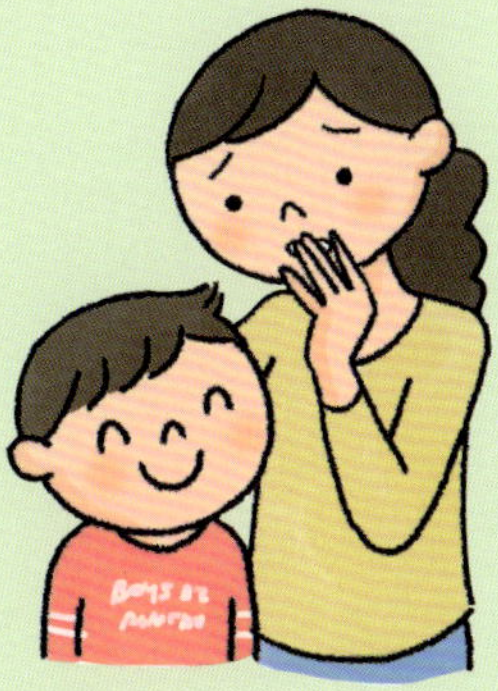

発達障害はしつけ不足や心の病気ではありません

発達障害は、時にその子どものわがまま、親のしつけ不足と誤解されてきましたが、脳の機能障害であることが広く知られるようになってきました。

わがままでもしつけ不足でもありません

発達障害には、社会性やコミュニケーション、想像力において困難がみられる自閉スペクトラム症、落ちつきのなさや不注意、衝動性がみられるＡＤＨＤ、読み書きや計算など学習面での得手・不得手に大きなばらつきがみられるＬＤなどがあります。

近年、発達障害の研究が進み、医学的には、生まれつきの脳の機能障害であることが広く知られるようになり、理解が広がりつつあるなかで、子ども本人や家族が、誤解によって追いつめられてしまうという悲劇も少しずつ防げるようになってきました。

しかし以前は、特に、自分の気持ちを抑えることが苦手で周囲と折り合いをつけにくいＡＤＨＤの特性は、小さな子どもの行動によく似ているため、生まれつきの障害によるものだと認識されにくく、「わがままな子」という誤解を受けることが少なくありませんでした。親もしつけ不足や子どもへの愛情の注ぎ方に問題があるのではないかと、自分を責めて傷ついてきたのです。自閉症（自閉スペクトラム症）においては、「自閉」という言葉が、統合失調症でも用いられていたために、自分から心を閉ざしてしまう「心の病気」だと誤解する人が多くいました。

子どもはほめられて育ちます

発達障害の特性をもつ子どものなかには、わがままやしつけ不足と誤解されたまま、頻繁に注意されたり、叱られ続けたりする子どもがいます。こうした叱責は、「子どもにしっかりしてほしい」という、善意や期待からの行為であることが多いのですが、結果的にその子を否定し、その子の自尊心を傷つけてしまうことになります。

不登校や引きこもり、非行、うつなどのつらい状況にいる子どものなかには、そうした誤解によるかかわりによって自尊感情が傷つき、「二次障害」

（→P182）を引き起こしてしまった例が少なくありません。

子どもはいつの時代でもほめられて育つものです。ほめられたことがつぎへの大きな自信につながります。子どもが特性によって周囲を困らせてしまった場合であっても、実はその子自身が自分の特性に困り果てているのだと理解してほしいと思います。そして、根気よく望ましい行動を教え続け、その子がそれができた時は、大いにほめてあげてほしいと思います。

それぞれの年齢で見られる発達障害のサイン

発達障害の特性を持つ赤ちゃんは、生後すぐは、一見「ふつう」の赤ちゃんに見えます。しかし、年齢に応じて何らかの兆候やサインがあらわれることが多いようです。

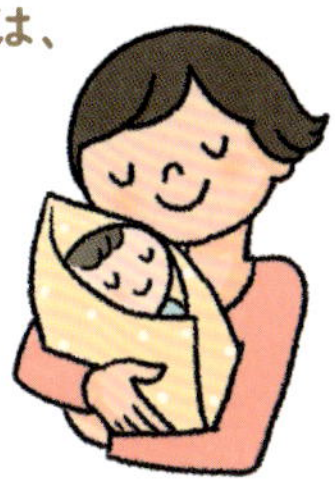

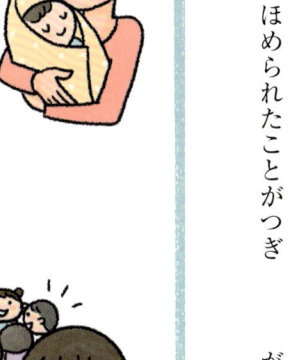

気づきやすい年齢

あやしても笑わない、寝つきが悪い、偏食ぎみ、手を振りきって走り出すなどの行動がみられることがあり、育てにくさを感じることがあります。

2歳前後

社会性やコミュニケーション、想像力において困難がみられる…。

自閉スペクトラム症かも!?

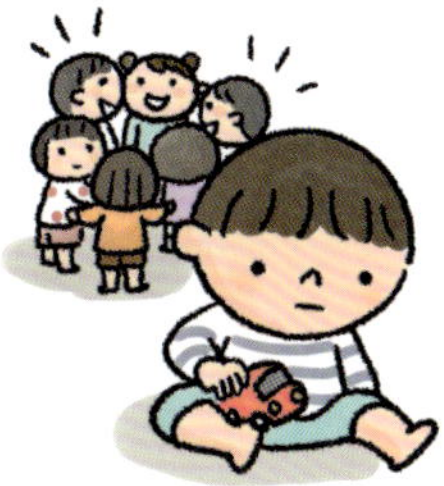

小学校入学前後

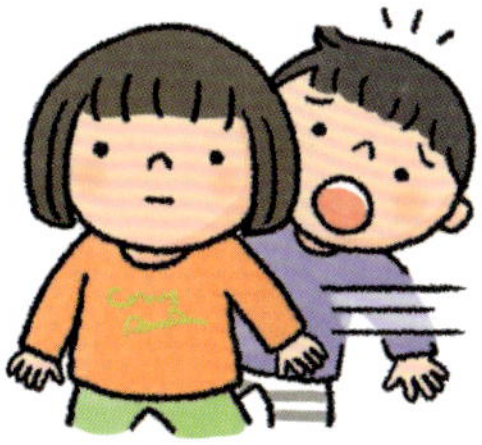

落ちつきのなさや不注意、衝動性がみられる…。

ADHD（注意欠如・多動症）かも!?

小学校入学後

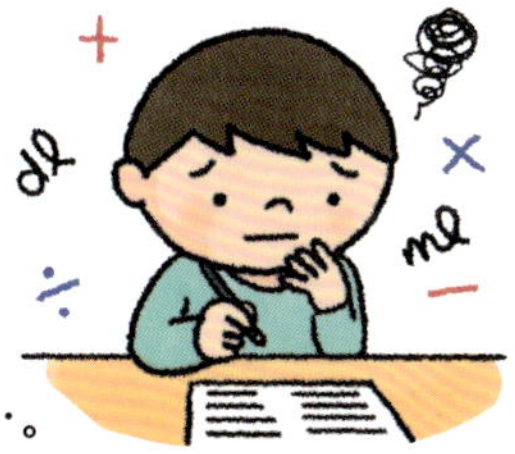

読み書きや計算など学習面での得手・不得手に大きなばらつきがみられる…。

LD（限局性学習症）かも!?

脳の機能を知っておく必要があります

発達障害になる原因はまだよくわかっていないのが現状ですが、多様な脳の機能を制御するネットワークに、何らかの機能障害があるのではないかと考えられています。

脳内の情報がスムーズに伝わらない状態です

発達障害は、子どもが成長していくなかで脳の機能がアンバランスさをもって発達することで、コミュニケーションや認知、運動、行動、学習、社会性などの能力にかたよりが生まれると考えられています。しかし、なぜ脳の機能にアンバランスさがあるのか、その詳細については仮説があるのみで、まだよくわかっていないのが現状です。

仮説のひとつに、「感覚のネットワーク機能不全」があります。私たちが物や状況を認知するときは、「視覚」「聴覚」「味覚」「嗅覚」「触覚」などのさまざまな感覚を使います。例えば、視覚の場合、眼が「りんご」という文字をとらえると、それが神経を伝わって脳にたどりつき、そこではじめて「りんご」と認識します。しかし、発達障害の特性をもつ子どもは、視力は悪くないので「りんご」という文字を眼でとらえることはできますが、それが神経を伝わって脳にたどりつく過程で、何らかの機能的な障害が起こり、「りんご」と認識できないということが起こります。これは、学校生活では、LD（→P123）の特性のひとつである、教科書に書いてある活字を見分けられないことなどにつながります。

同様に、聴覚の場合は聞き分けにくさ・聞き間違えなどに、味覚・嗅覚の場合は偏食などに、触覚の場合は人との接触を嫌がったり、特定の服の素材しか受けつけなかったりすることなどにつながると考えられています。

脳の司令塔・前頭前野の働きが弱いといわれています

脳には前頭葉という場所があり、その中に前頭前野があります。前頭前野はサッカーでいえば司令塔、オーケストラでいえば指揮者のような役割をしていて、脳の多様な機能をコントロールしています。

前頭前野は感覚器を通して得た情報を使い、物や自分のおかれている状況の認識をしたり、過去の膨大な記憶の中から必要なものを取り出したりします。発達障害の特性をもつ子どものなかに、優先順位をつけたり、一度に複数のことをするのが苦手な子どもがいるのは、この前頭前野の働きが弱いためだという説もあります。

　例えば、授業中に先生が話をしているとき、たいていの子どもは先生の話を聞こうとします。しかし、発達障害の特性をもつ子どものなかには、窓際に小鳥が飛んできたら、先生の話を聞くことよりも、小鳥を見ることが優先されてしまう子どももいるのです。

　これは情報を一時的に保つ「作業記憶」と呼ばれるワーキングメモリ（→P114）の働きの弱さと考えられています。最初は「先生の話を聞く」という命令が出ていますが、その命令が出続けないために、優先順位が混乱するのではないかと考えられます。このことはADHD（→P107）の特性である、落ちつきのなさや衝動性を説明するひとつの仮説になっています。

複雑な作業が苦手なこともあります

　また、その場でのジャンプはできるけれど、とび箱は飛べないという子どももいます。とび箱は、とび箱のある場所まで走り、前方へ開脚しながらジャンプして…と実はとても複雑な動きです。発達障害の特性をもつ子どものなかには、このような行動が上手にできない子どもがいますが、こうしたことも脳内のネットワークの働きに何らかの障害があることを説明するひとつの仮説になっています。

発達障害の特性に関係があると考えられる脳の部位

発達障害になる原因はまだよくわかっていませんが、多様な機能を司る脳の働きに何らかの障害があるためではないかと考えられています。

側頭葉《そくとうよう》

言葉の発達や記憶、表情から気持ちを理解することなどにかかわる部位です。

大脳辺縁系《だいのうへんえんけい》

情動や感情、記憶の形成や記憶の保持、言葉の発達などにかかわる部位です。

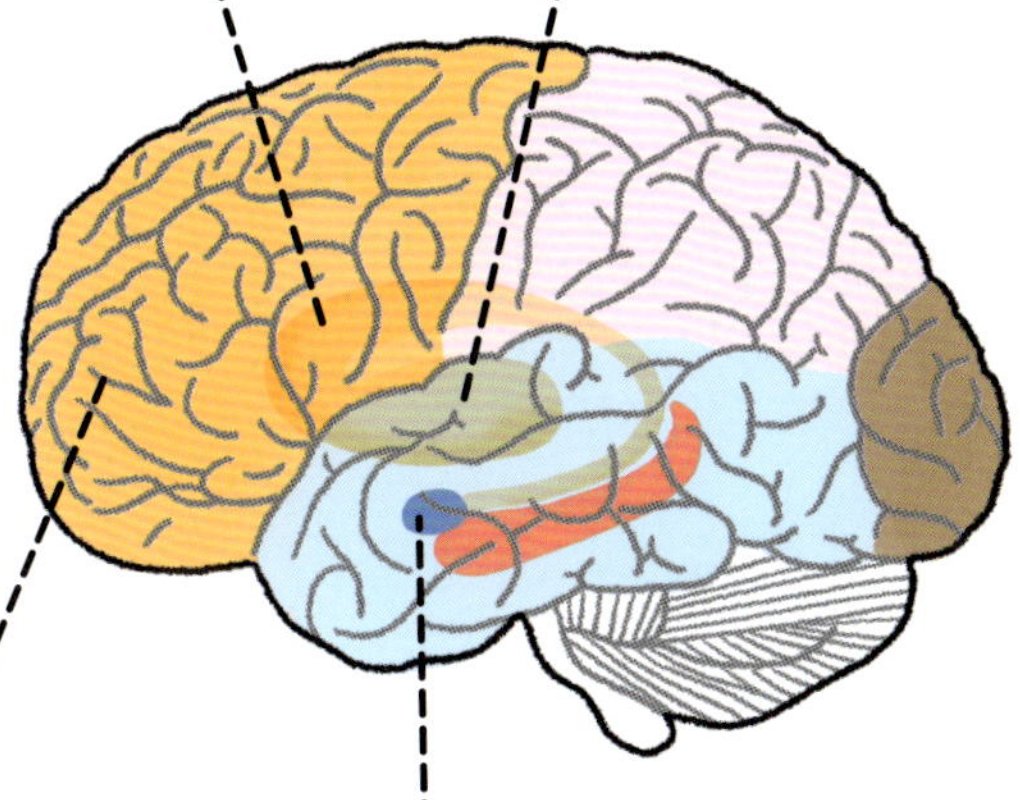

前頭葉《ぜんとうよう》（前頭前野《ぜんとうぜんや》）

脳の機能全体の制御やワーキングメモリの働きなどにかかわる部位です。

扁桃体《へんとうたい》

本能的な恐怖心や不安、不快感などのコントロールにかかわる部位です。

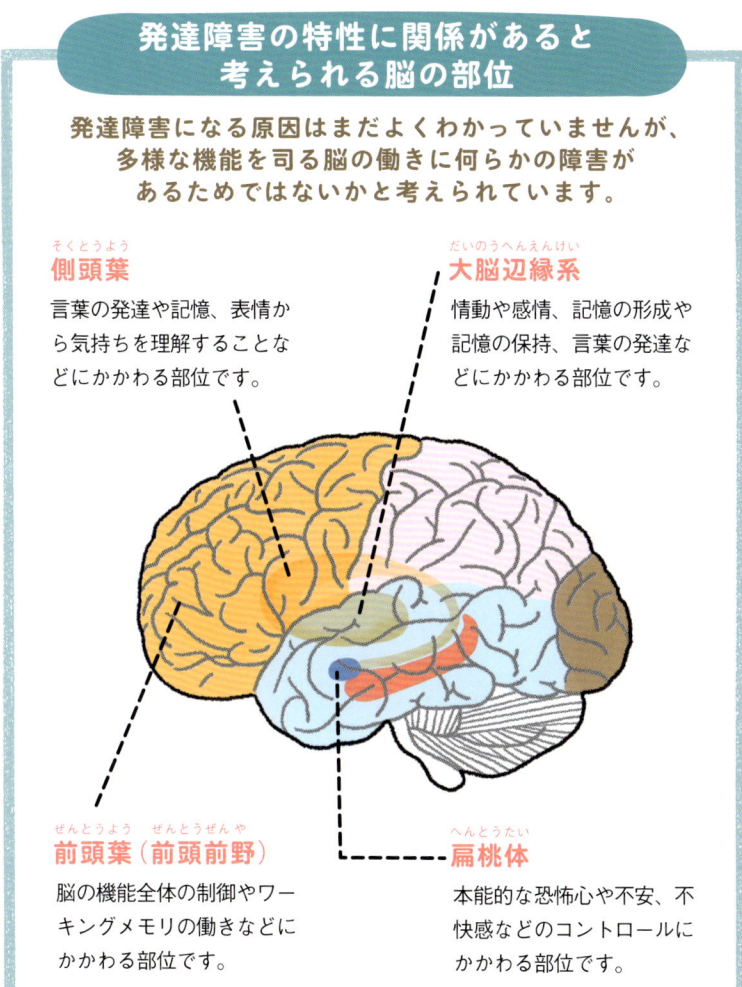

発達障害の特性のあらわれ方は十人十色です

発達障害の特性は、同じ障害名であっても同じ特性があらわれるとは限りません。社会的な経験をたくさん積み、折り合いをつけていくことで特性が目立たなくなる場合もあります。

特性のあらわれ方は同じ障害名でも異なります

ひとつの発達障害の特性は、ほかの発達障害の特性とも重なりあっていますし、もっといえば、「ふつう」の子どもの個性とも重なりあい、連続しています。そのため、同じ障害名であっても特性のあらわれ方は異なり、特性の強さも人それぞれ違います。

例えば、自閉スペクトラム症には、①人と人とのかかわり・かかわられ方において、コミュニケーションの苦手さや困難がある②特定の物や事柄に強いこだわりがあったり、さまざまな感覚に過敏さや鈍感さがあったりする、といった特性があります。

しかし、同じ自閉スペクトラム症でも、特性の程度が重い子どもは、言葉を発しなかったり、呼びかけにこたえなかったりしますが、特性の程度が軽い子どもは、目線があいますし、自分から話しかけたり、積極的に人とかかわりをもとうとしたりもするのです。

療育などによって特性は目立たなくなります

また、発達障害の特性は年齢を重ねていくと目立たなくなることもあります。これは、年齢によって特性が治ったり消えたりしたわけではなく、療育などを通じて、社会的な経験をたくさん積み、困っている症状の多くに折り合いがついて、特性が目立たなくなったと考えるのがよいと思います。

例えば、療育（→P137）のひとつにTEACCH（→P140）があります。これは、その場にふさわしい発言をしたり、行動をとったりするためのもので、生活や社会でのルールを学んでいく「生活プログラム」ともいえるものです。自閉スペクトラム症の場合、前述した基本的な特性は治ったり消えたりしませんが、生活や社会のルールを覚えて、社会的な経験を積んでいくことで、その場にあったふるまいが上達し、特性が目立たなくなっていくことはめずらしくありません。

例えば、「おはよう」と声をかけられたら、相手のほうを向いて自分からも「おはよう」と言う、というルールを覚えることで、あいさつができるようになります。また、レシピ通りに調理することを覚えることで、食事も作れるようになります。ある自閉スペクトラム症と診断された子どもは、毎回レシピ通りにきちんと調理するので、いつも同じ味においしく仕上がり、家族に喜ばれているといいます。

発達障害は、治癒をめざすものではありません。子どもの特性を周囲が理解し、何で困っているのかをよく観察して、生活や社会のルールをわかりやすく覚えられるように工夫することで、それが社会的な適応力となり、生きづらさの軽減につながっていきます。

療育や支援の大切さ

ADHD（注意欠如・多動症）

忘れ物をしやすい、じっとしていられない、集中するのが苦手などの特性から生活に困っています。

LD（限局性学習症）

知的な遅れはなく、本人も努力をしているのに、読む、書く、計算などの勉強に困難を感じています。

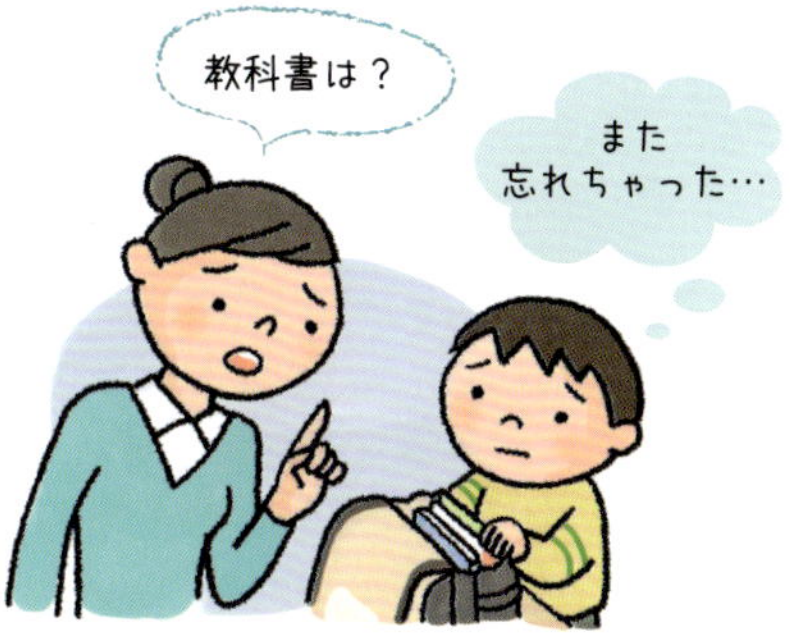

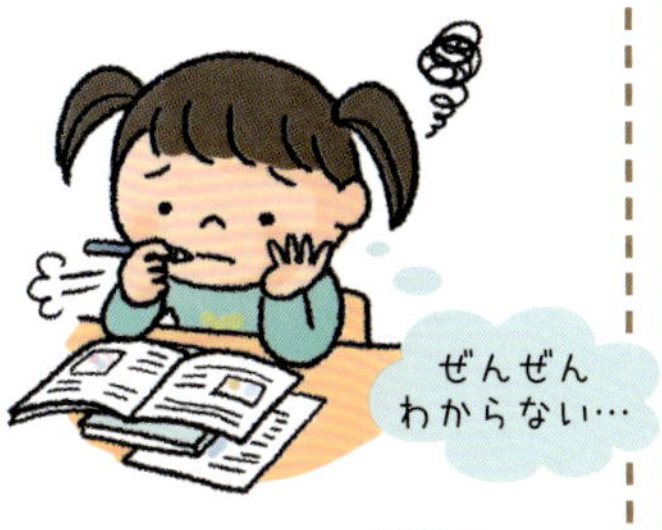

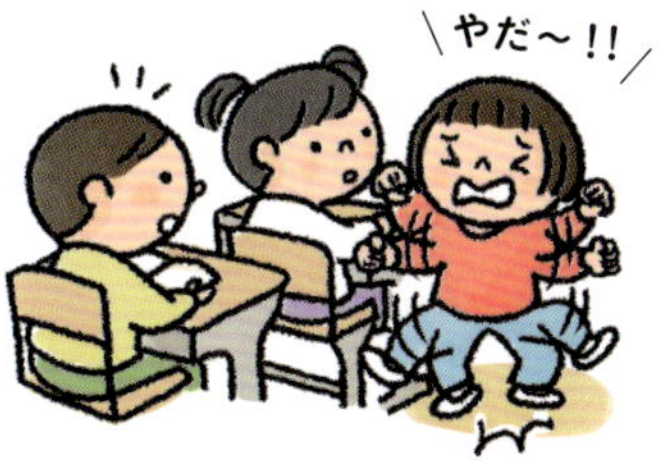

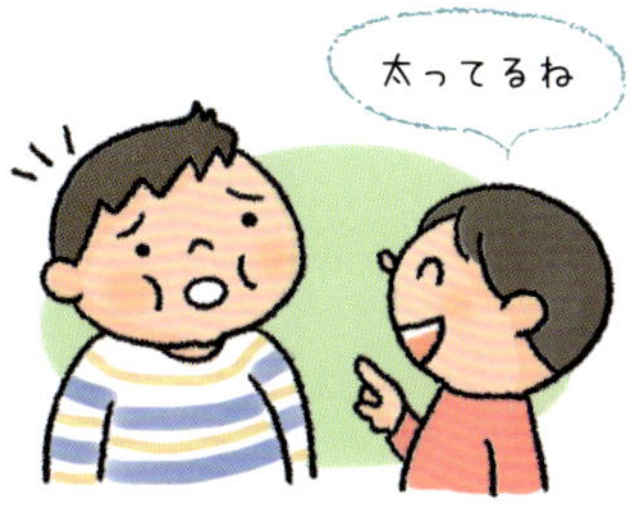

自閉スペクトラム症

社会性に困難があり、パニックを起こしやすいなど、安心できる環境を手に入れることに困っています。知的な遅れはありませんが、こだわりの強さがみられ、折り合いをつけて生きることにとまどっていることもあります。

いまは本人が困ったり、周囲を困らせたりする行動が目立つ状態

↓

療育などを通じてルールを覚える

↓

社会的な適応力がついてくる

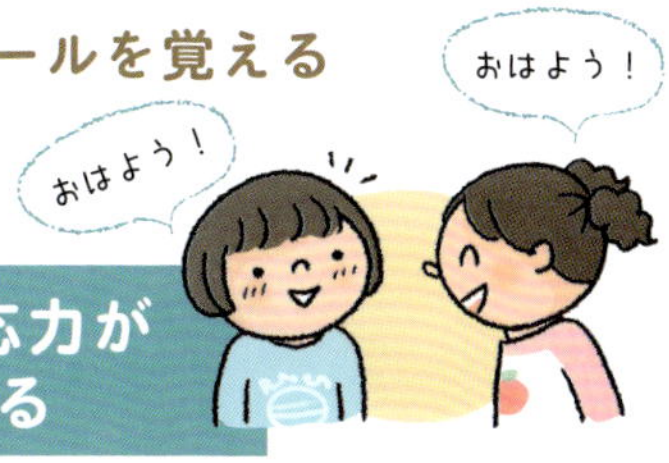

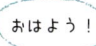

学校生活に困ってる子どもがいます

知的な遅れはないものの、学習面や行動面で困難を抱え、特別な支援を必要とする子どもは、通常学級に1～2人の割合で在籍しているとみられます。

学習面や行動面で困難のある子は6.5％

2012年に文部科学省が公立の小学校と中学校の先生を対象に行った調査によると、知的な遅れはないものの学習面や行動面で著しい困難を抱え、特別な配慮や支援を必要とする子どもの割合が、通常学級において6.5％におよぶと報告されました。

6.5％という数字を人数に換算すると推計で全国に約60万人、1クラスに2～3人の割合で在籍していることになります。しかし、この数字は少なく見積もった数字で、困難傾向にある子どもも含めると10％以上になるのではないかともいわれています。

また、2013年度の調査では、「通級による指導」を受けている公立の小中学校に通う子どもは、2010年度には約6万人、2013年度には約7.7万人にのぼり、増加傾向にあると報告されました。

6.5％の子どもが発達障害という意味ではありません

調査にある「学習面や行動面での著しい困難」の内容は、一見すると発達障害の特性と合致します。学習面での困難とは、「聞く」「話す」「読む」「書く」「計算する」「推論する」のなかで少なくともひとつの領域を著しく苦手とするLD（→P123）の傾向をもつ子どものことを指しているように思われがちです。

行動面での困難は2つに分けられ、ひとつは「不注意」や「多動性―衝動性」が顕著なADHD（→P107）の傾向をもつ子ども、もうひとつは「対人関係やこだわり」において人間関係をきずいたり、意思の疎通や人の気持ちを読んだりすることが不得意な自閉スペクトラム症（→P73）の傾向を持つ子どもを指しているように誤解されてしまいます。

この調査は、発達障害の専門家チームによる判断や医師の診断に基づいて、発達障害の特性をもつ子どもを調べた

学習面や行動面で困難を抱える子どもの割合

学習面や行動面で著しい困難を示すこどもは
1クラスに2～3人在籍すると考えられます。

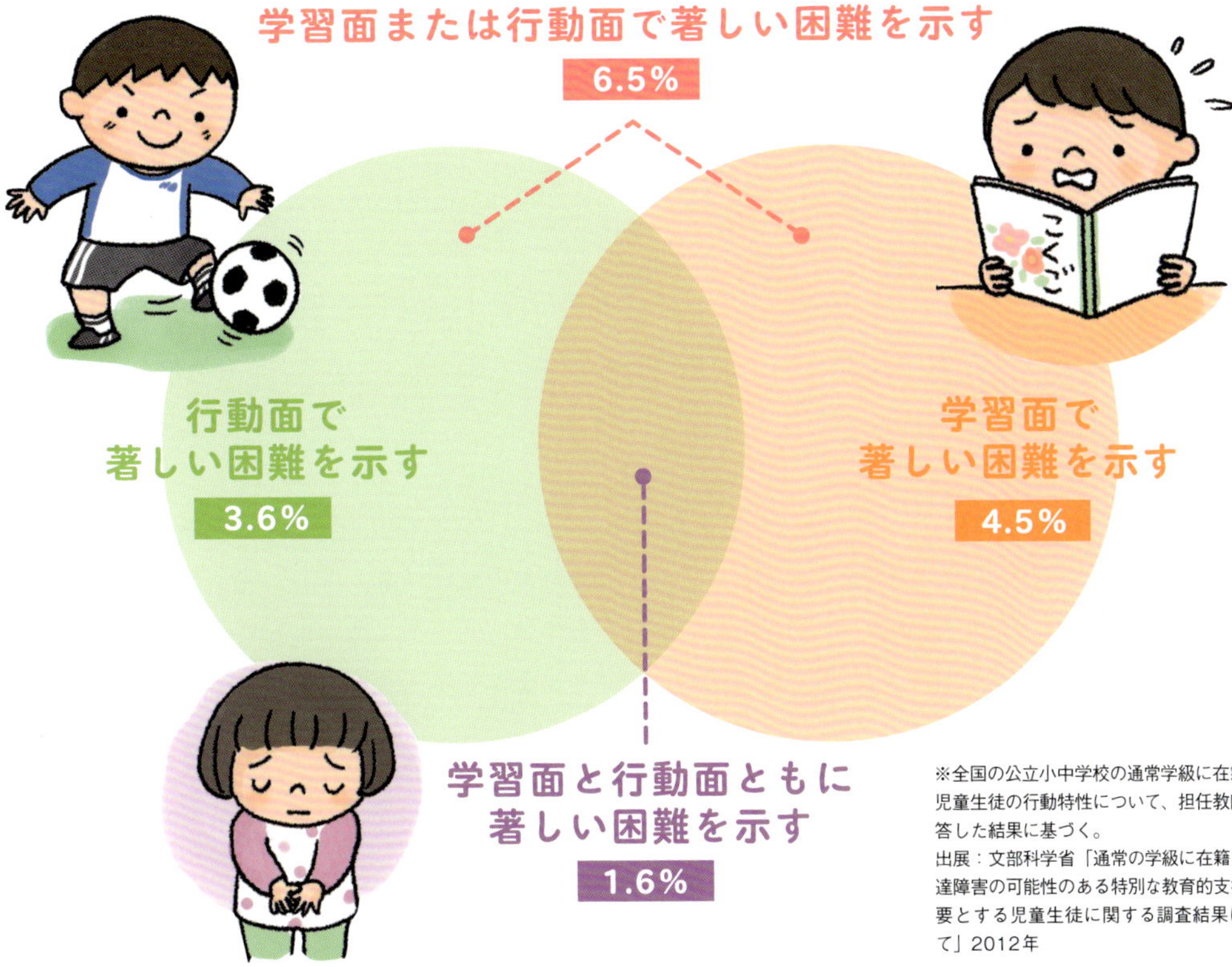
学習面または行動面で著しい困難を示す
6.5%
行動面で
著しい困難を示す
3.6%
学習面で
著しい困難を示す
4.5%
学習面と行動面ともに
著しい困難を示す
1.6%
こくご

※全国の公立小中学校の通常学級に在籍する児童生徒の行動特性について、担任教師が回答した結果に基づく。
出展：文部科学省「通常の学級に在籍する発達障害の可能性のある特別な教育的支援を必要とする児童生徒に関する調査結果について」2012年

のではなく、「強い個性のために学校生活に困難を抱えている子どもたちを、教師の目を通して調べた」ものです。どうか、6.5%イコール発達障害の特性をもつ子どもの数と誤解をされないようにお願いします。

重要なことは、学校には、発達障害の特性をもつ、もたないにかかわらず、配慮のある環境や支援を必要とする、気にかけるべき子どもたちがたくさんいるということです。

Q&A

Q 「通級による指導」って何？

A 「通級による指導」とは、ふだんは通常の学級で過ごし、週に1～2時間程度、別の教室で、特性に応じた個別の指導を受ける学習スタイルのことです。通常の学級での指導だけでは、その子の能力を十分に伸ばすことが困難な場合に、特性に配慮した指導を行います。在籍する学校に通級による指導教室がない場合は、その時間だけほかの学校へ通います。

大人になってから生活につまずき、障害に気づくこともあります

幼い頃から発達障害の特性に配慮した支援を受けた人のなかには、自分の苦手とする部分を理解し、得意なことや能力を伸ばして研究や芸術の道で才能を発揮する人がいます。

しかし、発達障害の特性をもつ人のなかには知的な遅れがなく、周囲や本人も障害に気がつかないまま成人し、社会に出てからさまざまな問題に直面して、大人になってから自分自身に発達障害の特性があるのではないかと思い至る人もいます。

病院を訪れる人のなかには、会社員として働くなかで、なぜか相手を怒らせてしまったり、大切な約束を何度も忘れてしまったりして、人間関係や仕事の壁につきあたる人や、結婚して家庭に入り、家事や育児をするなかで、片づけができなかったり、かんしゃくを起こして子どもを怒ってしまったりして、うまくいかないことに悩む人がいます。

自分の特性を知ることで、前向きに社会とかかわれるようになった人もいますが、なかには、自尊心がとても傷つき、引きこもりの状態を続けている人もいます。

大人になってとまどわないために、また特性にあう職種に就いたり、生活環境を整えたりするうえでも、早い時期からの周囲の理解と支援はとても大切だといえます。

■大人の発達障害がわかるまでのストーリー

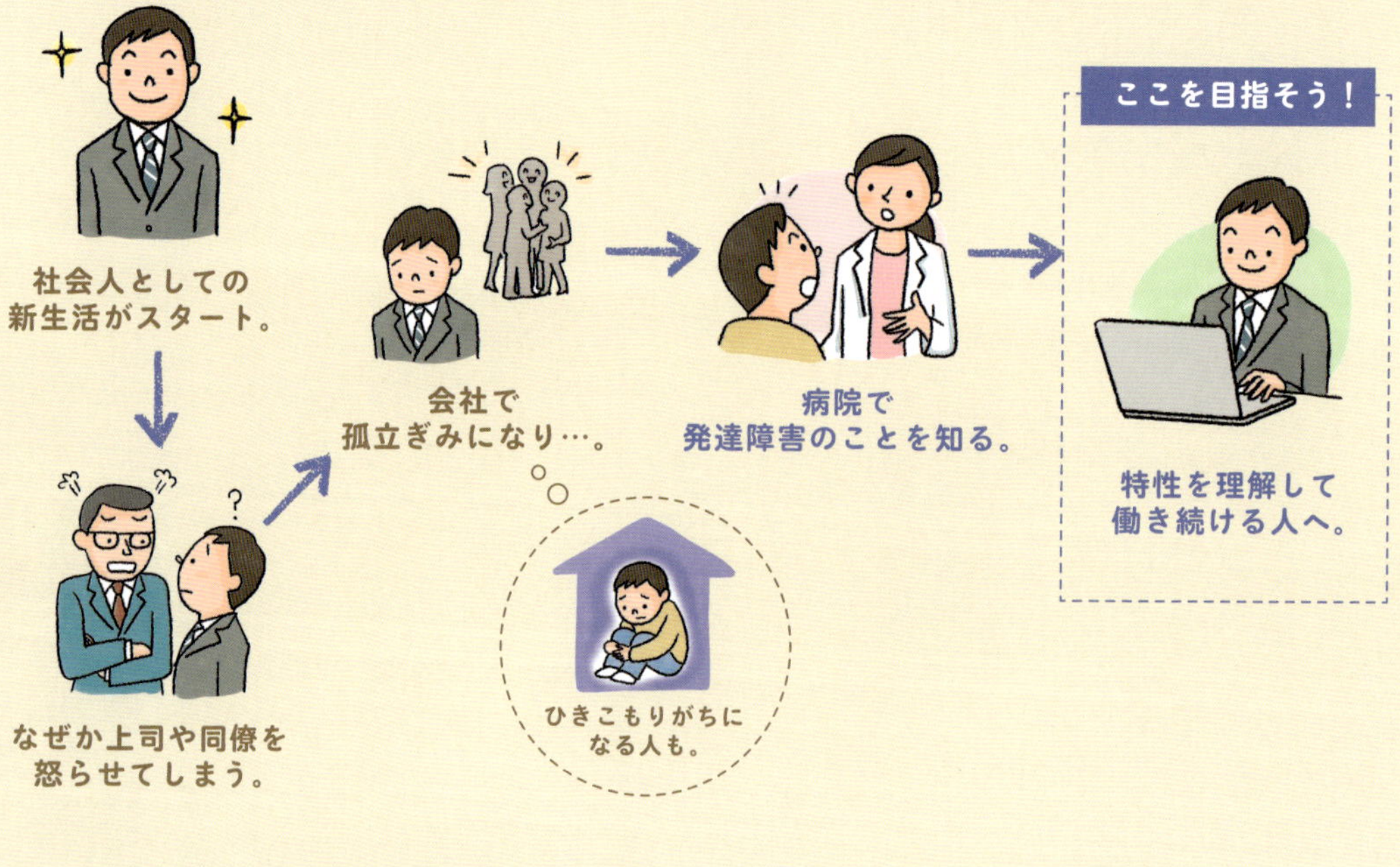
社会人としての
新生活がスタート。
なぜか上司や同僚を
怒らせてしまう。
会社で
孤立ぎみになり…。
ひきこもりがちに
なる人も。
病院で
発達障害のことを知る。
ここを目指そう！
特性を理解して
働き続ける人へ。

2 章

こんな様子が気になったら

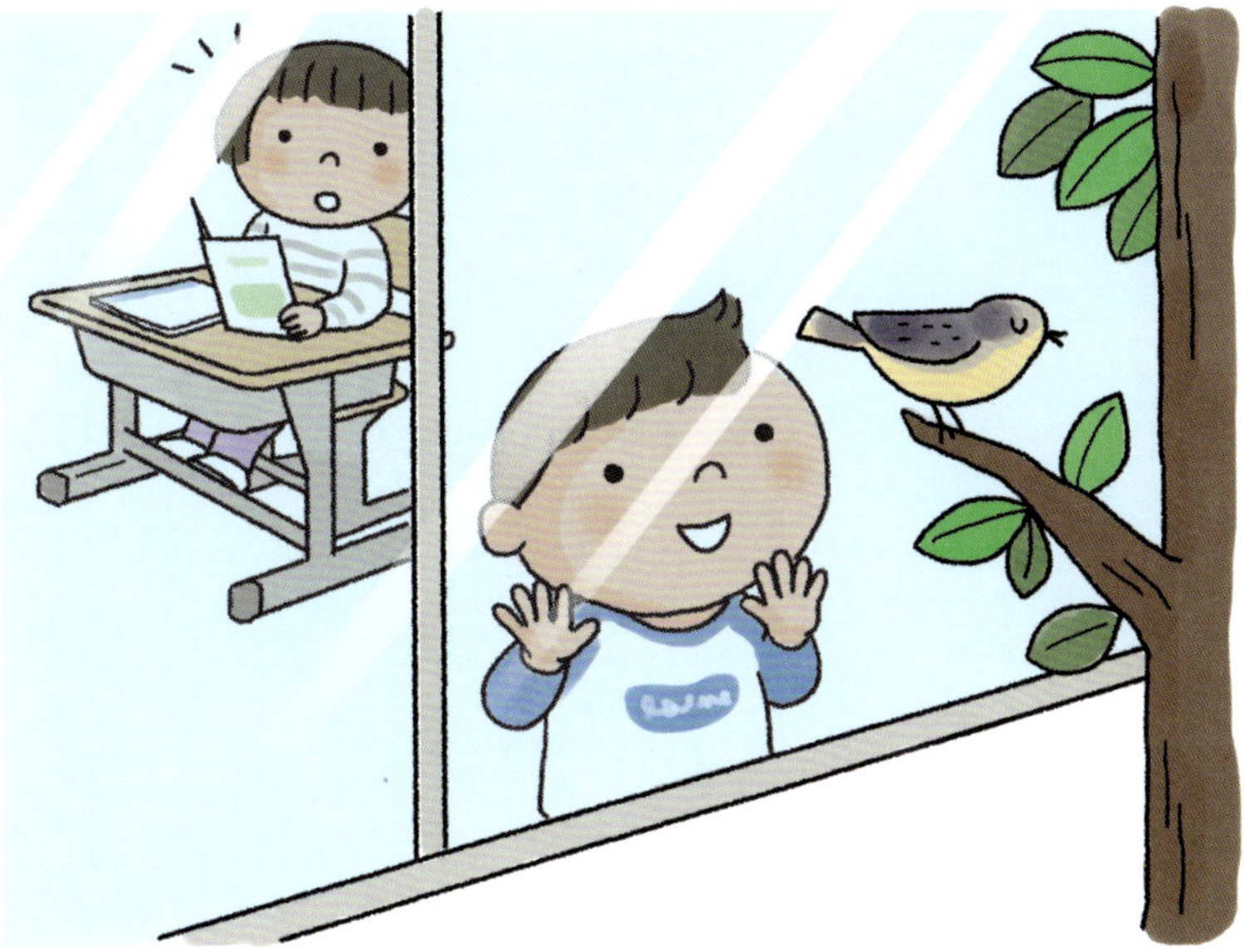

独特の言動は子どものメッセージです

子どもの感情や思いは、言動にあらわれることがあります。
奇異に映る子どもの様子も、実はその子なりの精いっぱいの努力の結果であることが少なくありません。

独特の言動がみられることがあります

発達障害の特性をもつ子どものなかには、「人と目があいにくい」「こだわりがみられる」など、独特の言動がみられる子どもがいます。この章では、そうした子どもの様子を紹介していきます。一番近くでお子さんをみつめているのは親御さんですから、毎日の暮らしのなかで細やかなことに気がつくかもしれません。

この章では、例えば、「発達障害のなかでも、自閉スペクトラム症の特性をもつ子どもは○○の様子が見られます」といった、書き方はしていません。紹介している言動のみで診断名を分けてしまうのはとても乱暴ですし、大切なのは、発達障害の特性をもつ子どもの様子にどのようなものがあるのかを知ることだからです。

そのため、本文中では、「自閉スペクトラム症」「ＡＤＨＤ」「ＬＤ」といった診断名は登場しません。ただ、それぞれのページにその特性に関連するページを紹介していますので、お子さんの個性の背景を理解したいときや、どう向き合っていけばいいのかを知りたいときに参考にしていただければ幸いです。ただ、1章でもお話ししたように、自閉スペクトラム症、ＡＤＨＤ、ＬＤといった発達障害の特性は重なりあっていますので、関連するページは参考程度にとどめてください。

その子なりの理由や意味がきっとあります

発達障害に限らず、子どもは言葉を使って自分の気持ちを伝えることが上手ではありませんから、「奇異」に映るような言動も、実はその子なりに、その場をなんとか切り抜けようと、懸命に努力した結果であることが少なくないように感じます。気になる言動の背景には、その子なりの理由や意味がきっとあるはずですから、完全に理解することはできなくても、「もしかしたら、こうした要因から起こっているのではないか」と、仮にでも理解することが、お子さんの気持ちに近づくことになります。

気づき・仮説・対応のステップが大切です

例えば、授業になかなか集中できない子どもに対して、その子がその場面をどのように認識しているのだろうかと想像してみます（その子にはなれないので、あくまで仮定です）。もしかしたら、教室がさわがしかったのかもしれない…、教室の外に興味を誘うものがあったのかもしれない…、などです。こうしてできあがった仮の理解を、最も確からしい「仮説」に磨き上げ、その仮説に沿って「対応」を作り出していきます。このプロセスは手さぐりで、試行錯誤でかまいません。気づき・仮説・対応の検証を通じて、さらによりよい対応につなげていきましょう。そのとき、子どもが示す言動を読み解く道しるべとして（心の所在は脳であるという批判も覚悟の上で）、「子どもへの『心の視点』と『脳の視点』」という2つの視点を大切にしてほしいと思います（↓P67）。

子どもを理解する道しるべ

気づき
例えば、授業になかなか集中できない子どもがいる。

↓

仮の理解
その子がその場面をどのように認識しているのかを想像してみる。
・教室がさわがしかったのかも？
・教室の外に興味を誘うものがあったのかも？
・不安なことがあったのかも？…など

↓

仮説
「仮の理解」を最も確からしい「仮説」に磨き上げる。

↓

対応
仮説に沿って配慮や支援などの対応をする。

大切にしたい視点

脳の視点

脳の機能をあたかもコンピューターのようなひとつのシステムと見据え、そのシステムのどこがうまく機能していないのかを探る視点です。

1 内外刺激の入力の様子
音やにおいなど、感触・味覚・嗅覚・痛覚・温覚といった感覚に働きかける刺激を、子どもがどのように感じているのかという視点。

2 高次脳機能処理の様子
1で入力された刺激をどのように判断し、過去の経験に照らして、的確な判断をしているかという視点。

3 出力の様子
1 2を通じてできた結論を、声、話、書字、ふるまいなどでどのように表現しているかという視点。

心の視点

児童精神科医のカナーは子どもの示す「行動上の問題」を5つにまとめました。子どもの言動、つまり症状の意味を問うという視点です。

1 入場券としての症状
症状によって子どもへの関心が向く。症状が本人と周囲の人をつなげる。症状自体に重大な意味はない。

2 信号としての症状
症状が心身に迫りくる危機を知らせている。緊急性のあるシグナルとしての役割。

3 安全弁としての症状
症状があることで結果的に自分自身を守っている。決定的な自我の危機や最悪の事態を回避している。

4 問題解決手段としての症状
症状が子どもの抱えている問題を解決に導いている。よりよい対応の検討も必要。

5 迷惑者としての症状
症状によって「迷惑」な存在となり、周囲を怒らせたり、悲しませたりする。

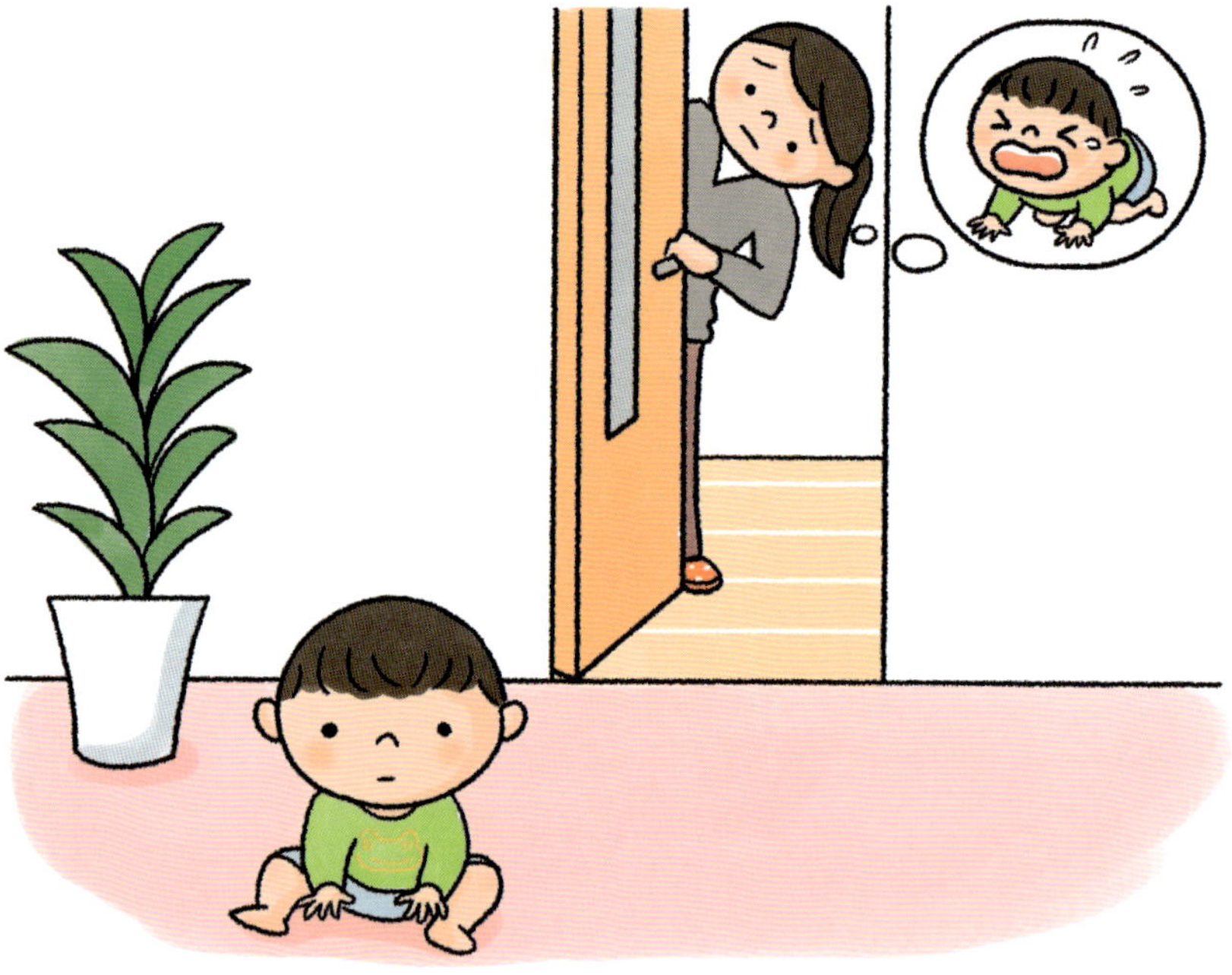

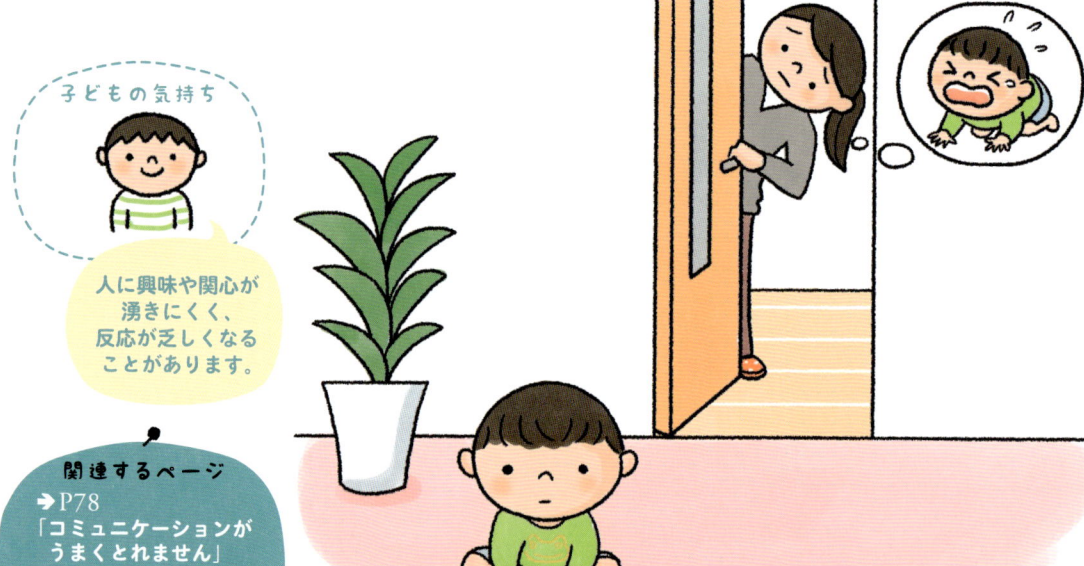

子どもの気持ち

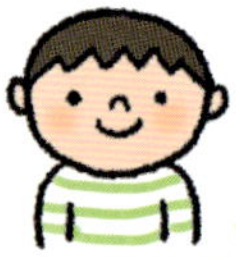

人に興味や関心が湧きにくく、反応が乏しくなることがあります。

関連するページ

➔P78
「コミュニケーションがうまくとれません」

➔P90
「相手の気持ちが読み取りにくいです」

気になるサイン

泣かない／ほほえまない

赤ちゃんは、おっぱいがほしくなったり、おむつが濡れたり、抱っこしてほしくなったりすると、泣いて気持ちを伝えようとします。また、あやすとほほえみ返したり、ケラケラと笑い声をあげて喜んだりします。ハイハイができるようになると一番身近にいて自分の世話をしてくれるお母さんのあとをついて回る「あと追い」をしたり、お母さんが見えなくなると、泣いてお母さんを求めたりします。

こうした反応は、赤ちゃんがお母さんなど身近な人との距離を縮めるためにとる「愛着行動」といいますが、発達障害の特性をもつ子どものなかには、こうした反応をほとんど示さないような子どもがいます。ひとりで部屋にいてもぐずったり、泣いたりせず、歩き回ったりすることも少ないので、親御さんは後から振り返って、「育てやすい子どもだった」といった印象をもつことが少なくありません。

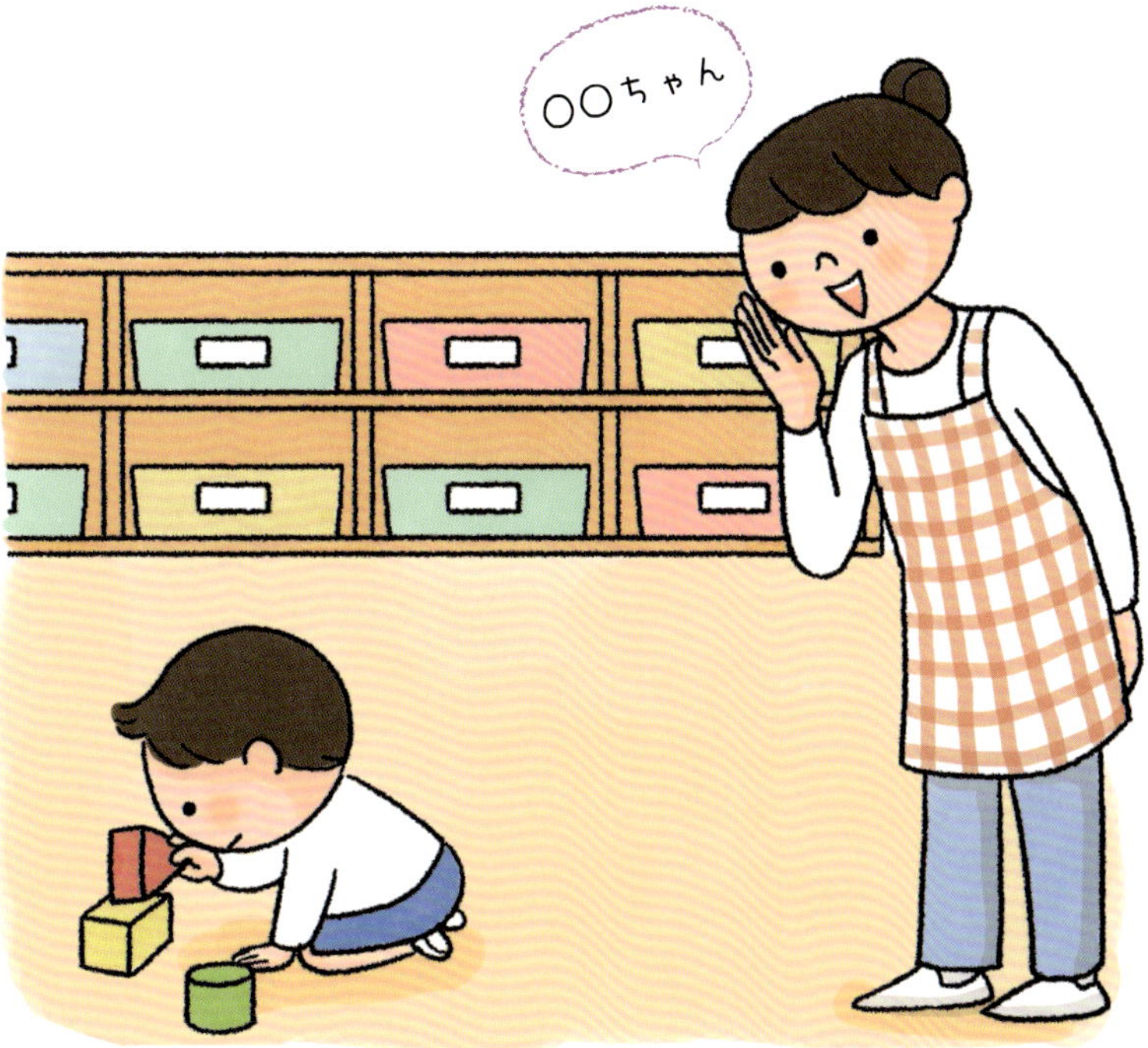

子どもの気持ち

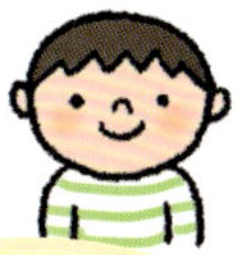

人や周りのことに気持ちが向きにくいことがあります。

関連するページ

➔P78「コミュニケーションがうまくとれません」
➔P156「話しかけるときは簡潔に伝えましょう」

気になるサイン

人と目をあわせない／名前を呼んでも振り向かない

発達障害の特性をもつ子どものなかには、人と目があいにくい子どもがいます。しかし、お母さんなどの身近な人が愛情をもって育児をするなかで、お母さんのほうで子どもの視野のなかに入って目をあわせようとしたり、見せたいものがあるときは、子どもの視野のなかに物を持っていったりするので、目があいにくいことに気づきにくいことがあります。また、赤ちゃんは繰り返し周囲から名前を呼ばれることで、自分の名前を認識し、呼ばれると振り向いたり、手を上げて反応したりしますが、発達障害の特性をもつ子どものなかには、名前を呼ばれても振り返らなかったり、こちらを見なかったり、話しかけても反応が乏しかったりする子どもがいます。好きなおもちゃなどで遊んでいるときは特に、「夢中になっているから聞こえないのかな」と思うほど、反応が返ってこないことがあります。

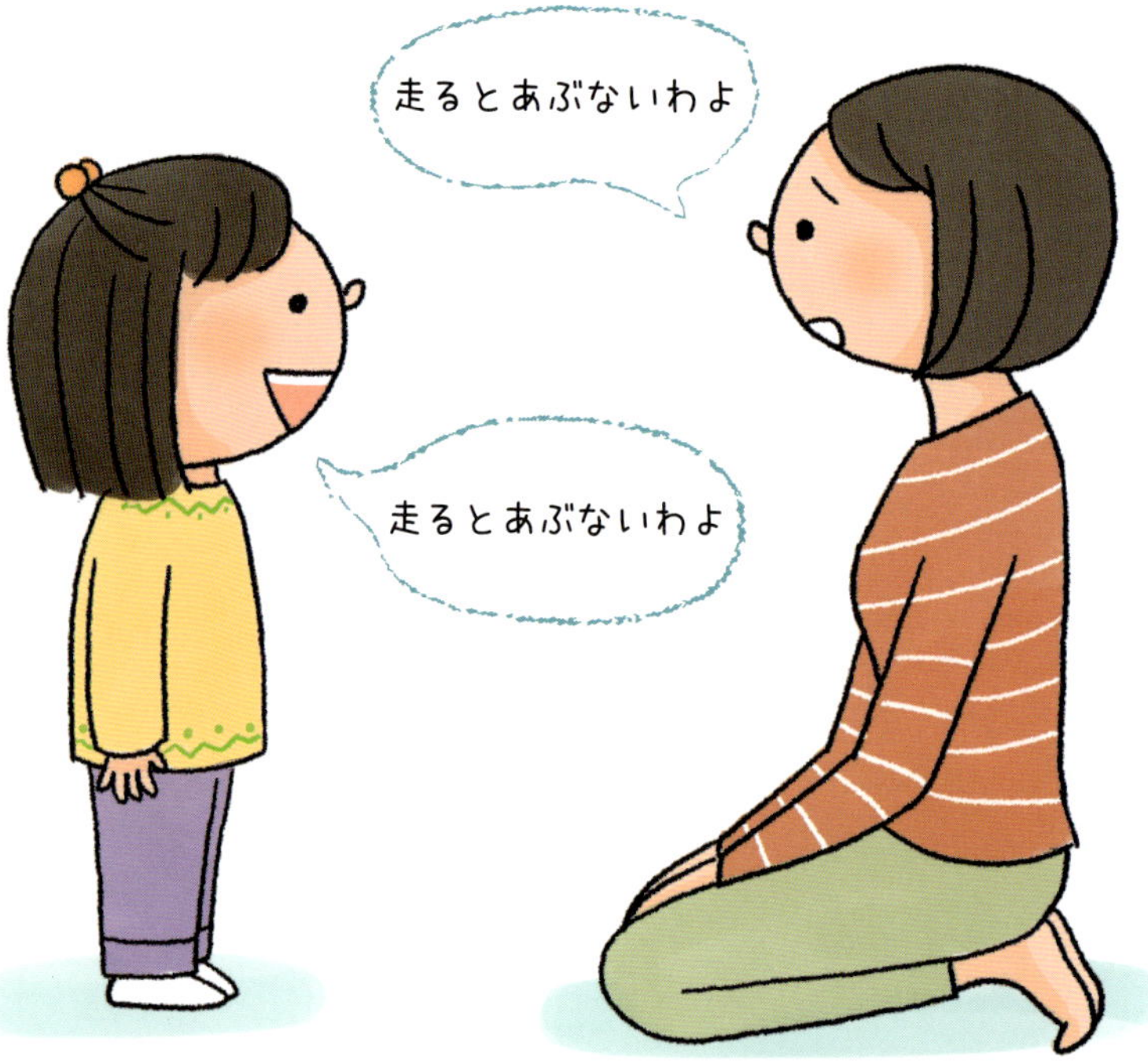

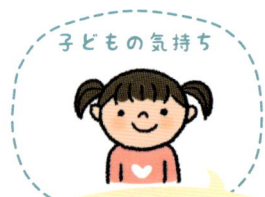

子どもの気持ち

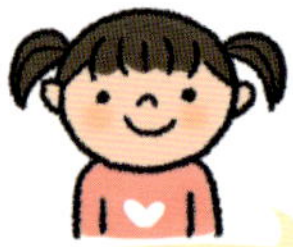

話したいという気持ちにならなかったり、相手が話す内容がわからなかったりします。

関連するページ
➔P78「コミュニケーションがうまくとれません」
➔P172「言葉の遅れが気になるときは」

気になるサイン

言葉が遅い／初語がなん語ではない

子どもは周囲の人とコミュニケーションをとりたいという思いから、言葉を覚え、自分からも言葉を発していきます。しかし、発達障害の特性をもつ子どものなかには、周囲に対する興味や関心、共感する気持ちが乏しく、なかなか自分から言葉を話さない子どもがいます。言葉（単語）はたくさん知っているし、相手の話も理解しているように見えるけれど会話にならなかったり、その場の状況にあわないことを一方的に話し続けたりすることもあります。また、相手の話の内容がわからないときは、例えば、お母さんが、「走るとあぶないわよ」と話すと、「走るとあぶないわよ」と、そのまま繰り返す「エコラリア」がみられることもあります。初語がなん語ではなく、いきなり固有名詞だったり、一度は話しはじめたけれど、ある時期から話さなくなったりすることもあります。

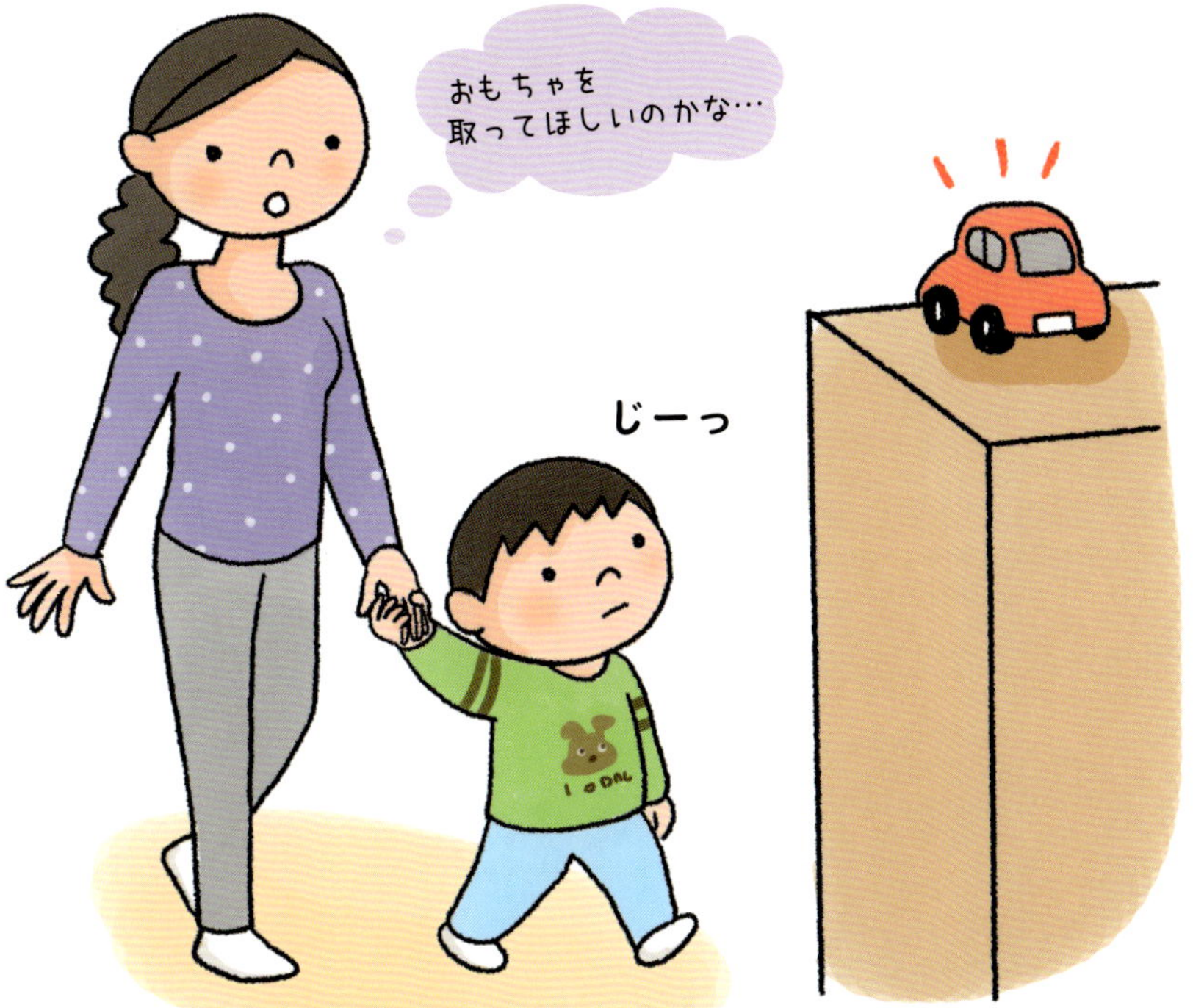
おもちゃを
取ってほしいのかな…
じーっ

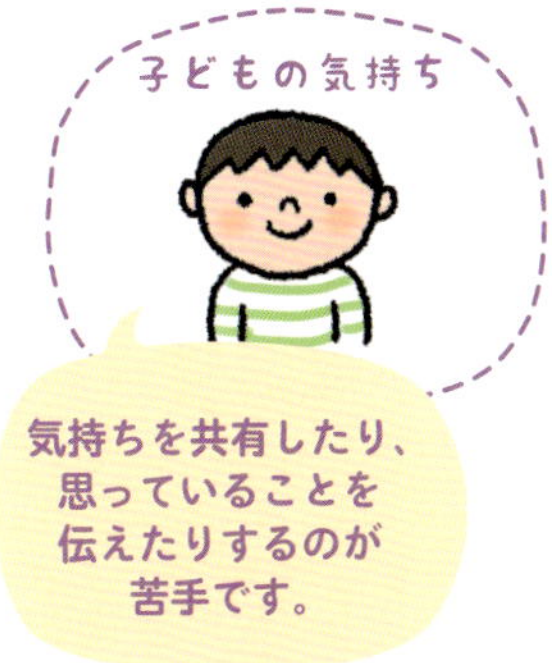
子どもの気持ち
気持ちを共有したり、
思っていることを
伝えたりするのが
苦手です。

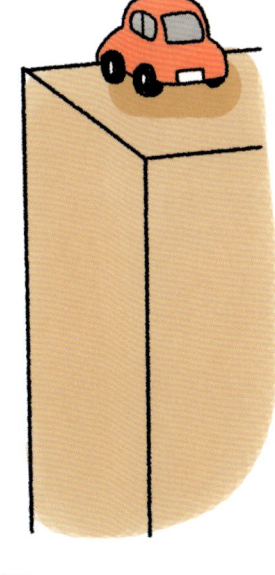

関連するページ
➔P78
「コミュニケーションが
うまくとれません」
➔P90
「相手の気持ちが
読み取りにくいです」

気になるサイン

指さしをして注意をひかない／言葉で気持ちを伝えない

まだ言葉がうまく話せない小さな子どもでも、例えば、散歩の途中で目の前にちょうや小鳥が飛んできたら、指をさして一緒にいるお母さんにもそれを見るようにうながします。そしてお母さんがそっちのほうを見たり、「ちょうだね」と言ったりすると、うれしそうにします。このように興味や関心を共有しようとする反応のことを、「ジョイント・アテンション」といいますが、発達障害の特性をもつ子どもは、人への関心が薄い傾向があり、そばにいる人の行動にも目が向きにくいため、相手の注意をひくような反応がみられないことがあります。また、相手の注意をひいたり、自分の気持ちを伝えたりしたい場合、例えば、おもちゃを取ってほしいときに、お母さんに「おもちゃを取って」とは言わずに、お母さんの腕をつかんで、おもちゃのある場所まで連れて行こうとすることがあります。

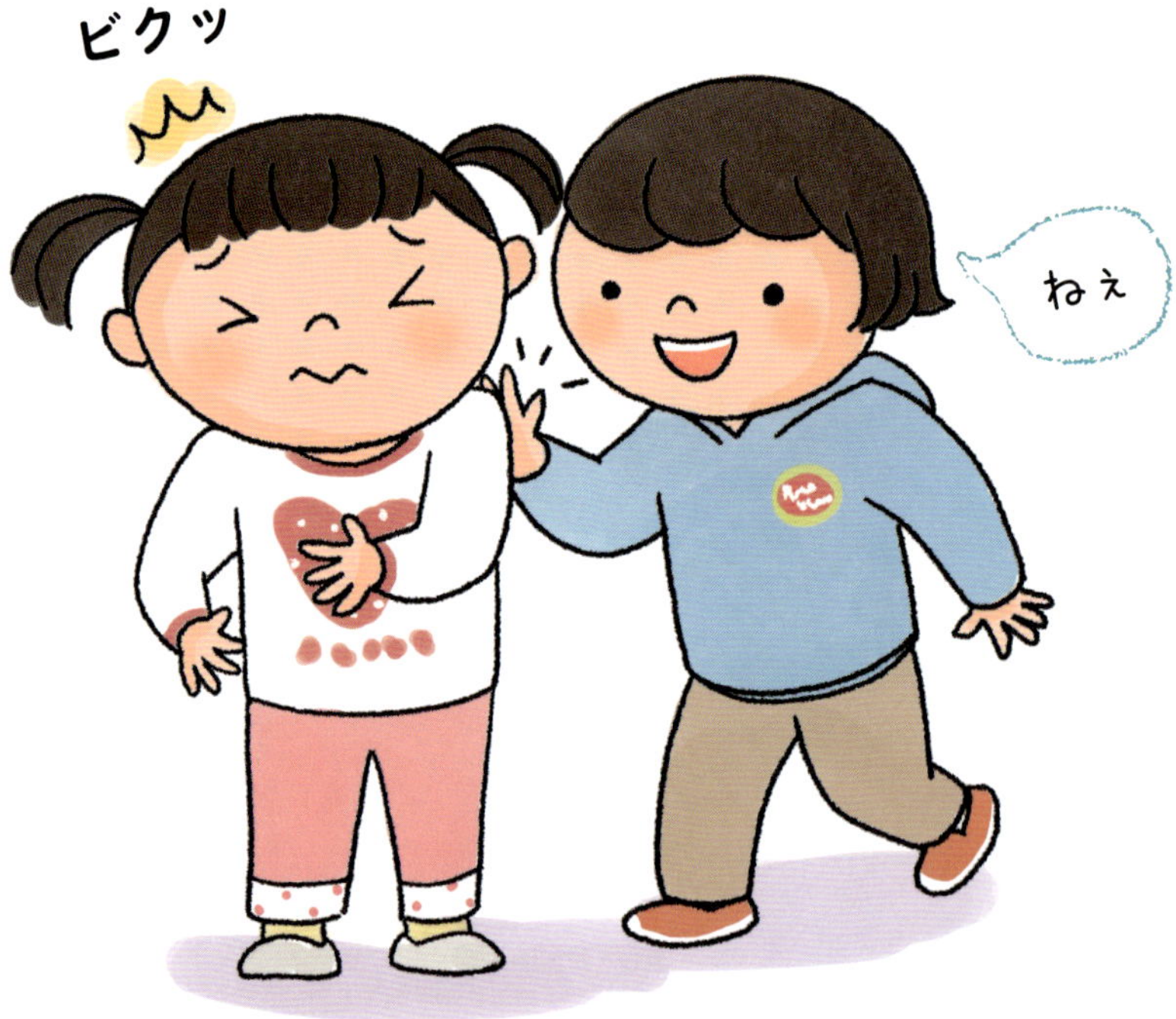

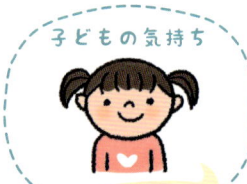

子どもの気持ち

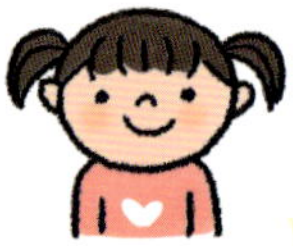

ふれあいが嫌いなわけではありません。感覚にかたよりがあり、痛みや苦しさを感じてしまいます。

関連するページ

➔P82「さまざまな感覚にかたよりがあります」
➔P128「聞き取ることや話すことが苦手です」

気になるサイン

音や肌にふれるものに敏感／手をつなぐ、抱きしめられるのを嫌がる

発達障害の特性をもつ子どものなかには、感覚が非常に敏感な子どもがいます。音に敏感な場合は、ほかの人は気にならないような音でも、轟音が鳴り響いているように感じたり、ときには強烈な痛みを感じたりすることもあります。肌が敏感な場合は、服のタグや縫い目がヒリヒリしたり、焼けつくような痛みを感じたりすることがあり、肌ざわりのよい服だけを着たがることがあります。また、親御さんが愛情から抱きしめても、息ができないような強烈な圧迫感を感じたり、手を軽くつないでも痛みを感じたりして、抱きしめられることや手をつなぐことを嫌がったりすることがあります。疲れたり、おなかがすいたり、ストレスがあったりすると感覚がいつもより敏感になることもあります。逆に、血が出ていたり、頭を床に打ちつけたりしても平気など、鈍感な面をあわせもつこともあります。

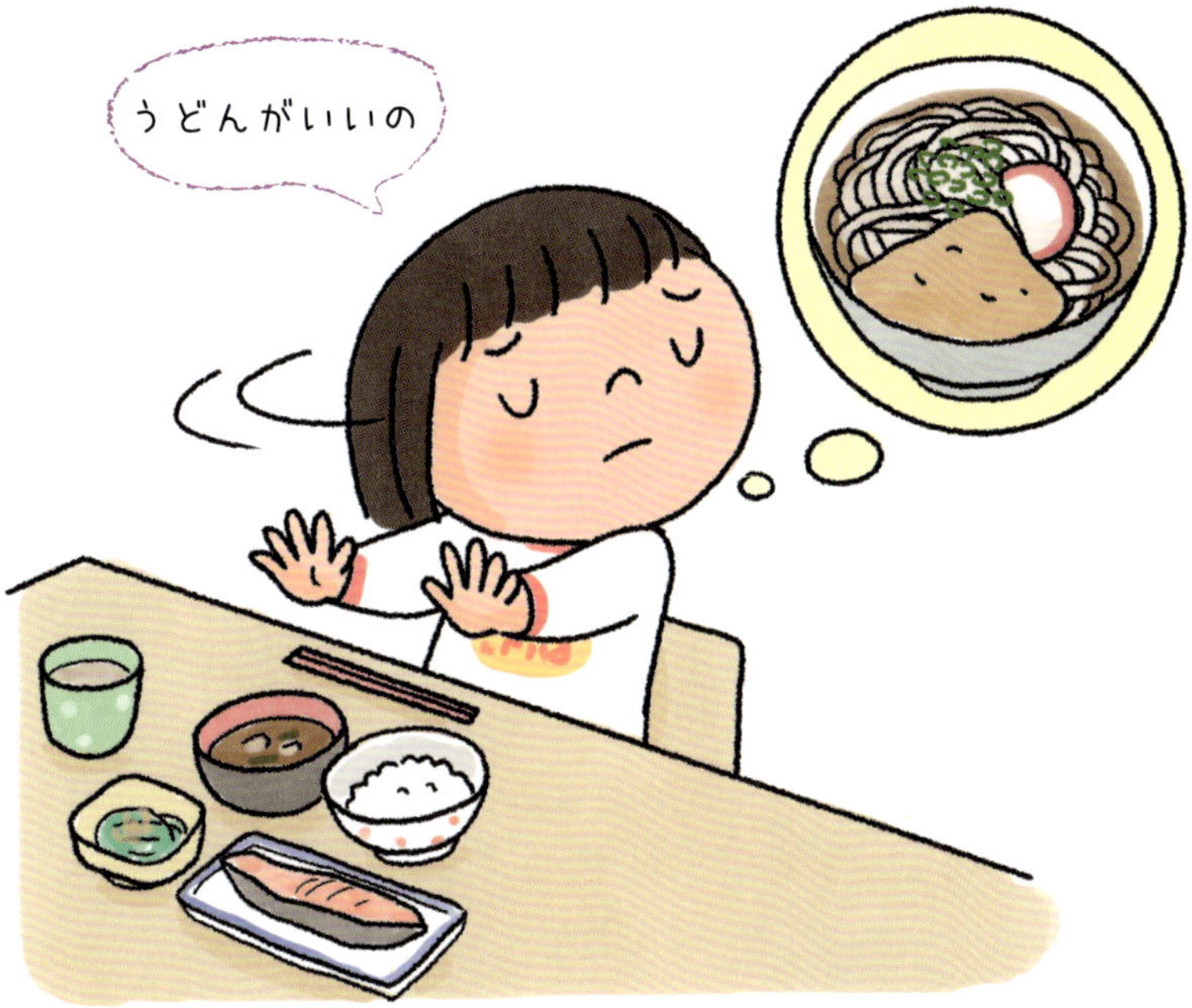

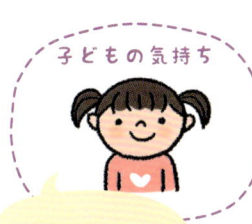

子どもの気持ち

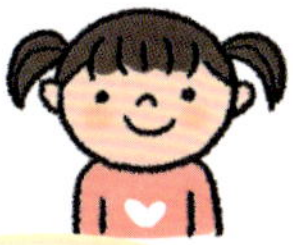

味覚が敏感で
食べたくても
食べられません。

関連するページ
➔P82
「さまざまな感覚に
かたよりがあります」
➔P170
「偏食や寝つきの
悪さが気になるときは」

気になるサイン

偏食が強い／味やにおいに敏感

発達障害の特性をもつ子どものなかには、味覚や嗅覚が非常に敏感な子どもがいます。味覚が敏感な場合は、一般的な味つけを非常に濃く感じたり、食べ物によっては、砂やゴムを噛んでいるように感じたり、強い粘つきを感じたりすることがあり、その食べ物を嫌がることがあります（大人でもそうした感触がするものはつらいですよね）。嗅覚が敏感な場合は、給食室からただよう調理のにおいで気分が悪くなることもあります。このような反応は子どもによってそれぞれ異なり、多種多様です。一見、わがままや単純な好き嫌いにみえるかもしれませんが、感覚のかたよりによって起こっていることなので、叱ったり、諭したりすることでは決して解決しません。食事のたびに、「残さず食べなさい！」などと、きつく叱られ続けてしまうと、食事をすること自体が楽しくなくなってしまうことがあります。

子どもの気持ち

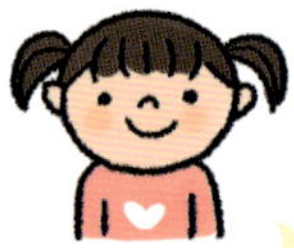

ひとりになっても
不安になりません。

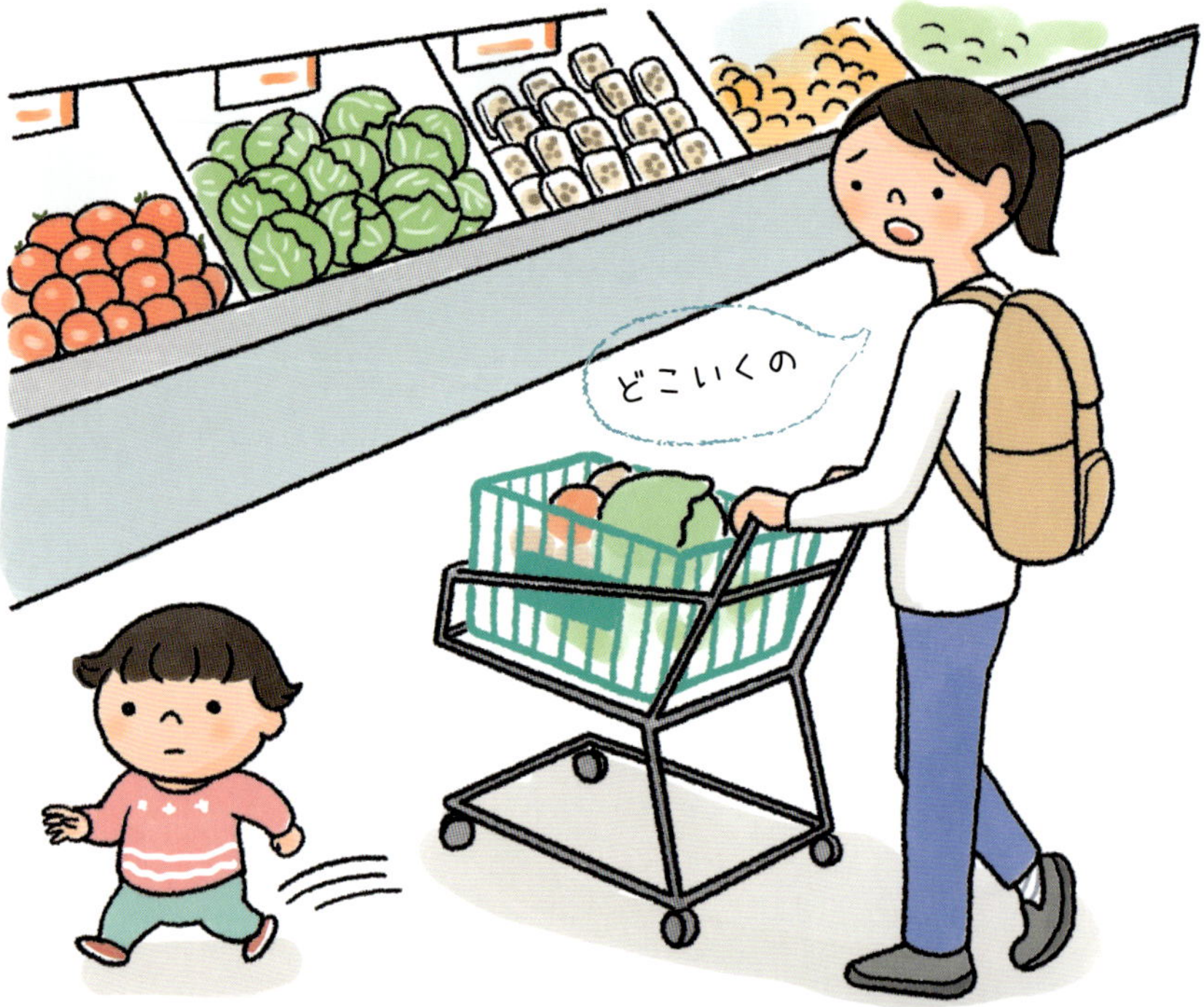

関連するページ

➔P78
「コミュニケーションが
うまくとれません」

➔P184
「地域とのつながりを
もちましょう」

気になるサイン

親から離れてしまう／迷子になっても平気

小さな子どもは、自分の興味関心のおもむくままに行動します。例えば、道でちょうや猫などをみつけると、うれしくなって追いかけてしまいます。でも、ふとお母さんなど、さっきまでそばにいた人の姿が見えないことに気がつくと、不安になって泣き出したり、お母さんを探しまわったりします。ところが、発達障害の特性をもつ子どものなかには、ひとりになっても泣いたりしない子どもがいます。

迷子になっても平気でひとりで静かにしているので、周囲の人も迷子だと気がつきません。手をつなぐことが苦手なことも多く、親がちょっと目を離したすきに迷子になることがあります。また、自分でドアを開けられるようになると、自分の興味が向くままに、黙って家を出て行ってしまうこともあります。親がやっとの思いで子どもを探し出しても、子どもの方は、ケロッとしていることがあります。

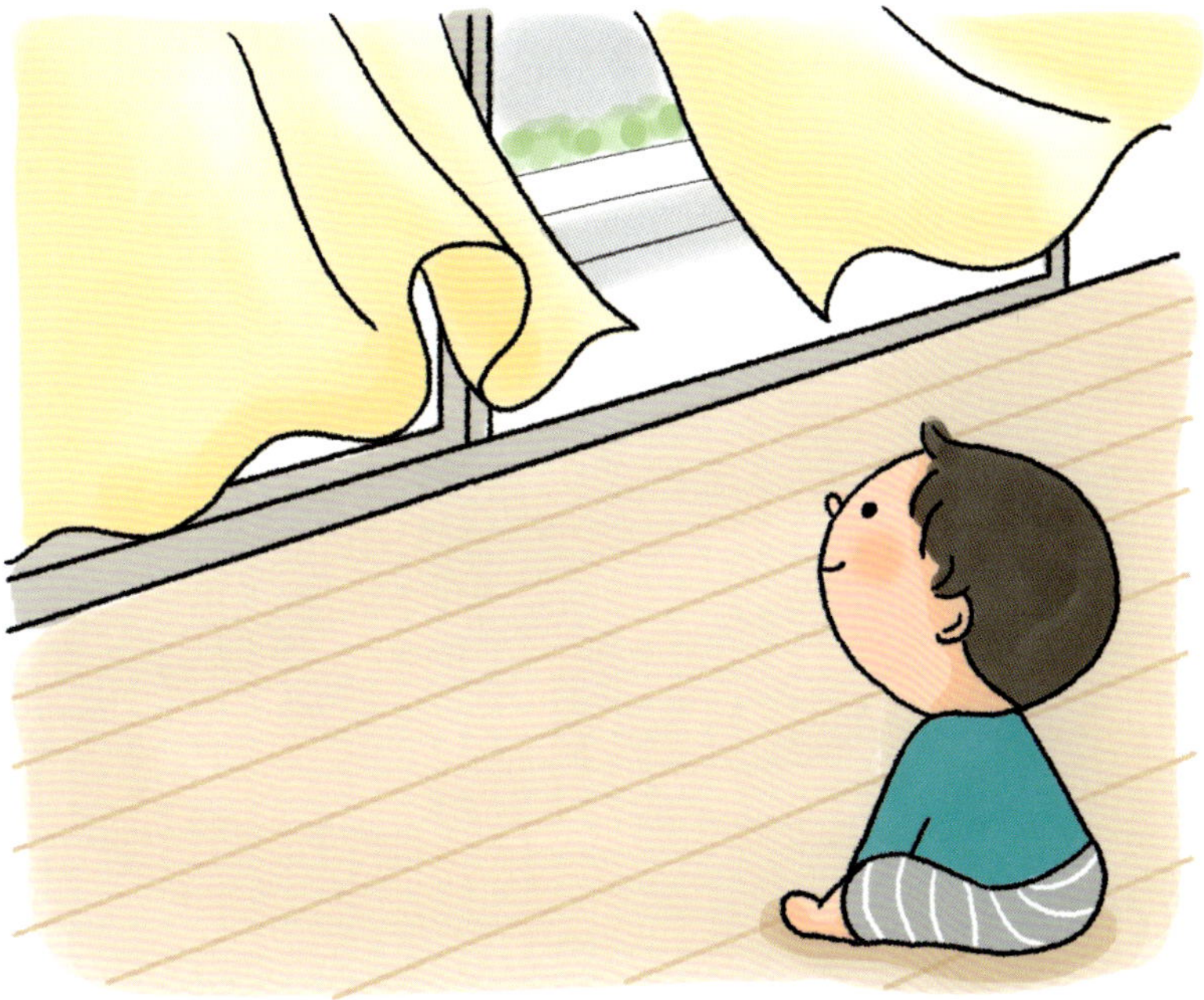

子どもの気持ち

ひとりでいるほうが落ちつけて、安心し、疲れません。

関連するページ
➔P78「コミュニケーションがうまくとれません」
➔P210「休み時間の過ごし方を示しましょう」

気になるサイン

ひとりで遊ぶことが多い／友達の輪に入らない

個人差はありますが、子どもはだいたい3歳頃になると、同年齢の子どもたちとごっこ遊びなどを通じて、2～3人で遊ぶようになります。しかし、発達障害の特性をもつ子どものなかには、ひとりで遊ぶことを好む子どもがいます。臨機応変な対応を求められたり、人とのコミュニケーションが必要だったりする遊びが苦手で、友だちに関心が向かなかったり、友達を作りたいという欲求を示しにくかったりします。また、カーテンが風でゆれる様子や水道の水が流れる様子、クルクル回る物をいつまでも眺めたりすることが好きなど、規則的な美しさに夢中になる子どももいます。例えば、おもちゃの車で遊んでいるように見えても、自由に車を動かすことよりも、整然と一列に並べることや車輪を回すことだけを好んだり、絵本も読むことよりも、ページをめくることのほうが好きだったりします。

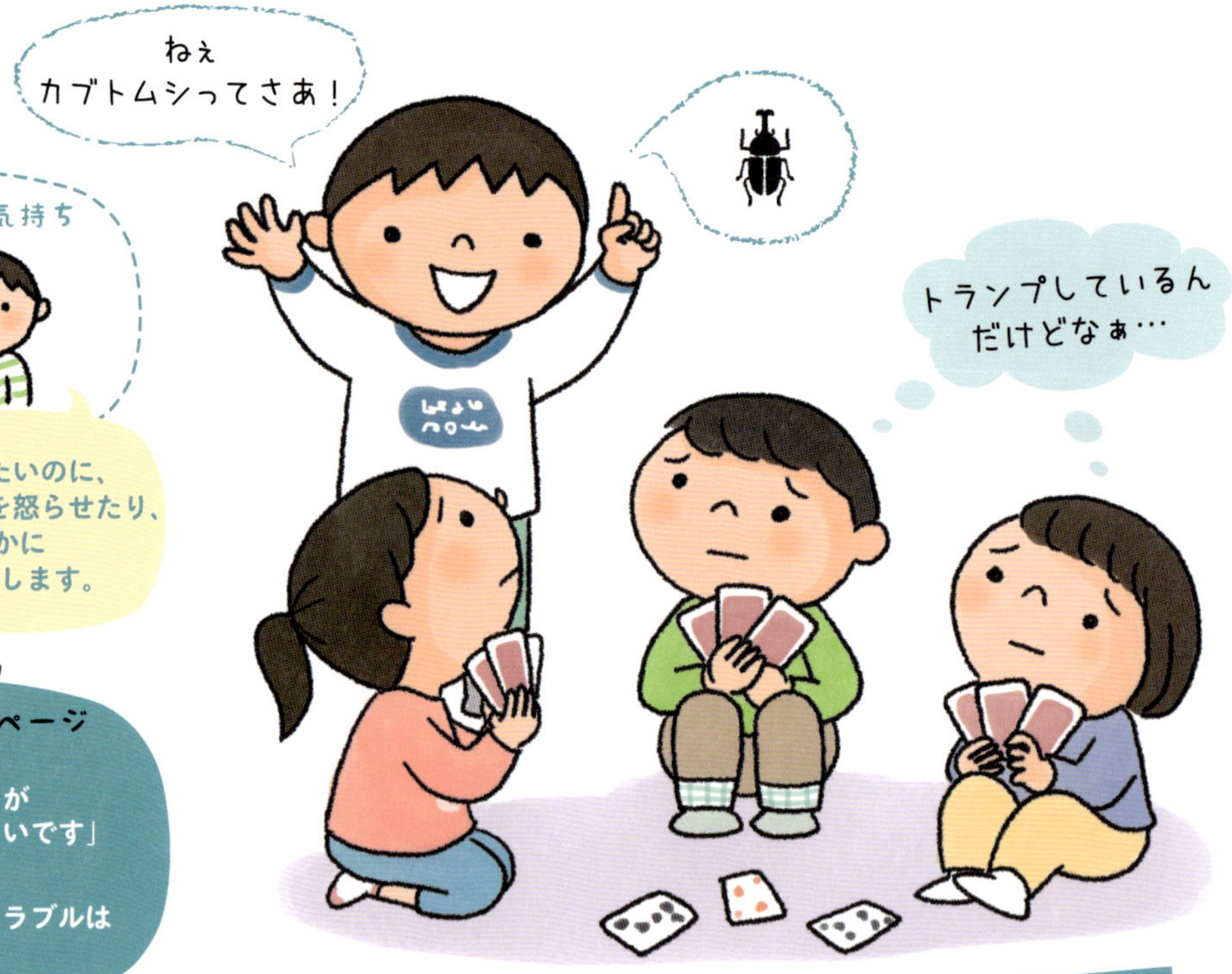
ねぇ
カブトムシってさあ！
トランプしているんだけどなぁ…

子どもの気持ち

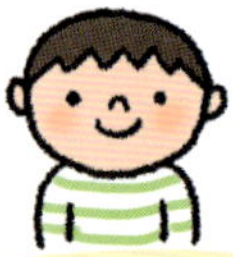

仲よくしたいのに、なぜか友だちを怒らせたり、けんかになったりします。

関連するページ
➔P90
「相手の気持ちが読み取りにくいです」
➔P218
「クラス内のトラブルは早期解決を」

気になるサイン

同年齢の友だちができない／人づきあいがうまくいかない

発達障害の特性をもつ子どものなかには、ひとりでいることを好む子どもがいる一方で、友だちと仲よくしたい気持ちがあっても、うまく遊べない子どもがいます。同年齢の子ども同士での遊びが成立するためには、ルールを守って、お互いにがまんしたり、相手の気持ちを思いやったりする力が必要になります。しかし、発達障害の特性をもつ子どもは、相手の気持ちを察することが苦手で、その子の気持ちが優先されてしまうために、結果的に相手の気持ちを無視した行動をとってしまうことがあります。また、自分の感情を相手に伝えることが苦手で、状況とは無関係にニヤニヤしたり、あるいは、恐れたりして、相手を困惑させてしまうこともあります。うまくいかないことがあると拒否的になる場合もあり、自分の気持ちと周囲との間に折り合いをつける難しさもあわせもっています。

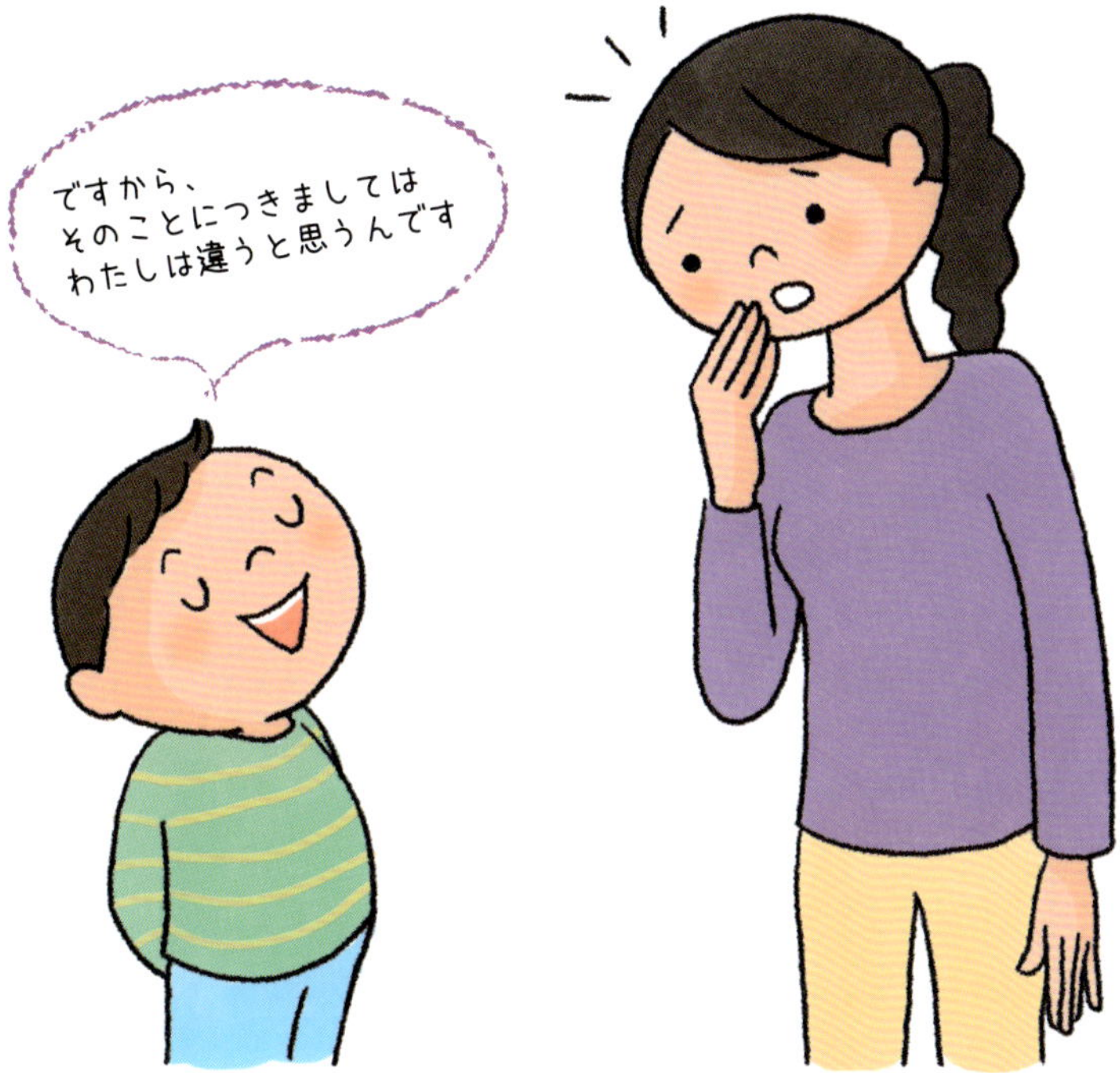
ですから、
そのことにつきましては
わたしは違うと思うんです

子どもの気持ち

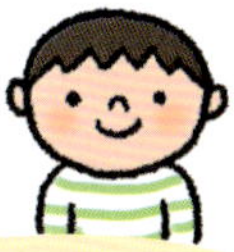

自分のペースで話すのは好きだけれど、聞き取るのは苦手です。

関連するページ

➔P90
「相手の気持ちが読み取りにくいです」
➔P110
「じっとしていられません」

気になるサイン

独特の話し方をする／おしゃべりが止まらない

発達障害の特性をもつ子どものなかには、年齢に不似合いな大人びた表現を使ったり、細かい部分も省略せずに詳細に話したがったりするなど、独特の話し方をする子どもがいます。流暢に話せることから、一見すると周囲にはコミュニケーションに困難を抱えていることようには見えません。しかし、「自分で話しているほど理解していない」ことも多く、自分が話すのは大丈夫でも、相手の話が理解できない子どももいます。会話のなかで、話し相手が楽しそうか、あるいは、つまらなそうかなど、相手の反応を感じとることが苦手で、自分の話したいことだけを一方的に話し続けて、相手を困惑させてしまう子どももいます。また、自分が話している言葉が刺激になり、次々と話が広がって、おしゃべりが止まらなくなる子どももいます。

子どもの気持ち

覚えたり、集めたり、手順を守ったりすることが得意です。

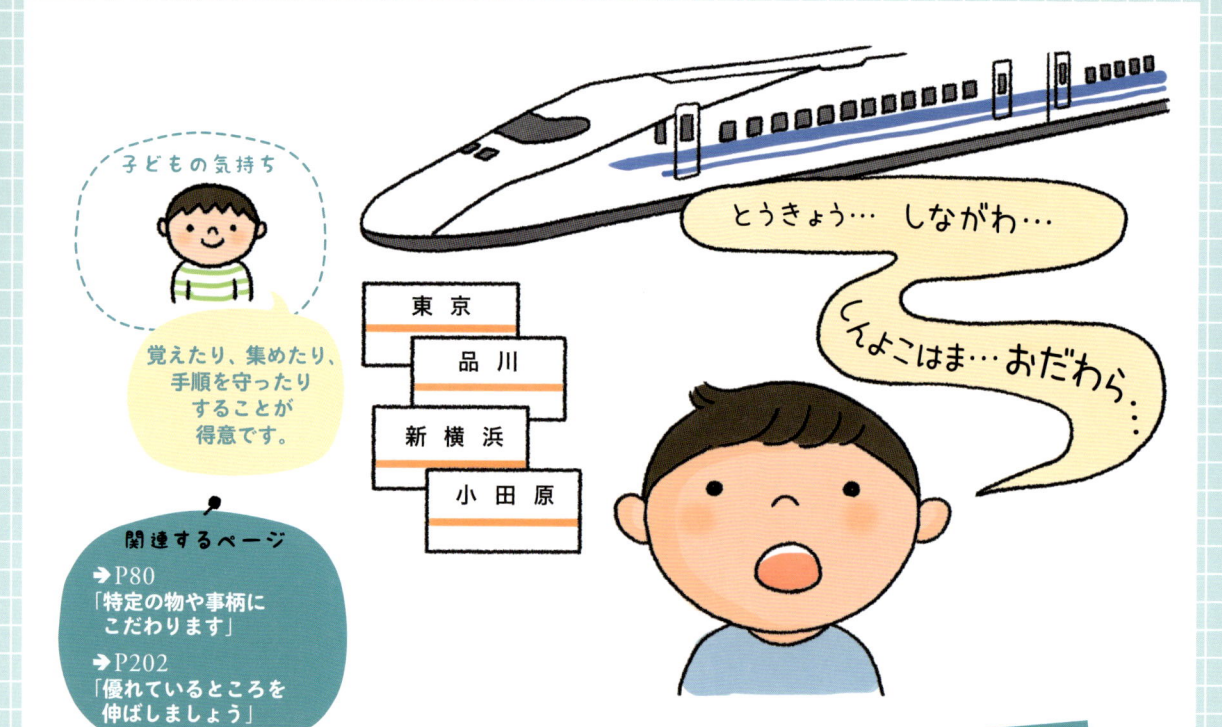

とうきょう… しながわ…
しんよこはま…おだわら…
東京
品川
新横浜
小田原

関連するページ

➔P80
「特定の物や事柄にこだわります」

➔P202
「優れているところを伸ばしましょう」

気になるサイン

こだわりや特定のものへの執着がみられる

興味がかたよること自体はいけないことではありませんが、発達障害の特性をもつ子どものなかには、ちょっと度が過ぎるのでは…と感じるくらい、物や事柄、手順などに強いこだわりをもつ子どもがいます。特に規則性のある物の名詞や数字などを覚えたり、並べたり、集めたりすることがとても好きです。例えば、電車に興味がある子どもは、日本中の電車や駅名を驚くほど覚えていることがあります。

また、「毎朝起きたら顔を洗う」といったルールや、「顔を洗ってから歯を磨く」といった手順を覚えることも得意で、覚えてしまうと、しっかり守る子どももいます。しかし、状況に応じて手順を変えることが苦手で、周りの人にも、自分が実行しているルールや手順を守ってほしいと強く主張することがあります。間違いを許さないといった態度があまり強くなると、周囲と衝突してしまいます。

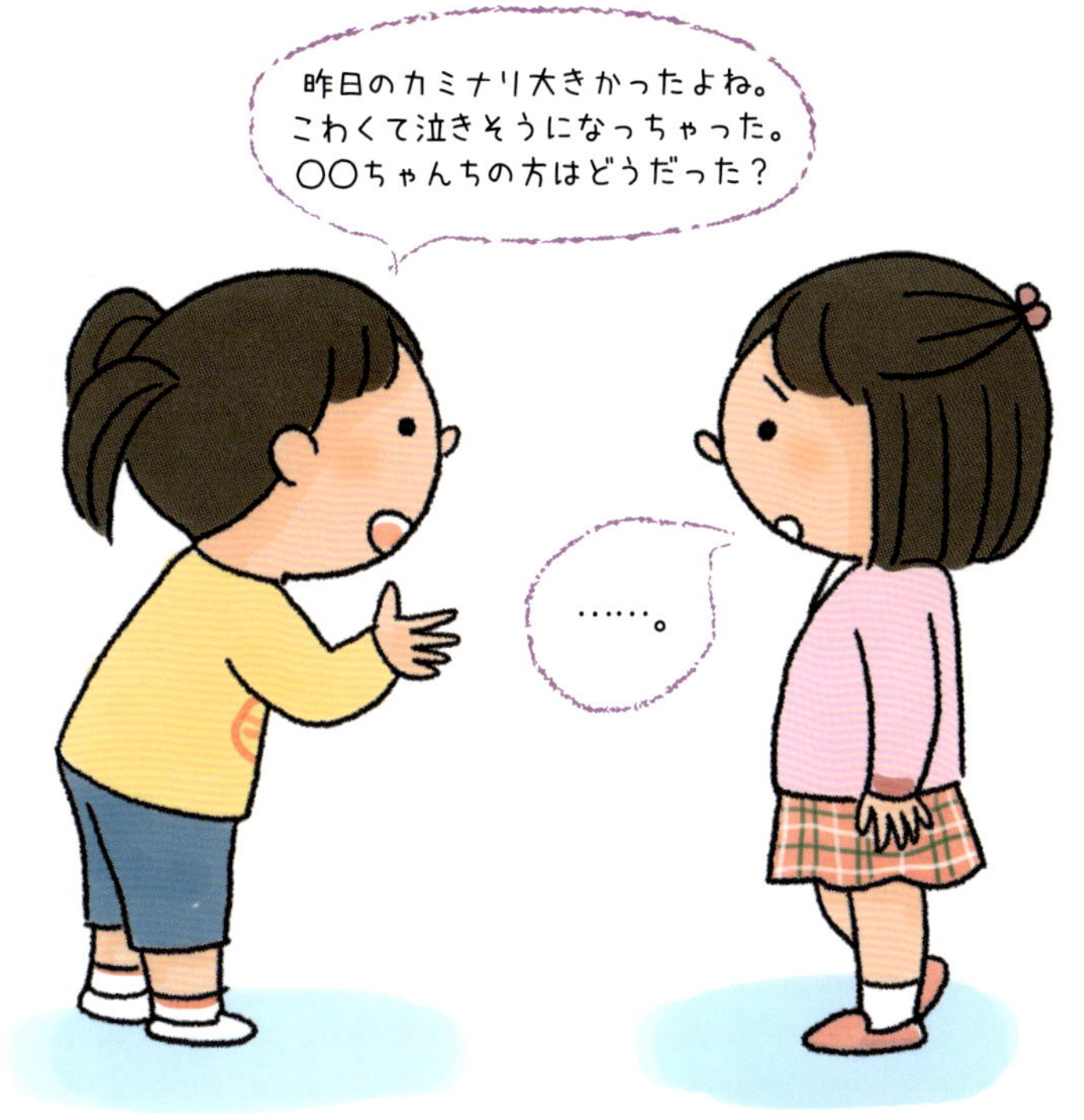
昨日のカミナリ大きかったよね。
こわくて泣きそうになっちゃった。
〇〇ちゃんちの方はどうだった？
……。

子どもの気持ち

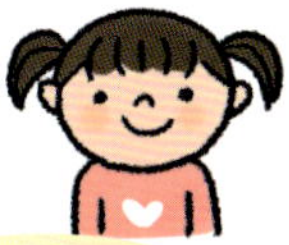

ひとつのことに集中するほうが得意です。

関連するページ
➔P92「一度に複数のことをするのが苦手です」
➔P212「学習プランはスモールステップに」

気になるサイン

一度に複数のことをするのが苦手

ふだん会話をする時は、私たちは無意識のうちに、相手の話を聞きながら、自分が次に話したいことを頭のなかで組み立てています。一度に複数のことをあたりまえのようにしているわけです。しかし、発達障害の特性をもつ子どものなかには、ひとつのことに集中するのが得意な反面、一度に複数のことをするのが苦手な子どもがいます。こうした特性が会話のなかであらわれると、「相手の話を聞くだけ」、あるいは、「自分が話すだけ」になりがちです。授業中には、先生の話を聞きながら、黒板の文字を確認し、それをノートに書き写すということが難しくなります。話しを聞くだけ、あるいは、話すだけなど、ひとつずつのほうがうまくできます。また、走ったり、ジャンプしたりするだけならできますが、なわとびやとび箱など、複数のことを同時にするような運動は苦手、という子どももいます。

子どもの気持ち

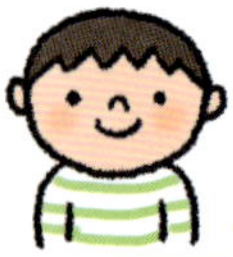

「いつも通り」が一番落ちつき、安心します。

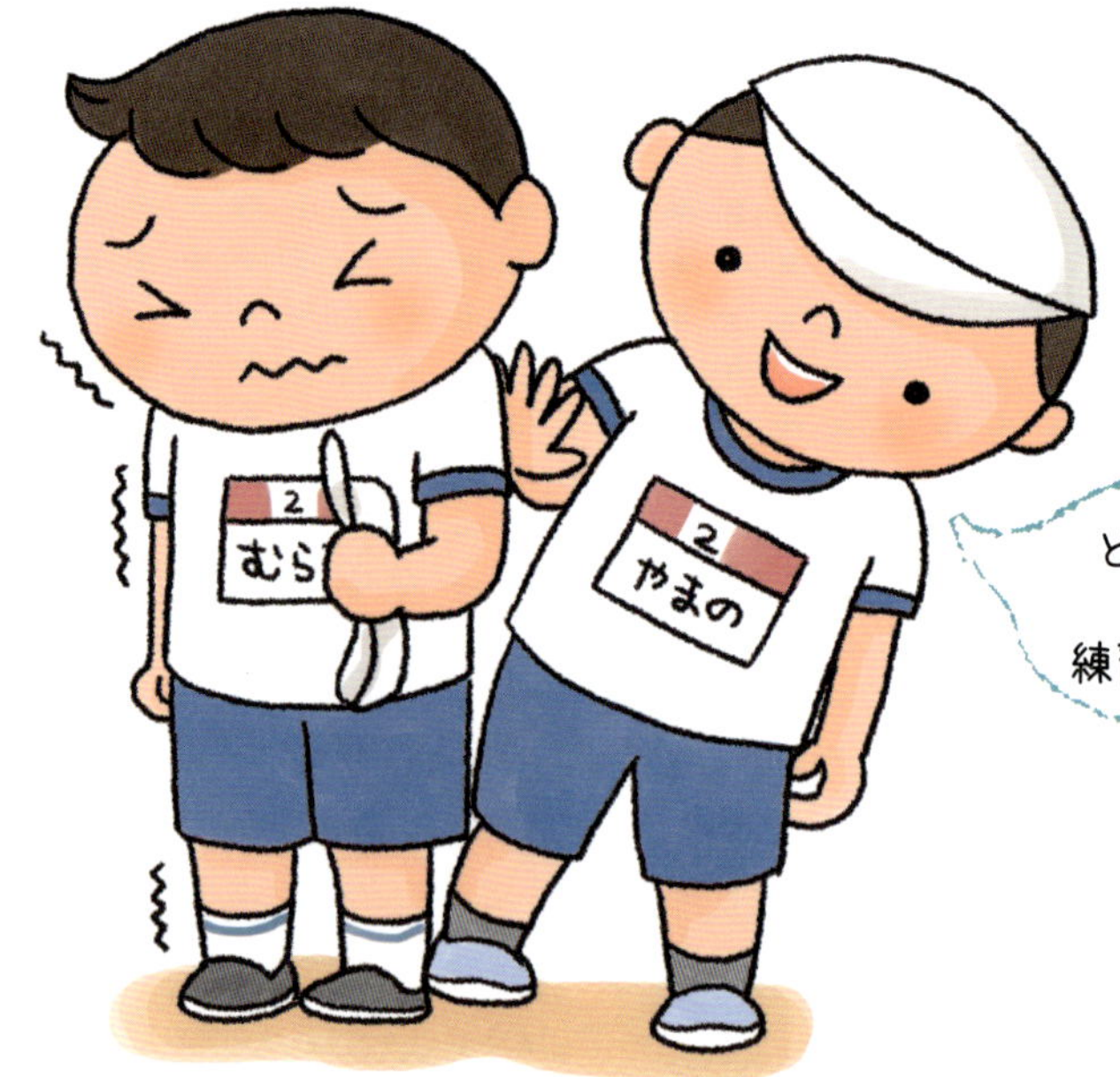
むら
やまの
どうしたの？
運動会の
練習が始まるよ

関連するページ
➔P87
「予期しない変化は苦痛です」
➔P198
「追いつめずにやる気を育てましょう」

気になるサイン

行事に参加できない／集団行動や共同作業ができない

発達障害の特性をもつ子どものなかには、ふだんとは違う環境にとまどいやすく、不安を感じやすい子どもがいます。行事やイベントがあるときは、ふだんとは違う雰囲気になり、スケジュールも変更されることがあります。例えば、運動会が近くなると、時間割りが変わったり、大きな音が聞こえたり、体操着で過ごす時間が増えたりします。通常の授業とは異なることが多くなるため、そうした変化を楽しむことができずに、不安が強くなって、練習への参加を拒んだり、どうしたらいいのかがわからなくなって泣きわめいたりすることがあります。また、ふだんとは違う雰囲気に気持ちが高ぶり、はしゃいだ気持ちにブレーキがかかりにくくなって、列に並ばずに勝手な行動をしてしまうなど、集団行動や共同作業ができなくなる子どももいます。

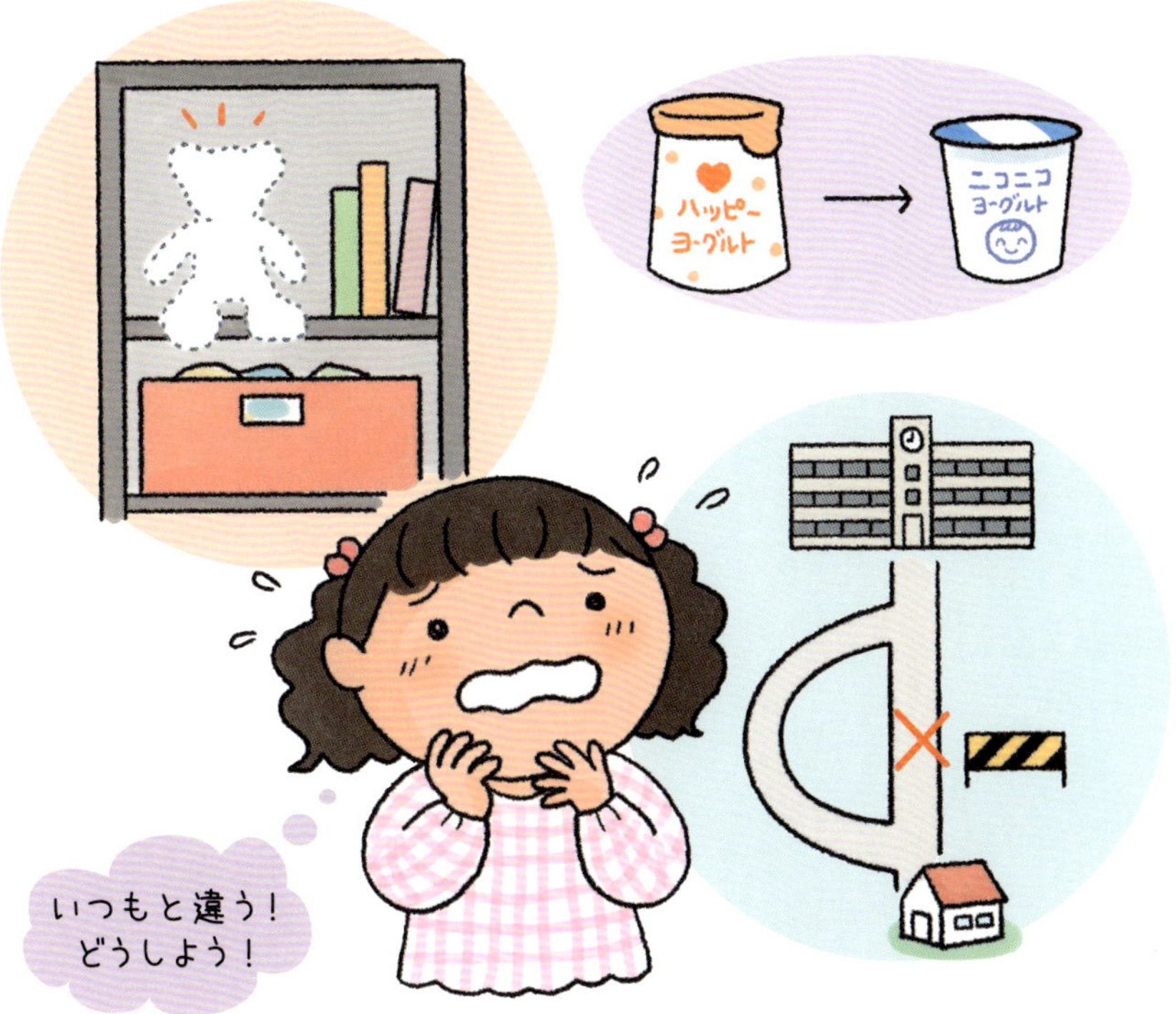

子どもの気持ち

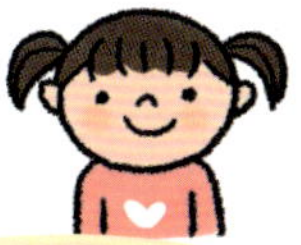

自分なりの見通しが立つと安心でき、本来の力が発揮できます。

関連するページ
➔P87「予期しない変化は苦痛です」
➔P174「パニックを起こしたときは」

気になるサイン

変化を楽しめない／変化についていけない

予期しないプレゼントやイベントがあると、多くの人はそうした変化やわくわく感を楽しみます。しかし、発達障害の特性をもつ子どものなかには、一般的には楽しいとされる予定変更であっても、それが強い不安になったり、そのことによってイライラしたりする子どもがいます。「あのあとどうなるのかな」「こんなふうになるのかな」と思いをめぐらせたり、想像したりすることが苦手なのです。

日常生活のなかでも、例えば、物の配置が変わったり、通学路が急な工事で通れなくなったり、いつも食べているヨーグルトのメーカーが変わったりするなど、ほかの人にはささいな変化でもとまどいを感じます。また、相手の話を音声で理解することが苦手な子どもの場合は、急な予定変更を口頭だけで告げられてしまうと、不安が大きくなり、泣きわめくようなパニックを起こすこともあります。

子どもの気持ち

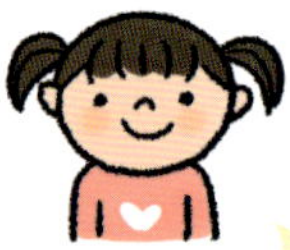

途中で切り上げると不安になります。

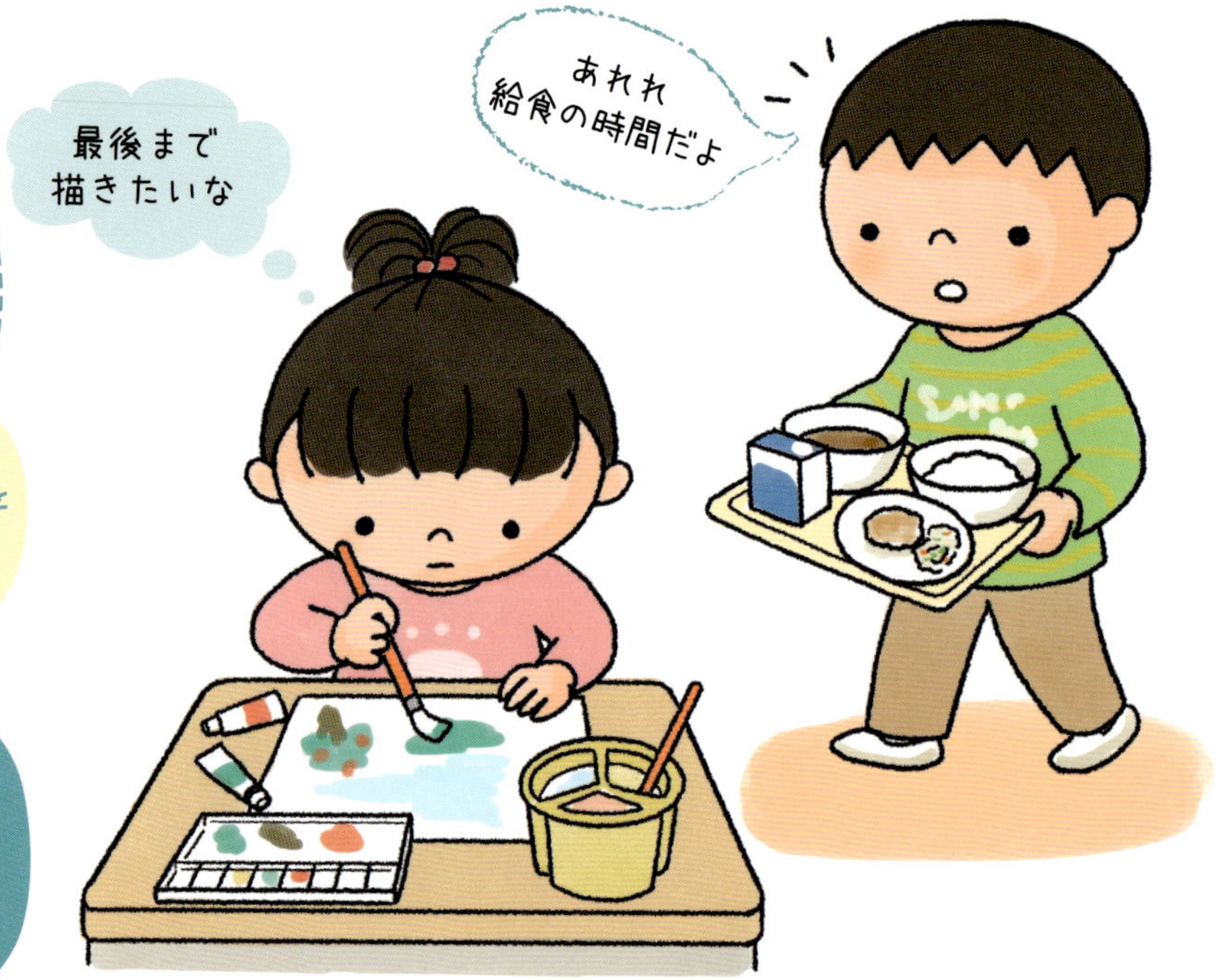

関連するページ
➔P76
「自然に決まっているルールを察知することが苦手です」
➔P92
「一度に複数のことをするのが苦手です」

気になるサイン

気持ちがうまく切り替えられない

発達障害の特性をもつ子どものなかには、一度始めてしまったことを途中で止められない子どもがいます。注意を切り替えたり、湧き上がった感情をリセットしたりすることも苦手です。例えば、図工の時間に絵を描いていても、図工の時間が終われば、絵を描くことを止めなければなりません。しかし、発達障害の特性をもつ子どものなかには、途中で切り上げることが苦手なために、絵を描き続けてしまうことがあります。無理やり止めさせると怒りだしたり、その場では指示に従っても、不眠や爪を噛むなど、ため込んだイライラが身体症状としてあらわれたりすることがあります。また、一度決めた手順を変更したり、途中で止めたりすることが不得意な子どももいます。手順通りにできないと、最初からやり直したがることがあります。

子どもの気持ち

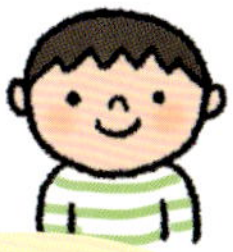

同じ動きを繰り返していると安心します。

関連するページ
➔P80「特定の物や事柄にこだわります」
➔P87「予期しない変化は苦痛です」

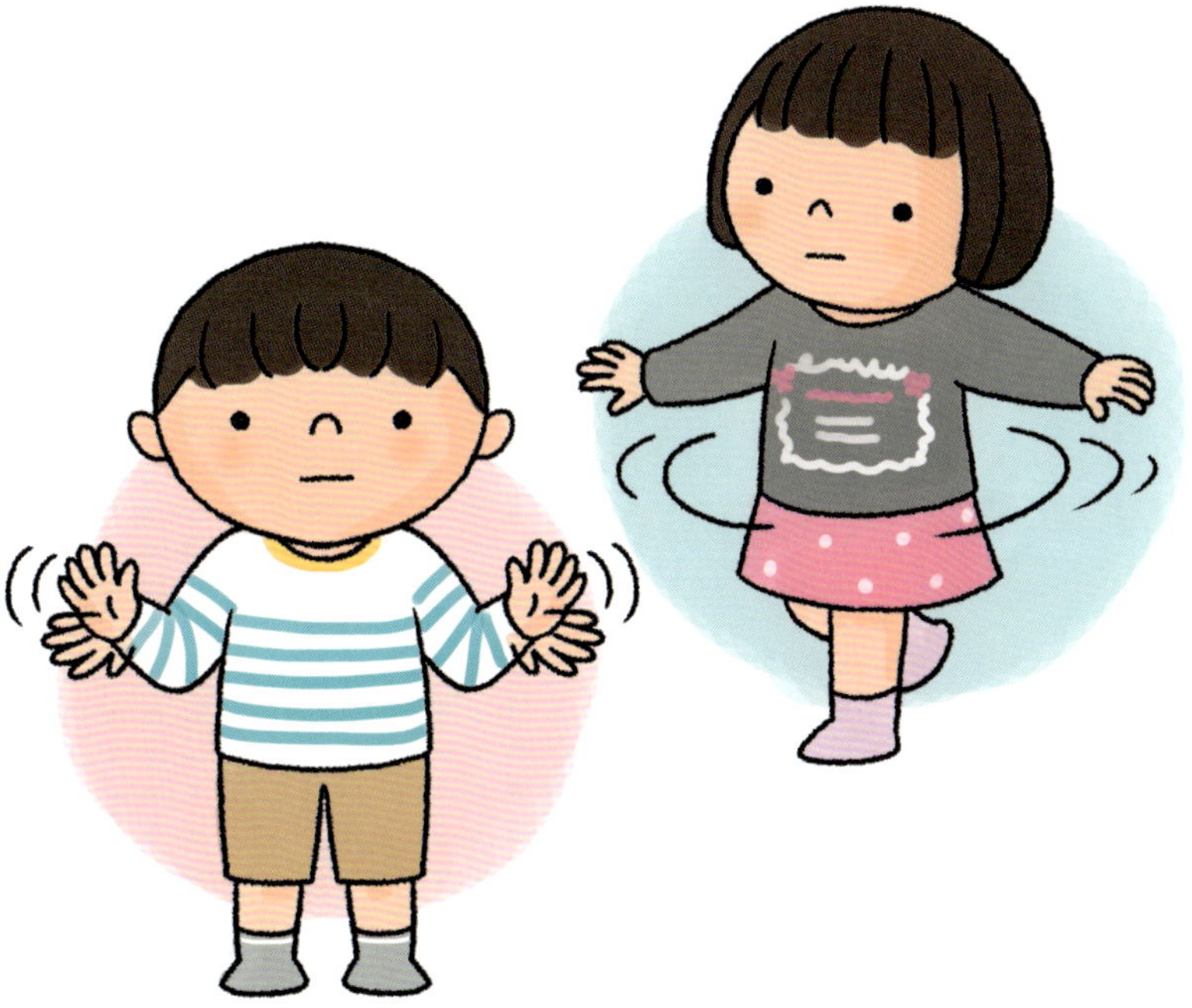

気になるサイン

同じ動きを繰り返す／手をヒラヒラさせる

発達障害の特性をもつ子どものなかには、身体をゆすったり、飛び跳ねたり、手のひらをヒラヒラさせたり、クルクル回り続けたりするなど、同じ動きをずっと繰り返す子どもがいます。流れる水にさわり続けたり、特定のぬいぐるみをなで続けたり、おもちゃをなめ続けたり、においを嗅ぎ続けたりするなど、同じ感覚を味わい続けることもあります。回転するものやキラキラするもの、ゆれるものをいつまでもうっとりと眺めたり、照明や換気扇などのスイッチを点けたり消したり、ドアを開けたり閉めたりし続ける子どももいます。こうした行動は「常同運動」といいますが、同じ動作を繰り返すことで、不安や緊張をやわらげているのではないかと考えられています。周囲の人が「止めなさい」と言っても止められませんし、無理に止めさせようとすると、強い不安を感じて動揺してしまいます。

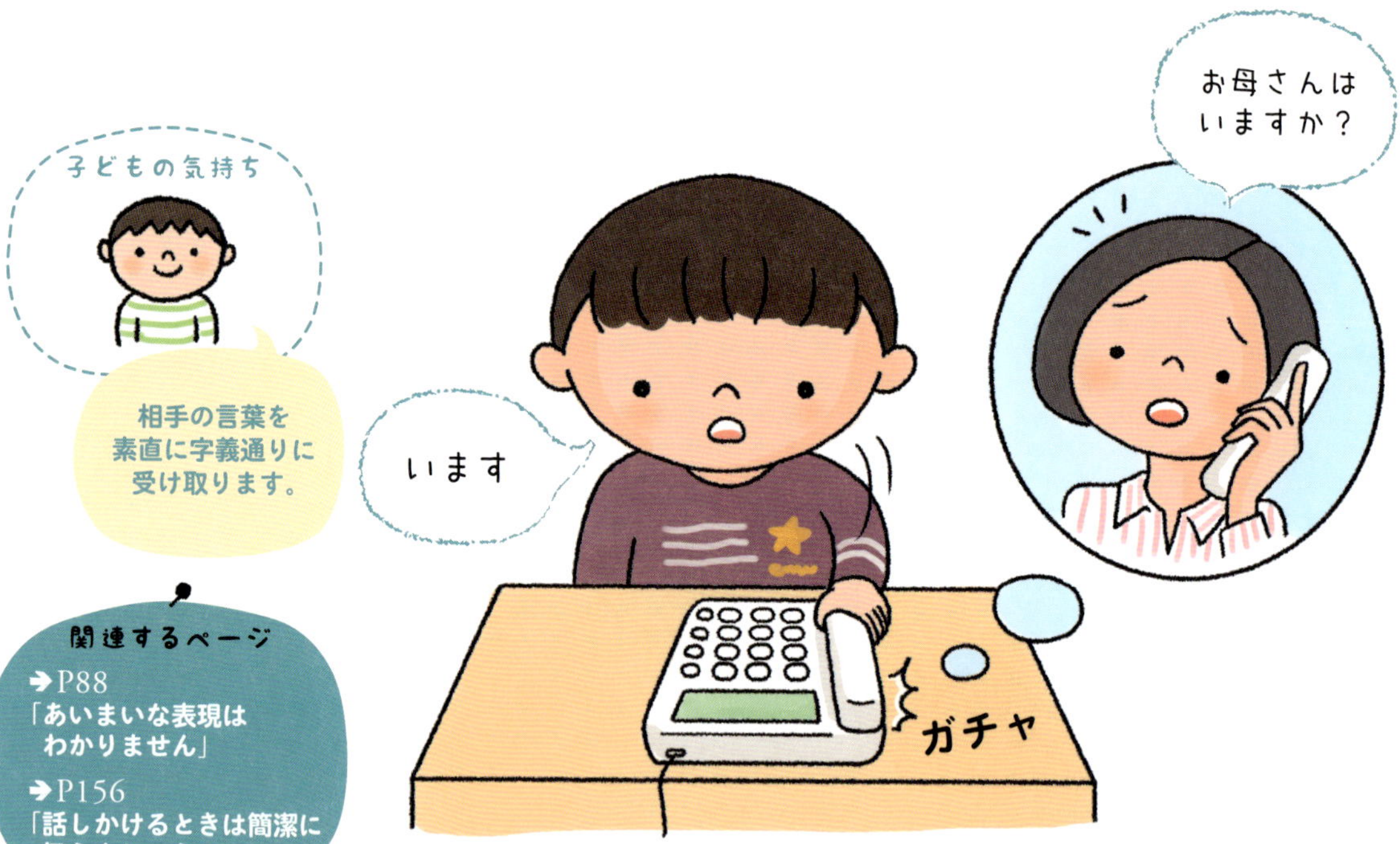
子どもの気持ち
相手の言葉を
素直に字義通りに
受け取ります。
います
お母さんは
いますか？
ガチャ

関連するページ
➔P88
「あいまいな表現は
わかりません」
➔P156
「話しかけるときは簡潔に
伝えましょう」

気になるサイン

言葉や会話の含みがわからない／冗談が通じない

私たちは、例えば、電話に出て、「お母さんはいますか?」と言われたら、「お母さんと代わってください」というメッセージが込められていると理解して、お母さんを呼びます。「まっすぐ帰りなさい」と言われたら、「寄り道をしないで帰りなさい」ということだと理解します。しかし、発達障害の特性をもつ子どものなかには、言葉を字義通りに受け取ってしまい、その言葉に含まれている意味を読み取れない子どもがいます。先ほどの例では、電話に出て、「お母さんはいますか?」と言われると、「います」とだけ答えて切ってしまったり、「まっすぐ帰りなさい」と言われると、「私の家には曲がらないと帰れません」と答えてしまったりします。また、字義通りに素直に言葉を受け取ってしまうため、冗談を真に受けて怒ったり、皮肉を言われているのに喜んだりすることがあります。

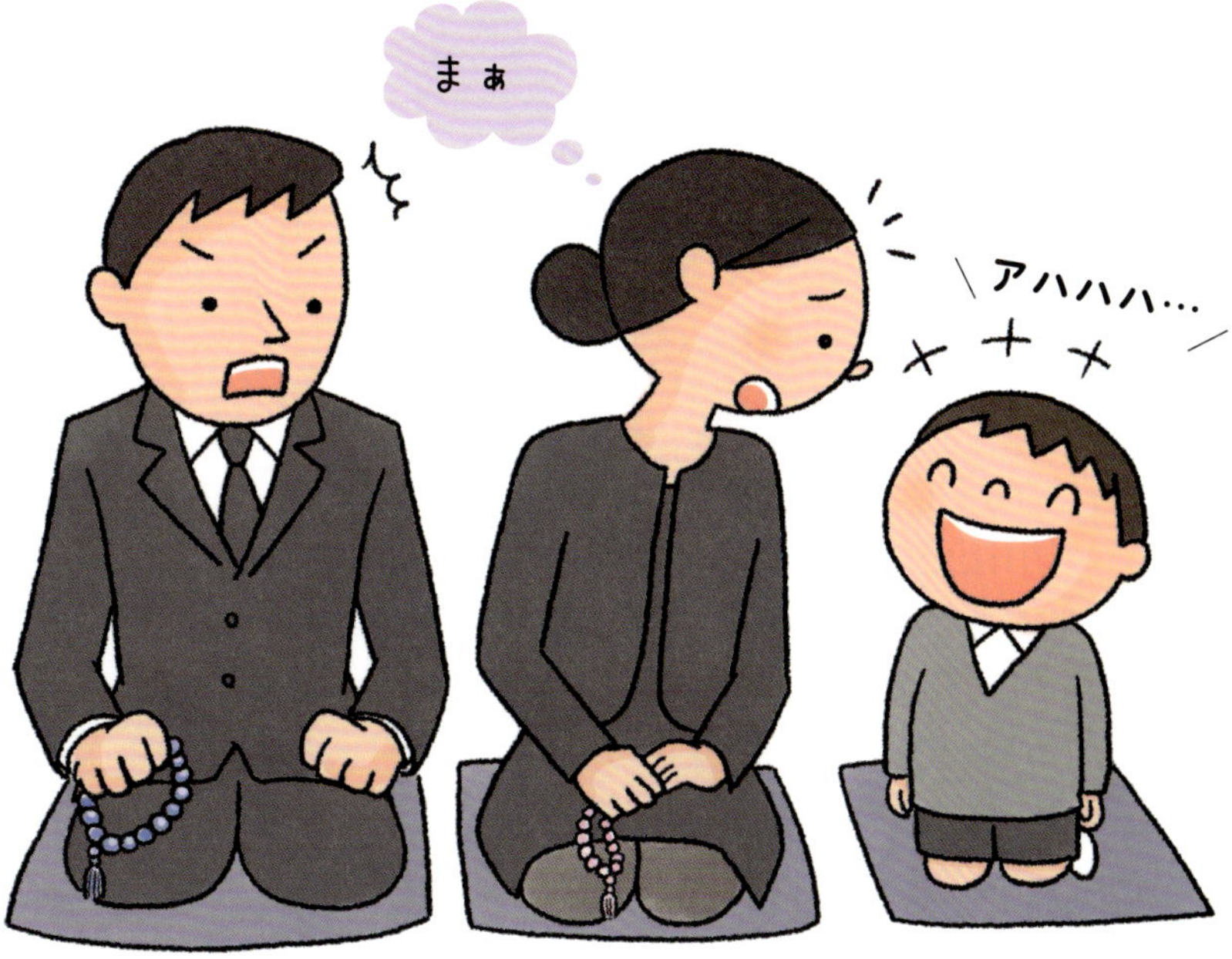

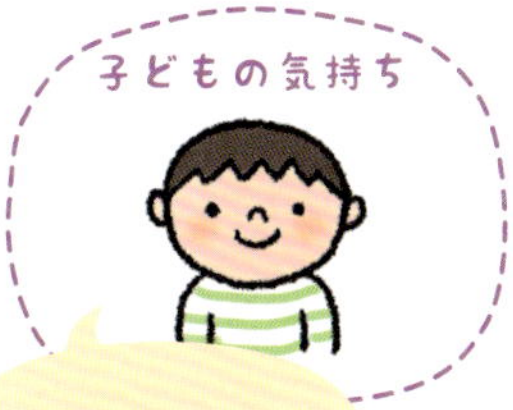

相手の気持ちも
自分の気持ちも
理解しにくいです。

関連するページ
➔P76
「自然に決まっているルール
を察知することが苦手です」
➔P158
「叱るより
ほめることが大切です」

気になるサイン

空気が読めない／人の表情が読めない

私たちは相手の表情やまなざし、身ぶり手ぶり、声の調子、姿勢などを読み取り、相手の気持ちを想像して、その場に一番ふさわしい態度をとろうとします。しかし、発達障害の特性をもつ子どものなかには、言葉を使わないコミュニケーションから相手の気持ちをくんだり、その気持ちに共感したりすることが苦手な子どもがいます。そのため、悪気はないのですが、叱られているのにケロッとしていたり、沈んだ空気のなかで高笑いをしたりして、相手の気持ちを無視した行動をとってしまうことがあります。また、私たちは無意識のうちに、例えば、悲しいときは、「悲しい」と自分の感情を自覚して、言葉に置き換えて「概念化」していますが、発達障害の特性をもつ子どものなかには、自分の気持ちを言葉に置き換えて表現することが困難で、自分の気持ちに気づきにくい子どももいます。

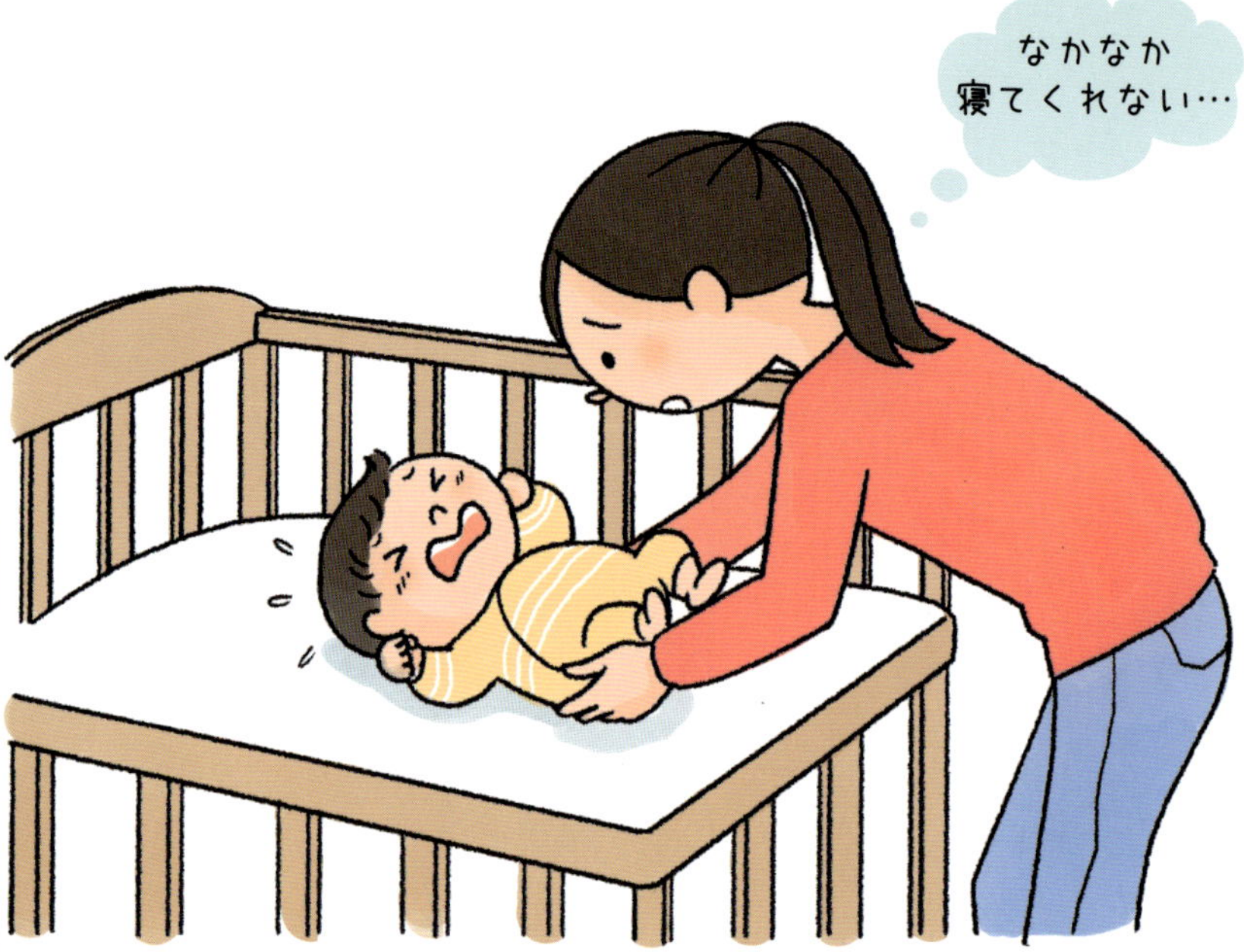

子どもの気持ち

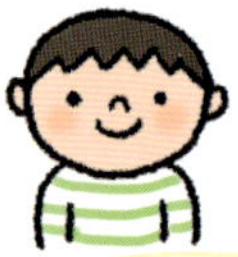

睡眠のリズムが
安定しないことが
あります。

関連するページ
➔P82
「さまざまな感覚に
かたよりがあります」
➔P170
「偏食や寝つきの
悪さが気になるときは」

気になるサイン

寝つきが悪い／すぐ目が覚める

発達障害の特性をもつ子どものなかには、寝つきが悪かったり、寝てもすぐに目が覚めてしまったりする子どもがいます。赤ちゃんの頃は、お母さんの腕のなかでうたたねしはじめても、いざベッドに寝かせようとすると、すぐに気がついて泣き出してしまったり、夜泣きが続いたりして、お母さんが、ヘトヘトになることが少なくありません。ベビーカーに乗って移動しているときだけ、あるいは、車のチャイルドシートに乗ってドライブしているときだけ眠る赤ちゃんもいます。子どもの睡眠の問題は、成長とともに解消されていくものですが、幼児になっても、身体は疲れているように見えるのに、昼寝をしなかったり、夜中に何度も起きたり、朝早く目が覚めてしまったりと、睡眠のリズムが安定しない子どももいます。無理に寝かせようとすると大泣きをしたり、かんしゃくを起こしたりします。

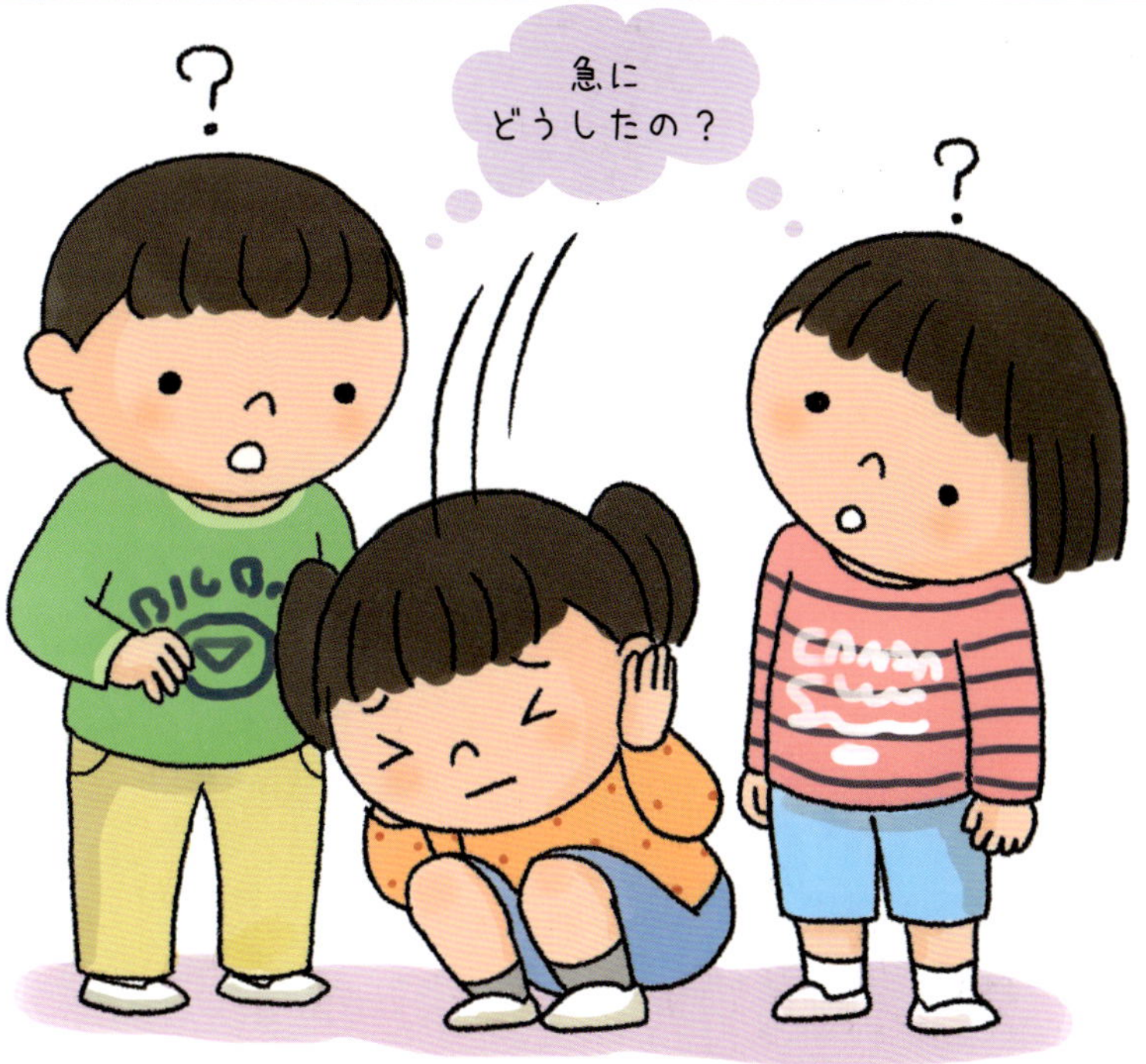

子どもの気持ち

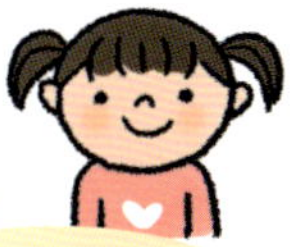

急に怒ってしまうわけではなくて、気持ちを表現しにくいのです。

関連するページ
➔P82「さまざまな感覚にかたよりがあります」
➔P95「こだわりが目立たないことも」

気になるサイン

前ぶれなく怒る／その場にふさぎこむ

子どもは、表情や態度、言葉数や声の調子などに自分の感情がストレートにあらわれます。しかし、発達障害の特性をもつ子どものなかには、自分の気持ちが表情にあらわれにくく、自分の感情を伝えるのが苦手な子どもがいます。例えば、その子には不安になったり、イライラしたり、怒りが込み上げてきたりする確かな理由があるのですが（予期しないスケジュールの変更で極度の不安を感じたり、感覚過敏のために、ほかの人にとっては穏やかな光でも、目に突き刺さるように感じたり、冗談を真に受けてしまったりするなど）、周囲の人は、その感覚がつかみずらく、前触れなく怒ったり、ふさぎ込んだりするようにみえてしまいます。ずっと不快な気持ちを抱いていても、それが周囲には伝わらず、結果として、堪忍袋の緒が切れたところで感情表現に至り、誤解されてしまうことがあります。

子どもの気持ち

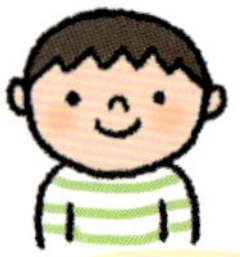

具体的なこと、直接的な表現のほうがわかりやすいです。

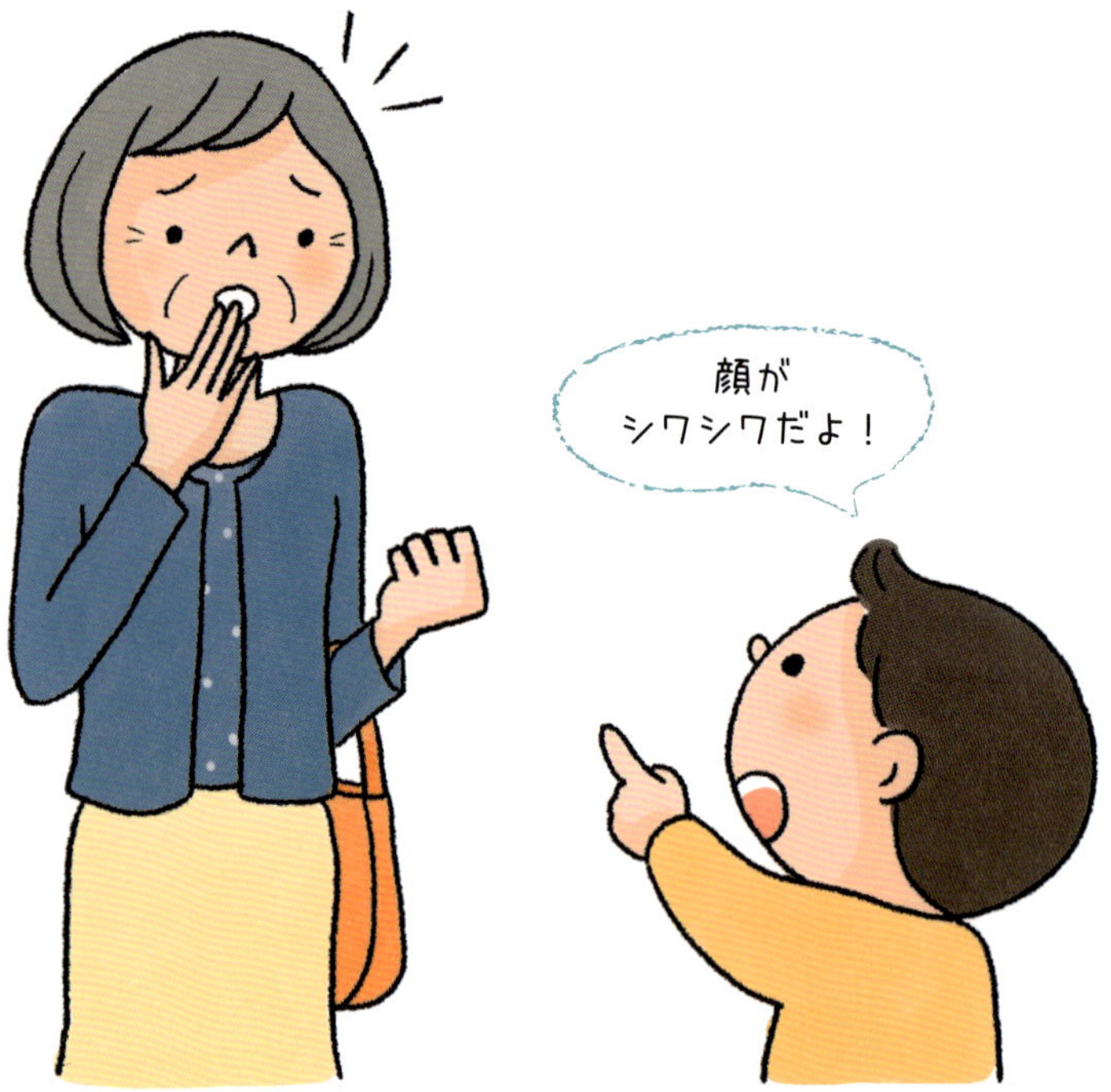

関連するページ
➔P76
「自然に決まっているルールを察知することが苦手です」
➔P88
「あいまいな表現はわかりません」

気になるサイン

表現が直接的／あいまいな表現が苦手

小さな子どもは、相手への配慮なしに思ったことを口にしてしまうものですが、小学生くらいになると、相手を思いやり、「あえて口にしない」ということができるようになります。ところが、発達障害の特性をもつ子どものなかには、そうした気遣いができない子どもがいます。そのため、悪気はないのですが、太っている子に、「太っている」と伝えてしまいます。また、知りたいことへの返答がずれることもあります。例えば、「その服はどこで買ったの？」と聞かれても、「○○百貨店」とは答えずに、「3F」と答えてしまうなど、間違いではないものの、的外れな受け答えになってしまうことがあります。あいまいな表現の理解が苦手で、「そのへんに置いておいて」「適当な大きさに切って」「きちんと片づけなさい」などと言われると、どうしていいかわからず、とまどう子どももいます。

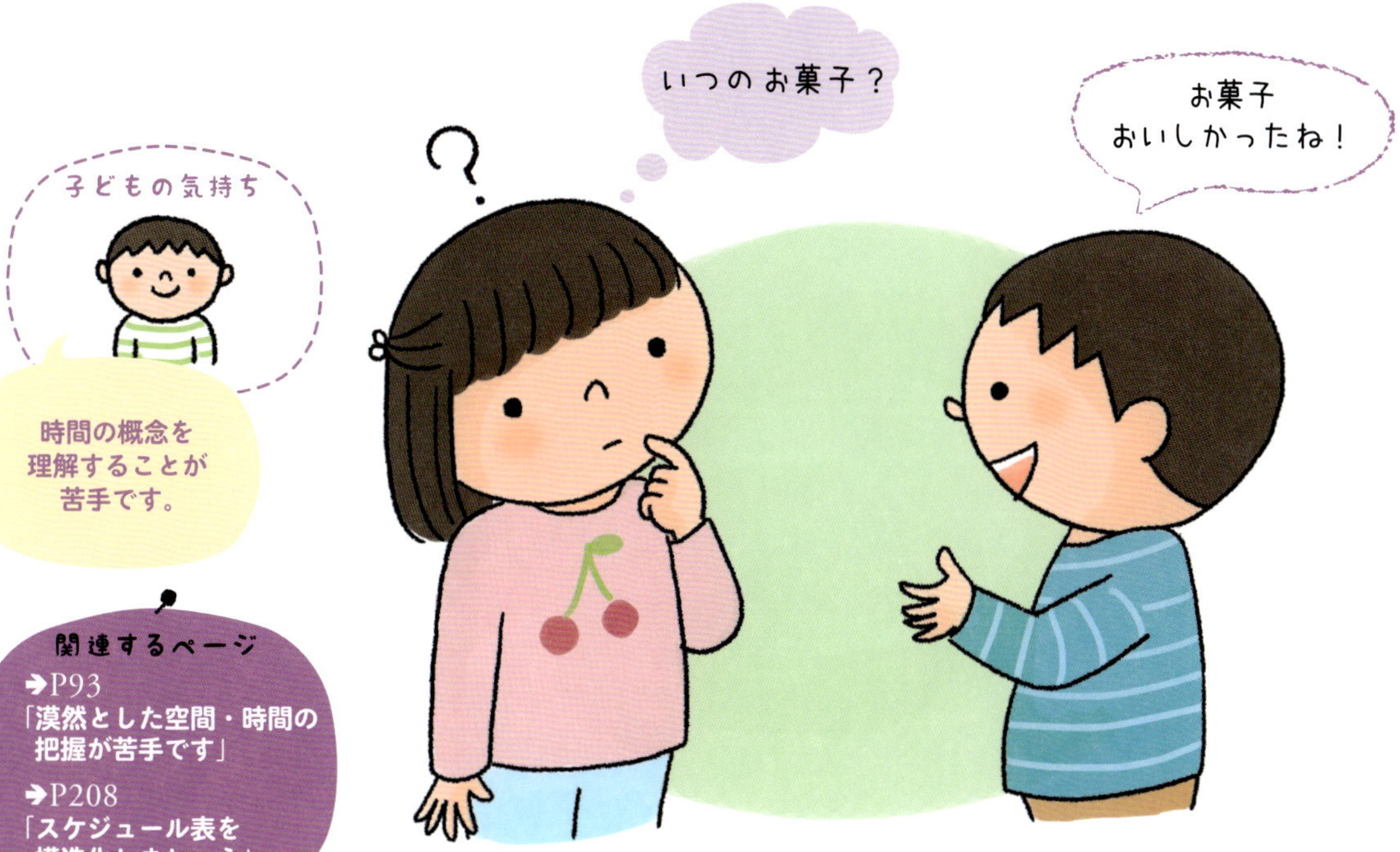
いつのお菓子？
お菓子
おいしかったね！
?
子どもの気持ち
時間の概念を
理解することが
苦手です。

関連するページ
➔P93
「漠然とした空間・時間の把握が苦手です」
➔P208
「スケジュール表を構造化しましょう」

気になるサイン

昔のことを昨日のことのように話す／終わりがわかりにくい

小さな子どもは、半年前のことでも、ついさっきあったことのように話すことがあります。特に楽しかったことは、何年たっても、「楽しい遊園地だったね」と、最近のことのように言うことがあります。時間感覚は大きくなるにつれて少しずつ身についていきますが、発達障害の特性をもつ子どものなかには、「昨日」「今日」「明日」「1時間」「5分」などの時間の概念の理解が困難な子どもがいて、昔のことをまるで昨日のことのように詳細に話すことがあります。また、私たちが当たり前のように感じている、「時間は止まらずに流れている」という感覚をもちにくい子どももいます。時間の流れを感じにくいということは、「5分経過した」「1時間経った」という感覚がわからないということです。そのため、「このままずっと終わらないのではないか」という不安と、絶えず戦わなければなりません。

子どもの気持ち

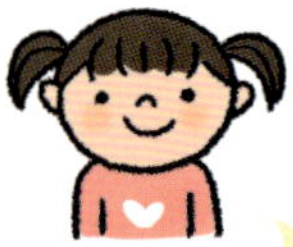

わがままではなくて、「安心したい！」という気持ちがパニックにつながることがあります。

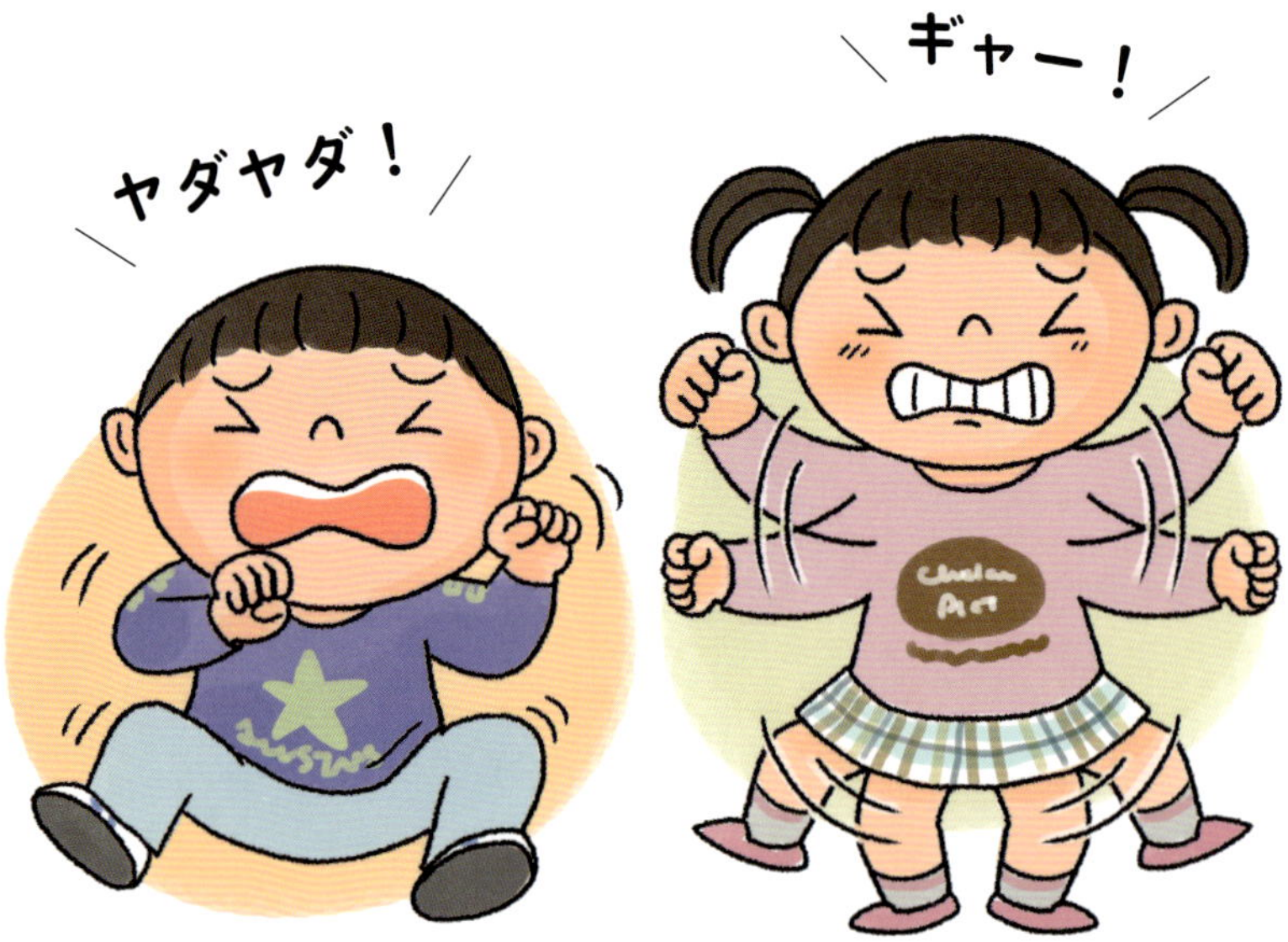

関連するページ
➔P82「さまざまな感覚にかたよりがあります」
➔P174「パニックを起こしたときは」

気になるサイン

パニックを起こす

パニックとは、全身を使って泣きわめいたり、周りにあるものを壊したりするような激しい興奮状態のことをいいます。パニックを引き起こす原因はいろいろありますが、ひとつには、発達障害の特性をもつ子どものなかには、想像力を発揮することが苦手なために、変化に対して不安を感じやすい子どもがいることがあげられます。その子にとって予期しないことが起こると、ほかの人にはささいなことでも、非常に動揺します。また、さまざまな感覚のかたよりをもつことが多いので、外からの刺激がスイッチとなることも少なくありません。

パニックは周りの人を困惑させますが、一番困惑しているのは本人です。発達障害の特性をもつ子どもは、「いつも同じであってほしい」と願っていますが、その思いからくるこだわりは、不安を回避し、いつも安全でいたいという「必死さ」でもあります。

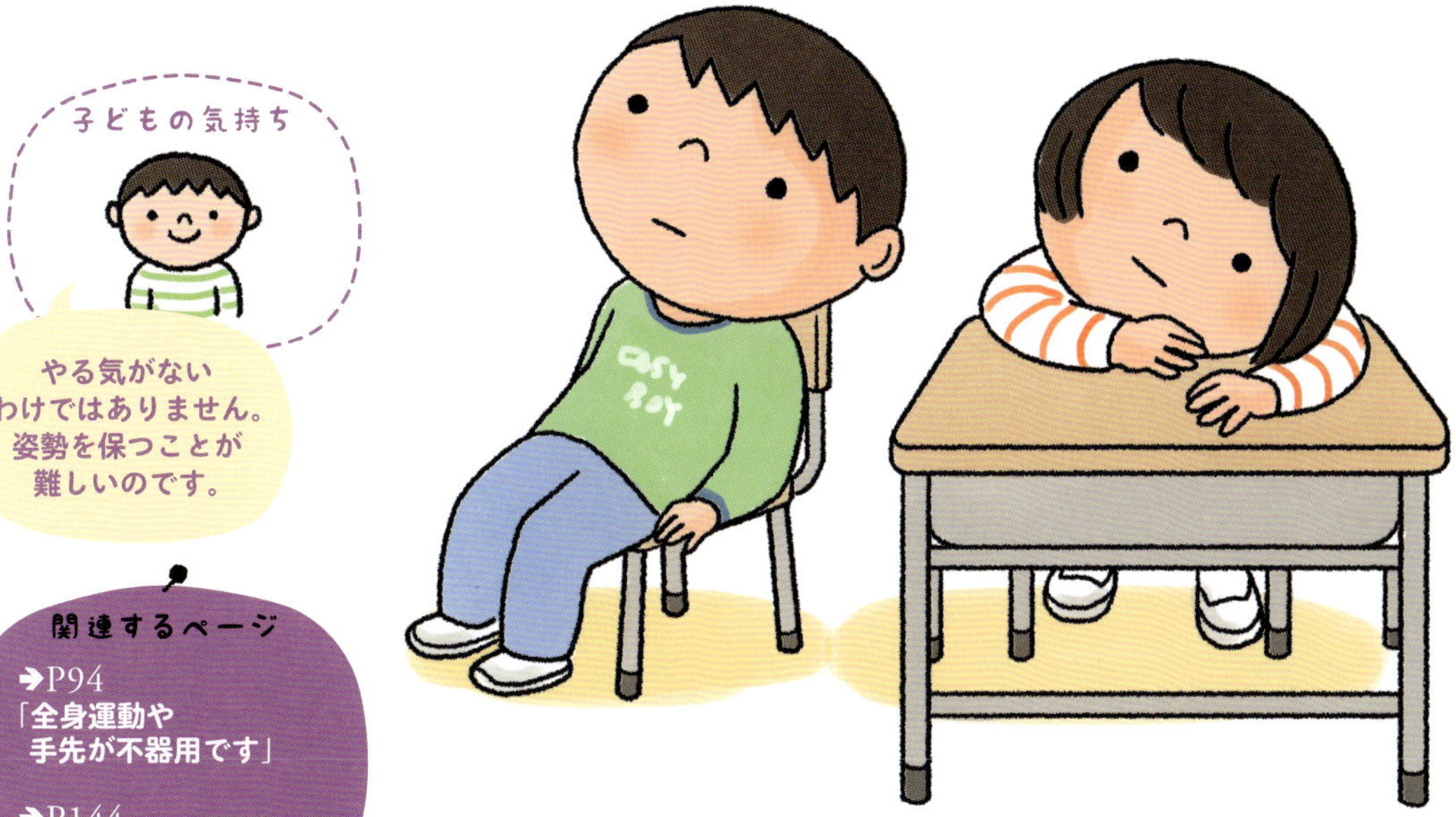
子どもの気持ち
やる気がない
わけではありません。
姿勢を保つことが
難しいのです。

関連するページ
➔P94
「全身運動や
手先が不器用です」
➔P144
「感覚統合療法」

気になるサイン

姿勢の崩れがみられる

発達障害の特性をもつ子どものなかには、猫背になったり、椅子からすべり落ちそうになったり、まっすぐ立てなかったりするなど、姿勢の崩れがみられることがあります。床で寝そべって遊んだり、机に伏せたり、ほお杖をついたりする姿もよくみられます。

こうした姿勢の崩れは、筋力の極端な弱さであったり、身体バランスの問題であったりすることがあります。しかし、私たちの「常識」では、「姿勢の崩れ」＝「やる気のなさ」と認識されることが多いため、崩れた姿勢だけを取り上げられて、「やる気がない」「だらけている」と誤解されたり、叱られ続けたりすることが少なくありません。また、不器用さや動作のぎこちなさをあわせもつことが多く、家具やドアなどに身体をぶつけやすかったり、運動が苦手だったり、衣服の脱着に手間取ったり、字を上手に書けなかったりすることがあります。

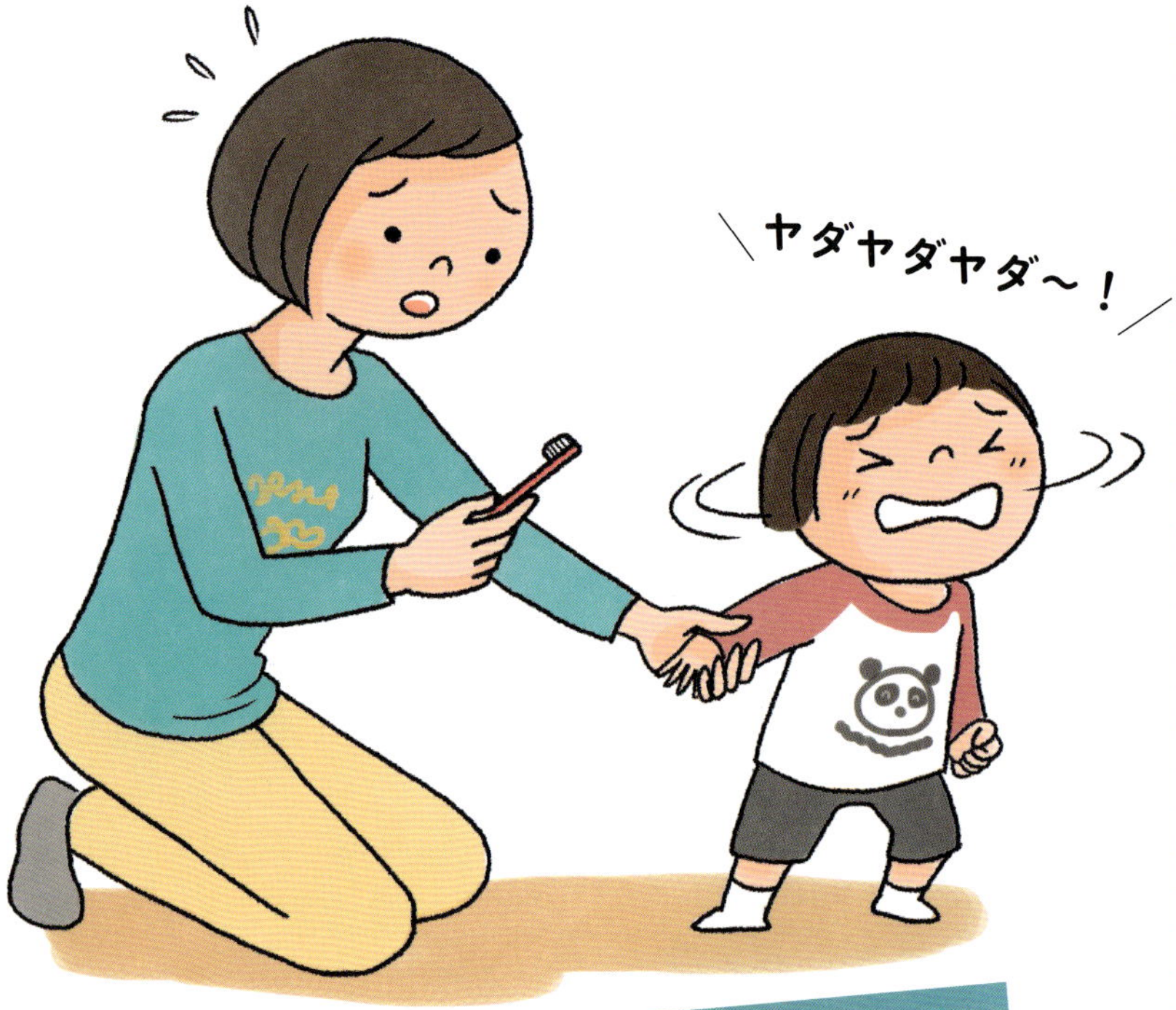

子どもの気持ち

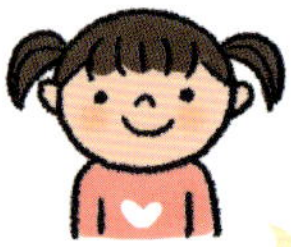

感覚が過敏なので
いろいろなことが
好きになれません。

関連するページ

➔P80
「特定の物や事柄に
こだわります」

➔P82
「さまざまな感覚に
かたよりがあります」

気になるサイン

嫌がったり、不安になったりすることが多い

発達障害の特性をもつ子どものなかには、爪切りを嫌がる、散髪を嫌がる、髪や身体を洗うのを嫌がる、歯磨きを嫌がる、鼻をかんでもらうのを嫌がるなど、親が子どもの身だしなみを整えようとすることを嫌がる子どもがいます。帽子をかぶるのを嫌がる、タートルネックのセーターを嫌がる、靴下を嫌がる、シャツの腕まくりを嫌がるなど感覚の過敏さや、衣類へのこだわりがあったり、抱っこを嫌がる、手をつなぐのを嫌がるなど、人とのふれあいを嫌がったりすることもあります。また、人前に出ることを嫌がったり、特定の音に不安を感じたり、トンネルやホールなどの広い空間を怖がったりすることがあります。こうした行動にある思いは理解されにくく、育てにくさを感じることもあります。嫌がることの多くは変化への不安や感覚の過敏さなどが原因のひとつと考えられています。

子どもの気持ち

わがままではなく、
特性のために
ルールや順番が
守れないことがあります。

関連するページ
➔P115
「考える前に
行動してしまいます」
➔P218
「クラス内のトラブルは
早期解決を」

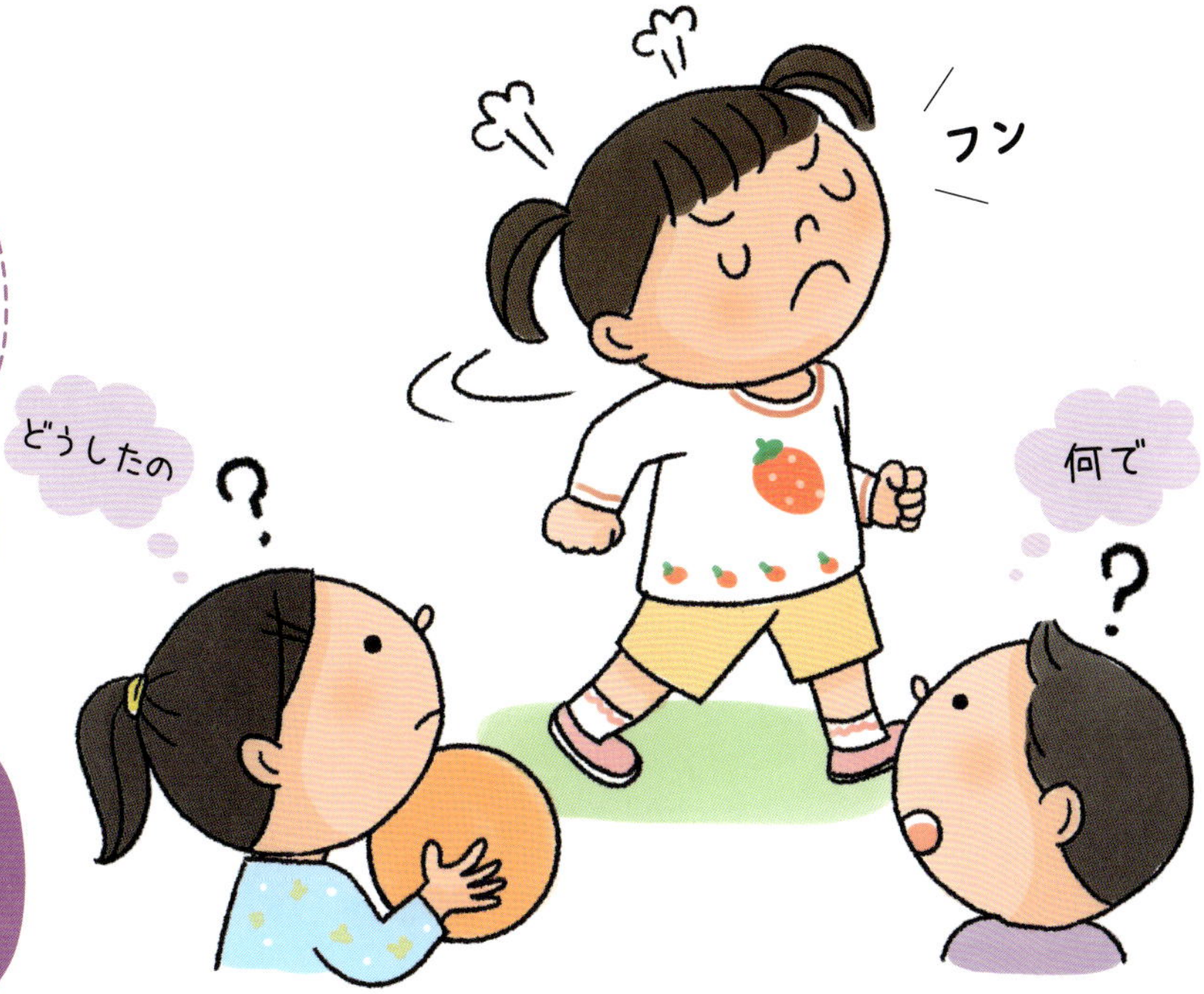

気になるサイン

ルールを守れない／順番を待つことが苦手

発達障害の特性をもつ子どものなかには、遊びのルールが守れなかったり、友だちとのゲームで負けそうになると、かんしゃくを起こしたりする子どもがいます。そうした行動をとる理由はいろいろ考えられますが、その子にとってルールが難し過ぎるのかもしれませんし、勝つことへのこだわりからかもしれません。いずれにしても、そうした特性への理解ある配慮や支援がないと、自分の思い通りに物事を運ぼうとするわがままな子だと思われてしまい、周囲と衝突してしまいます。また、順番を待つことが苦手な子どももいます。「順番に並びましょう」と言われても、「順番に並ぶ」という意味が分かりにくい子どももいれば、どうしても1番目に並びたいという子どももいます。せっかちな子は、友だちの話に割り込んで自分の話をするため、「ずるい子」「自分勝手な子」と誤解されることがあります。

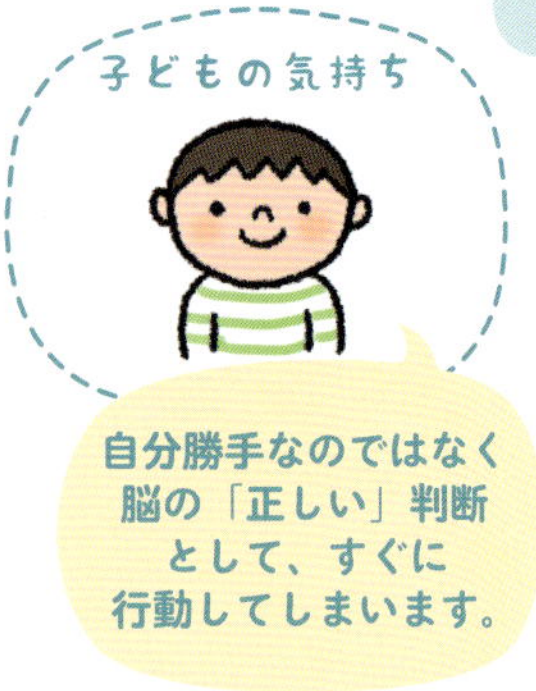
子どもの気持ち
自分勝手なのではなく
脳の「正しい」判断
として、すぐに
行動してしまいます。

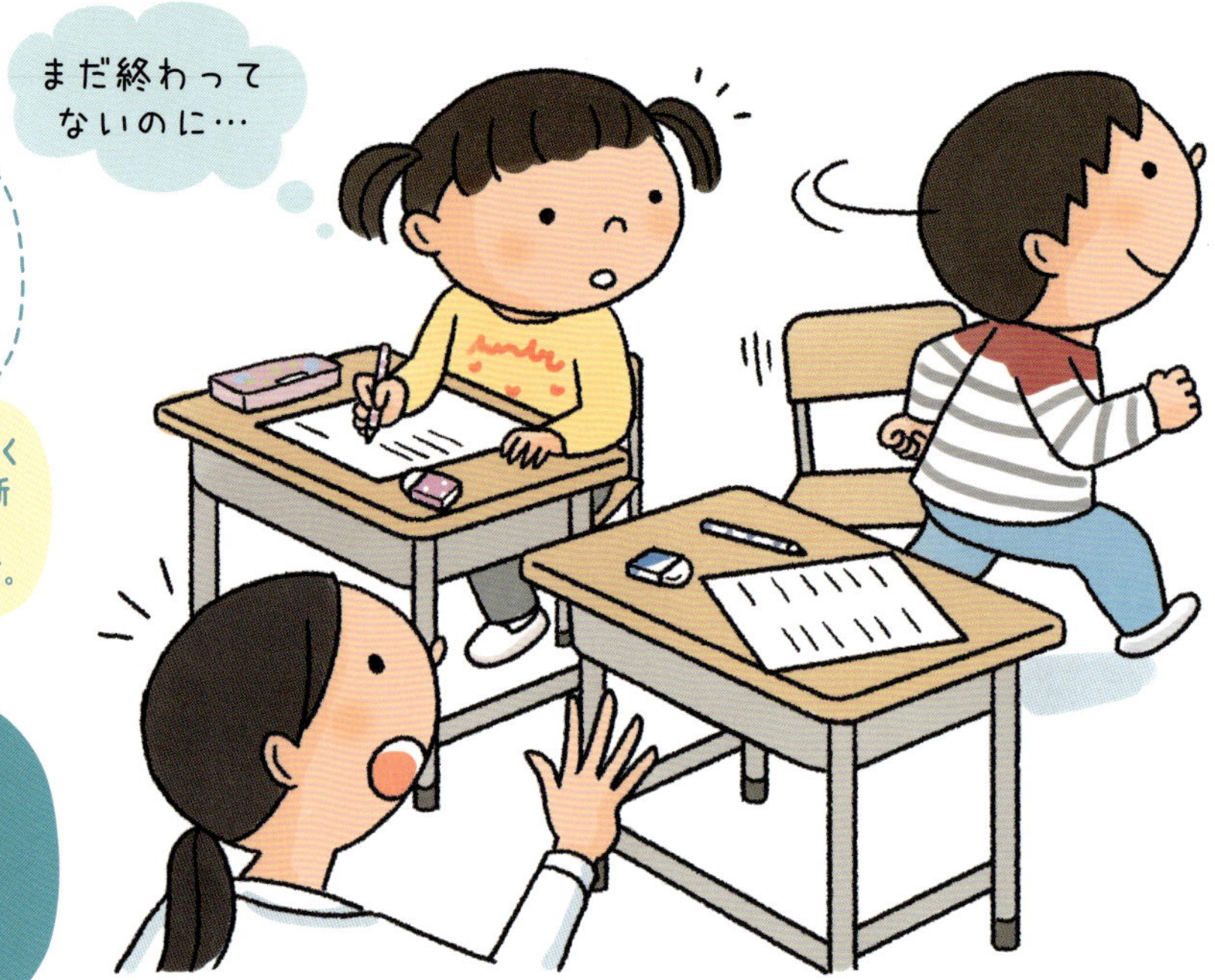
まだ終わって
ないのに…

関連するページ
➔P110
「じっとして
いられません」
➔P115
「考える前に
行動してしまいます」

気になるサイン

すぐ行動してしまう／事故にあいやすい

発達障害の特性をもつ子どものなかには「ちょっと、待って」が苦手な子どもがいます。例えば、授業中、先生が質問をしたら、手を上げて先生から指名されるのを待ちます。ところが、「考えてから行動する」ことにつまずきがある子どもは、先生の質問が終わらないうちに出し抜けに答えてしまったり、指名されていないのに答えてしまったりします。また、先生が「課題が終わった人から遊んでいいですよ」と言っても、課題が終わる前に遊んでしまいます。こうした様子がみられる子どもの多くは、元気で活発な印象があり、知的な遅れもともなわないことから、周囲から、「自分勝手な子」「ずるい子」と誤解されたり、叱られ続けたりすることがあります。すぐに行動してしまう特性に加えて、注意力が散漫になりやすい場合は、事故にあいやすくなり、ケガをすることも多くなります。

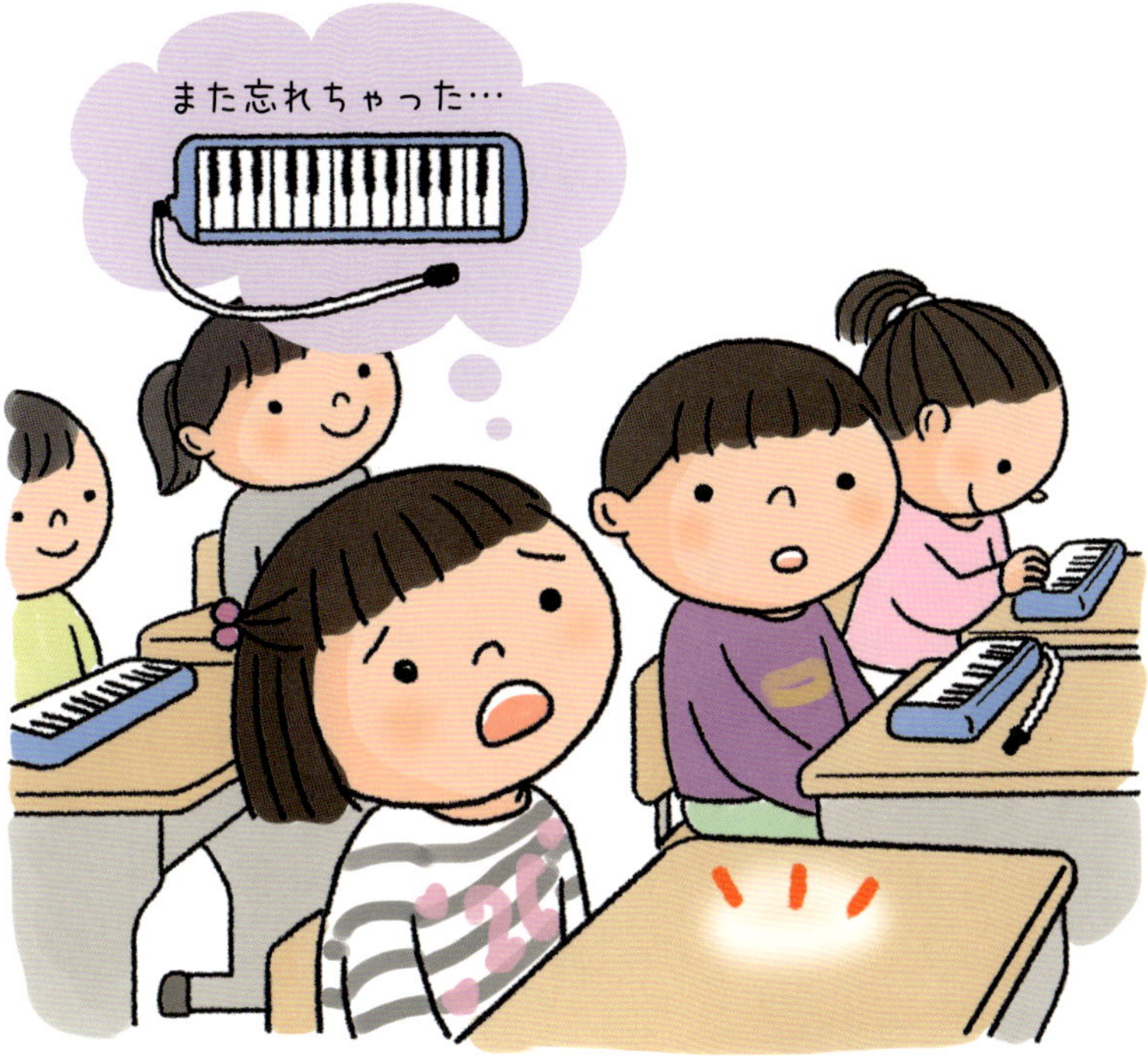

子どもの気持ち

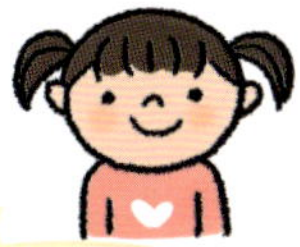

自分でもどうして忘れてしまうのか悩んでいます。

関連するページ
➔P112「忘れっぽく、集中できません」
➔P216「整理整頓が苦手、忘れ物が多いときは」

気になるサイン

忘れっぽい／細かなところに注意がいかない

発達障害の特性をもつ子どものなかには、教科書やノートなど、必要なものをなくしたり、宿題などの提出物を頻繁に忘れたりする子どもがいます。外からの刺激ですぐに気がそれてしまいやすいため、物を置いた場所を覚えられなかったり、聞いたことをすぐに忘れてしまったり、テストなどに名前を書き忘れたりする様子がみられることもあります。物事に優先順位をつけることが不得意で、やらなければならない課題にすぐにとりかかれない傾向もあります。また、物をカテゴリーごとに分類することが苦手なため、整理整頓が不得手な子どももいます。こうした忘れっぽさは、繰り返し叱られたり注意されたりしても、なかなか改善しません。知的な遅れをともなわないことから、「だらしのない子」と誤解されることもあります。しかし、子ども本人も、自分の忘れっぽさに、悩み苦しんでいます。

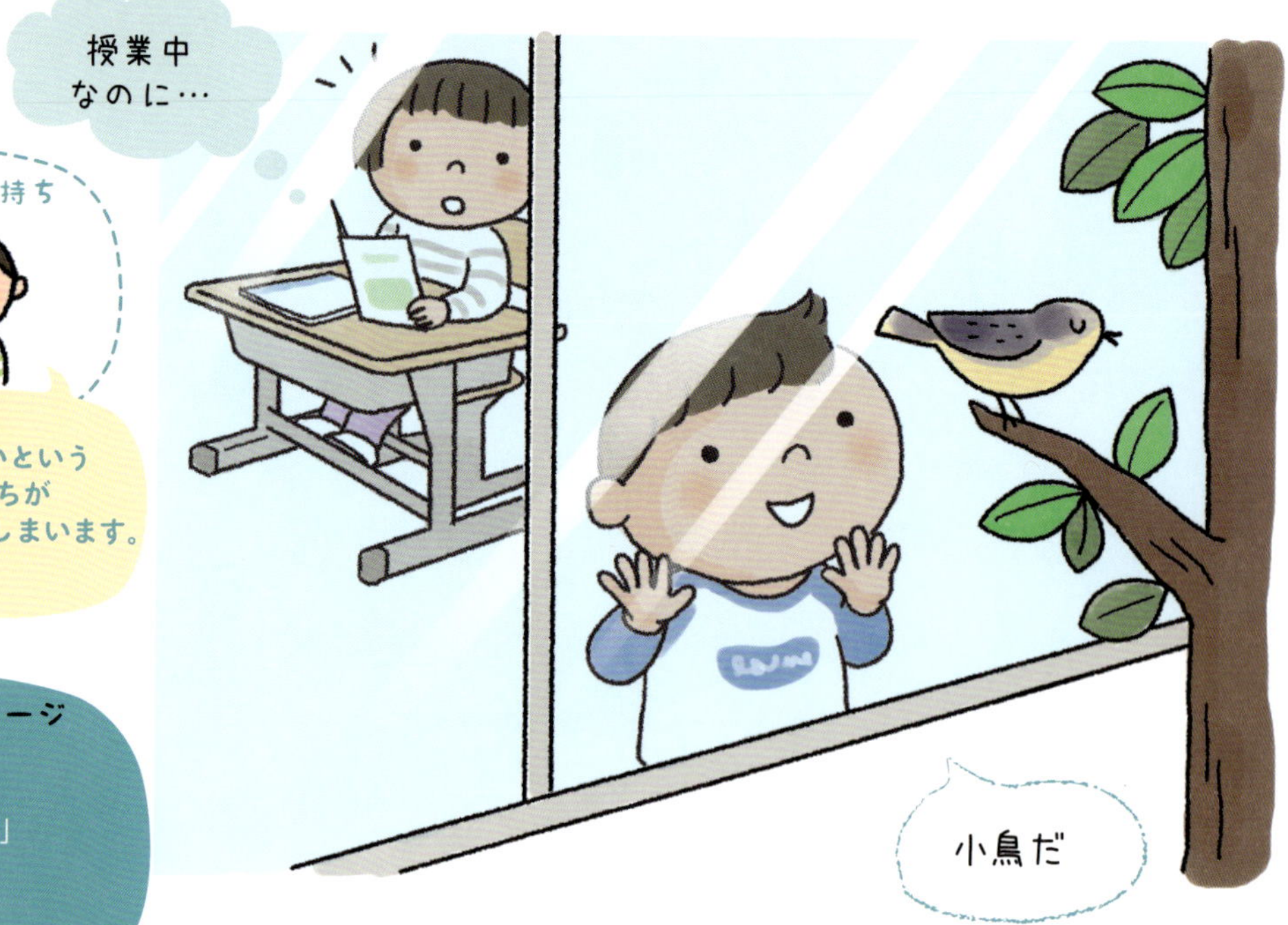

子どもの気持ち

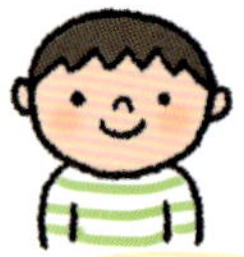

動きたいという
気持ちが
優先されてしまいます。

関連するページ
➔P110
「じっとして
いられません」
➔P112
「忘れっぽく、
集中できません」

気になるサイン

集中できない／じっとしていることが苦手

発達障害の特性をもつ子どものなかには、小さな物音など、ほかの人には受け流せるような刺激にも、次から次へと引っ張られてしまい、ひとつのことに集中できない子どもがいます。また、授業中に身体を動かしたり、いすをガタガタさせたり、席を離れて立ち歩いたりするなど、じっとしていることが苦手な子どももいます。しかし、その一方で、ゲームなら何時間でも集中できるなど、注意力に関するさまざまな側面にアンバランスさがみられることがあります。また、動き以外にも話題が広がり続けてしまい、おしゃべりが止まらなくなる子どももいます。こうした様子をみせる子どもの多くは、忘れっぽさをあわせもつことも多く、繰り返し叱られたり、注意されたりしても、なかなか改善しません。なぜなら、その子にとっては、脳からの「正しい」命令に従っているだけだからです。

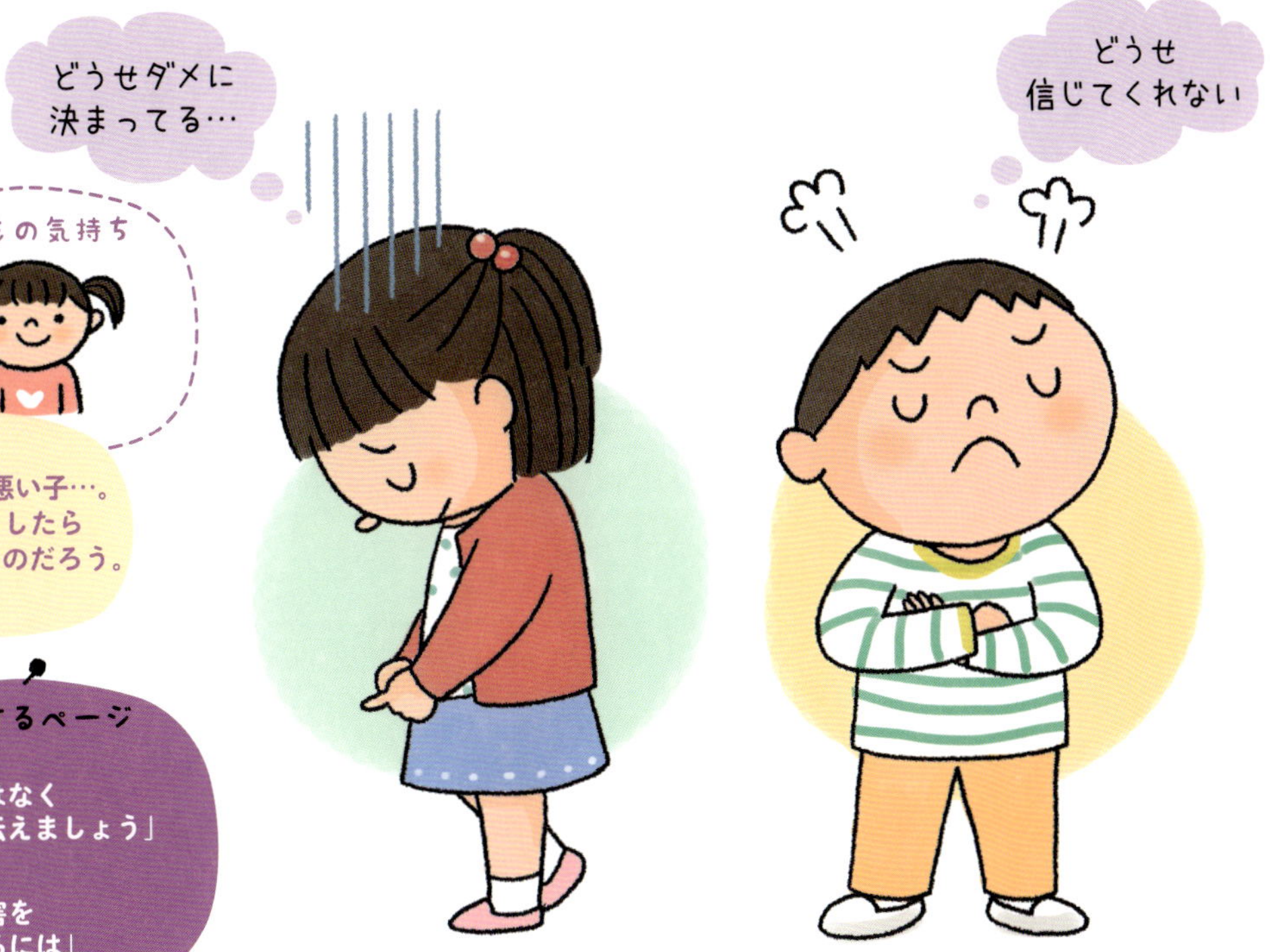
どうせダメに
決まってる…
どうせ
信じてくれない

子どもの気持ち

どうせ私は悪い子…。
でも、どうしたら
うまくやれるのだろう。

関連するページ
➔P160
「否定ではなく
肯定で伝えましょう」
➔P182
「二次障害を
予防するには」

気になるサイン

反抗的な態度をとる／悲観的な感情を抱きやすい

発達障害の特性をもつ子どものなかには、学年が上がると、反抗的な態度や暴力的な様子が目立ってくる子どもがいます。大人が注意しても、ああ言えばこう言うという具合に口答えをして、「お母さんだって○○のくせに！」と厳しい言葉で言い返したり、「宿題をやりなさい」と言っても、頑としてやらないなど周囲を困らせる態度をとったりすることがあります。一方で、問題行動や気になる様子が目立たなくなる反面、「どうせぼくなんか…」「私なんかなにやってもダメ」といった悲観的な感情を抱いたり、あきらめの様子をみせたりすることもあります。特に、小さい頃からたくさんの刺激に対して好奇心旺盛に応えてしまうような特性をもつ子どもの場合は、周りの大人から行動を止めさせられたり、注意されたり、叱られたりすることが多くなるため、子どもの自尊感情が傷ついてしまうことがあります。

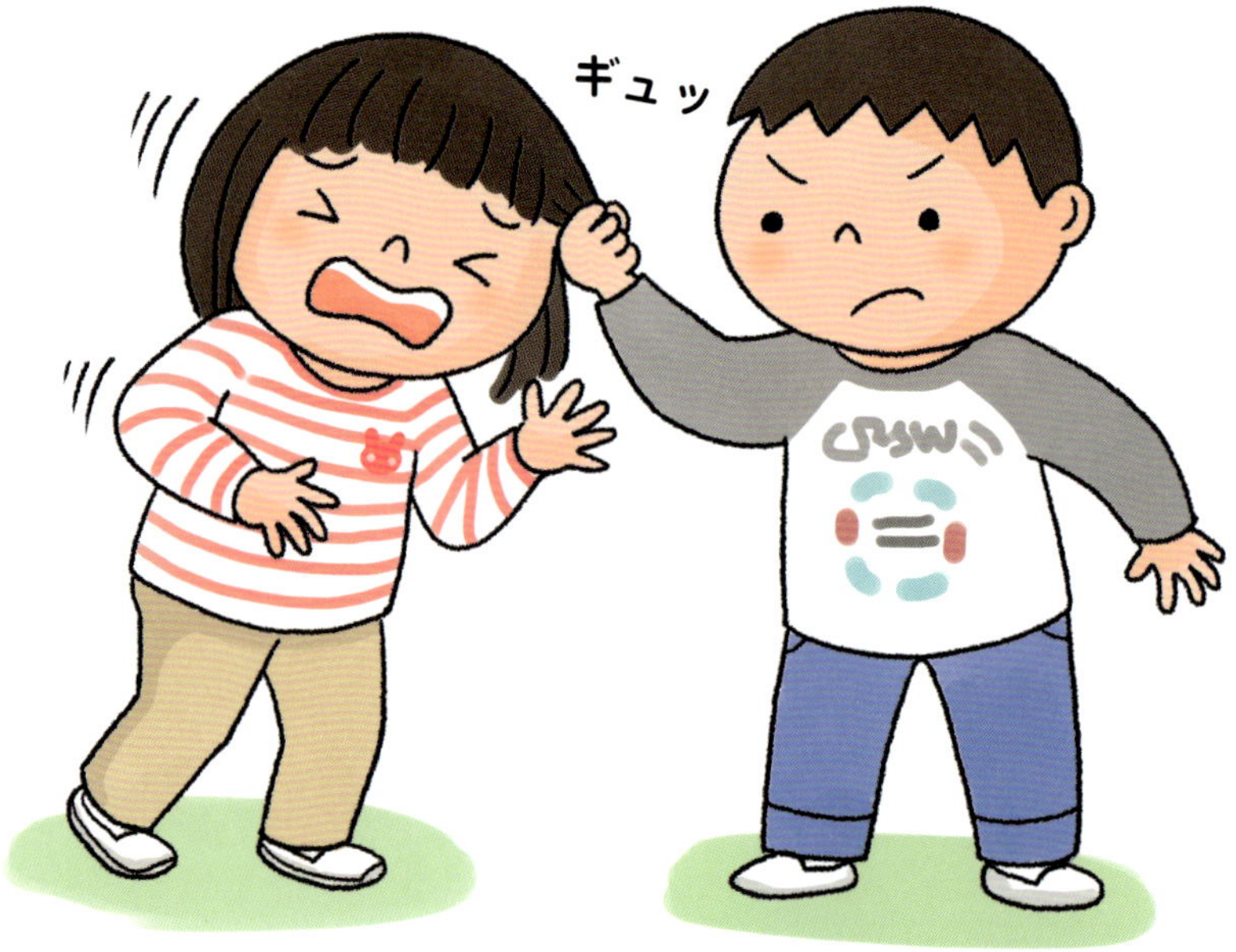

子どもの気持ち

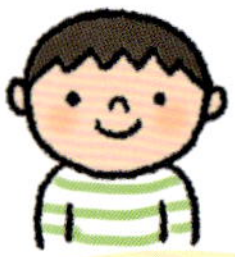

思いが先立って
結果が
予測できません。

関連するページ
➔P174
「パニックを
起こしたときは」
➔P218
「クラス内のトラブルは
早期解決を」

気になるサイン

ほかの子を突き飛ばす、たたく、ける／特定の子どもを泣かす

発達障害の特性をもつ子どものなかには、気にさわることがあると、友達をたたいたり、大声をあげたりする子どもがいます。こうした行動が繰り返されると、「乱暴な子」と誤解されることがあります。しかし、その背景には、相手の気持ちを理解することが苦手なために勘違いをしてしまったり、湧き上がった感情を抑えにくかったりする特性があるのかもしれません。また、感覚過敏がある場合は、何らかの強烈な刺激を避けようとして、つい、突き飛ばしてしまったということがあるかもしれません。特定の子どもにだけ攻撃的になる場合も含め、その子が何を気にしているのか、行動の背景を探ってほしいと思います。攻撃的になることが不安やイライラの安易な解消法になっている場合は、例えば、その場から去って気持ちを落ちつかせるなどの「よりよい行動」に置き換えていく工夫も必要です。

子どもの気持ち

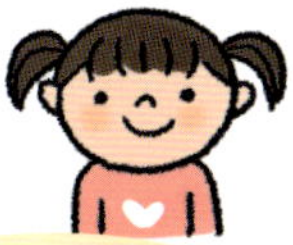

がんばっているけれど、読んだり書いたりすることがうまくできません。

関連するページ
➔P126「読むことや書くことが苦手です」
➔P214「苦手をカバーする支援をしましょう」

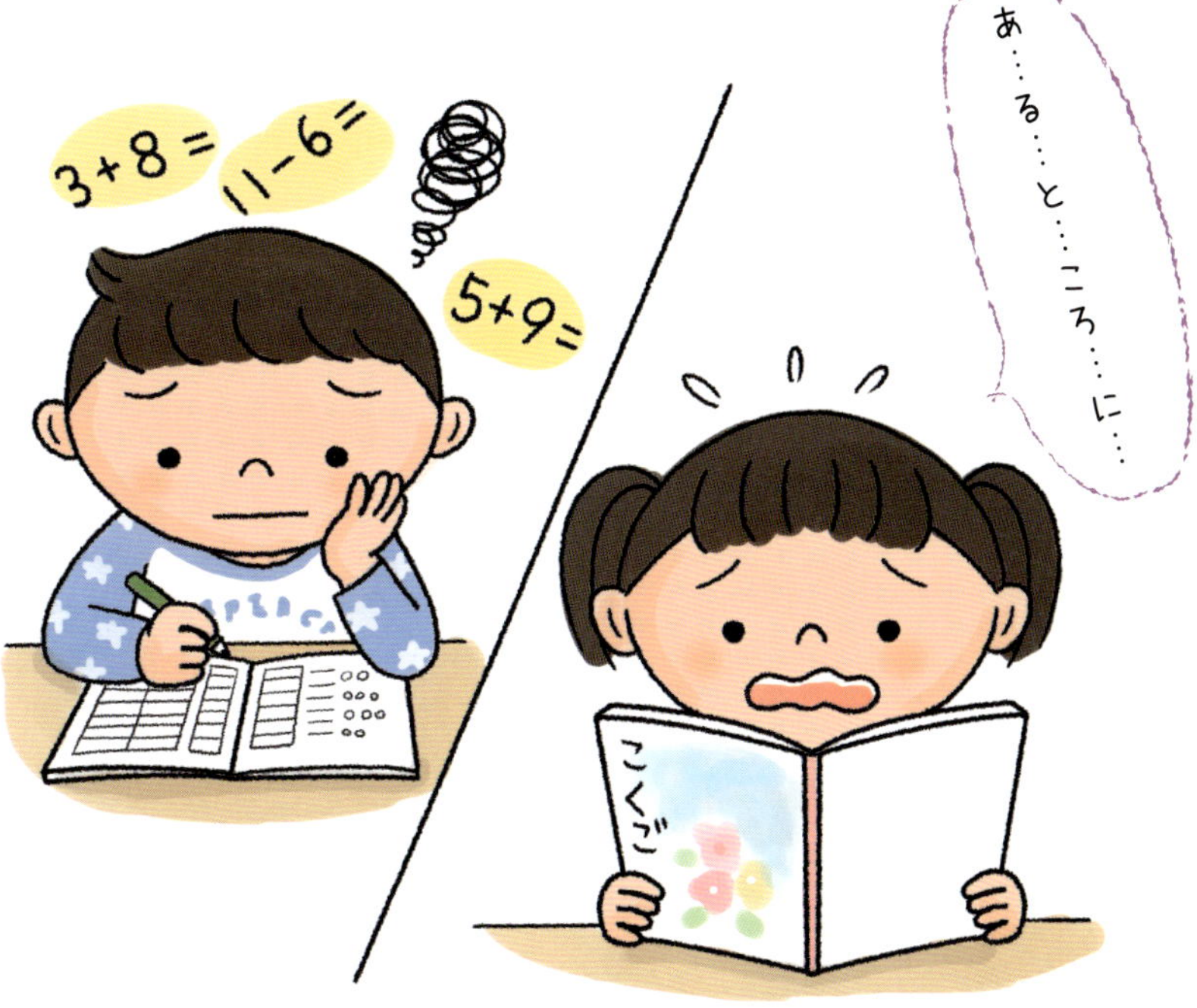

気になるサイン

文章を読み間違う／誤った文字を書く

発達障害の特性をもつ子どものなかには、流暢におしゃべりができるのに、文章を読むときに、意味で区切って読めず、一字ずつ読み進んだり、どこを読んでいるのかがわからなくなって、文字や行を読み飛ばしたりするなど、読むことに困難がある子どもがいます。「は」と「ほ」などの似た形の文字を読み間違えたり、「マーガレット」などの小さな「ッ」が発音できなかったりすることもあります。

文字を書くことに困難がある場合は、文字の形をうまく整えられなかったり、ノートやテストの解答欄に適切な大きさの文字を書けなかったりします。「れ」と「わ」、「い」と「こ」のような似た形の文字を書き間違えたり、文章を書いていて、読点「、」や句点「。」、小さな「っ」などが抜けてしまったりすることもあります。黒板の文字をノートに書き写したり、作文を書くことが苦手な子どももいます。

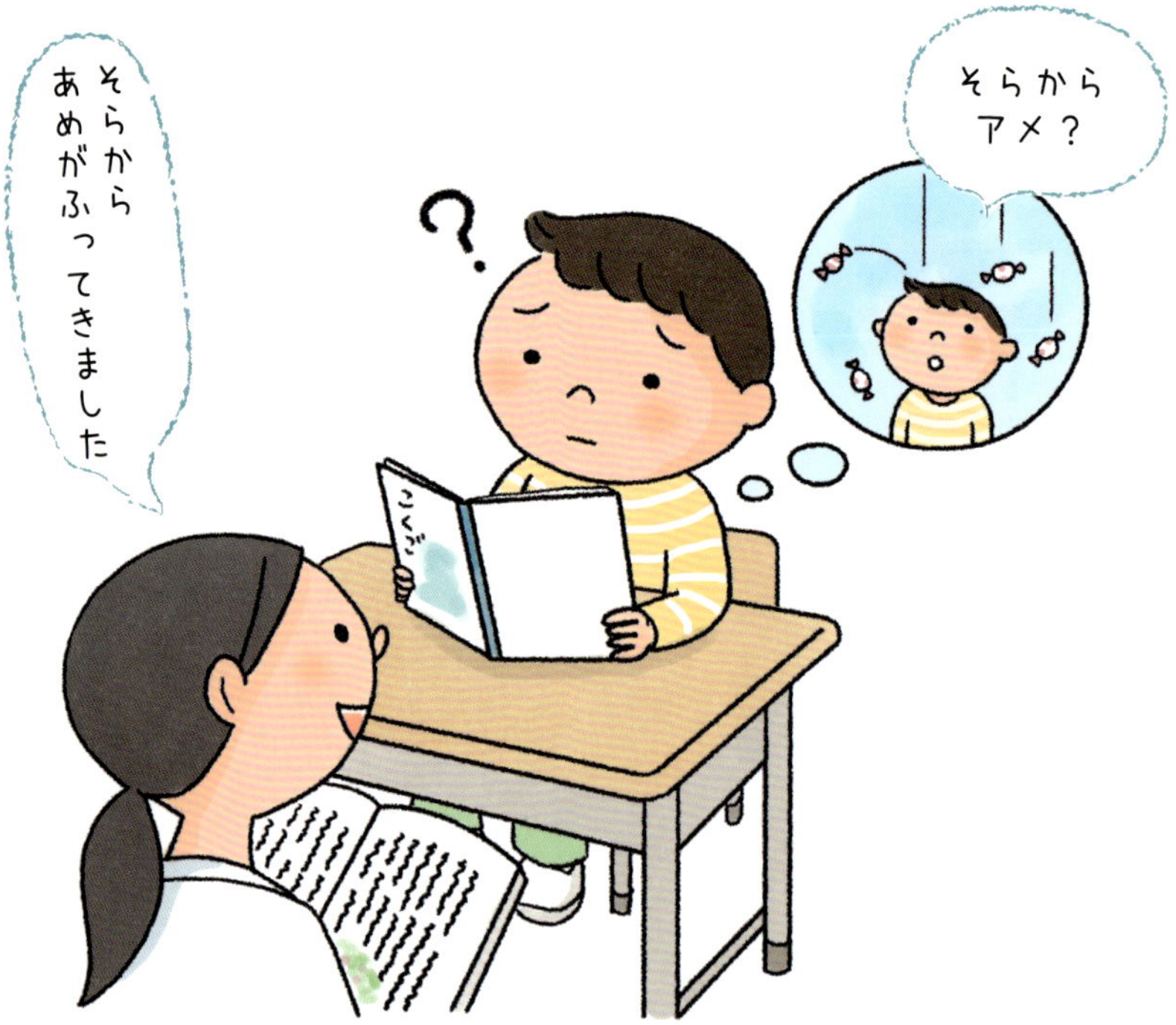
そらから
アメ？
そらから
あめがふってきました
こくご

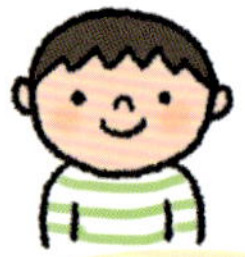

子どもの気持ち

聞いた言葉を
文字にしたり、
文章を組み立てたり
することに
時間がかかります。

関連するページ
➔P128
「聞き取ることや
話すことが苦手です」
➔P214
「苦手をカバーする
支援をしましょう」

気になるサイン

話を聞くことが苦手／話すことが苦手

発達障害の特性をもつ子どものなかには、話を聞いて理解することが苦手な子どもがいます。例えば、私たちは、授業で先生が、「はしをわたる」と言ったら、文脈から類推して、「はし」が「橋」か「箸」かを、一瞬で聞き分けます。しかし、聞いた言葉を文字化するところにつまずきがあると、口頭での話を理解することが難しくなります。聴覚に感覚過敏がある場合は、いろいろな音が同じボリュームで耳に飛び込んでくるため、先生の話がほかの音にかき消されて、聞き間違いをしたり、聞き取りにくかったりします。

また、相手の話は聞いて理解できるのに、自分からはうまく話せない子どももいます。私たちは話をするとき、頭のなかで一瞬のうちに文法や物事の順序、単語などを整理していますが、そこにつまずきがあると、順序立てて話ができなかったり、話すのに時間がかかったりします。

子どもの気持ち

算数のルールが覚えられなかったり、図形のイメージが湧きにくかったりします。

関連するページ
→P130「計算や推論が苦手です」
→P214「苦手をカバーする支援をしましょう」

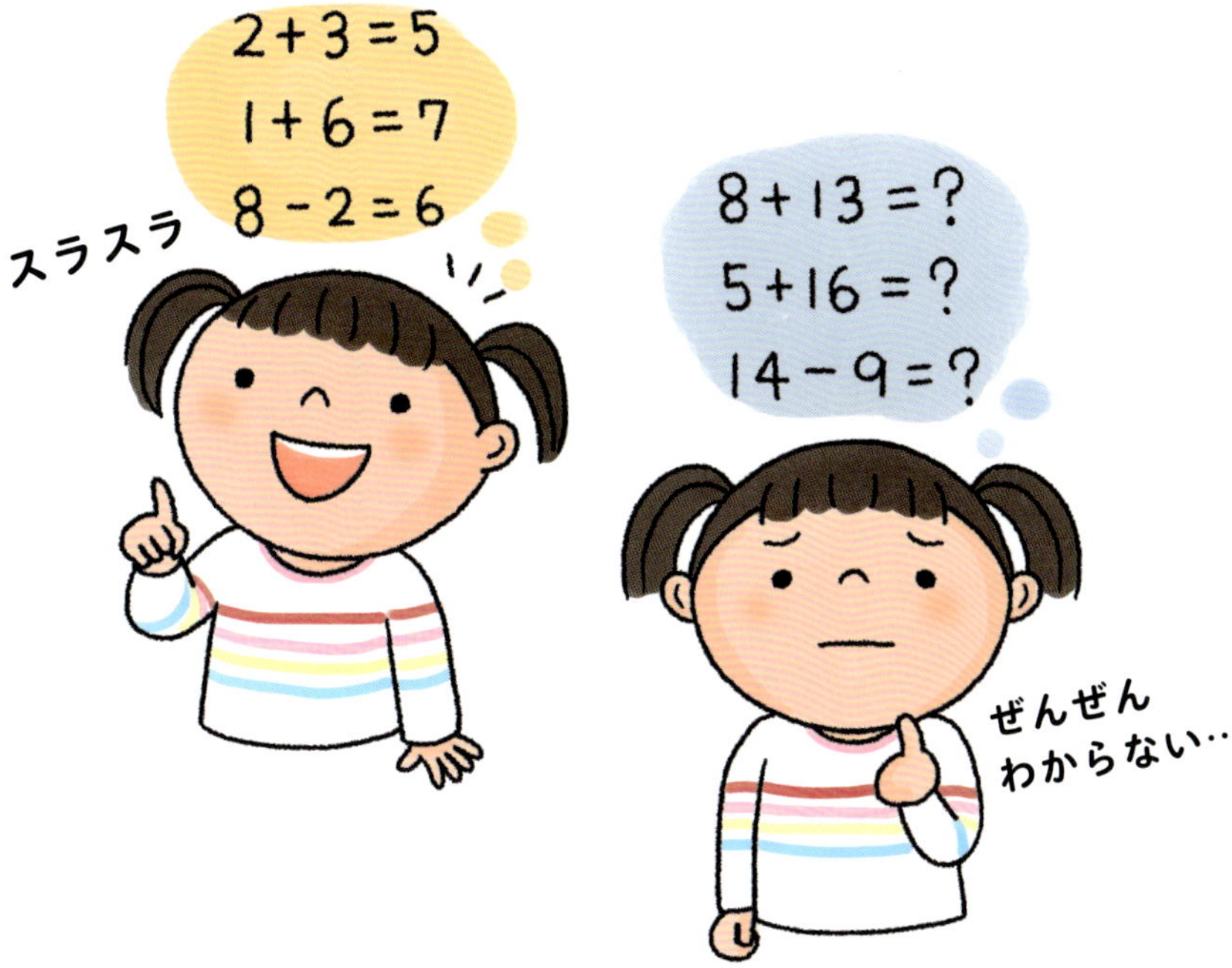
2+3=5
1+6=7
8-2=6
スラスラ
8+13=?
5+16=?
14-9=?
ぜんぜんわからない…

気になるサイン

計算や図形の理解、推論することが苦手

発達障害の特性をもつ子どものなかには、算数が苦手な子どもがいます。つまずきのあらわれかたは、ひとりひとり異なります。例えば、ひとケタの計算はできるのに、繰り上がりや繰り下がりのある計算はできなかったり、ひっ算の位取りを間違えたりすることがあります。また、読むことにつまずきがある場合は、20＋30はすぐできるのに、「りんごはひとつ20円、みかんはひとつ30円です。りんごとみかんをひとつずつ買うといくらでしょう」といった文章題になると解けなくなることがあります。空間把握が苦手な場合は、三角形の高さを求めたり、球や立方体などの見えない部分をイメージしたりするような、わかっていることからわからない部分を類推することが苦手な場合があります。数字の概念の理解や、四則計算（＋－×÷）の記号の活用、九九の暗記につまずいてしまうこともあります。

子どもの気持ち

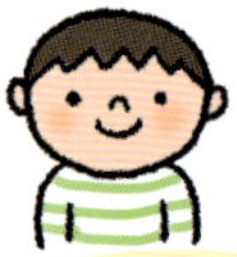

繰り返し練習しても、なかなかできるようになりません。

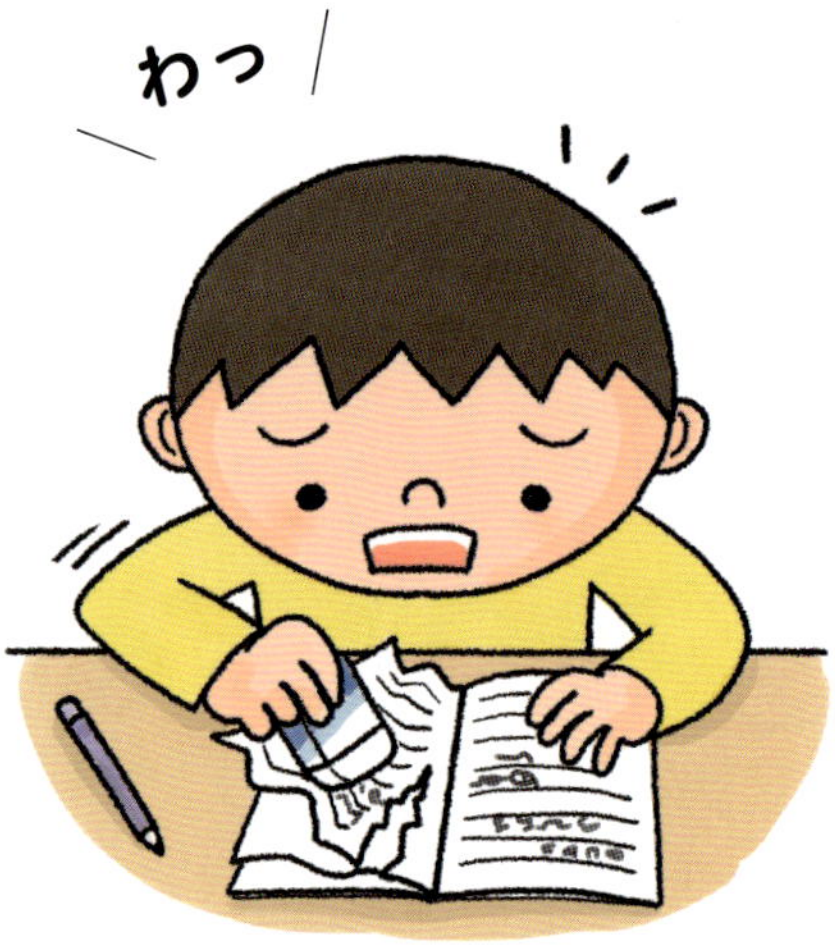

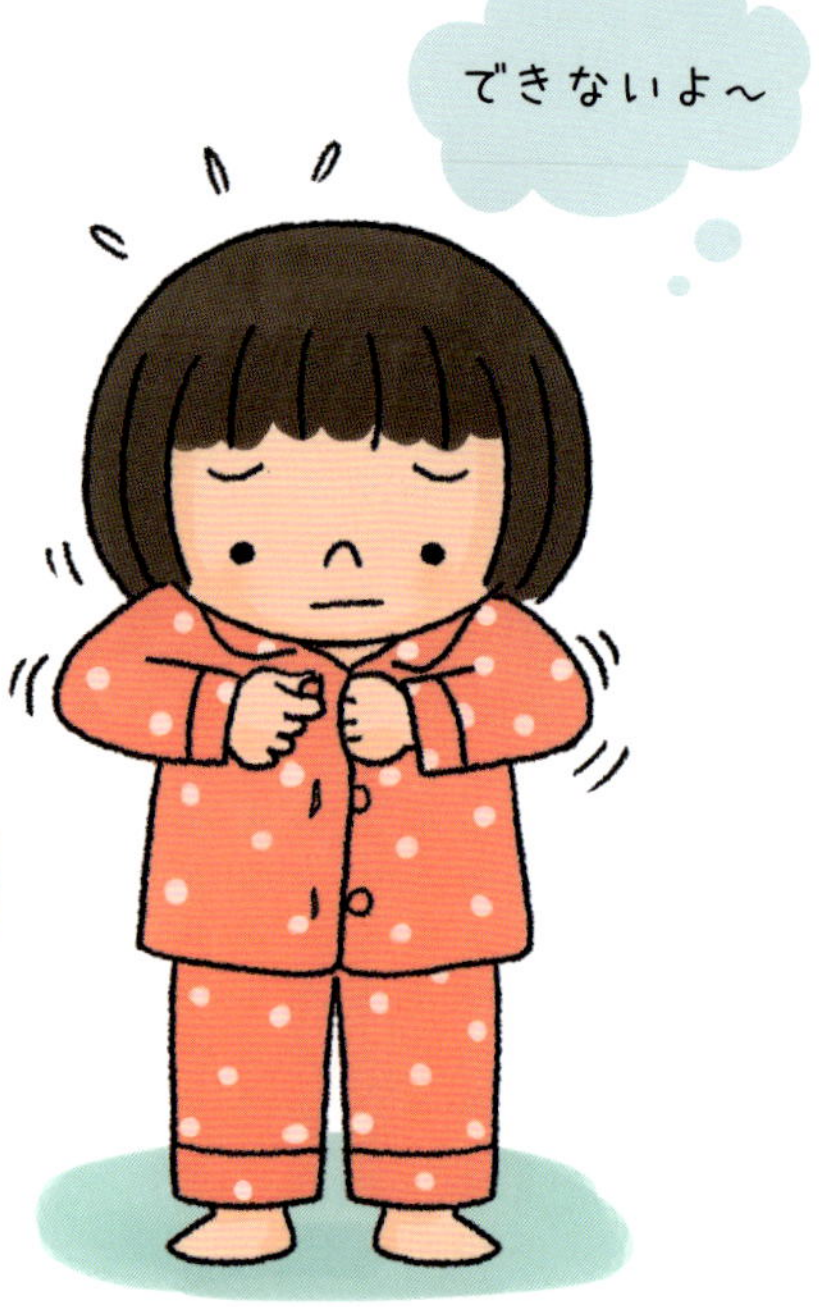

関連するページ

➔P94
「全身運動や手先が不器用です」

➔P168
「身の回りのことがうまくできないときは」

気になるサイン

手先が不器用／指先の力が強すぎたり、弱すぎたりする

例えば、ボタンをとめたりはずしたりする、ファスナーを開けたり閉めたりする、箸を使う、字を書く、消しゴムで文字を消す、絵を描く、折り紙を折る、ハサミで切る、といったことは、最初はうまくできなくても、練習を続けるうちにだんだんできるようなっていきます。しかし、発達障害の特性をもつ子どものなかには、いつまでたっても上達しない子どもがいます。

手は生活全般で使うため、不器用だと、なかなか自分のことを自分でできるようになっていきません。授業では頻繁に字を書くため、例えば、筆圧が極端に強すぎると、鉛筆の芯が折れたり、ノートがやぶれたりして、勉強にも影響します。また、力加減が上手にできない子どもは、悪気はないけれど、優しく友だちの肩をたたいているつもりで、バシバシたたいてしまうことがあり、「乱暴な子」と誤解されてしまうことがあります。

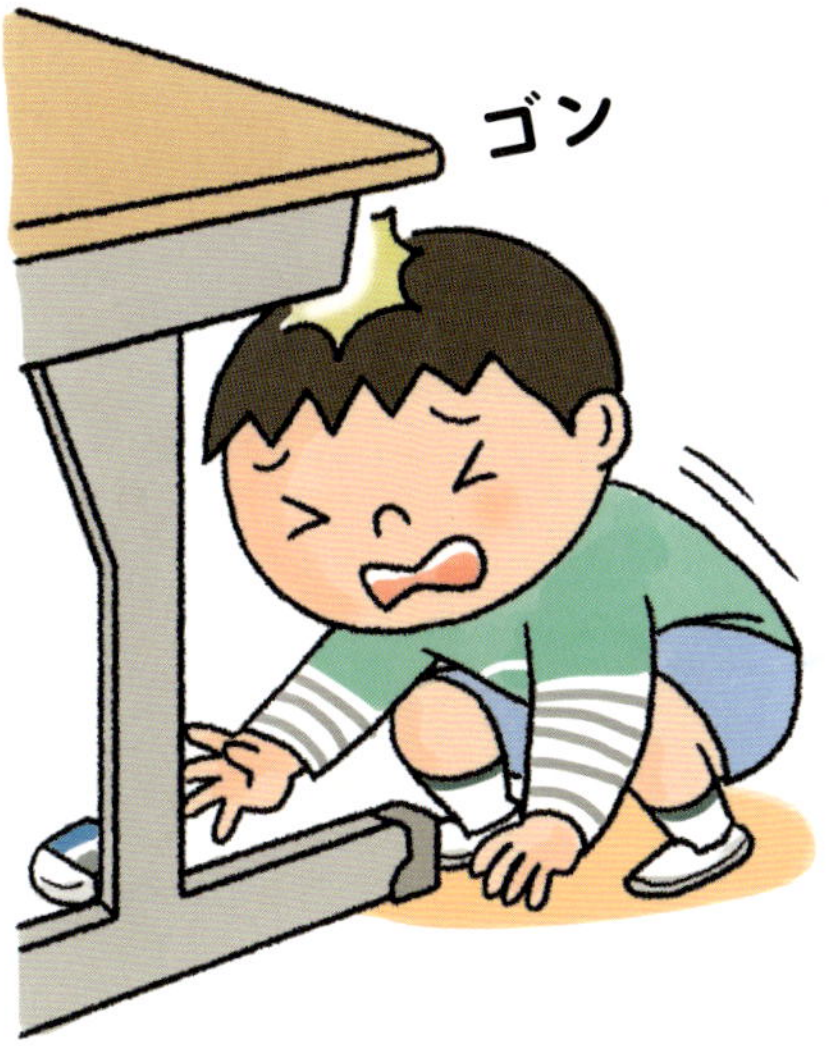

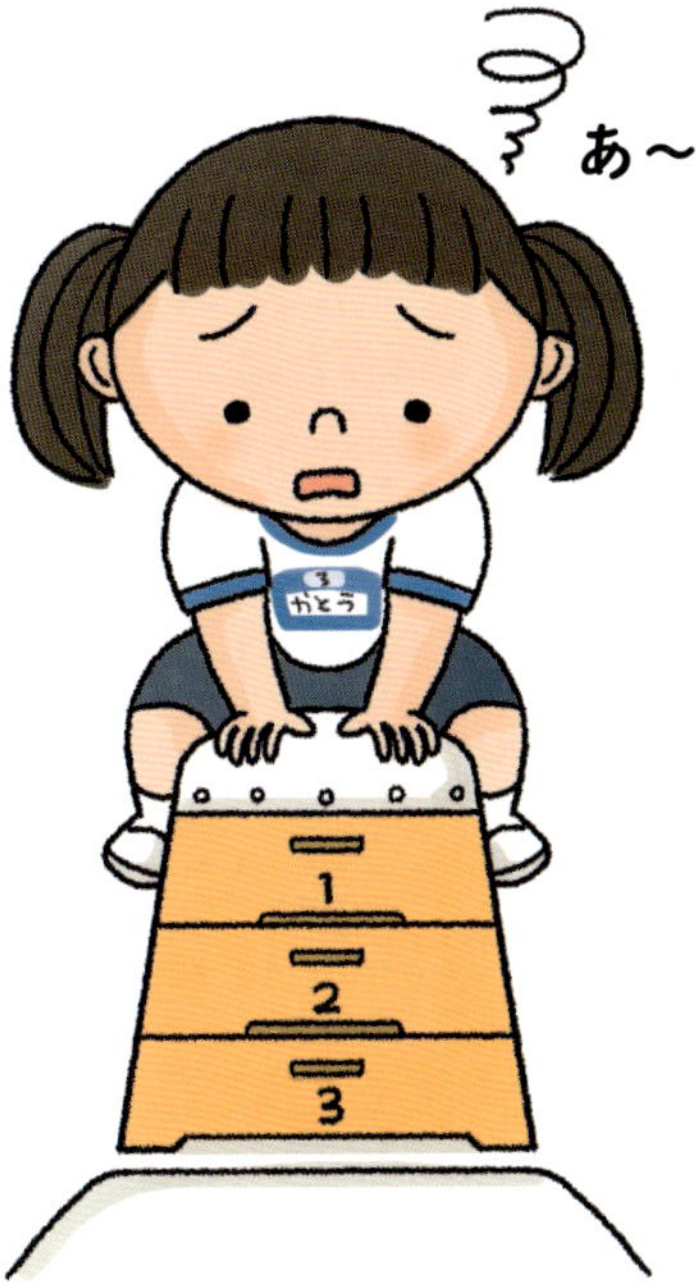

子どもの気持ち

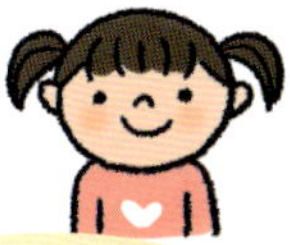

がんばって
練習しているのに、
身体が思うように
動きません。

関連するページ
➔P94
「全身運動や手先が
不器用です」
➔P202
「優れているところを
伸ばしましょう」

気になるサイン

全身運動が苦手／自分の身体がわかりにくい

発達障害の特性をもつ子どものなかには、手と足を一緒に動かしたり、あるいは両手を交互に動かしたりすることが不得意な子どもがいます。その場でのジャンプは上手にできるけれど、なわとびになるとできなくなったり、かけっこもジャンプもそれぞれできるけれど、とび箱になるとできなくなったりすることがあります。また、自分の身体の大きさや、輪郭、手足を伸ばす感覚などがわかりにくいために、ドアや家具に身体をぶつけやすかったり、階段の上り下りがうまくできなかったりする子どももいます。机の下の消しゴムを拾うとして机に頭をぶつけてしまうなど、日常生活の動作がぎこちなくなってしまうこともあります。マット運動や鉄棒、スキップができなかったり、ダンスや体操など、お手本を見ても思うようにまねすることができなかったりする子どももいます。

発達障害かも…と感じたら

子どもは、自分の思いを言葉で十分に伝えることができません。周りの大人がその子の特性に早く気づき、前向きに支援していくことが大切です。

その子の生きづらさに気づくことが大切です

30~65ページでは、発達障害の子どもがよく見せる言動を紹介しました。「そういえば、うちの子にもこんなところがあるかも」と思われるかたがいたのではないでしょうか。しかし、ここで示した言動を示すからといって、かならずしも発達障害の特性をもっているということではありません。ただ、日々の暮らしのなかで、お子さんに対して育てにくさを感じていたり、子ども本人が生きづらさを抱えていたりするのであれば、まずは、「生活の工夫」を試してほしいと思います。

早い気づきとじっくりとした対応を

親をはじめ、子どもに寄り添う人が一番気になるのは、「どうしてこの子は、このような言動をみせるのか」ということではないでしょうか。度重なるかんしゃくやパニック、融通のきかなさや強いこだわりなどを前に、途方に暮れている親御さんは少なくありません。生活の工夫とは、その子の思いを想像して、その子の思いが叶うような環境を整えていくことです。逆に、子どもが自分の思いが叶えられないような環境に置かれ続けると、つらい生活を強いられることになるでしょう。

親御さんのなかには、子どもの言動を相談することで、障害という診断名がついてしまうのではと心配になるかたがいるかもしれません。しかし、「何か変だな」「何か違うな」と感じたり、困ったりすることがあるようなら、ひとりで悩まずに、専門家に相談してほしいと思います。子どもは自分の思いを言葉で十分に伝えることはできません。「どのようなかかわり方をし、どのような環境を整えると、その子が生きやすくなるのか」ということを知るためにも、周りの大人が早くその子の特性に気づき、前向きに支援していくことがとても大切です。

早い気づきとじっくりとした対応が大切

気づき

子どもの言動に悩む

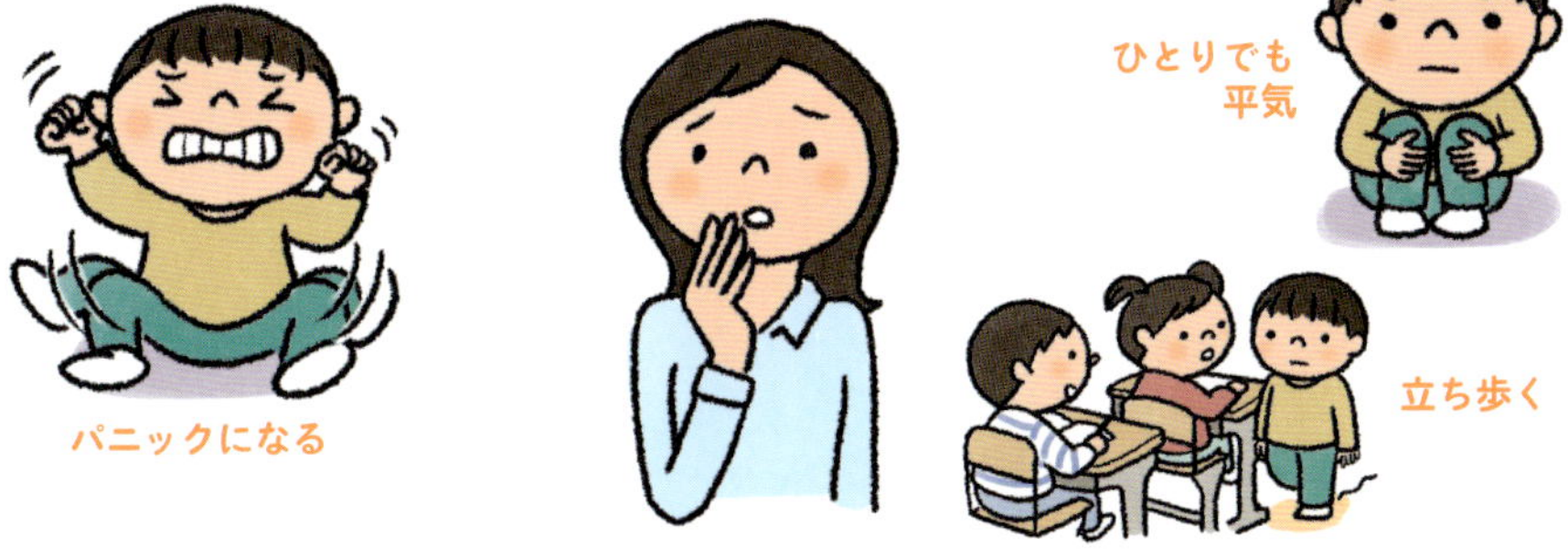
パニックになる
ひとりでも
平気
立ち歩く

そのまま

適切な支援が受けられない

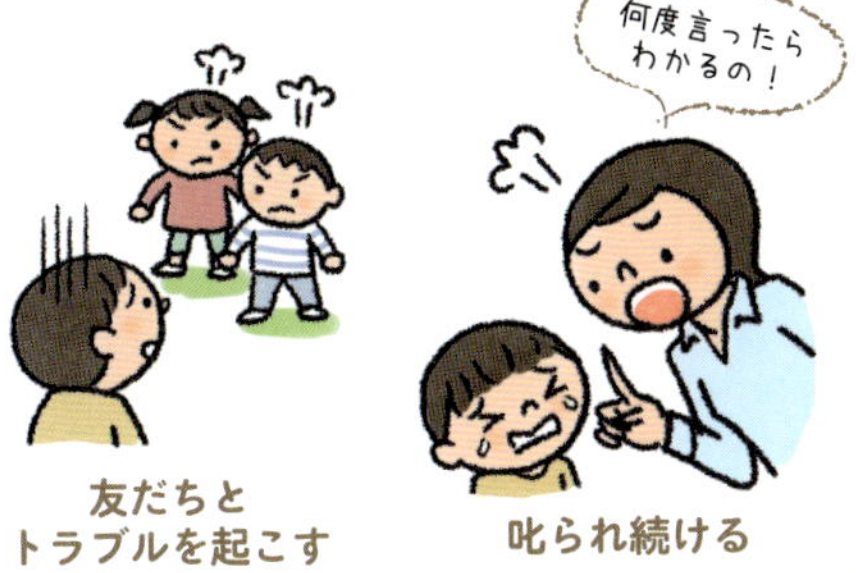
何度言ったら
わかるの！
友だちと
トラブルを起こす
叱られ続ける

混乱

自信を失い混乱したまま成長。
二次障害の心配も（P182）

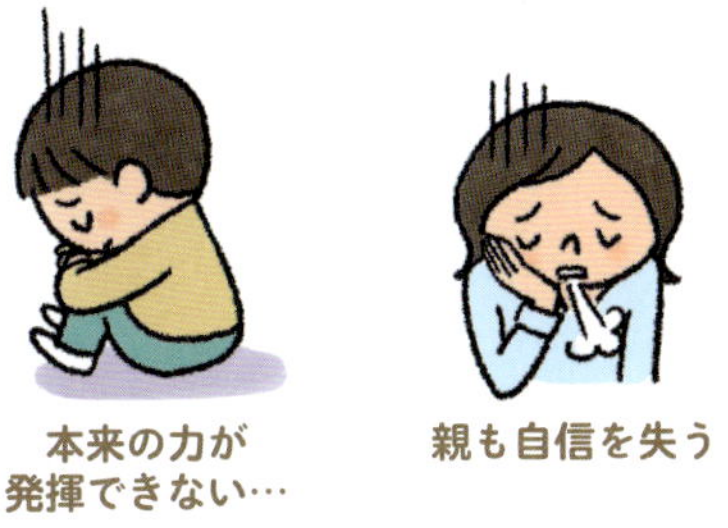
本来の力が
発揮できない…
親も自信を失う

仮説

専門家のアドバイスを受けながら
仮説を立てていく

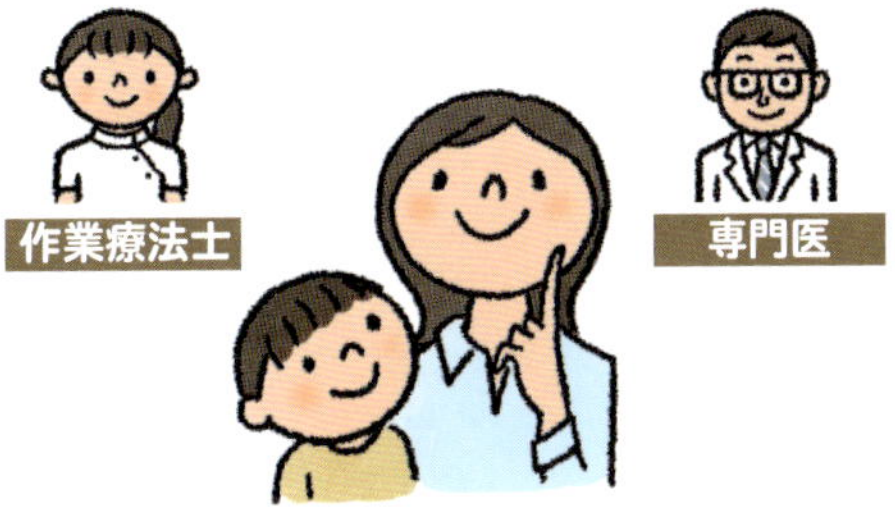
作業療法士
専門医

対応

子どもの特性にあう環境作りをする。
療育（P137）をスタートする

特性に配慮した環境で
得意な面を伸ばしていく
特性を理解し、
必要な支援をする

どこに相談したらいい？

「もしかしたら発達障害では？」と感じたら、ひとりで悩まずに助言を求めて相談をしてみましょう。

児童精神科や専門のクリニックへ

わが子の育ちに不安を感じたら、ひとりで悩まずに、児童精神科や小児精神科、子どもの発達に詳しいクリニックの医師に相談してみましょう。しかし、こうした専門機関は不足しており、受け入れる人数にも限りがあるため、診察を受けるために、数か月も待つことはめずらしくありません。

子どもに対しては、「早い気づきとじっくりとした対応」が必要ですから、まずは、かかりつけの小児科医に相談したり、地域の保健師さんに相談したりするのがよいのではないかと思います。こうした地域の専門家はその子のことを赤ちゃんの頃から診ていたり、知っていたりすることも少なくないでしょう。親御さんも面識がありますから、相談しやすいのではないでしょうか。必要なら専門の医療機関へ紹介状を書いてもらうこともできるでしょう。子育て支援センターや自治体の福祉課などにも情報があるかもしれません。

つながりあえる連携先探しへ

わが子の育ちのことですから、親御さんは不安になることも多いでしょう。医療・相談機関とは、相性もあります。残念ながら最初に相談したところが、その子や親御さんにとって最適な相談先になるとは限りません。ときには落ち込むこともあるかもしれません。そのようなときは、あきらめずに子どものことを一緒に考えてくれるよき相談相手を、つながりあえる連携先を探し続けましょう。

■専門の医療機関は…

- 児童精神科
- 小児精神科
- 子どもの発達に詳しいクリニックなど

■地域で相談できるところは…

- かかりつけの小児科
- 保健所や保健センター
- 子育て支援センター
- 自治体の福祉課
- 保育所・幼稚園、小学校など

気がかりなことを具体的に伝えましょう

専門の医療機関では、お子さんの様子を知るために、長めの診察時間を設けています。とはいえ、時間には限りがあります。初めて診察を受けるときは、親御さんもお子さんも緊張されていることが多いので、いままで気がかりに思ってきたことなどは、箇条書きにして持参するとよいでしょう。

また、受診の際は、母子手帳、園や学校との連絡ノート、通知表、アルバムや育児日記などがあると、これまでのお子さんの成長過程やふだんの様子を知る手がかりとなり、診察の参考になります。

発達障害の特性をもっているかどうかは、さまざまな視点から判断されます。この本のなかで説明している発達障害の「診断のつけ方」については98ページで紹介していますので、そちらを参考にしてください。

病院や相談先へ持っていくと診察の参考になるもの

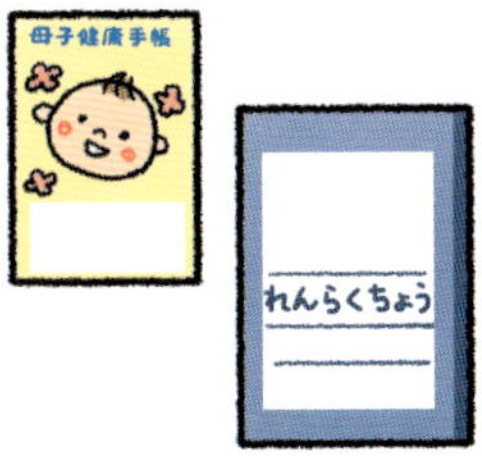

母子手帳や連絡ノート・通知表

母子手帳からは妊娠中や出産時の様子、初語の時期などを知ることができます。また、連絡ノートや通知表には、園や学校での様子が書かれていますから、ふだんの様子を知る手がかりになります。

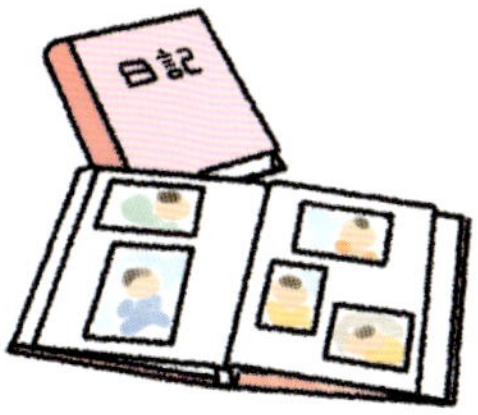

アルバム・育児日記

赤ちゃんの頃からの写真は、どんな様子で映っているかなど、ふだんの様子を知る参考になります。育児日記には、気になった点を記していることが多いので、特性を知るための手がかりになります。

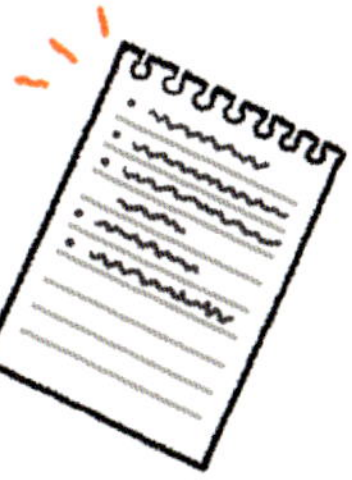

医師に伝えたい気になる様子のメモ

ふだんとは少し異なる環境で緊張するかもしれません。あらかじめ、お子さんの気になる様子や確認したいことなどを箇条書きにしておくと、伝え忘れや聞き忘れを防ぐことができます。

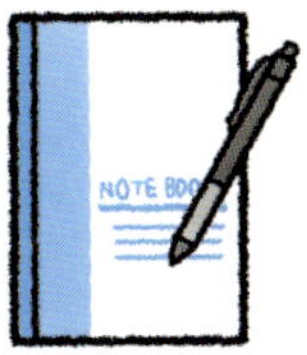

筆記用具

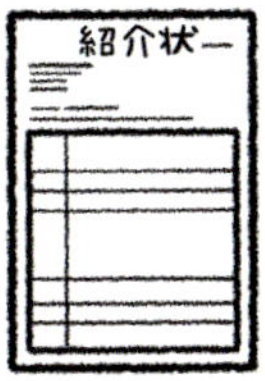

紹介状

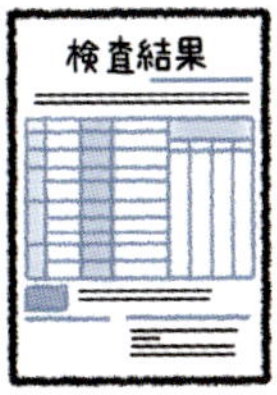

乳幼児健診などの検査結果

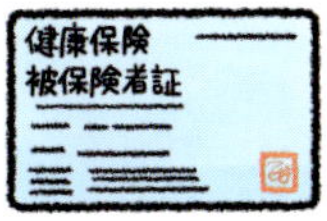

健康保険証

子どもに発達障害の診断がついたとき

診断名は、その子をありのままに受けとめるための道しるべです。どのようなかかわり方をするとその子が生きやすくなるのかを考えるきっかけにしましょう。

診断はその子の生きづらさを知る最初の一歩です

　親御さんは、お子さんにどんなに心配な面があっても、心のどこかでは、「障害であってほしくない」という思いをおもちだと思います。それは親として当たり前の気持ちです。揺れ動く思いのなかで受診し、「障害」という診断名が告げられたとき、そのショックはいかばかりかと思います。親御さんのなかには、当初、「診断を受け入れられなかった」という人が少なくありませんが、無理もないことです。

　診断名は、あくまでもその子の一部分で、すべてではありません。診断名が受け入れられないときは、無理に受けとめる必要はありません。大切なのは、この子には特性があり、そのことがわかるとかかわりやすくなるかもしれない、ということです。

　同じ診断名がつく子どもでも、ひとりひとりみな違います。その子の人生は、診断名だけでひとくくりにできるものではありません。診断をきっかけに、お子さんの生きづらさに気づいたり、気がかりな言動の背景を知ったりするきっかけになれば、最初の一歩になるはずです。

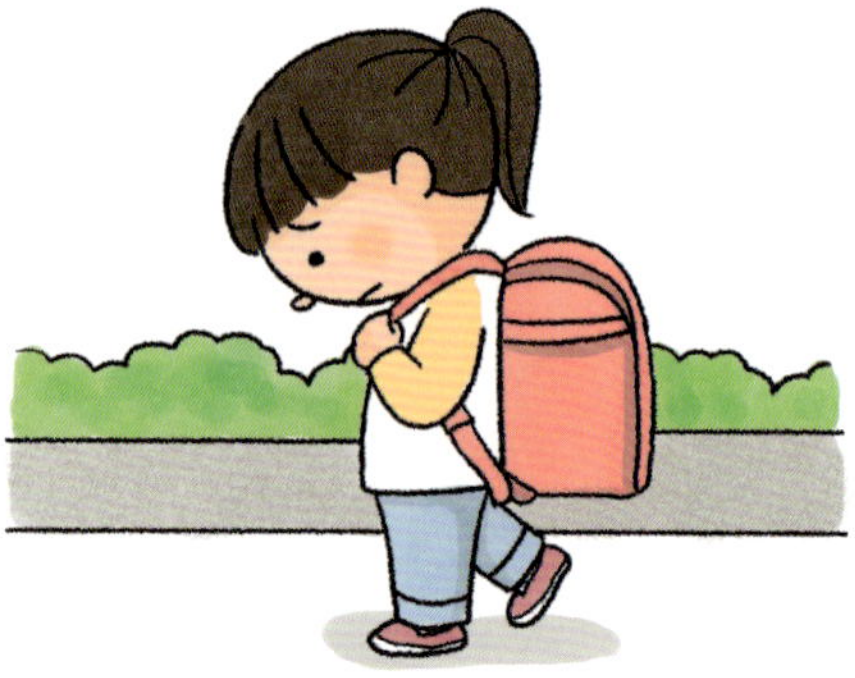

子ども本人も生きづらさを抱えて悩んでいます。

診断名がつくプラスの面があります

　子どもは、自分の気持ちを説明することが上手ではありません。家のなかでも弱い立場です。もっている特性によっては、学校など家の外で、生活しにくいことがあるかもしれません。

　診断名がつくことは、「子どもをいたずらに追い詰めない」といったプラスの面があります。診断名がつくことで、その子のつまずきや生きづらさが、本人の努力不足やなまけ、あるいは、親御さんの育て方のせいではなく、「その子の脳の特性である」という理解につながります。いままで気がかりだった言動や育てにくさといったことにもある程度の説明がつきます。必要以上にその子を責めなくてすむようにもなるのです。

大切なことはありのままを受けとめること

大切なことは、その子をありのまま受けとめることです。障害の特性が作り出すつまずきや生きづらさに対しては、「どのようなかかわり方をすると、その子が生きやすくなるのか」という視点を持つことです。

「かかわり方」というと、「○○の特性には□□する」といった「HOW TO」や「マニュアル」のように誤解されることがありますが、ここでは、「テーラーメイド」を意味します。

診断名を手がかりに、その子の行動パターンに寄り添った対応を積み重ねていくことで、その子の苦痛が軽減し、よい面が評価されます。生活を支援するために診断名は参考になります。

例えば、ADHDの特性をもつA子ちゃんがいたとします。A子ちゃんには、明るくて、人なつっこくて、お話し好きで、あいさつが大きな声でできて、運動が得意といったよい面がたくさんあります。その一方で、落ちつきがなく、かんしゃくを起こしやすいという特性もあるのです。

診断がついたことで、A子ちゃんが動ける保証をしたり、かんしゃくを別の行動に置き換えたりする対応を続けていくことができます。その一方で、明るくて、人なつっこくて、運動が得意というよい面が、より強調されていく…。そんなふうにかかわれるとよいのではないでしょうか。

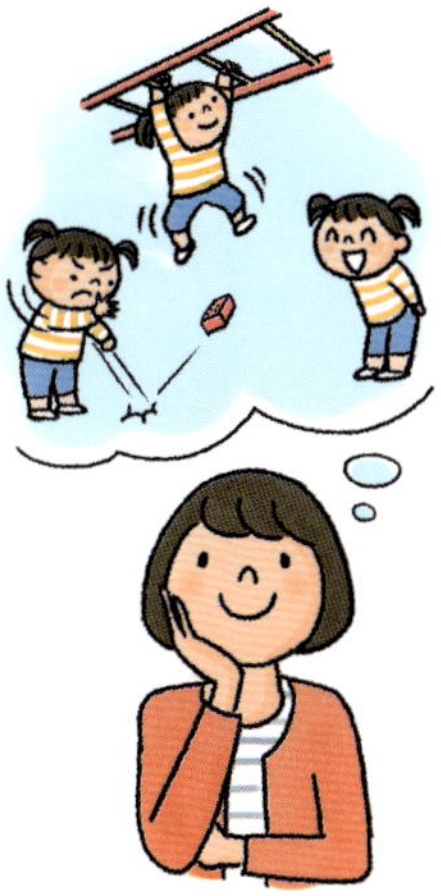

その子のよい面を
たくさんみつけていきましょう。

家族の理解が得られないとき

子どもの様子について最初に気がつくのはお母さんではないでしょうか。気がついたお母さんはいち早く本などを読んで勉強します。でも専門機関に相談に行きたくても、夫からは、「考え過ぎだ」と相手にされなかったり、祖父母からは育て方の問題だとたしなめられたりすると、相談しにくくなります。お母さんの心配ごとをいくら話しあってもわかってもらえないこともあるでしょう。そんなときは、ひとりで悩まずに、子どものために行動を起こしてよいと思います。まずは、68ページで紹介している医療・相談機関などに相談してみましょう。

「様子をみましょう」と言われたら

「様子をみましょう」と言われたら、「育ちの経過を一緒にていねいに観察しましょう」という意味と受けとめてください。そこで止めずに、継続的に相談していきましょう。

発達障害の診断には時間がかかります

初診の段階で、医師が、「あなたのお子さんは発達障害の○○ですね」と断定できることは、ほとんどありません。子どもの言動や様子は時々刻々と変化します。成長変化も著しいですし、診察室でみせた言動がすべてでもありません。診察は、その子を知ることです。家族の思いを知ることです。できるだけ時間をかけてじっくりと取り組まなければなりません。診断がつくまでには時間がかかります。その途中経過の言葉に、「少し様子をみましょう」ということがあります。

医療機関とのつながりは保ちましょう

「様子をみましょう」と言われたら、『いまははっきりとしたことは言えませんが、少し気になるところがあるので、お子さんの様子を一緒に観察しながら、見守っていきましょう』という意味だと受けとめて、相談の糸を決して断ち切らないでほしいと思います。どんな理由があるにせよ、その子は生きづらさを抱えて実際に苦しんでいるわけですから、それをやわらげていくかかわりを考えていく必要があります。

医師には、「どれくらいの期間」「どんな様子に注目しながら」「何をすればいいのか」を具体的に聞き、次の診察日を確認しておくことが大切です。思うような結果、対応がなされない場合は、セカンドオピニオンとして、別の相談機関や医療からの意見を聞いてみてもよいと思います。

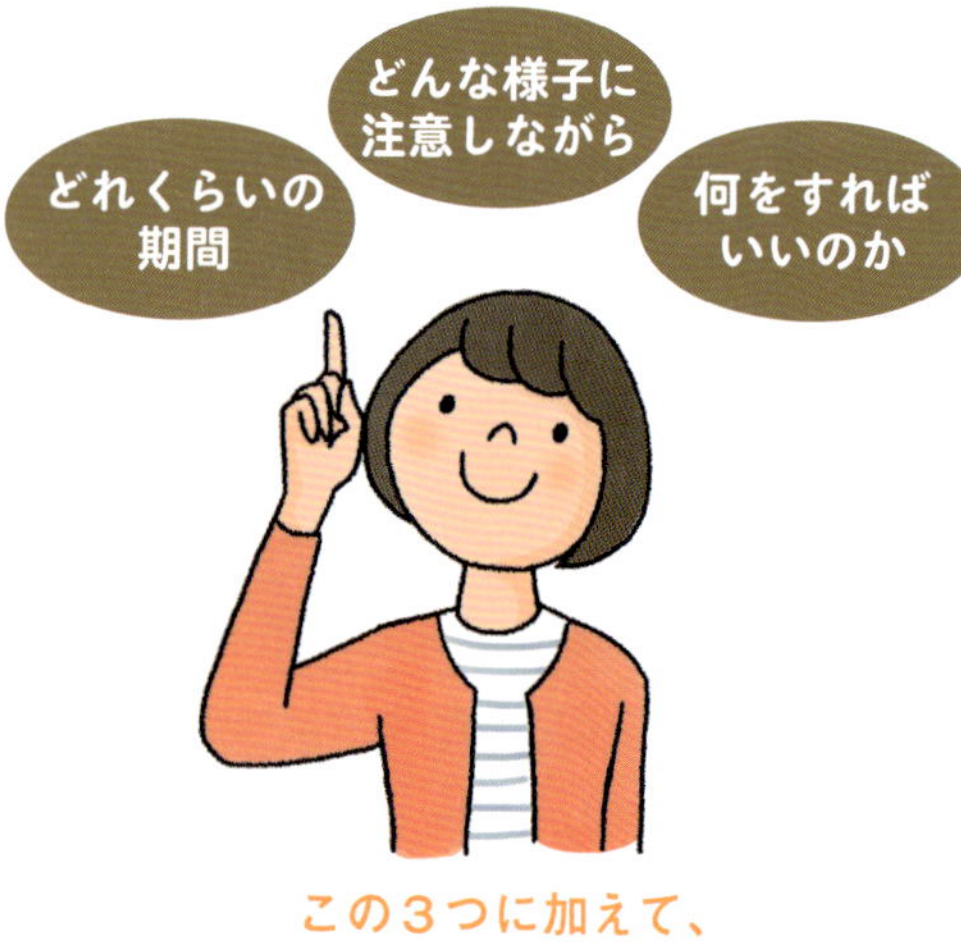
どれくらいの期間
どんな様子に注意しながら
何をすればいいのか

この３つに加えて、次の診察日も確認しましょう。

3章

自閉スペクトラム症とは？

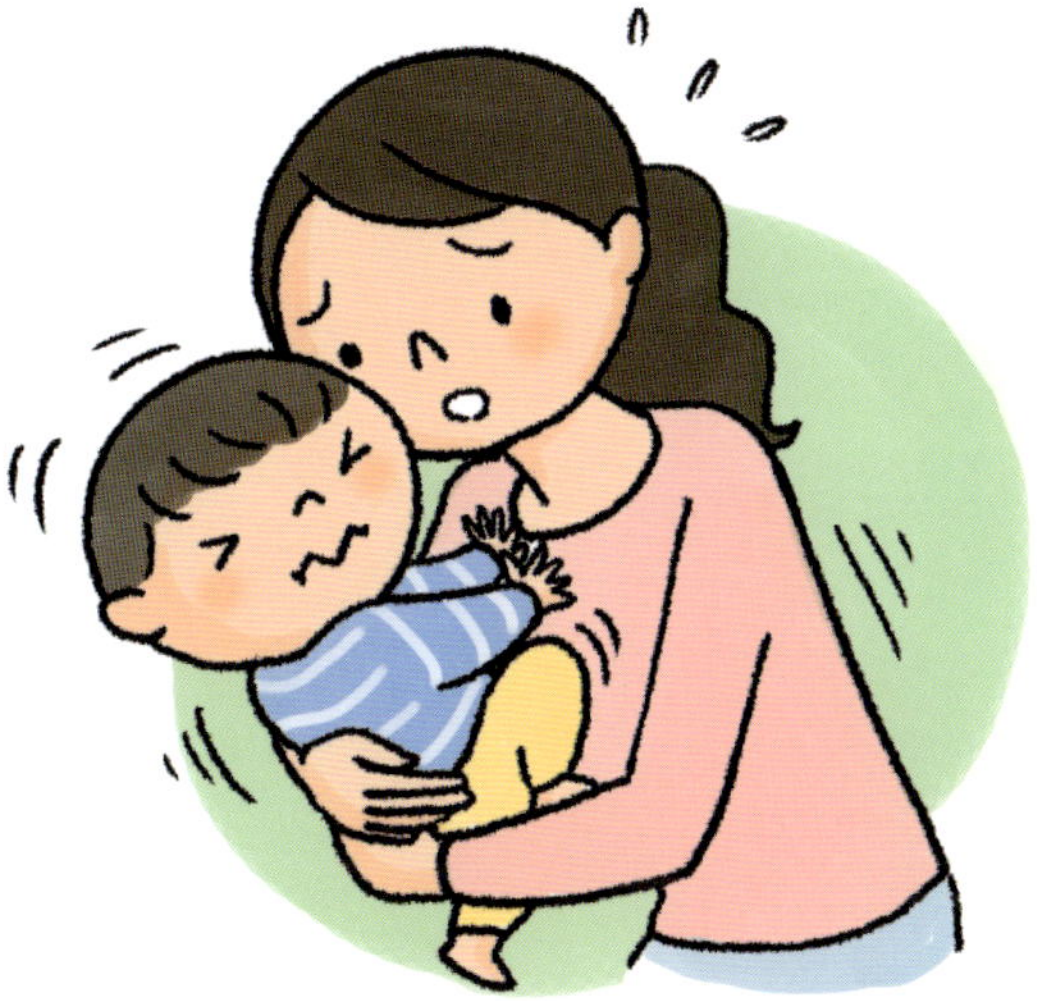

自閉スペクトラム症とは

自閉スペクトラム症の特性をもつ子どもは、人とのコミュニケーションが苦手など、人間関係に難しさを感じている一方で、すばらしい能力をもちあわせていることが少なくありません。

社会性の困難があります

自閉スペクトラム症は、自閉症やそれによく似た特性をもつ発達障害の一群のことをいいます。同じ自閉症の特性をもつ子どもでも、特性のあらわれ方には差があり、その特性は分離しているのではなく連続しているというとらえ方です。医学的検査で異常の見つかりにくい、脳の機能のアンバランスさに基づくものと考えられています。心の病気でもなければ、わがままでもなく、しつけ不足によって引き起こされるものでもありません。

自閉スペクトラム症には、主に、「人とのコミュニケーションにおいて、苦手さや困難がある」、「こだわりの強さや、感覚のかたより（敏感さ・鈍感さ）がある」といった2つの特性がありま す。こうした特性は、2歳頃までにあらわれますが、個人差があり、同じ子どもでも年齢によって変化するなど、一様ではありません。

ひとつの発達障害の特性は、ほかの発達障害の特性とも重なりあうことがあります。そのため、自閉スペクトラム症の特性を理解することが、ほかの発達障害の理解につながりやすいのではないか、という視点に立ち、この本では自閉スペクトラム症について多くのページを割いています。最初に自閉スペクトラム症についてのページを読まれるとよいと思います。

自閉スペクトラム症の主な特性

❶ 社会的コミュニケーションや対人相互関係における持続的な障害

人と人とのかかわり・かかわられ方において、自然に決まっているルールを察知することが苦手。相手の身ぶりや表情を読み取りにくい。友だちを作り、その関係を長く保つことが難しい。

❷ 限定された反復する様式の行動、興味、活動

同じ言動を繰り返す。特定の物や事柄にこだわる。さまざまな感覚にかたより（過敏さ・鈍感さ）がある。

不安におびえています

あるお母さんたちは「自閉スペクトラム症という存在を知るまでは、どうしてこの子はこれほど音や味にこだわるのだろう、私を困らせて喜んでいるようにしか思えない」とか「私が抱っこすると大泣きする。どんなに安心させようとしてもだめでした。目を見つめあい、ほほえみあうことができませんでした」と話されました。

自閉スペクトラム症と診断される子どもは、常に世界を脅威に感じ、圧倒されてしまうような体験を日々積み重ねていると考えてよいかもしれません。子どもがそのように感じていることを知ることは、子どもに寄り添ううえでとても大切な視点です。

すばらしい能力ももっています

不安と生きづらさがある一方で、優れた能力をもつ子どもたちも少なくありません。言葉の発達は遅いこともありますが、例えば、見たものを写真のように覚えたり、図鑑の内容などの膨大な情報を記憶したり、一度聴いた曲をピアノですぐ演奏できたり、コンピューターの操作が得意だったりと、好きなことや得意なことにはすばらしい能力を発揮する子どももいます。

才能や興味のあるものへのこだわりは、将来の仕事につながります。寄り添う大人は、子どもの興味や強みを出発点として、一番得意なことを仕事にできるように後押しすることも大切です。「どんなことが好きなのかな」「何をしていると楽しいのかな」、そんなまなざしを向けながら、寄り添うことができるとよいと思います。

高機能自閉症

一般にＩＱ70以上の自閉症を高機能自閉症といいます。単純に知能指数を測定したときに、ＩＱが70以上かどうかで分けられます。知能に明らかな遅れがないということであり、基本特性が軽度であることを示すものではありません。

Q&A

Q 自閉症とは？

A 自閉症は、1943年にアメリカの精神科医レオ・カナーによって紹介されました。カナーは、人との交流に困難があり、言葉を介したコミュニケーションが苦手で、道順や物の配置などへのこだわりがあり、数字や記号の記憶に優れた11人の子どもについて報告しました。他人に関心が向きにくく、ひとりを好む傾向を「自閉」という用語を用いて説明したために、心の病気と誤解する人が多くいましたが、カナー自身は、自閉症を生まれつきの障害と考えていたようです。

Q 自閉症はすべての文化圏・人種でみられるの？

A 自閉症の特性をもつ子どもはどの文化圏のどの人種にも、1万人あたり15～20人程度いるといわれています。また、男女比もほぼ共通しており「男子4：女子1」の割合で存在するといわれています。自閉症は生まれつきの脳の機能障害によるものと考えられていますが、なぜ、同じ割合で自閉症の子どもが生まれるのかについては、よくわかっていません。

自然に決まっているルールを察知することが苦手です

自閉スペクトラム症の特性をもつ子どもは、目に見えないことや絵にしにくいことを理解したり、その場の雰囲気を読み取ったりすることが苦手です。わざと不作法な態度をとっているわけではありません。

見えないことを理解するのが苦手です

自然に決まっているルールとは、いわゆる言葉にしなくても、みなが共有している〝常識〟のことです。例えば、私たちはレストランでは、勝手にほかの人の席に座ったり、厨房に入ったり、レジをさわったりはしません。これは、私たちが「自分の領分」と「ほかの人の領分」、「踏み込んでよい場所」と「踏み込んではいけない場所」を区別しているからです。

しかし、領分を示す境界線は目には見えません。自閉スペクトラム症の特性をもつ子どもは、目に見えないことや絵にしにくいことを理解することが苦手なため、悪気はないのですが、ほかの人の領分にためらわずに踏み込んでしまう傾向があります。

雰囲気を感じとることが苦手です

幼児でも叱られるとシュンと肩を落とし、「もう怒ってない？」と相手の感情を確かめようとします。また、もう少し年齢が高くなると、どうしたらいいかわからない状況では、静かにして黙ることで、その場に適応しようとします。お葬式などでは、理由はわからなくても、周りの大人が神妙な様子なら、この時間は静かにしようとがんばろうとします。

しかし、自閉スペクトラム症の特性をもつ子どもは、その場の雰囲気を感じとることが苦手です。そのため、叱られている最中やお葬式の席でも、自分が歌いたければ歌ってしまいますし、おもしろいことがあれば高笑いをしてしまいます。

表情を読むことが苦手です

非常識なことをした場合、口頭で注意されることもありますが、現代社会は昔ほどルールに厳格ではなく、できればほかの人との衝突やトラブルをさけたいと考える傾向があるため、「眉をひそめる」「厳しい表情をする（にらむ）」「その場を離れる」といった態度で相手にさりげなく気持ちを伝えようとすることがあります。

しかし、自閉スペクトラム症の特性をもつ子どもは、相手の表情や態度から、相手の意思をくみ取ることが苦手です。そもそもその場で、「言葉を介さないコミュニケーション」が行われていて、自分に厳しいまなざしが向けられているということにも気がつかないことがあります。

柔軟に変えることができません

自閉スペクトラム症の特性をもつ子どもは、その場の状況に応じて、自分のふるまい方や会話の内容を柔軟に変えることが苦手です。初めて会った人に、どれくらい親しく接していいのかもわかりにくいようです。そのため、悪気はないのですが、自分が知りたいことがあれば、初対面の人であっても、例えば、いきなり体重や家の部屋の数などを聞いてしまうことがあります。

また道徳心を育てるつもりで、「うそをついてはいけません」と教えると、太っているクラスメイトに対して「太っているね」と思ったことを悪気なく伝えてしまいます。確かにうそではありませんが、相手がそれを聞いて悲しむということよりも、〝事実〟を伝えたい気持ちの方が勝ってしまう、ということなのかもしれません。

わかりやすく伝えることが大切

例えば、演奏会の会場で、ある子どもは周囲の様子を察知しておしゃべりをやめました。自閉スペクトラム症の特性をもつ子どもは、周囲の様子を察知することは苦手ですが、「静かにしましょう」というアナウンスを聞いておしゃべりを止めました。

どちらの子どもも、演奏前に静かにするという礼儀正しいふるまいができたわけですが、その場にふさわしい態度が自然に身についたものであれ、正しく簡潔な説明で理解したものであれ、その正しい態度は、相手に好印象を与え、よい人間関係をきずくきっかけとなります。大切なことは、その子が「ある事柄を正しく理解したかどうか」です。そのためにもわかりやすく伝えることがとても大切になります。

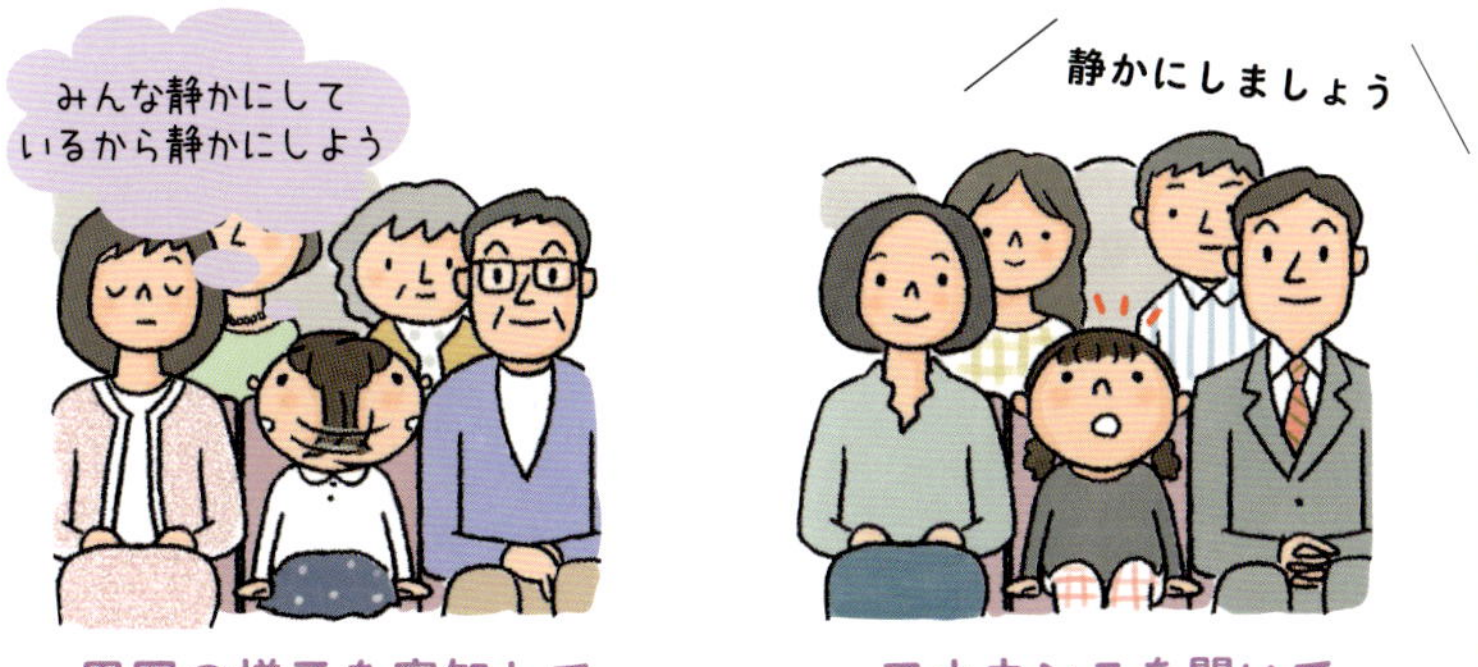

みんな静かにしているから静かにしよう
静かにしましょう

周囲の様子を察知して　　アナウンスを聞いて

↓

おしゃべりをやめることができた
（正しく理解できた）

↓

礼儀正しさはよい人間関係をきずきます

コミュニケーションがうまくとれません

自閉スペクトラム症の特性をもつ子どもは、人への安心感を抱きにくく、言葉やふれあいを通したコミュニケーションをとることが苦手です。

育てにくさを感じることがあります

会話や表情を通じたコミュニケーションは、いわばキャッチボールです。例えば、私たちは相手に何かを伝えたら、それを相手がどのように受けとめたのかを感じとって、会話の内容や表情を変えます。そして相手も同じように反応を返します。

ところが、自閉スペクトラム症の特性をもつ子どもは、脳の機能がアンバランスさをもって発達するために、こうしたコミュニケーションのキャッチボールが不得手で、お母さんをはじめとする周囲の人への安心感や愛着が早期に芽生えにくいと考えられています。このような特性は一過性のものなのか、自閉スペクトラム症の特性なのかがわかりにくく、親御さんにとっては「うちの子、なんだか育てにくい…。でもどうしたらいいかわからない」といった、心のしんどさにつながることが少なくありません。

他人に関心がありません

赤ちゃんは、「おなかがすいた」「おむつが濡れて気持ち悪い」といった自分の気持ちを泣いたりぐずったりすることで伝えて、適切な世話や保護をしてもらおうとします。一番身近な存在であるお母さんや家族とのふれあいを通じて安心感を得るため、盛んにふれあいを求めるようになります。アイコンタクトによるコミュニケーションがとれるようになると、あやすと笑ったり、ハイハイでお母さんのうしろを「あと追い」したりするようにもなります。また、興味や関心、感情を共有することを「ジョイント・アテンション」といいますが、赤ちゃんは、目の前にちょうがいたら、指をさして、そばにいる人にそのちょうを見るようにうながそうとします。

しかし、自閉スペクトラム症の特性をもつ赤ちゃんは、人への関心が薄く、不安も強いために、こうした様子がみられないことがあります。ちょうが飛んできても、周囲に期待する指さしをしなかったり、お母さんがちょうを指さしても、そちらに目を向けなかったりします。

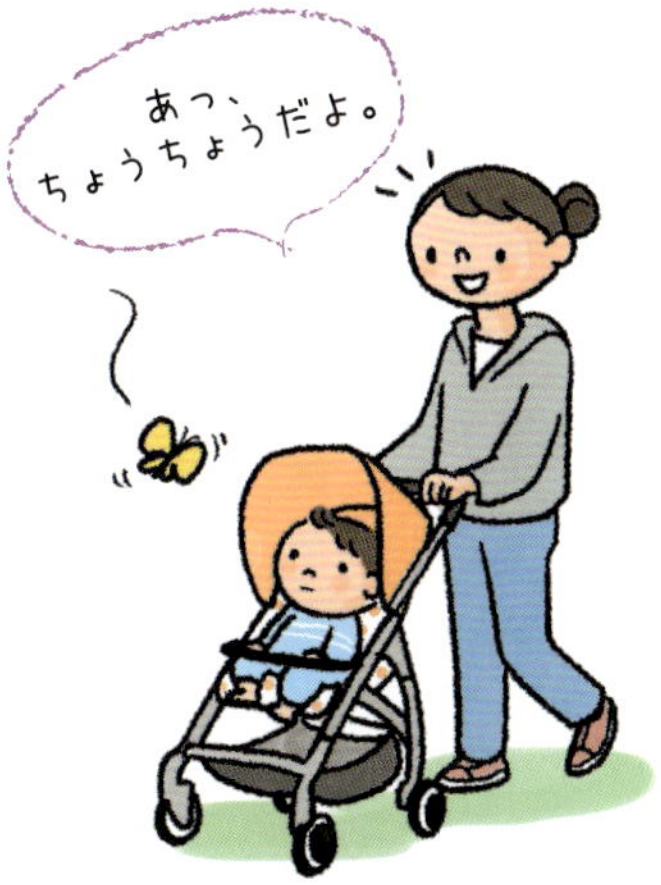
あっ、ちょうちょうだよ。
興味や関心を共有しようとしません。

言葉をなかなか話しません

自閉スペクトラム症の特性をもつ子どもは、言葉をなかなか話さない傾向があります。たとえほしいものがあっても、お母さんに、「おもちゃをとって」とは話さず、ほしいものがある場所までお母さんの腕をつかんで連れて行こうとします。これは専門用語で、「クレーン現象」といいます。

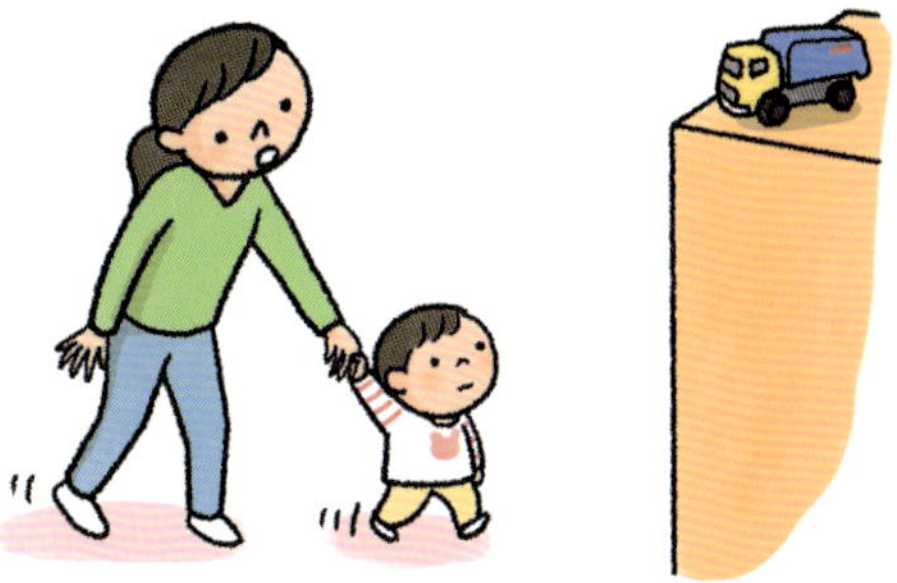
欲しいものがある場所へ大人を連れて行く「クレーン現象」。

また、自分が話したいことだけを一方的に話し続けたり、言葉の響き自体が心地よくて同じフレーズを何度も口にしたりすることがあります。

相手の話していることが理解できないときは、相手の言葉をそのまま繰り返すことがあります。これは専門用語で「エコラリア」といいます。

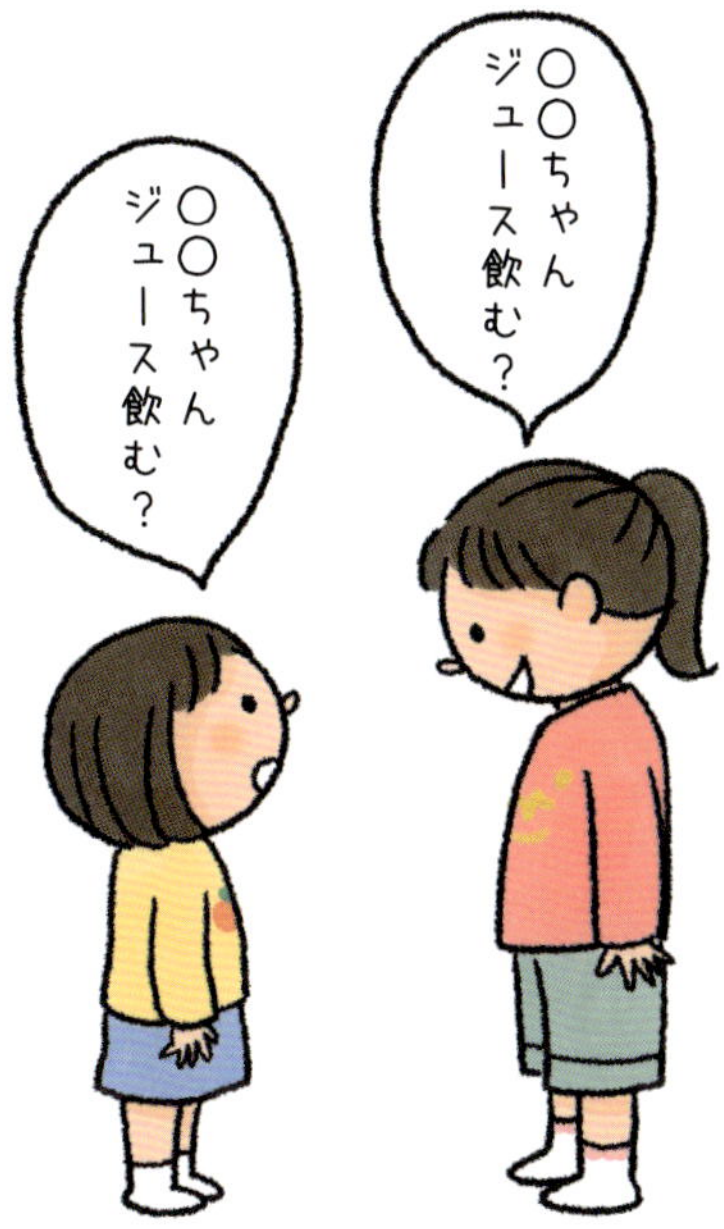
○○ちゃん ジュース飲む？
○○ちゃん ジュース飲む？
相手の話した言葉をそのまま繰り返す「エコラリア」。

しかし、言葉を話さないからといって、その子に伝えたい思いがないというわけでは決してありません。伝えたいことがあっても、言葉にすることが苦手なのです。その苛立たしさはいかばかりでしょう。自閉スペクトラム症の特性をもつ人が書いた本を読むと、言葉を話さない人であっても、論理的で感情豊かな世界をもっていることがわかります。ですから、私たちのほうが、自閉スペクトラム症の特性をもつ子どもの内面に気づく視点をもち、その子の伝えたいことに思いをめぐらすことがとても大切なのだと思います。

特定の物や事柄にこだわります

先行き不安ないまを想像力をもって乗り切ることが苦手なために、ちょっとしたことでも不安を感じてしまいます。

こだわることで安心しようとします

自閉スペクトラム症の特性をもつ子どもは、想像力を発揮して思いをめぐらせることが苦手なために、ちょっとしたことでも不安や緊張を感じやすいところがあります。予期しないことにワクワクしたり、サプライズを喜んだりするような感情をもちにくく、願わくば、いつも通りの毎日を送りたいと思っています。

しかし、日々の生活のなかでは、突然の変更は日常茶飯事です。そのため、見通しの立ちにくい状況では、特定の物や事柄を繰り返し考えたり、書いたり、口にしたり、同じ行動を繰り返すなどのこだわりを持つことで、自分なりの「いつも通り」を獲得し、不安や緊張をやわらげようとしているのではないかと考えられています。こうした考えのほかに、こだわりから生まれる規則正しさや身体感覚に、美しさや心地よさを感じて、その言動を繰り返すようになるという専門家もいます。

こだわりは、周囲の人が止めさせようとしても止めることができません。無理に止めさせようとすると強い不安を感じて、かんしゃくやパニックを起こすことがあります。

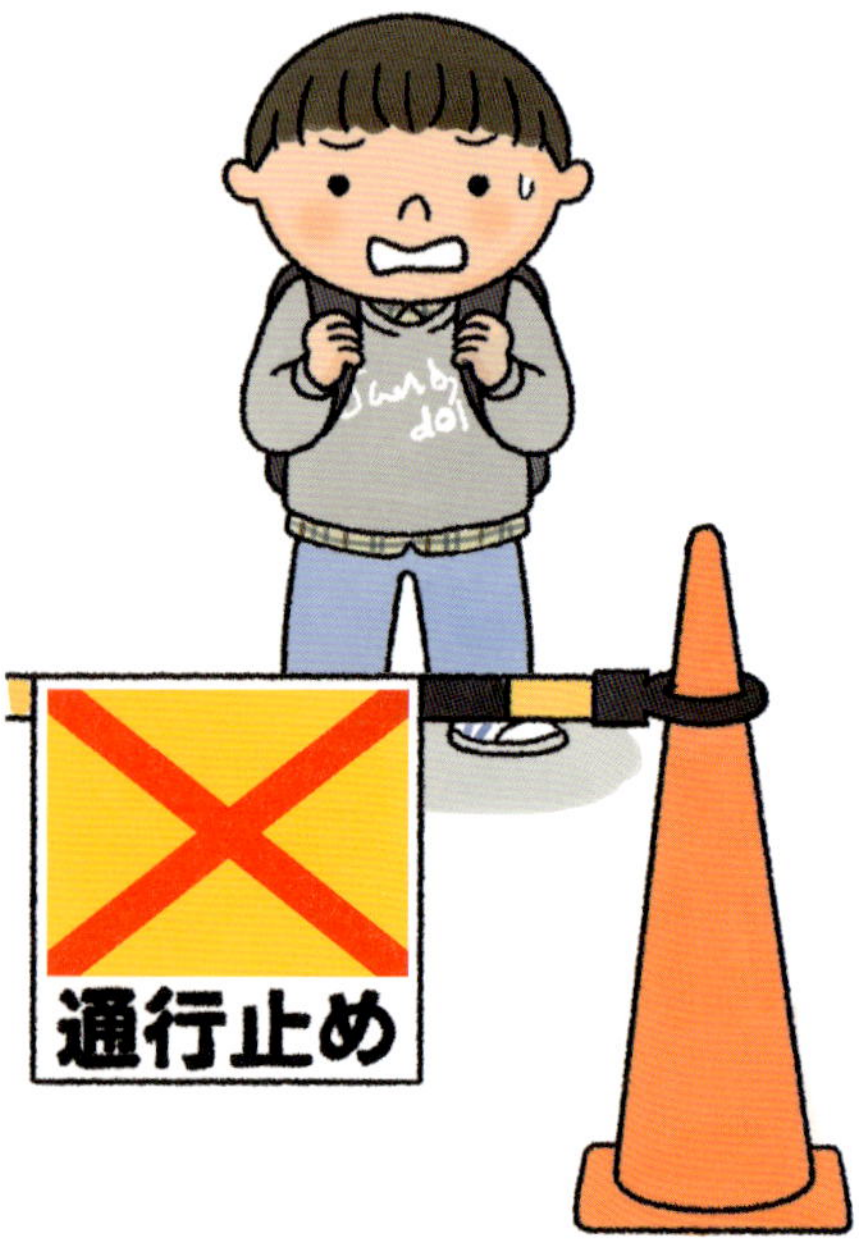

自分なりの
「いつも通り」に過ごせないと
不安になることがあります。

コレクションが好きです

　こだわりは、膨大な知識の暗記などとしてあらわれることがあります。こだわりの対象は、車、電車、バス、飛行機、信号、日付、数字、地理、ロゴマーク、本、クルクル回るもの、光るもの、特定のテレビ番組、パソコン…などいろいろありますが、共通しているのはその物自体の形や図柄が変わらないものであることが多いようです。例えば、日本全国の駅名や世界の国旗をそらんじていたり、年齢に不相応に円周率や漢字、英単語を覚えていたりします。また、収集したミニカーなどを、その子なりの秩序にのっとって並べることを好む子どももいます。

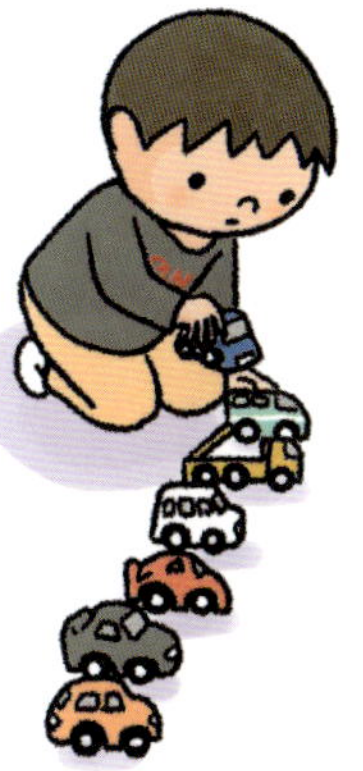

おもちゃで遊ぶよりも並べることを好むことがあります。

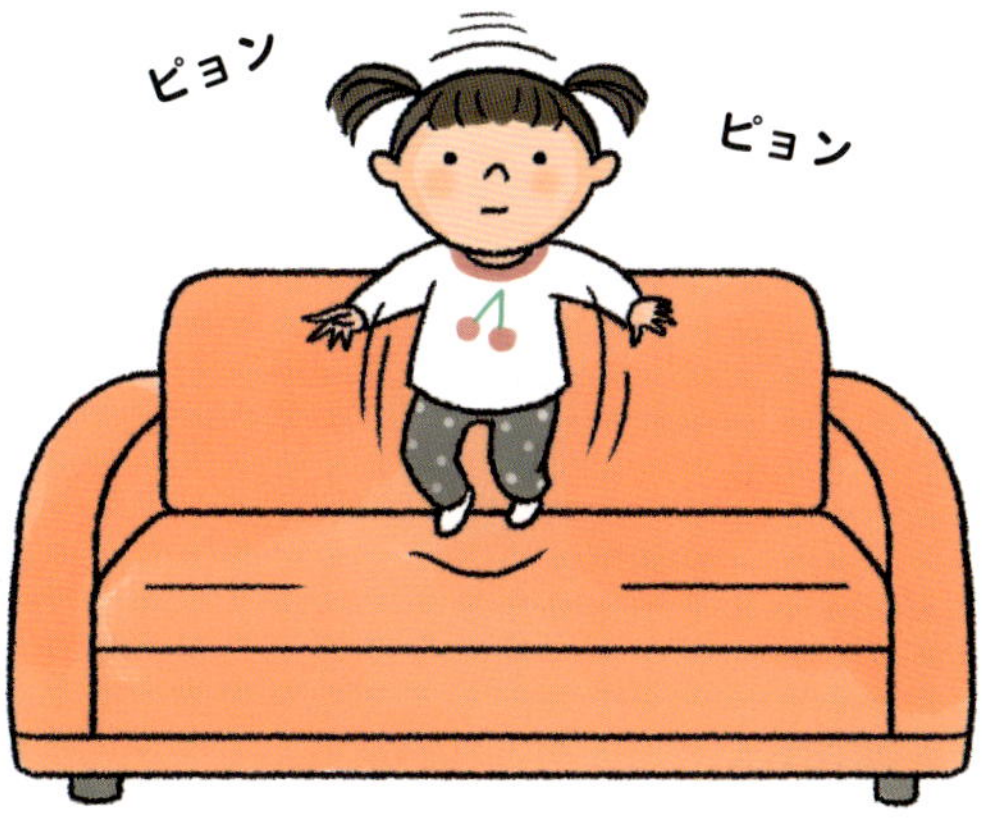

同じ動作を繰り返す子どももいます。

同じ動作に没頭したりルールに執着することも

　身体を揺らす、クルクル回る、手のひらをヒラヒラさせる、ソファやベッドの上でジャンプをするなど、同じ動作をずっと繰り返す子どももいます。ひもを振り続ける、においを嗅ぐ、特定のものや空間（木漏れ日など）を見つめる、水や砂の感触を楽しむといった行動をとる子どももいます。こうした行動を、「常同行動」といいます。

　また、ルールがあると物事を予測しやすくなり、変化による不安やパニックを避けやすくなるため、一度覚えたルールを厳格に守ろうとする子どももいます。

　しかし、ルールはみんなが気持ちよく暮らすための基本であり、絶対条件ではありませんので、その場の状況によって柔軟に対応することが求められます。この柔軟さは自閉スペクトラム症の特性をもつ子どもたちにとっては、とてもいい加減なものに感じられます。

　どんなルールにも例外があり、ときには少しくらいルールを破っても許される状況があるということを真に理解してもらうには、そうしたことを伝える人との間に理解しあい、安心しあえる関係性が作られていく必要があります。その信頼ができるまでは、できるだけ自閉スペクトラム症の特性をもつ子どもを困らせないように、根気よく向きあい続けていく必要があります。

さまざまな感覚にかたよりがあります

自閉スペクトラム症の特性をもつ子どものなかには、感覚がとても敏感で、ほかの人がほとんど気にとめないような刺激でも強烈に感じて、それが強いストレスになる子どもがいます。

いろいろな感覚過敏があります

私たちは、視覚（見る）、触覚（触る）、聴覚（聞く）、味覚（味わう）、嗅覚（かぐ）などを通じて、外界を感知したり、さまざまな情報を得たりしています。自閉スペクトラム症の特性をもつ子どものなかには、さまざまな感覚にかたよりがあるため、ほかの人がほとんど気にとめないような刺激でも強烈に感じて、強いストレスを感じる子どもがいます。過敏な感覚が、かんしゃくやパニックを引き起こす原因となっている場合もあります。

感覚の種類や感度の強弱は人それぞれで、聴覚が敏感でも触覚は大丈夫という子どももいますし、触覚は敏感でもにおいは気にならない子もいます。

また、同じ子どもでも、場所や時間帯によって感度が変化することがあります。疲れや空腹、ストレスなどがあると感覚が過敏になりがちで、朝は大丈夫でも午後はつらくなるということもあります。

感覚が過敏な子どもがいる一方で、切り傷から血が出ていても気にとめない子や、夏でも厚手のセーターを着たがるなど、感覚が鈍感な子どももいます。

こうした感覚のかたよりは努力や根性では改善しません。特性の深い理解と配慮が必要です。

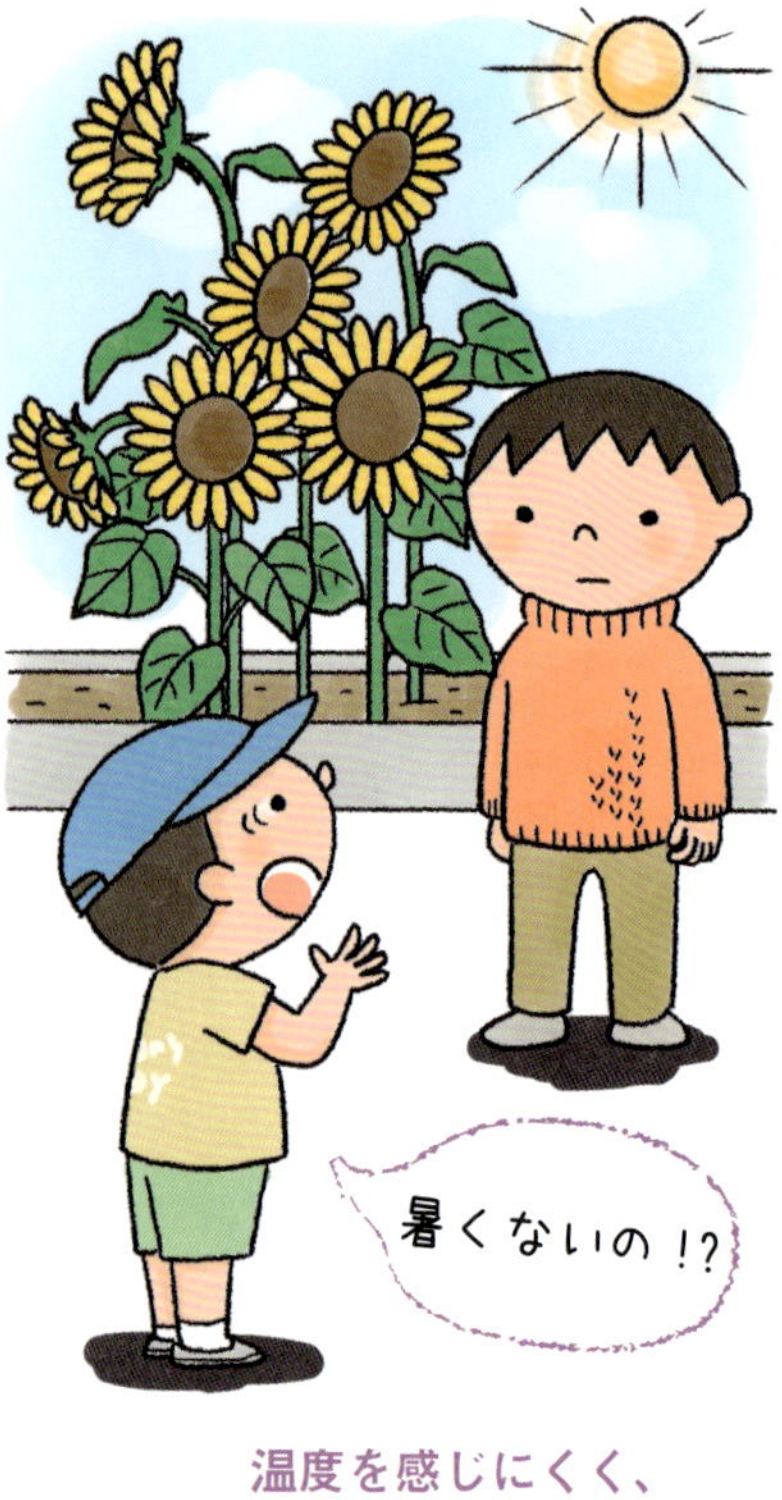

温度を感じにくく、季節外れの服を着ても平気なことがあります。

1 視覚過敏があると…

たくさんの物のなかからひとつのものを見つけ出すことが苦手です。また、蛍光灯のちらつきが気になったり、白い紙に書かれた黒い文字のコントラストをきつく感じたり、人の顔がピカソの二次元のモザイク画のように見えたりすることがあります。そのため、集中できなかったり、文字が読みにくかったり、目線をあわせることができなかったりします。

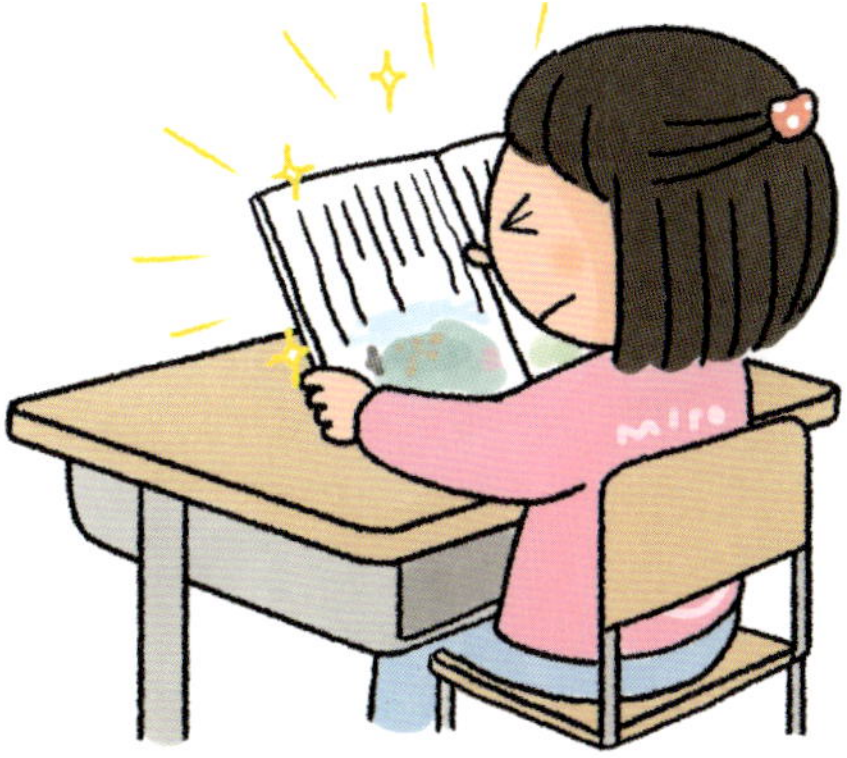

教科書の紙と文字のコントラストをきつく感じる子どももいます。

2 触覚過敏があると…

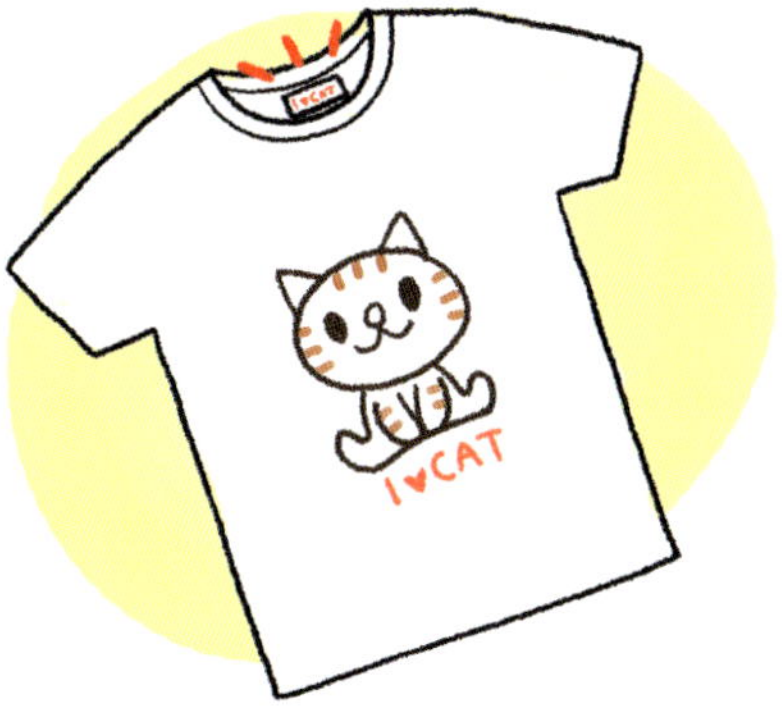

肌着やＴシャツのタグや縫い目が刺激になることも。

洋服のタグ、靴下や肌着の縫い目、粗い生地に肌がふれると、ヒリヒリと感じたり、焼けつくような痛みを感じたりします。そのため、着心地のよい服をずっと着続けたり、刺激のある服は脱ぎたがったりすることがあります。また、肌が人や物に少しふれるだけでも痛くてたまらないことがあります。そのため、友だちの手がなにげなく肩にふれただけでも、ひどく痛がる様子をみせることがあります。

3 圧覚過敏があると…

優しく抱きしめても窒息するような強烈な圧迫感を感じたり、手を軽く握られただけでも強い痛みを感じたり、帽子をかぶると、頭がひどく締めつけられるように感じたりすることがあります。そのため、お母さんが愛情から子どもを抱きしめても、身体をのけぞらせて嫌がることがあります。その一方で、きつく抱きしめられることで安心するという子どももいます。

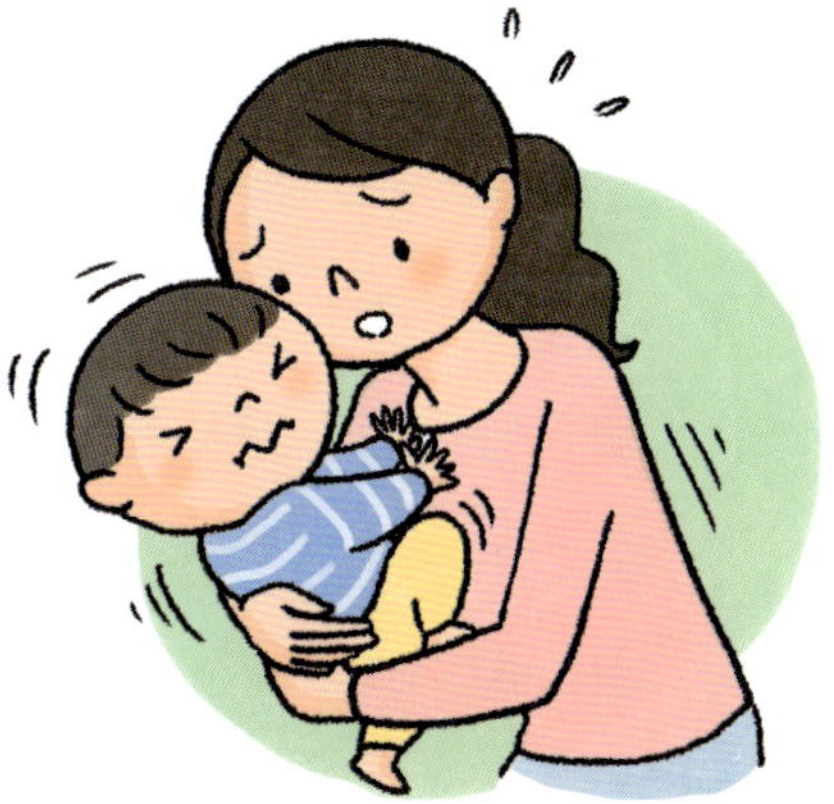

抱きしめられると圧迫感を感じる子どももいます。

4 聴覚過敏があると…

大きな音を聞くと、まるで虫歯の治療で歯科用ドリルが神経にあたったかのような強烈な痛みを感じたり、ごう音が鳴り響いているように感じたりすることがあります。そのため、大勢の人がいるような騒々しい場所では、たまらなくなって耳をふさぎ周りの音をシャットアウトしようとしたり、常同行動（→P81）によって安心しようとしたりすることもあります。

また、早口の人の話が聞き取りにくかったり、たくさんの音の中からひとつの音だけを選び出して聞くということが困難だったりします。駅やスーパーマーケット、教室などではいろいろな音が同じレベルで耳に入ってきてしまうため、非常に混乱します。

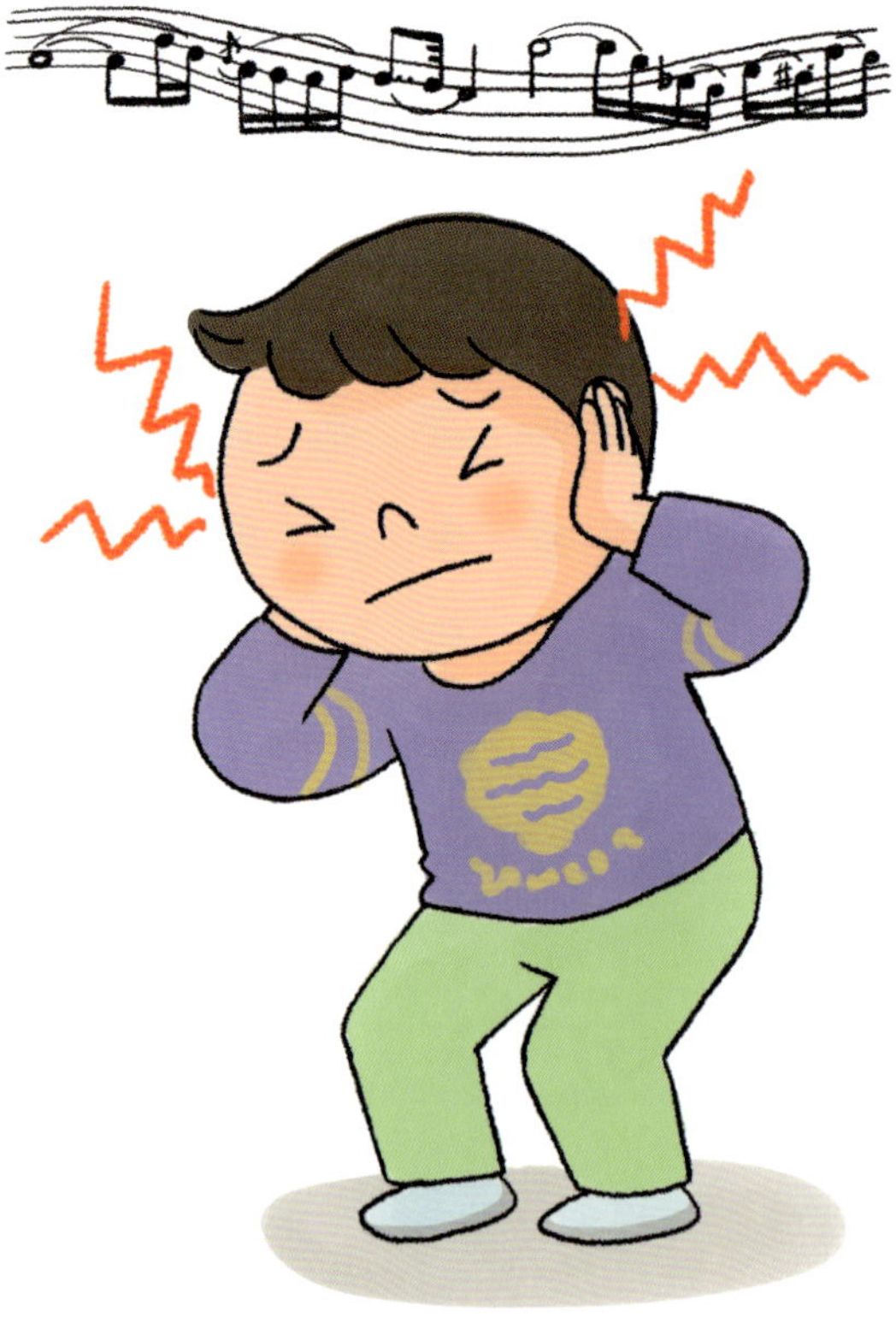

大きな音を聞くとたまらなくなって耳をふさいでしまうことがあります。

5 嗅覚過敏があると…

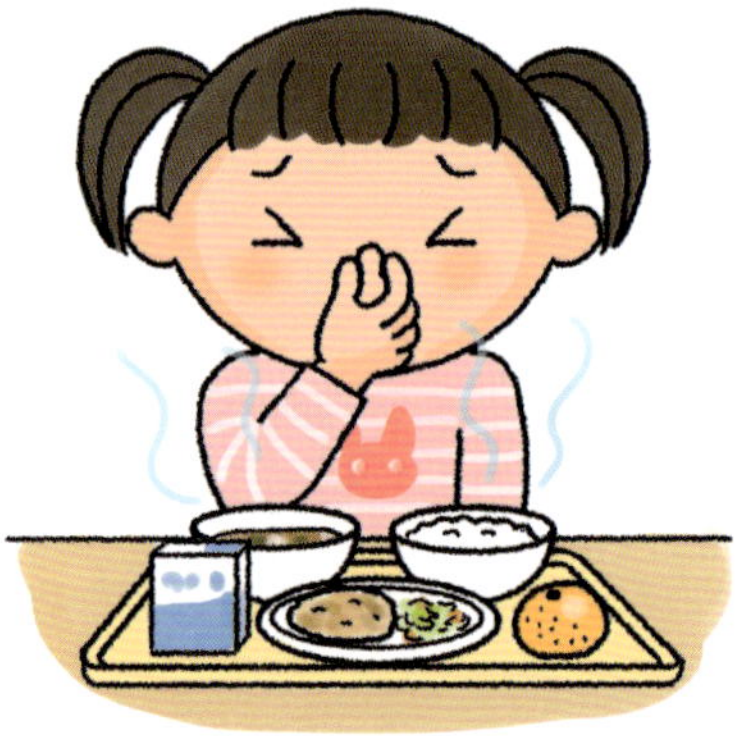

給食や給食室のそばのにおいがつらいという子どももいます。

給食室のにおいや運動道具が保管されている倉庫のにおいなど、強いにおいが苦手で場合によっては吐き気をもよおすことがあります。パンが焼ける香ばしいにおいといった多くの人には心地よいにおいでも、非常につらく感じる場合もあります。

一方で、なじみのあるものは安心できるため、食べ物から服まで、何でもにおいをかいで周囲の状況を確かめようとすることもあります。

6 味覚過敏があると…

一般的な味つけを濃く感じて薄味のものだけを好んだり、特定の食感や温度、やわらかさやかたさの食べ物だけを食べ続けたりすることがあります。食べ物によっては、砂を噛んでいるように感じたり、強いねばつきを感じたりすることがあります。

また、見た目にこだわりをもっている場合もあり、特定の色の食材や同じパッケージの商品だけを食べ続けることもあります。そのために偏食（→P170）となる場合もあります。

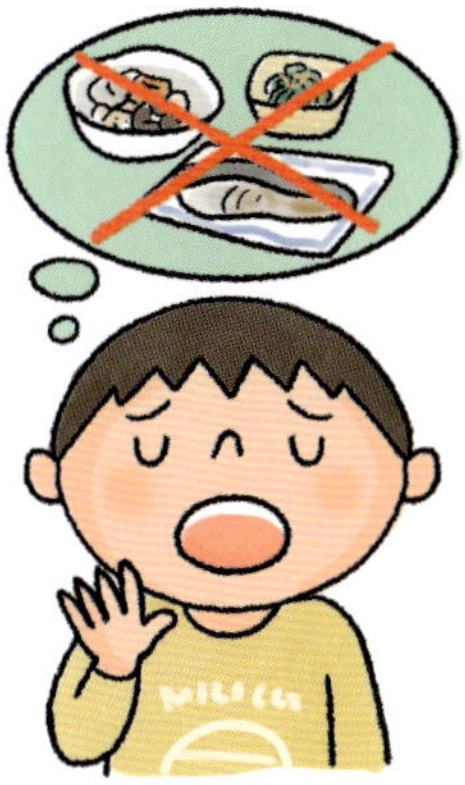

多くの人にはおいしいと感じるものが食べられないこともあります。

7 痛覚鈍感があると…

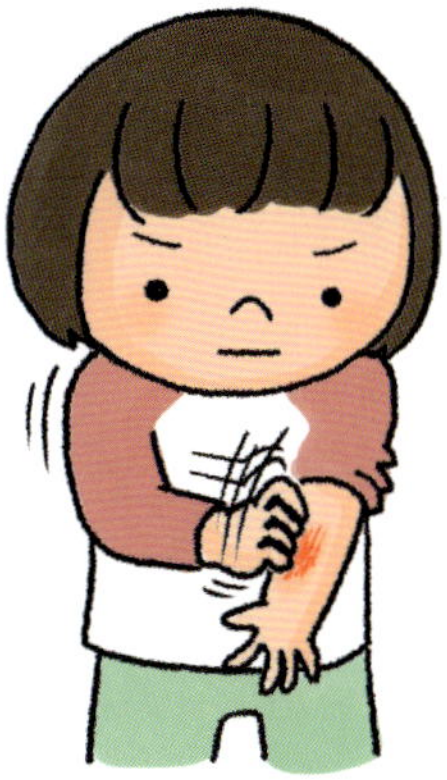

痛みを感じにくく、血がにじむほどかきむしることも。

痛覚が鈍感で身体の境界の感覚が希薄な場合は（→P94）、痛みを感じにくくなっていることがあります。例えば、血がにじむほど肌をかきむしったり、自分の腕を強く噛んだりすることがあるかもしれません。ケガをしてもあまり痛がらなかったり、大きなケガをしても、ケロッとしていたりすることもあります。また、パニックになったときに、自分の身体を傷つけたり痛めつけたりする行為（自傷行動）としてあらわれることもあります。

8 平衡感覚不全があると…

耳の奥の内耳にある身体のバランスを保つセンサーがうまく働かないために、姿勢が崩れたり、机に突っ伏してしまったりすることがあります。そのため、不器用だったり、運動が苦手だったりしますが、こうした様子はともすると「やる気がない」「だらけている」といった印象をもたれがちです。また、グルグル回っても目が回りにくく、気持ち悪くもならない子どももいます。

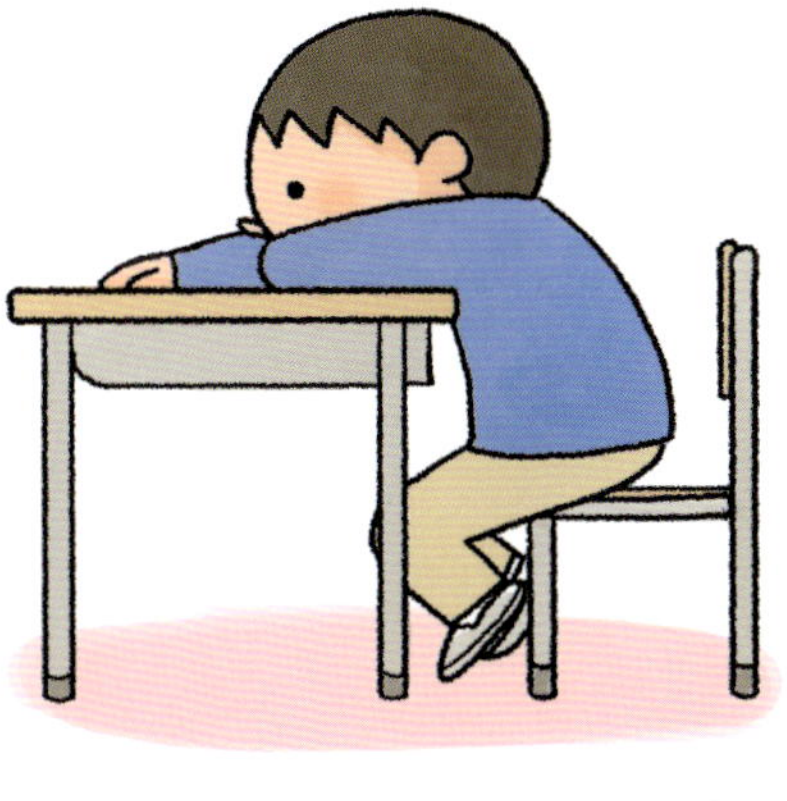

姿勢が崩れやすく、「やる気がない」と誤解されてしまうことも。

視覚的な世界を強くもっています

自閉スペクトラム症の特性をもつ子どもにとって、音声の言葉は記憶に残りにくい傾向があります。口頭よりも絵や書き文字にして具体的に伝える方が理解しやすくなります。

音声より絵の方が伝わります

音声よりも、字や絵の方が記憶に残りやすいという傾向があります。みなさんも、ある場所や事柄について、人から何回も話を聞くよりも、写真や自分の目で確かめるほうがよく分かるという経験があると思います。自閉スペクトラム症の特性をもつ子どもは、まさに「百聞は一見にしかず」という思考法であることが多く、絵にしやすいことは早く覚えることができます。

自閉症と診断されているアメリカの動物科学者テンプル・グランディンさんは、著書によると、言葉をいったん「絵」に〝翻訳〟してから内容を理解するといいます。例えば、〝犬〟という言葉を聞くと、今までに出会った犬の写真がカラースライドのように次々に思い浮かぶそうです。そして、記憶された多くの犬の画像から共通点を見つけて、〝犬〟という概念を作るのだといいます。しかも、彼女は頭の中で、複雑な物体でもヴァーチャルリアリティのように三次元で見ることができ、機械の図面も頭の中で組み立てて〝試運転〟することができるそうです。

視覚的な思考が強い人ばかりではありませんが、自閉スペクトラム症の特性をもつ人の多くが、私たちとは大きく異なる物事のとらえ方や覚え方をしています。音声の記憶は残りにくく、聞いたそばから消えてしまうという人もいます。何かを伝えたいときは、絵や書き文字で目に見える形にすることが大切です。

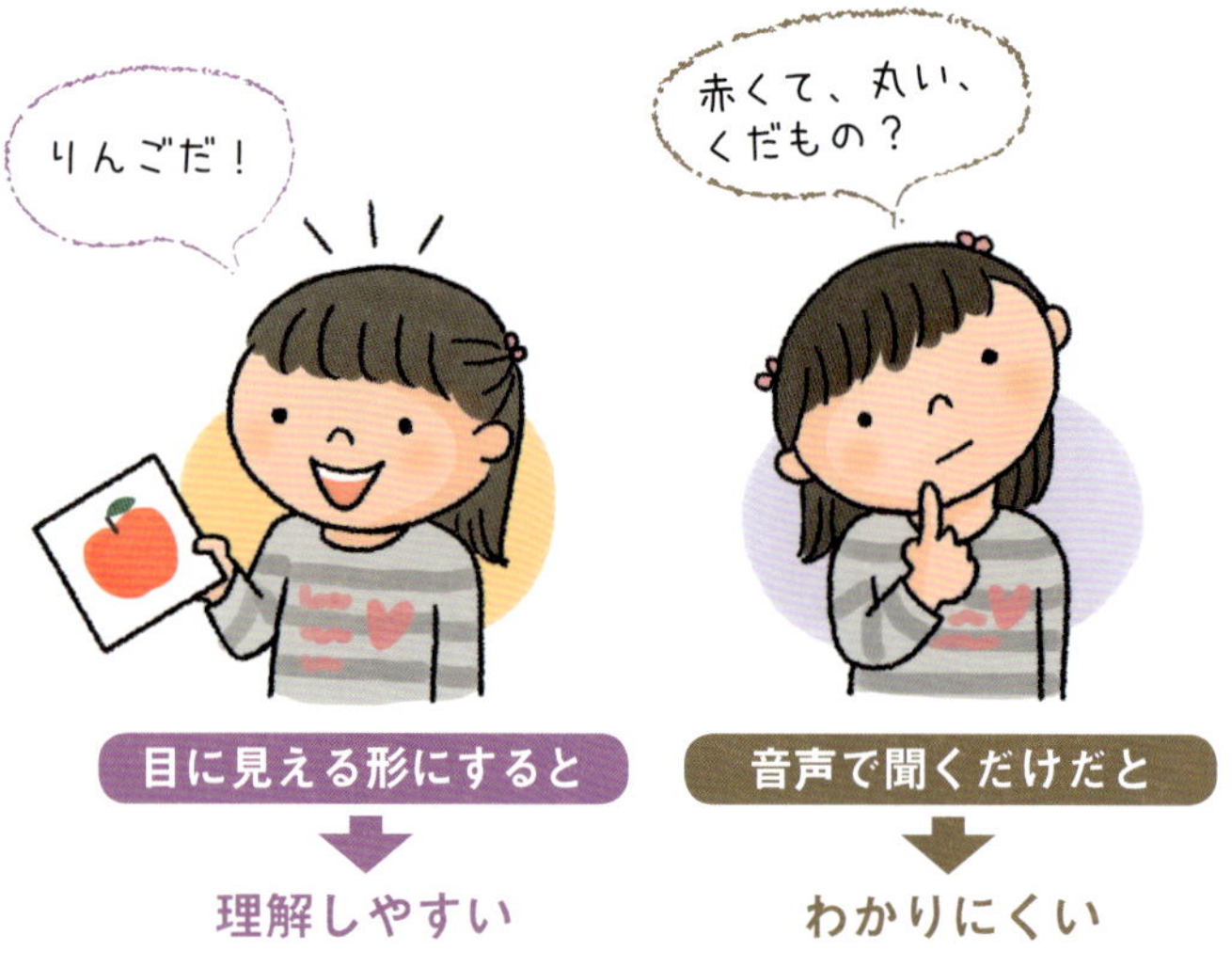

赤くて、丸い、くだもの？
音声で聞くだけだと
わかりにくい
りんごだ！
目に見える形にすると
理解しやすい

予期しない変化は苦痛です

自閉スペクトラム症の特性をもつ子どもは、ちょっとした変化に不安や緊張を感じやすい傾向があります。いつも通り、予測通りの毎日を送りたいと願っています。

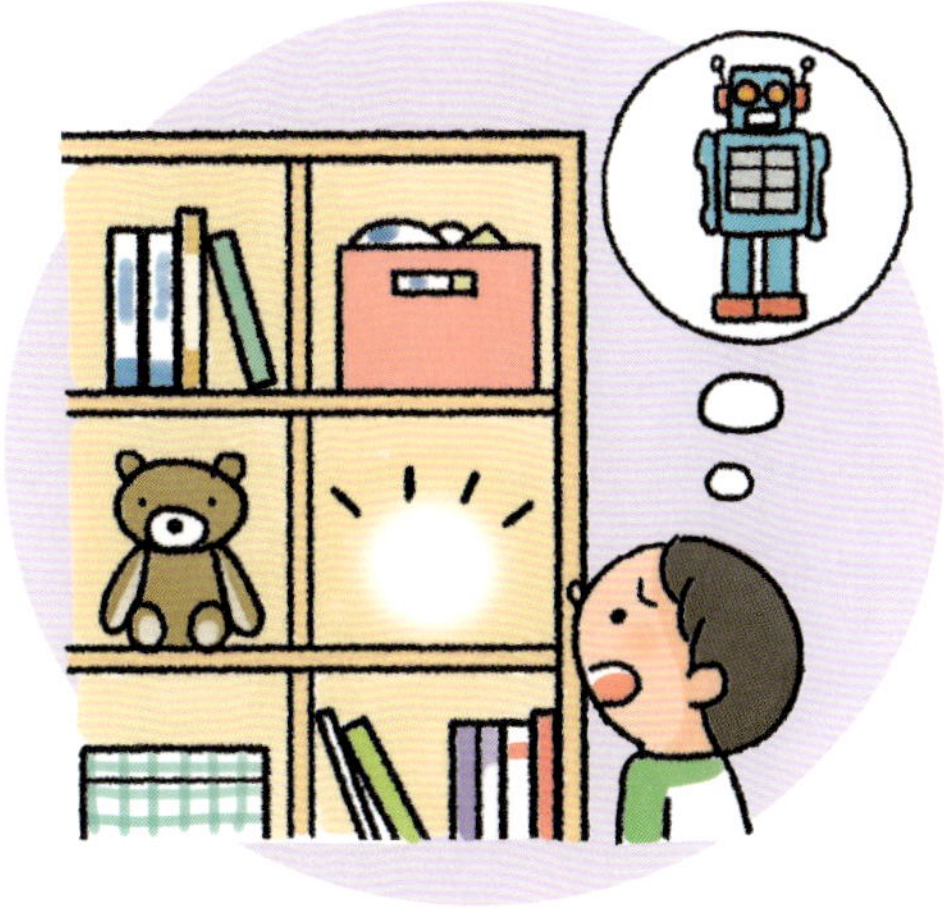

あるはずの場所にないと…

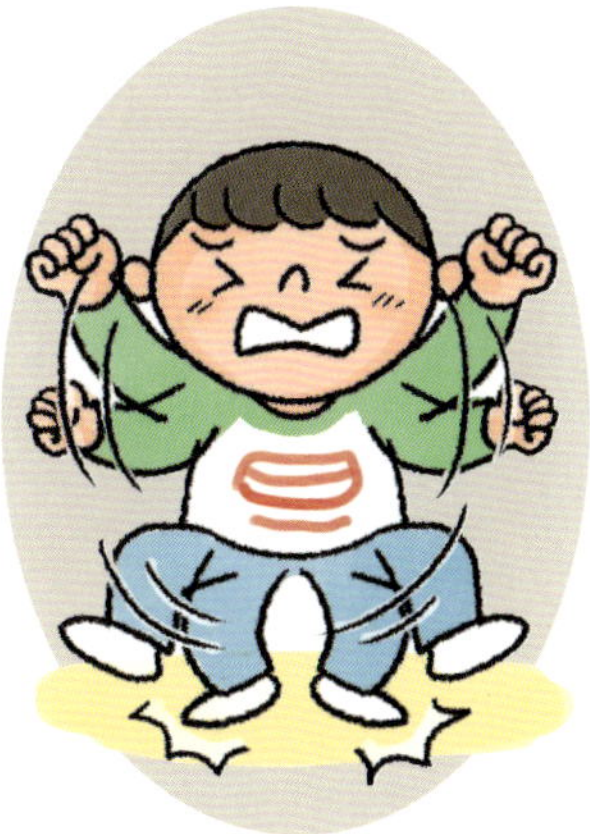

パニックになることも

見通しが立つと安心します

見通しが立ち、その子にとっての「いつも通り」「予測通り」に物事が進むと安心します。しかし、想定外のことが起きると、どうしたらよいのかがわからず混乱し、泣きわめくようなパニックを起こすことがあります。

私たちも言葉の通じない外国で、ツアーガイドがいれば安心して旅行を楽しめますが、一人旅の途中で財布とパスポートをなくしてしまったらどんな気持ちになるでしょう。きっと混乱するのではないでしょうか。私たちにはささいなことでも、その子にとってはとても大きなとまどいなのです。

思いをめぐらせることが苦手です

どんな人でも未知のことにはとまどいますが、自閉スペクトラム症の特性をもつ子どもは、ちょっとした変化に対しても不安を感じてしまいます。それは、見えないことや未来のことに対して、「こんなふうになるかもしれない」「あんなことが起こるかもしれない」と思いをめぐらせる能力が弱いためだと考えられています（想像力の障害）。不安や緊張が少なければ本来の力が発揮しやすくなるので、教室の移動や授業の変更の有無など、予定の変更がある場合は、前もってわかりやすく説明しておくことが大切です。

あいまいな表現はわかりません

自閉スペクトラム症の特性をもつ子どもは、あいまいな言葉や遠回しな表現、慣用句が苦手です。絵にしやすいことや、具体的なことならよくわかります。

具体的な言葉で伝えましょう

「きちんと片づけて」と言われたら、ゴミを捨てたり、散らかったものを元の場所に戻したりすることと理解します。しかし、自閉スペクトラム症の特性をもつ子どもは、抽象的な表現を具体的に想像したり、過去の経験や知っている事実を集めて概念化したりする力が弱いため、「きちんと」が何をさすのかがよくわかりません。同様に「ちょっと」「すぐ」といったあいまいな言葉や、「優しい」「平和」「危険」といった抽象的で絵にしにくい言葉、「そろそろ時間だよ」「好きにしなさい」などの遠まわしな表現、「顔が広い」などの慣用句も苦手です。声をかけるときは、短く具体的な言葉をかけるように配慮しましょう。

字義通りの解釈をする傾向も

言葉を字義通りに解釈する傾向があるので、冗談と本気を区別したり、皮肉を理解したりすることが苦手です。冗談でクラスメイトに「ばかだなあ」と言われて激しく怒ることもあれば、皮肉を言われてもきょとんとしていることもあります。また、言葉自体は理解できても、例えば「おはよう」「こんにちは」「こんばんは」を、いつ、どのタイミングで使い分ければいいのかがわからなかったり、「まっすぐ帰りましょう」と言われて「私の家は曲がらないと帰れません」と答えてしまう子どももいます。

わかる言葉に置き換えて

あいまいな表現が苦手な一方で、急いでほしいときに、「新幹線（あるいは快速）で行こう」と伝えるほうが理解できたり、「静かにしましょう」というよりも、「お口にチャック」という表現ならわかったりすることがあります。「もっと小さい声」でという代わりに「レベル3の音量で話してね」というほうがわかりやすい子もいます。その子の理解しやすい表現で伝えることが大切です。

混乱してしまう表現

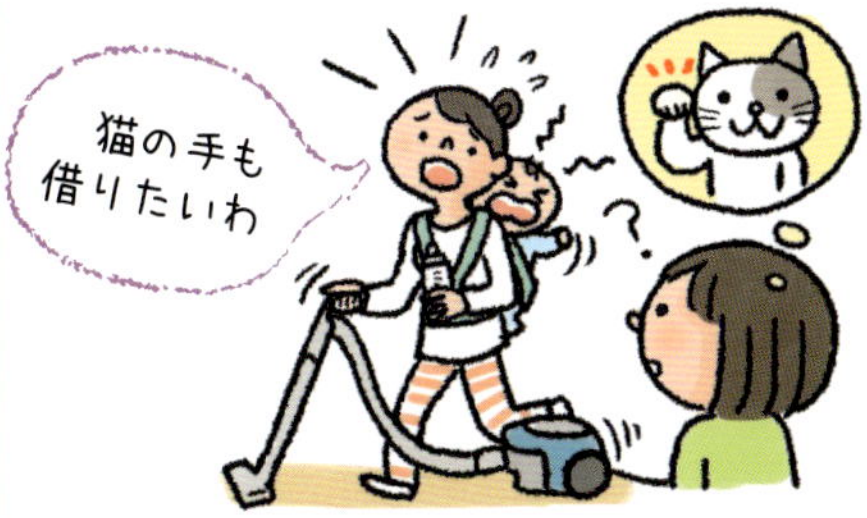
猫の手も
借りたいわ

慣用句

「猫の手も借りたい」が「とても忙しい」という状況のことを意味すると思い至りません。その一方で、一度覚えた慣用句を文脈とは関係ないところで使いたがることがあります。

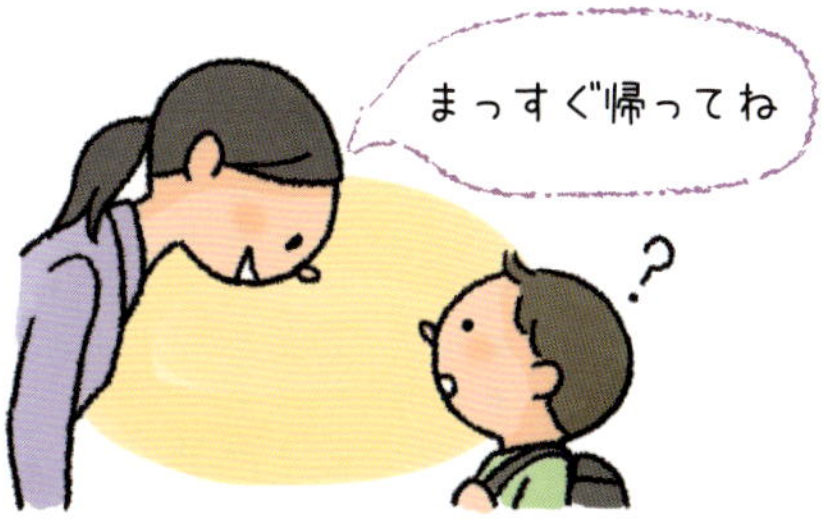
まっすぐ帰ってね

決まり文句

「まっすぐ帰りなさい」と言われると、「私の家には曲がらないと帰れません」などと答えてしまいます。「まっすぐ」が「寄り道をしない」という意味につながりません。

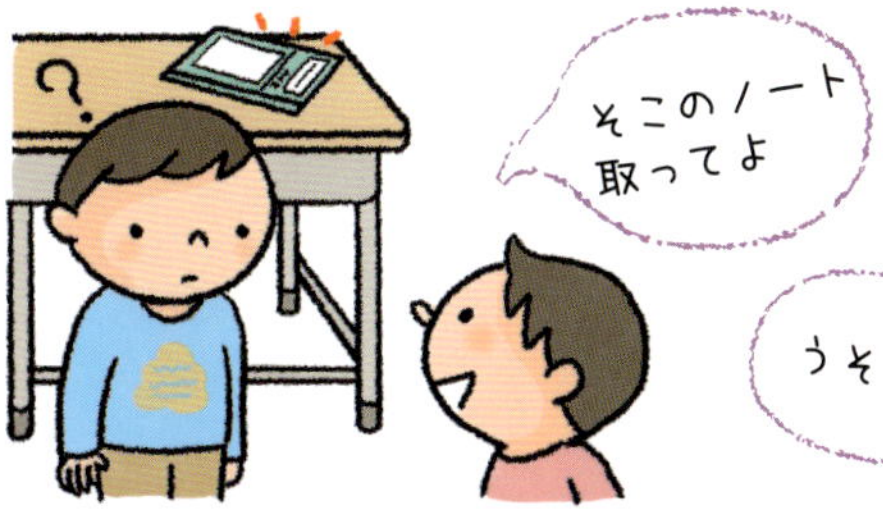
そこのノート
取ってよ

代名詞

その場の状況によって意味が変わる「それ」「これ」「あれ」といった代名詞の理解が苦手です。「机の上にあるノートを取って」など具体的に伝えないとわかりません。

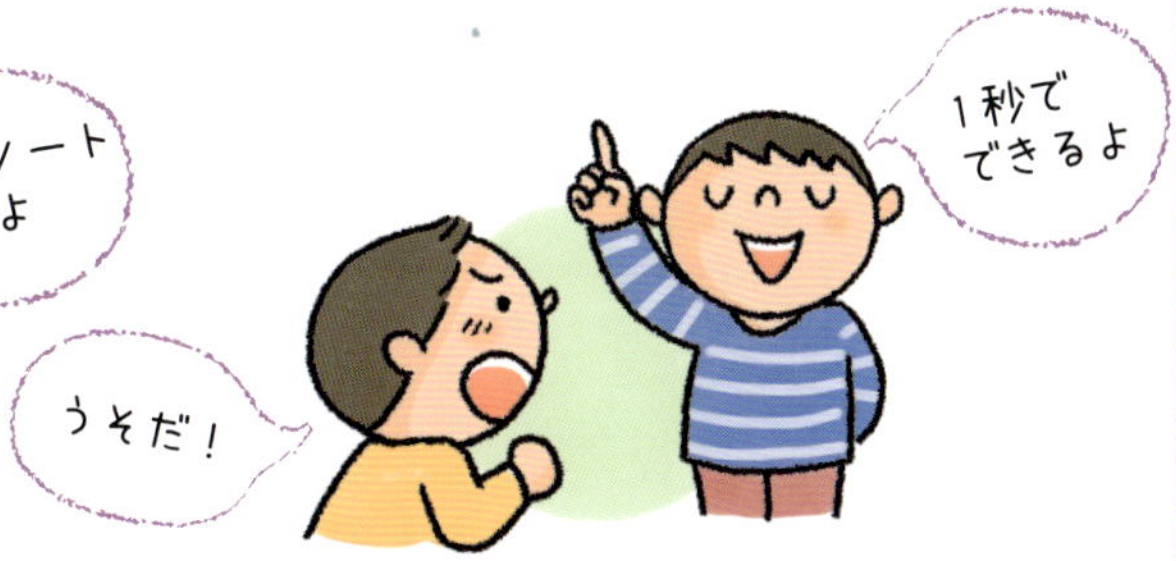
1秒で
できるよ
うそだ！

誇張表現・冗談

例えば、友だちがすぐできることを「1秒でできる」と誇張して言うと、その言葉通りに受け取ってしまい「1秒でできるわけがない」と反論してしまいます。

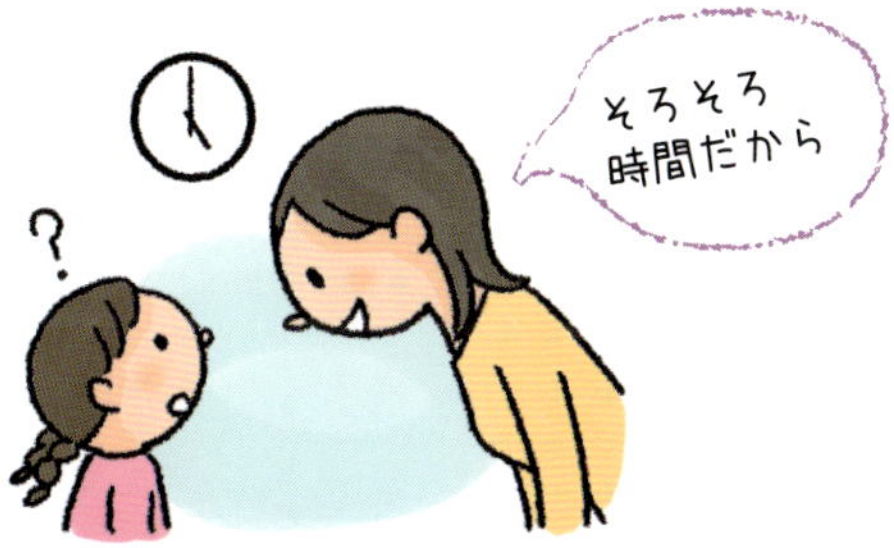
そろそろ
時間だから

遠まわしな表現・あいまいな表現

帰ってほしいときに「そろそろ時間じゃない？」「お家の人が心配しているんじゃない？」と遠まわしな表現で伝えても、その意味をくみ取ることができません。

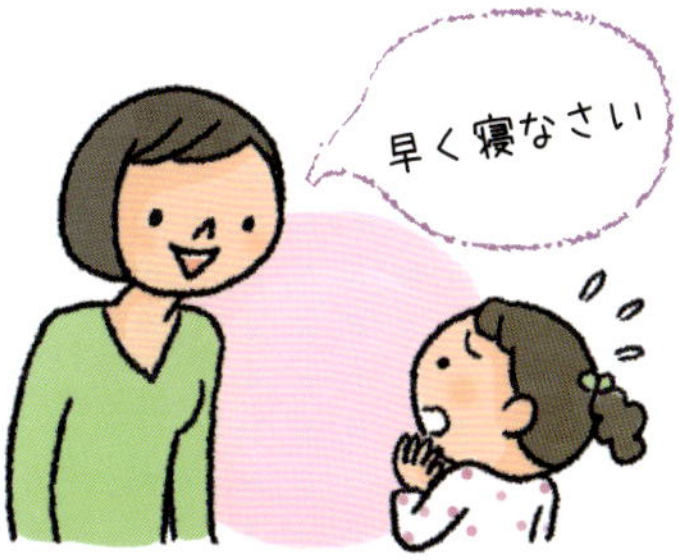
早く寝なさい

否定的な表現・命令形

「ダメ」といった否定的な表現を使うと、自分が非難されているように受けとめてしまいます。また、「～しなさい」といった命令形も怒られているように感じてしまいます。

相手の気持ちが読み取りにくいです

自閉スペクトラム症の特性をもつ子どもは、表情や身ぶり、手ぶり、視線、声の調子などの感情表現を読み取ることが苦手です。同時に自分が感じていることを表現することも苦手です。

相手の喜怒哀楽に気づけません

自閉スペクトラム症の特性をもつ子どもは、表情や身ぶり、手ぶり、視線、声の調子などの感情表現から相手の感情を読み取ることが苦手です。

そのため、悪意はないのですが、相手が怒ったり悲しんだりしていることに気づくことができず、結果として相手の感情を無視した行動をとってしまったり、いらだたせたりしてしまいます。私たちは成長とともに、相手への礼儀として、怒りや困惑といった強い感情をあからさまに出さないようになっていきます。そのため、自閉スペクトラム症の特性をもつ子どもにとっては、学年が上がるにつれて、ますます相手の気持ちがわからなくなるということが起こってしまいます。

感情表現が苦手です

例えば、頭にきた、悔しかった、悲しかった、恥ずかしかった、という言葉からは、それぞれ別の感情が伝わります。しかし、自閉スペクトラム症の特性をもつ子どもは、湧き起こった感情をそれぞれ別の言葉に置き換えて表現（概念化）することが苦手なようです。さまざまな感情が湧き起こっても、すべて、「あっちいけ」という言葉で表現してしまうことがあります。大人ならその子の気持ちを思いやる配慮ができますが、子ども同士では、そうした配慮は難しく、仲よくすることが難しくなってしまいます。

場の雰囲気が読めません

自閉スペクトラム症の特性をもつ子どもは、相手がどんなふうに感じているのかを想像することが苦手です。マイペースにことを運びたがるわがままな子どものように見えてしまうこともありますが、それは脳の機能障害によるものであり、わざと身勝手なことをしているわけではありません。特性のために、「自分がこんなことをしたら、相手はどう感じるだろうか」ということにまで思いが至らないのです。

みだしなみに無頓着なことも

他者の目で自分を見ることを専門用語で「メタ認知」といいますが、自閉スペクトラム症の特性をもつ子どもは、目に見えないことを理解することが不得手です。そのため、「こんな服装やみだしなみをしていたら、相手がどんなふうに感じるだろう」ということを想像することが苦手です。羞恥心が働きにくいともいえます。

そうしたことに加えて、触覚過敏（→P82）がある場合は、シャワーを浴びたがらなかったり、着心地のよい同じ服だけをいつまでも着たがったりすることがあります。

親など周囲の大人が髪を整えたり、清潔な服を着せたりするなど、服装がだらしなくならないように気を配り、みだしなみについて教えていくことは周囲との関係を良好なものにするためにもとても大切です。しかし、それは容易なことではありません。

心の理論

相手の気持ちを理解したり、推測したりする能力のことを「心の理論」といいます。「サリーとアンの課題」は、相手の立場に立つ能力を知る手がかりとなる課題です。

サリーとアンの課題

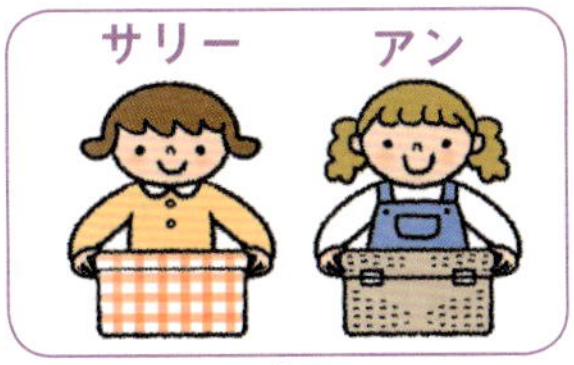

1 サリーとアンが一緒に遊んでいました。

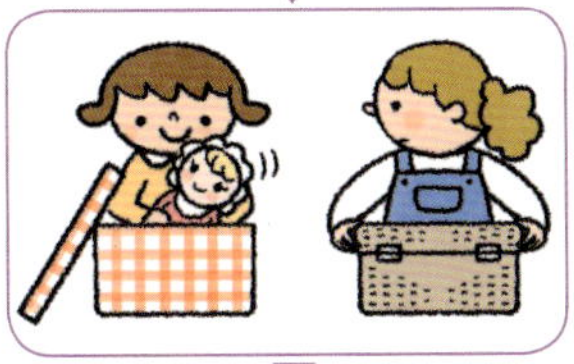

2 サリーは人形を箱にしまい、部屋の外へ出ました。

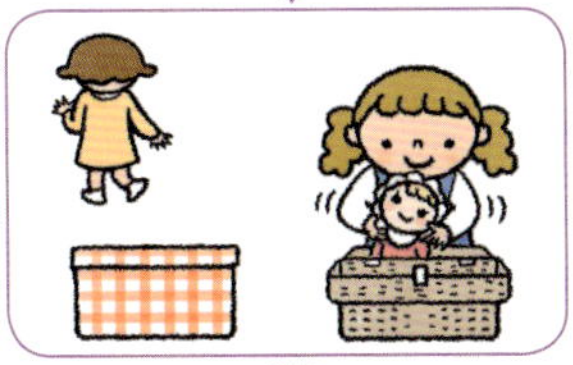

3 アンは、サリーがしまった人形を箱から出してかごにしまい、部屋を出ました。

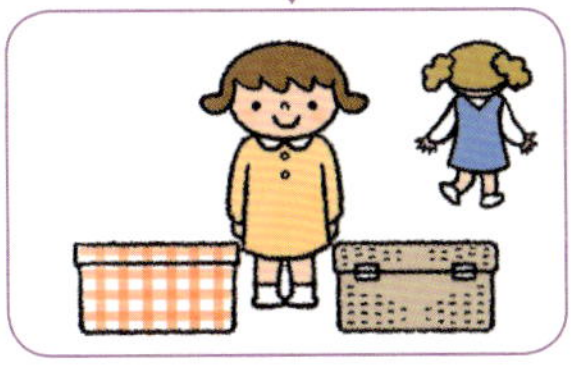

4 サリーが部屋に戻りました。

さて、サリーは人形で遊ぼうとして、どこを探すでしょうか？

箱のなかを探す	かごのなかを探す
↓	↓
心の理論が形成されている	心の理論が形成されていない可能性がある

この結果だけで判断することはできませんが、自閉スペクトラム症の特性をもつ子どもは心の理論が形成されていないことがあり、相手の気持ちを読み取りにくいことがあります。しかし、同時に私たちにも自閉スペクトラム症の子どもの心を想像する力が求められているのだと思います。

一度に複数のことをするのが苦手です

自閉スペクトラム症の特性をもつ子どもは、一度にひとつのことしかできない傾向があります。また、注意を切り替えることも苦手です。

同時にいろいろできません

私たちは当たり前のように同時に複数の情報を処理しています。例えば授業中なら、黒板の文字を目で追いながら、自分のノートに黒板の内容を書き、同時に先生の話を耳で聞くということができます。しかし、自閉スペクトラム症の特性をもつ子どもは、見ることと聞くことを同時にするような、一度に複数のことをするのが苦手です。人の話を聞くなど耳を使っているときは目からの情報が入りにくく、本を読むなど目を使っているときは、耳からの情報が入りにくいのです。

その一方で、ひとつの情報に集中することは得意です。たとえば、先生が「これから大切なことを黒板に書きます。見ていてください」と言って、黙って黒板に文字を書き、「さあ、これを自分のノートに書き写してください」と言えば、やることはひとつずつになるので、スムーズに作業をすることができるでしょう。こうした苦手さは練習したからといって克服できるものではありませんので、その子の得意な能力を生かしながら、必要な支援をすることが大切です。

注意の切り替えが苦手です

自閉スペクトラム症の特性をもつ子どもは、次の作業に移る際の「注意の切り替え」がうまくできないことがあります。例えば、「散歩に行きましょう」と声をかけても、その子がおもちゃで遊ぶことに集中している場合は、切り替えがうまくできません。最初の「散歩に」の部分を聞き逃してしまうこともあります。このような特性は日常生活では「不注意」という印象にもつながりがちです。

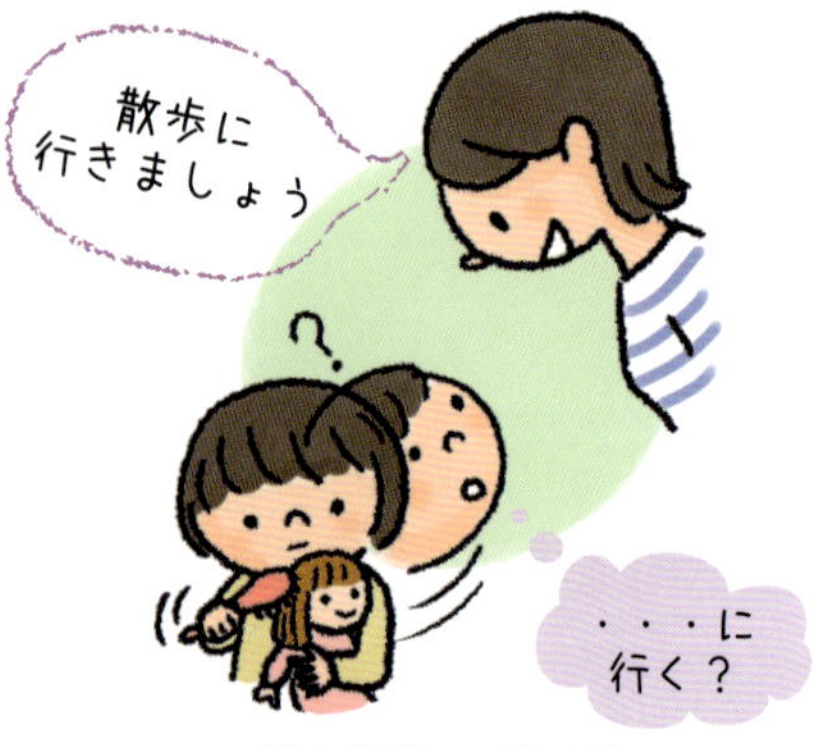

急に話しかけると最初のほうの言葉を聞き逃してしまうことも。

漠然とした空間・時間の把握が苦手です

自閉スペクトラム症の特性をもつ子どもは、「ひとつの場所の用途はひとつだけ」であることが一番安心します。そのため、同じ教室を別の目的で使うだけでも非常に混乱します。

「用途がひとつ」だと安心します

学校はスペースが限られているため、教室をいろいろな用途で使用します。勉強したり、給食を食べたり、休み時間には遊んだり、体育の授業の前は更衣室としても使ったりします。

私たちは、それほど意識せずに、同じ場所でも時と場合によって、教室を別の用途で使うことがあることを理解しています。同時に、例えば、勉強する目的で教室を使うときは、食事をしたり、遊んだりしてはいけないことを、過去の経験から理解しています。

しかし、自閉スペクトラム症の特性をもつ子どもは、目に見えないものを理解したり、過去の経験を集めて概念化したりすることが苦手です。そのため、ひとつの場所に複数の用途がある場合は、「いま何の目的で使用しているのか」を、見てわかるように配慮しないと混乱してしまいます。

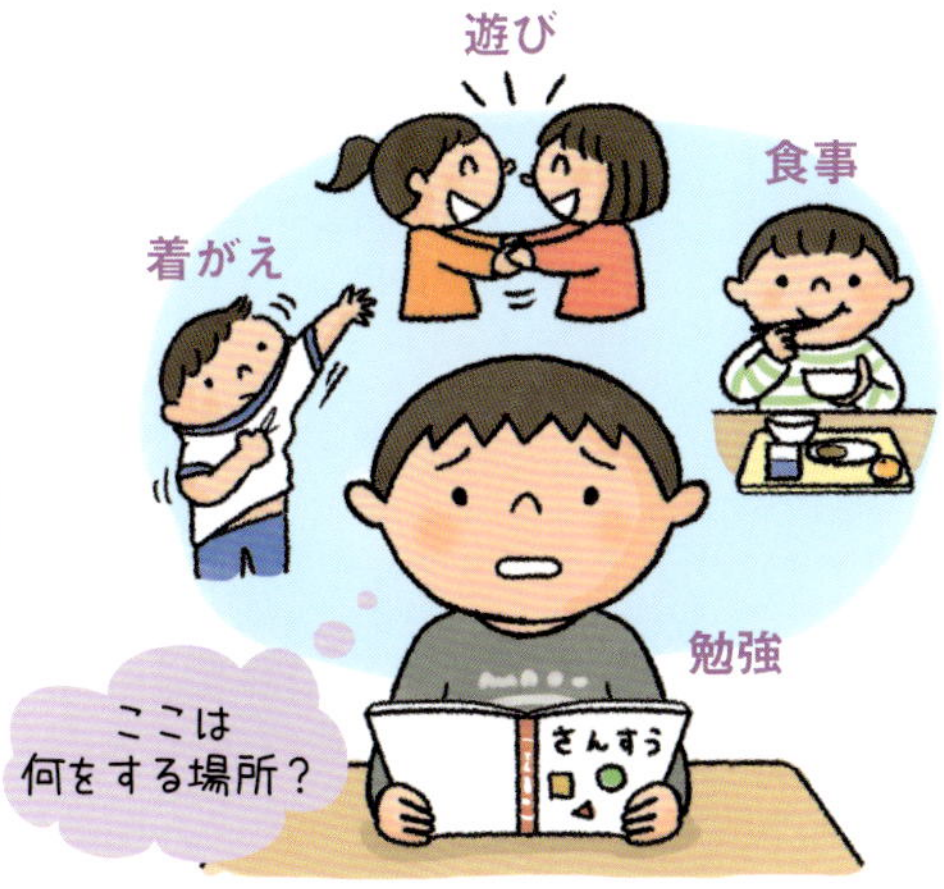
遊び
食事
着がえ
勉強
ここは何をする場所？
さんすう

用途がたくさんあると混乱してしまいます。

「終わり」がわかりません

自閉スペクトラム症の特性をもつ子どもは、何時何分という時刻を読むことはできますが、時間の経過を感覚的につかむことが苦手です。

そのため、「授業は○時○分までです」と言われても、時間は目に見えないため、いま行っている活動が永遠に続くように感じられ、不安になってパニックを起こしてしまうことがあります。そこで、教室の時計と同じ絵を描き、そこに終了時刻の時計の針を描いて示すなど、「どうなったら終わりになるのか」を目に見える形でわかるように伝える配慮が必要です。

全身運動や手先が不器用です

自閉スペクトラム症の特性をもつ子どもは、脳から身体への情報伝達がスムーズに行われないために、日常生活での身体の動きがぎこちなくなる傾向があります。

身のこなしがぎこちないことがあります

自閉スペクトラム症の特性をもつ子どもは、脳からの指令がスムーズに手足に伝わらず、その結果不器用になってしまうところがあります。

例えば、私たちもプロの歌手の歌を数多く聞いたからといって、上手に歌えるわけではありません。つまり、見たり思ったりしたことが、そのままできるわけではありません。自閉スペクトラム症の特性をもつ子どもは、私たちがふだん無意識にできてしまうような、歩く、走る、座る、姿勢を保つといった日常生活のさまざまなところで、同様のことが起こりやすいのです。

身体イメージが希薄な場合も

身体の境界や指先、足先の感覚が希薄な場合もあり、顔のどのへんに口があるのか、どこまでが自分の足で、どこからが床なのかがわからないという子どももいます。

私たちも歯の治療で歯ぐきに麻酔を打つと、口の周りを指でさわってもわかりにくくなりますが、それに似た感じかもしれません。

背中や腕があたるくらい狭い所にいると気持ちが落ちつくという子どももいますが、これは、身体イメージ（身体の境界）がわかりやすくなるためかもしれません。

身体イメージが希薄な場合

力の入れ方や力加減がわかりにくく、
衣類の脱着がひとりでできないことがあります。

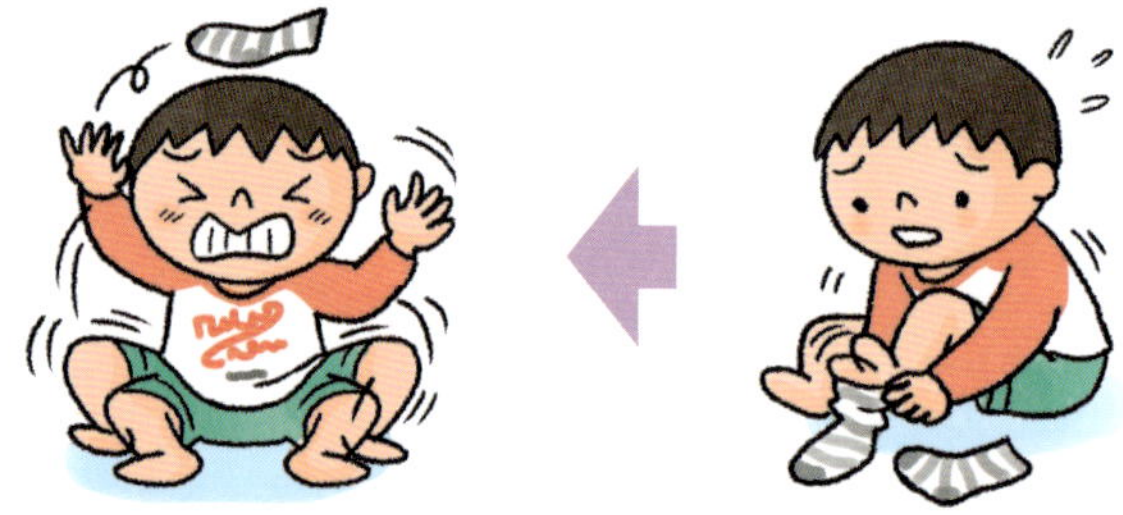

足先を靴下の口に入れることができません。

うまくできずに、かんしゃくを起こしてしまうことも。

こだわりが目立たないことも

子どもによっては、こだわりがないように見えることがあります。
また、予期しない変更による不安や緊張を避けるため、一度覚えたルールに厳格になることがあります。

「いつも通り」にできなくてはじめて気づきます

予期しない変化や予想外のことに出会うと、誰でも緊張するものですが、自閉スペクトラム症の特性をもつ子どもは、想像力を発揮して先行き不安ないまを乗り越えることが苦手なために、不安や緊張を強く感じやすい傾向があります。

見通しが立たないと不安を感じてしまう自閉スペクトラム症の特性をもつ子どもにとって、いろいろなルールや決まりごとを厳格に守ることは、自分なりの「いつも通り」を確認し、安心できる大切な方法のひとつです。

身じたくや片づけ、お手伝いなどの習慣が、ほかの子どもより早く身につくことがありますが、これは、「いつも通り」が好きで、「いつも通り」を守りたいというこだわりの特性が、望ましい習慣としてあらわれた例といえるでしょう。

よい習慣は、日常生活のなかに溶け込んでしまうため、たとえこだわりが強くても、一見するとこだわりだとわかりません。しかし、家のお風呂が壊れてはじめて、入浴にいかにこだわっていたのかがわかったり、ドアの蝶番が壊れて（ドアが閉まらなくなって）はじめて、ドアを閉めることへの強いこだわりを知ったり、レストランで食べきれない量の料理を出されてはじめて、完食することへのこだわりに気づいたりすることがあります。

そうした自立にもつながる望ましい習慣を身につける子どもがいる一方で、公の場にもかかわらず、その場にふさわしくないラフな服装を通したり、日常生活にルーズな面をみせたりするなど、一見するとこだわりのように思えない、ルールや決めごとにこだわりがある子どももいます。

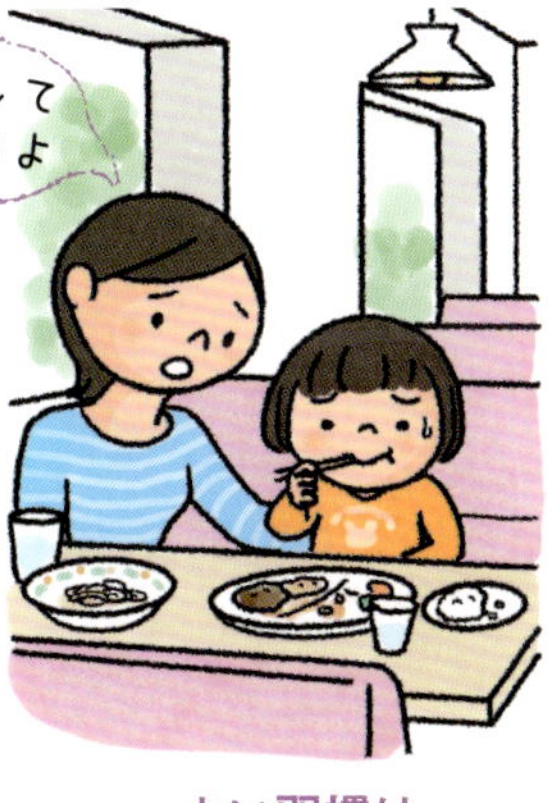

よい習慣は
一見こだわりだとわかりません。

社会性のあらわれ方は異なります

同じ自閉スペクトラム症の特性をもつ子どもでも、社会性のあらわれ方は異なります。一見すると特性が目立たない子どももいます。

さまざまなタイプの子どもがいます

イギリスの精神科医ローナ・ウィングは、同じ自閉症の特性をもつ子どもでも特性のあらわれかたは差があり、それぞれ違って見えるけれど、基本的なところでは連続しているという理解から、典型的な自閉症やアスペルガー症候群、軽度の自閉症を「自閉スペクトラム症（連続体）」と提唱しました。「自閉スペクトラム症の特性をもつ子ども」とひと口にいっても、その特性のあらわれ方は十人十色です。特性が目立つ子どもがいる一方で、なかには一見しただけは特性に気がつかない子どももいます。

社会性のあらわれ方は大きく３タイプある

孤立型

呼びかけに応えず、周りに人がいないかのようにひとり遊びに没頭するタイプです。幼少期に多くみられますが、成長とともに、受け身型、積極型に移行することもあります。

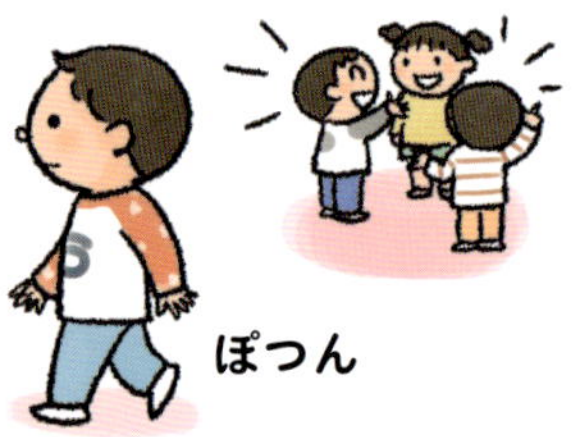

受け身型

誘われれば一緒に遊び、従順なため、自閉スペクトラム症であることがわかりにくいタイプです。周囲からも無理なことを要求されがちなため、ストレスがたまりやすい面も。

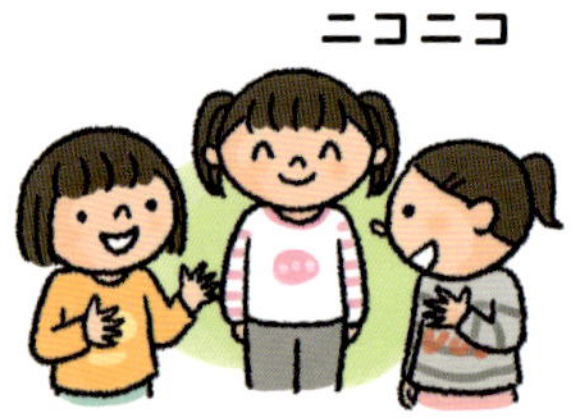

積極型

積極的に他者に関わろうとするタイプです。物おじせず、人懐っこい反面、失礼なことを言ったり、一方的に話し続けたり、質問をしつこく繰り返したりすることもあります。

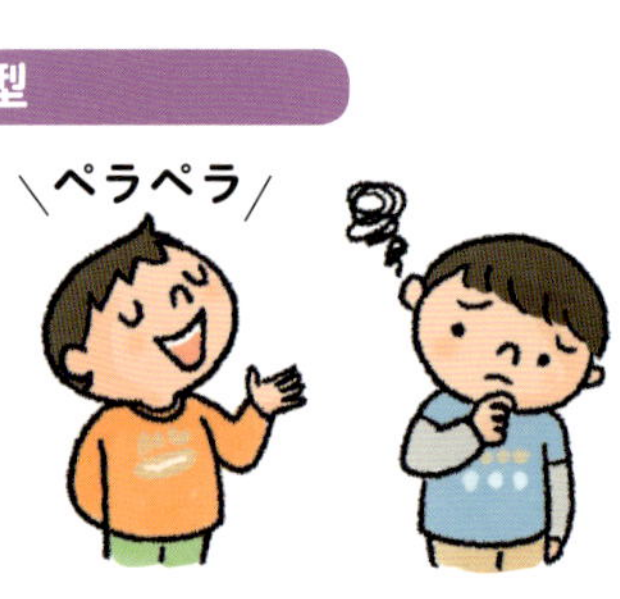

ADHD、LDの特性をあわせもつことも

自閉スペクトラム症の特性をもつ子どもは、ＡＤＨＤやＬＤの特性をあわせもつことがあります。診断名にこだわらず、適切な支援を心がけることが大切です。

いくつかの発達障害が重なりあう場合も

自閉スペクトラム症の特性をもつ子どものなかには、例えば、「教室から飛び出す」「人の話を静かに聞けない」「衝動的に話し出す」「物を壊す」「忘れ物が多い」といった、ＡＤＨＤ（注意欠如・多動症→Ｐ１０７）の特性をあわせもつと疑われる子どももいます。ほかにも、例えば、「文字が読めない」「文字が書けない」「計算ができない」といった、ＬＤ（限局性学習症→Ｐ１２３）の特性が疑われることもあります。

自閉スペクトラム症、ＡＤＨＤ、ＬＤの発達障害には明確な境界線があるわけではありません。それぞれの発達障害は連続していて、重なりあう部分も多いために、診断も難しくなる場合があります。

診断名にとらわれない支援が大切です

自閉スペクトラム症という診断名のみにとらわれてしまうと、適切な支援が遅れてしまいます。発達障害の支援は、マニュアル化できるものではありません。たとえ、ＡＤＨＤやＬＤの診断名がつかなくても、ひとりひとりの子どもに向き合い、寄り添い、その子がいまどんなことに困っているのかを知ることが、その子の生きづらさをやわらげることにつながります。落ち着きのなさや頻繁な忘れ物などが目立ったり、その子にとって具体的な苦手科目があったりする場合は、そのことに対する具体的な配慮や支援を根気よく続けていくことが大切です。

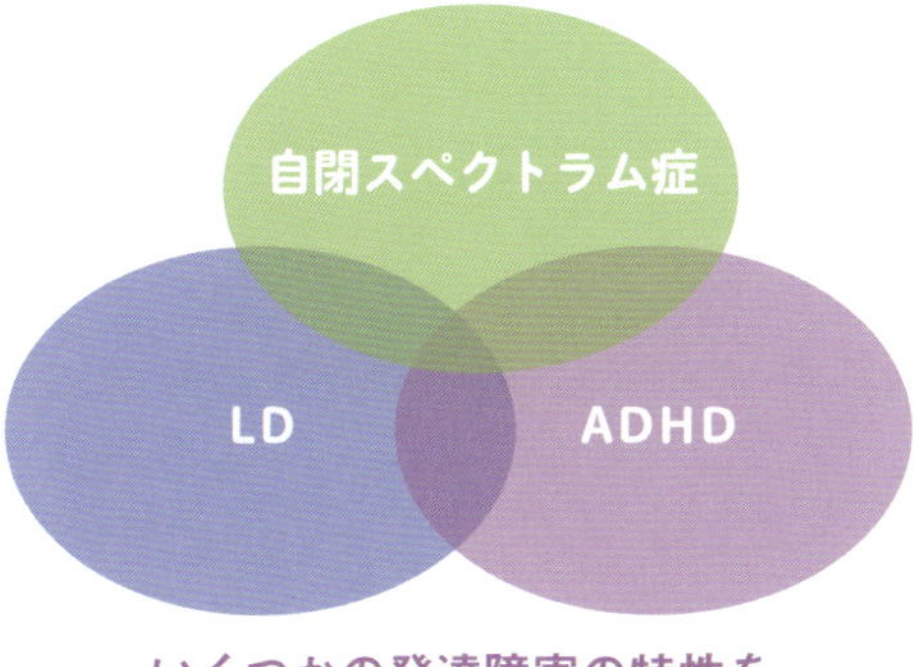

いくつかの発達障害の特性を
あわせもつことがあります。

自閉スペクトラム症の診断のつけ方

自閉スペクトラム症は採血、画像診断などでは異常の見つかりにくい障害です。診察室での様子などを手がかりに診断基準に照らして診断をします。

子どもの様子をよく観察し、親御さんの話をうかがいます

医師はその子に言葉をかけたときの反応や、どれくらい話せるのか、どんなことを話してくれるのか、質問の意味が理解できているか、視線をあわせるかなどを診察室で確認します。

そうしたことに加えて、その子とふだん一番接している親御さんなどに、発育歴やふだんの家庭での様子、保育所・幼稚園、学校での様子、年齢相応の身辺自立がどの程度できているか、いままで気がかりに思ってきたこと、ほかの子とちょっと違うと感じたことなどを聞き、それらすべてを手がかり

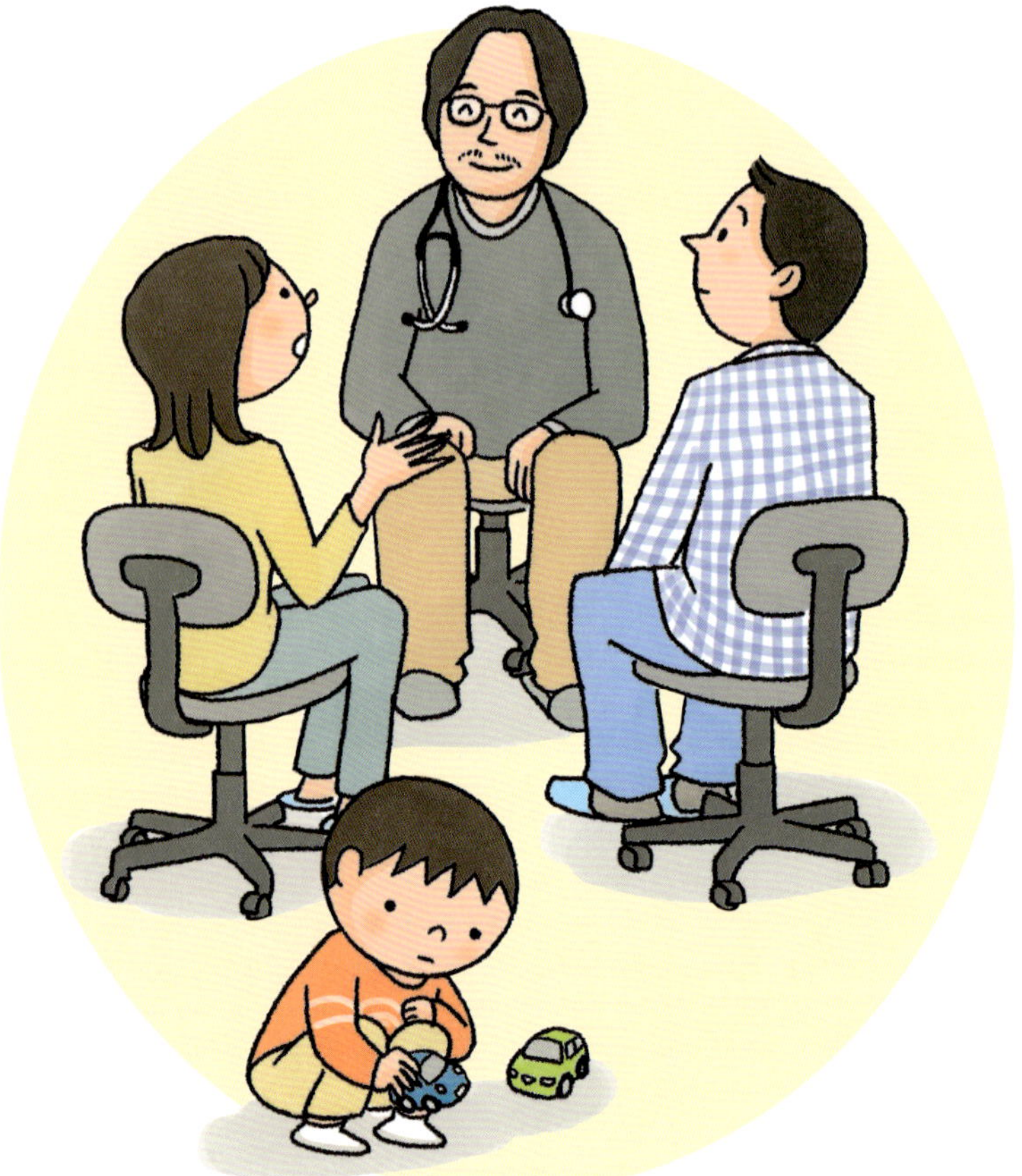

最初の診察は、緊張するかもしれません。
気になる点を箇条書きにした
メモを持参するとよいでしょう。

にします。最初の診察の際は、親御さんも緊張されていることが多いので、気になる点を箇条書きにしたメモを持参されるとよいでしょう。また、母子手帳やアルバム、育児日記や連絡ノートなどがあると、その子の成長過程やふだんの様子を知る手がかりとなり、診察の参考になるでしょう（→P69）。

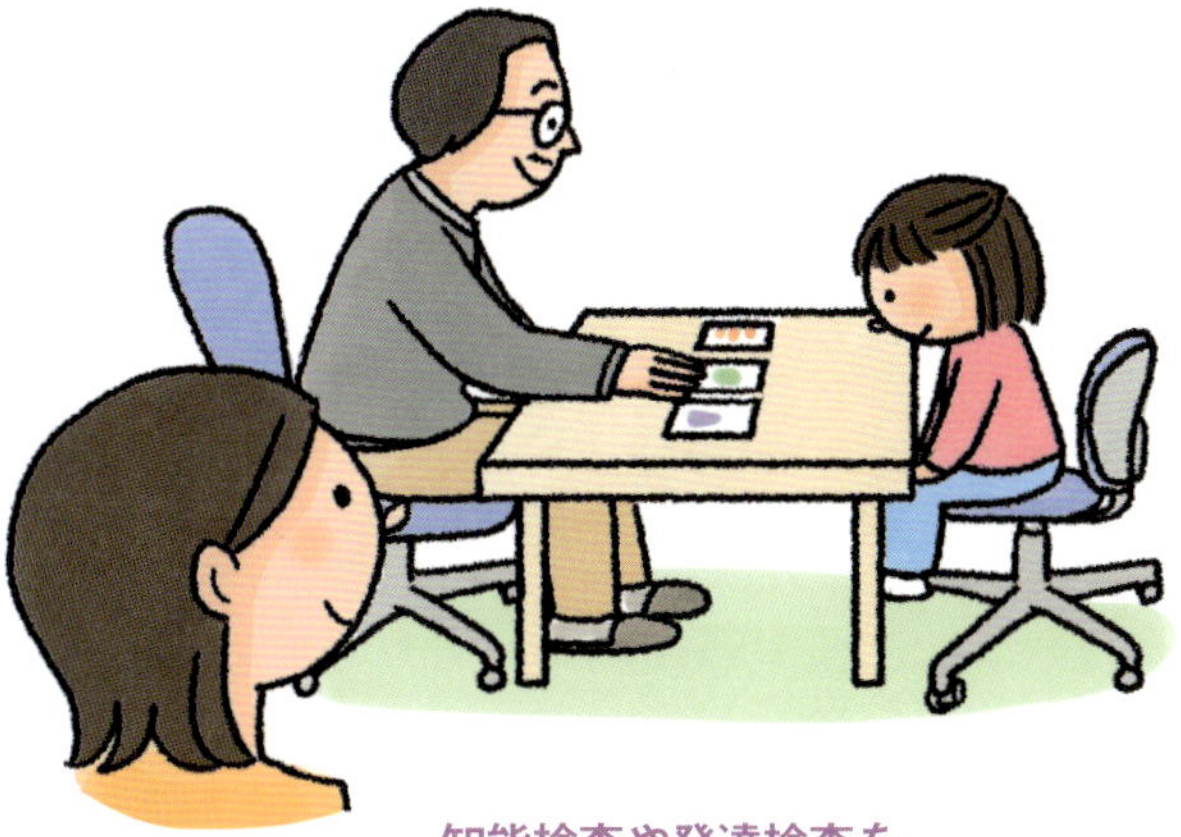

知能検査や発達検査をすることもあります。

ADHD（→P107）やLD（→P123）の場合も、自閉スペクトラム症の診断のつけ方と同様に、子どもの観察と、子どもの育ちに関する情報収集が中心になります。

診断基準に照らして確認します

診断するうえでは、その子の診察室での様子や親御さんからの話を手がかりに、診断基準に照らして診断をします。用いられる診断基準は、アメリカ精神医学会が定めた診断基準「DSM」が中心です。世界保健機関（WHO）の定めた国際疾病分類「ICD」が用いられることもあります。

しかし、診断基準に当てはまるかどうかの判断は、容易なことではありません。自閉スペクトラム症は、程度によってあらわれる特性が大きく異なり、一度会っただけで特性のすべてが見えるわけではありません。何度も面接を繰り返し、経過観察を経てようやく診断名がつくこともめずらしくないのです。

大切なことは、その子をありのまま受けとめることです。診断名はあくまでもその子の一部であって、すべてではありません。診断名が告げられたときは、70ページの「子どもに発達障害の診断がついたとき」も参考に、どのようなかかわり方をすると、その子が生きやすくなるのかを考えていきましょう。

DSMについて

●DSMとはアメリカ精神医学会から出版される『Diagnostic and Statistical Manual of Mental Disorders（精神疾患の診断・統計マニュアル）』のことです。

●2013年5月にこれまでのDSM4版（DSM-IV-TR）から、5版（DSM-5）に改訂されました。主な変更点は以下のとおりです。

・重い自閉症からアスペルガー症候群までが、「自閉スペクトラム症」として一本化されました。

・診断に用いられる項目が多軸診断から「社会的なコミュニケーションの障害」と「限定した興味や反復行動」に絞られました。

自閉スペクトラム症の診断基準（DSM-5）
Autism Spectrum Disorder

A 複数の状況で社会的コミュニケーションおよび対人的相互反応における持続的な欠陥があり、現時点または病歴によって、以下により明らかになる（以下の例は一例であり、網羅したものではない）。

（1）相互の対人的ー情緒的関係の欠落で、例えば、対人的に異常な近づき方や通常の会話のやりとりのできないことといったものから、興味、情動、または感情を共有することの少なさ、社会的相互反応を開始したり応じたりすることができないことに及ぶ。

（2）対人的相互反応で非言語的コミュニケーション行動を用いることへの欠陥、例えば、まとまりのわるい言語的、非言語的コミュニケーションから、視線を合わせることと身振りの異常、または身振りの理解やその使用の欠陥、顔の表情や非言語的コミュニケーションの完全な欠陥に及ぶ。

（3）人間関係を発展させ、維持し、それを理解することの欠陥で、例えば、さまざまな社会的状況に合った行動に調整することの困難さから、想像上の遊びを他者と一緒にしたり友人を作ることの困難さ、または仲間に対する興味の欠如に及ぶ。

B 行動、興味、または活動の限定された反復的な様式で、現在または病歴によって、以下の少なくとも２つにより明らかになる（以下の例は一例であり、網羅したものではない）。

（1）常同的または反復的な身体の運動、物の使用、または会話。

（2）同一性への固執、習慣への頑ななこだわり、または言語的、非言語的な儀式的行動様式。

（3）強度または対象において異常なほど、きわめて限定され執着する興味。

（4）感覚刺激に対する過敏さまたは鈍感さ、または環境の感覚的側面に対する並外れた興味。

C 症状は発達早期に存在していなければならない（しかし社会的要求が能力の限界を超えるまでは症状は完全に明らかにならないかもしれないし、その後の生活で学んだ対応の仕方によって隠されている場合もある）。

D その症状は、社会的、職業的、または他の重要な領域における現在の機能に臨床的に意味のある障害を引き起こしている。

E これらの障害は、知的能力障害（知的発達症）または全般的発達遅延ではうまく説明されない。知的能力障害と自閉スペクトラム症はしばしば同時に起こり、自閉スペクトラム症と知的能力障害の併存の診断を下すためには、社会的コミュニケーションが全般的な発達の水準から期待されるものより下回っていなければならない。

注：DSM－Ⅳで自閉症障害、アスペルガー障害、または特定不能の広汎性発達障害の診断が十分に確定しているものには、自閉スペクトラム症の診断が下される。社会的コミュニケーションの著しい欠陥を認めるが、それ以外は自閉スペクトラム症の診断基準を満たさないものは、社会的（語用論的）コミュニケーション症として評価されるべきである。

出典：『DSM-5 精神疾患の診断・統計マニュアル』日本精神神経学会日本語版用語監修、髙橋三郎ほか監訳（医学書院）より抜粋

健診をきっかけに特性に気づくケースも

乳児・1歳6か月児・3歳児の健康診査（健診）に加え、小学校生活をスムーズにスタートさせるための取り組みとして、5歳児健診を行う自治体が増えています。

　全国の自治体では、乳児、1歳6か月児、3歳児の子どもを対象に健康診査（健診）を行っています。健診では、「適正発見」（発達障害の特性があらわれてくる時期に適正に気づく）という視点から、発達障害の特性が疑われる子どもを対象に、専門医の診察や、地域の療育センターなどでの療育（→P137）をすすめることがあります。

　最近では、これらの健診に加えて、小学校の入学前に、5歳児健診を行う自治体が増えてきました。こうした取り組みの背景には、軽度の自閉スペクトラム症やADHD、LDなどの特性が、3歳児健診以降、保育所や幼稚園など、集団生活の機会が増えてから、目立ってくるといったことがあります。

　発達障害の特性に気づかないまま小学校生活をスタートした場合、学習面で遅れたり、集団行動ができなかったり、いじめの対象になったりすることがあり、子ども本人も親御さんもとまどい、自信をなくして、生きづらさを抱えてしまうことがあります。

　こうした状況を改善するために増えているのが「5歳児健診」です。発達障害の特性は、周囲がその子の特性について理解を深め、適切な支援と配慮をしていくなかで目立たなくなっていきます。入学直前の就学児健診で、発達障害の特性に気づくこともありますが、診断そのものに時間がかかることに加え、療育のスタートも遅れてしまいます。早い気づきによって親御さんにとっても入学予定の小学校にとっても、その子の特性を理解するための時間的な余裕が生まれ、学校生活の支援やサポート体制を整えやすくなります。

軽度発達障害の発見と その後の支援体制に関するモデル図

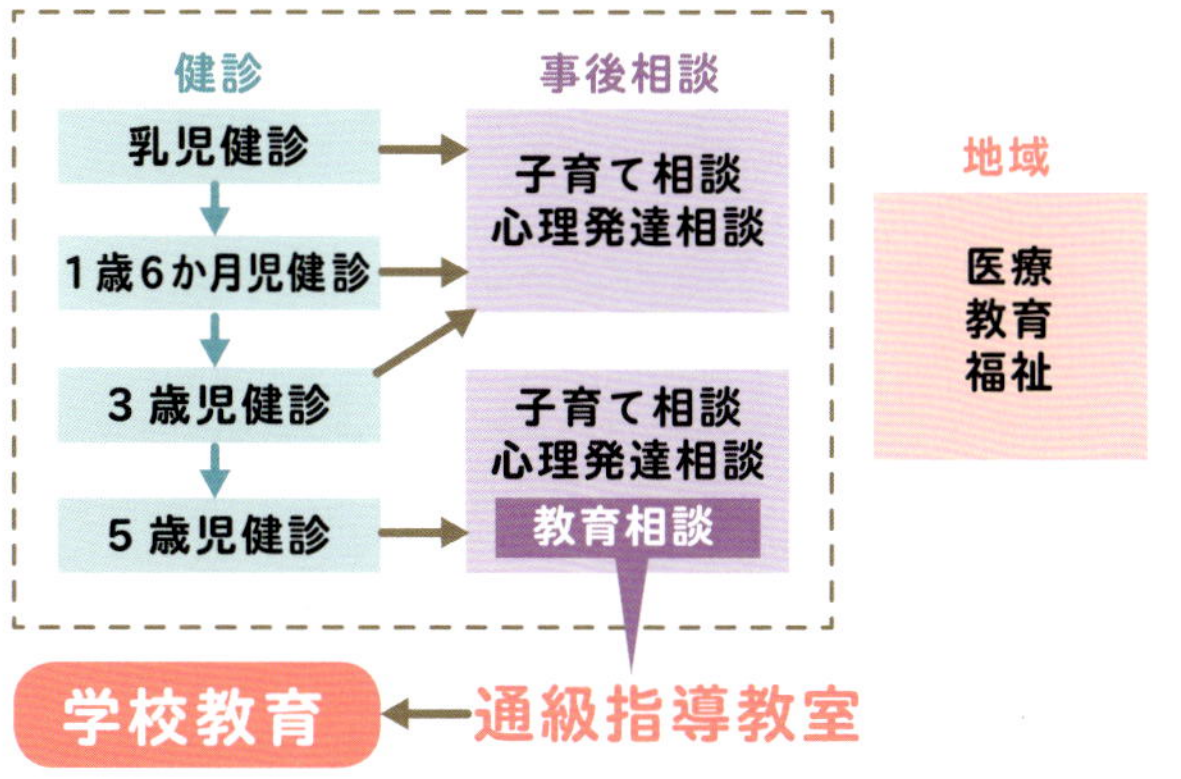
健診
事後相談
乳児健診
1歳6か月児健診
3歳児健診
5歳児健診
子育て相談
心理発達相談
子育て相談
心理発達相談
教育相談
地域
医療
教育
福祉
学校教育
通級指導教室

「軽度発達障害児に対する気づきと支援のマニュアル」厚生労働省をもとに作成

かかわり方のポイント

自閉スペクトラム症の特性そのものは、発達障害全般がそうであるように治癒するものではありません。しかし、周りの人の適切な対応と支援によって、生きづらさをやわらげていくことはできます。

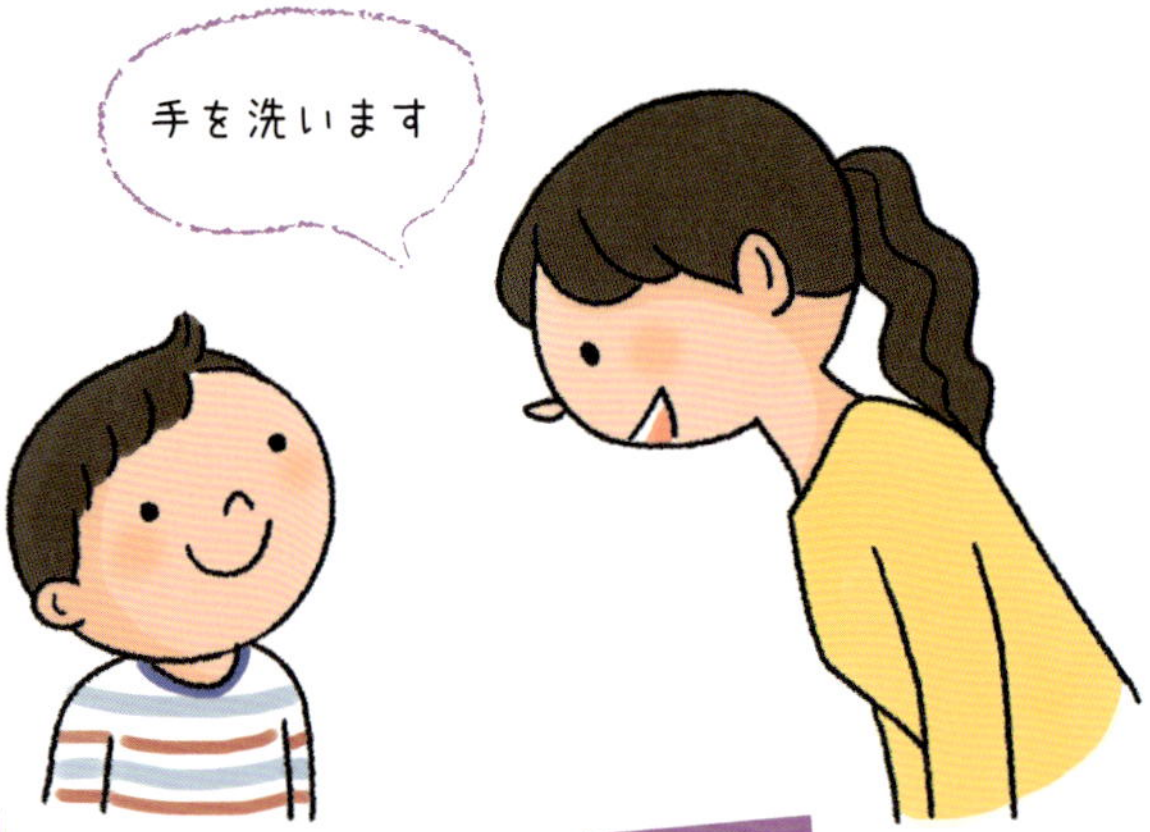

ポイント

落ち着ける環境を用意

感覚過敏がある子どもの場合は、見えるものや聞こえるものからの刺激を絶えず受けてしまいます。気が散らないように装飾のない静かなスペースを確保し、できればひとつの場所はひとつの目的で使用できるといいでしょう。

ポイント

言葉かけは統一してシンプルに

言葉を字義通りに受け取りやすく、遠まわしな表現や慣用句、代名詞などを使うと混乱しやすくなります。「ゆっくりと」「短い言葉で」「具体的」に伝え、繰り返し同じ指示を出すときは、伝え方を統一しましょう。

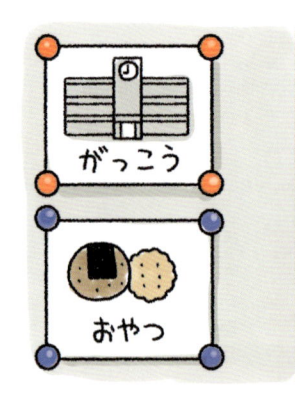

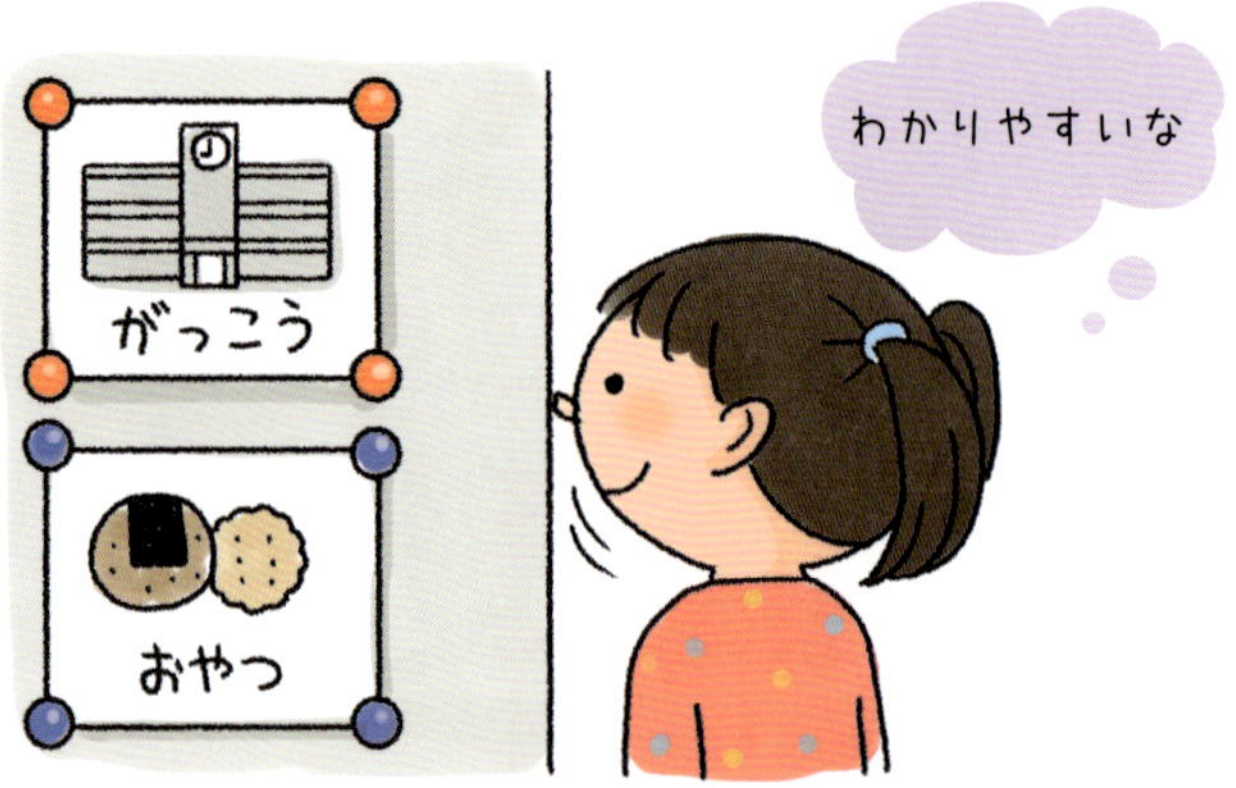

ポイント

活動の区切りを明確に

時間がどれくらい流れたのかを感じることが苦手な子どもの場合は、「いつ終わりになるか」がわかると安心します。「このプリントを２枚やったら終わりね」というように、活動の終わりが目に見えるように伝えましょう。

ポイント

活動の流れを視覚的に伝える

ちょっとした変化に不安を感じやすい子どもの場合は、見通しが立つと安心します。また、音声よりも字や絵の方が理解しやすいので、予定している活動は、絵や写真を使って一覧にして見せると安心して活動に取り組めます。

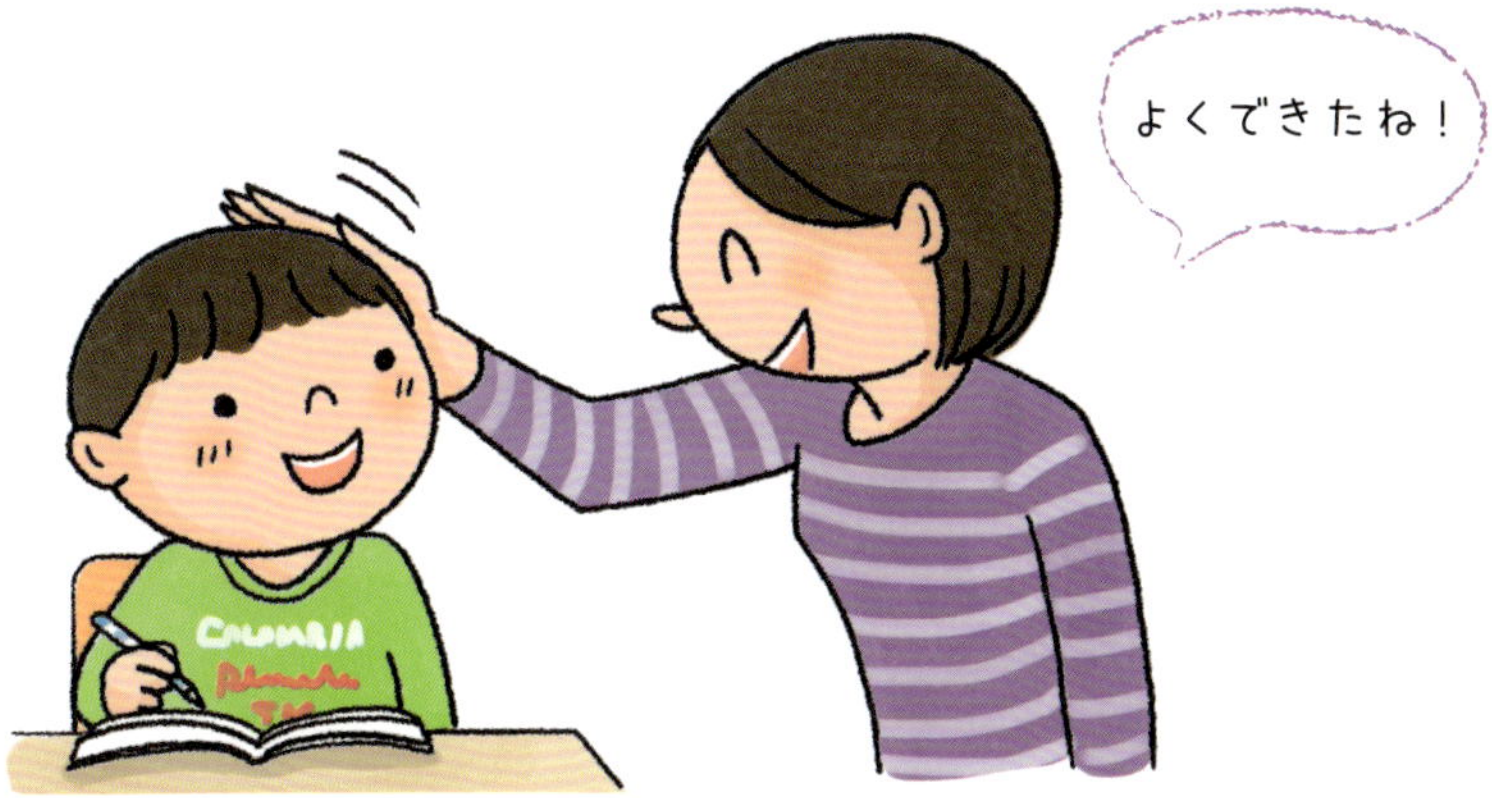
よくできたね！

ポイント

パニックには冷静に対応

子どもがパニックを起こした場合は、パニックにはできるだけ注目せず、静かな場所へ連れて行き、落ち着くまで待ちましょう。パニックがおさまったら「よくがまんできたね」とほめ、"叱らないが譲らない"という態度を貫きましょう。

ポイント

楽しく取り組める工夫を

興味・関心の範囲が狭い子どもの場合は、関心のあることを使うのもひとつです。例えば、電車が好きな子には、算数の問題に電車を登場させてみましょう。スモールステップでの取り組みや、「できた！」という達成感がやる気を育てます。

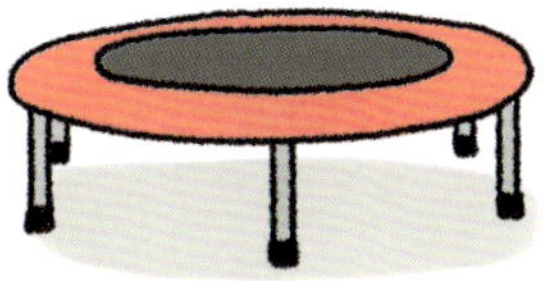

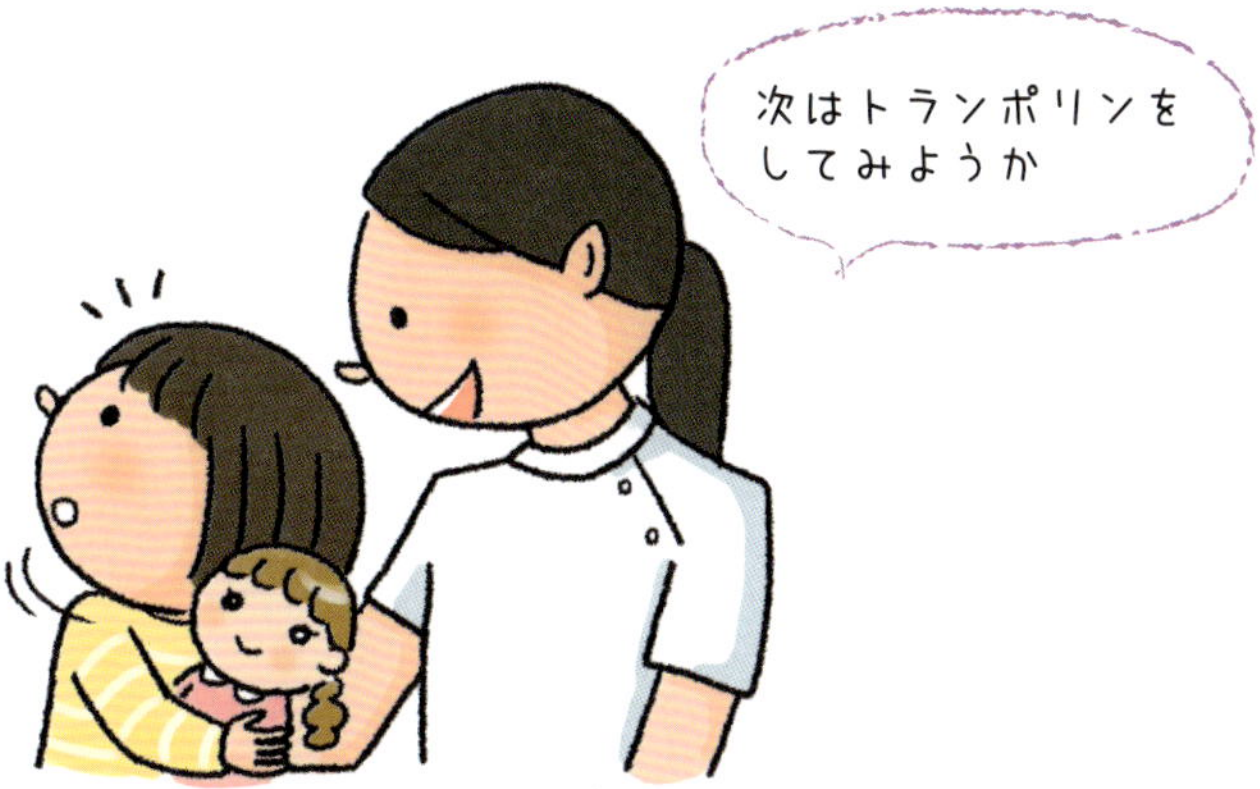
次はトランポリンを
してみようか

ポイント

子どもにあった療育を

自閉スペクトラム症の特性をやわらげることを目的とした療育はたくさんあります。代表的なものに、TEACCH(→P140)や感覚統合療法（→P144）、ABA（応用行動分析、→P146）などがあり、それぞれ専門のスタッフが具体的なアドバイスを行います。

ポイント

興味の幅を広げる手助けを

同じ遊びに没頭する場合は、いつもしている遊びを減らすのではなく、いつもの遊びをしてから、ほかの遊びにも誘ってみましょう。嫌がるときは無理強いしないことが大切です。少しずつ関心の幅を広げ、広い世界を理解できるように手助けしていきましょう。

アスペルガー症候群について

アスペルガー症候群は、現在は自閉スペクトラム症（→P73）として包括されていますが、ここでは、アスペルガー症候群の特性を考えてみたいと思います。

言葉の遅れがありません

アスペルガー症候群は、自閉スペクトラム症（→P73）のなかにまとめられます。しかし、言葉を使った基本的なコミュニケーションができ、知的な遅れがないことから（IQが70以上）、学童期まで障害に気づきにくいことがあります。また、マイペースな行動をするため、「やろうと思えばできるのに、わざとやらないのではないか」「故意にマナーをわきまえないのではないか」といった誤解をされることもあり、子ども本人も、「なぜか友達と仲よくできない」「なぜか相手を怒らせてしまう」と、思い悩んでいることが少なくありません。

近年になって注目された障害

アスペルガー症候群は、1944年、オーストリアの精神科医師ハンス・アスペルガーが報告したのがはじまりです。論文に登場する子どもたちは、アメリカの精神科医師レオ・カナーが報告した「自閉症」との類似点が多くありましたが、言葉によるコミュニケーションや知的能力が高いという点が異なりました。

アスペルガーの論文は、第二次世界大戦中にドイツ語で発表されましたが、カナーの自閉症の論文が英語で書かれ、いち早く脚光をあびていたことなどから、長い間注目されることはありませんでした。

しかし、1981年、イギリスの精神科医師ローナ・ウィングが、論文の中でアスペルガーの論文を紹介し、カナーの自閉症の定義を厳密には満たさないけれど、自閉症と同様の支援が必要な子どもたちが存在することを報告したことから、広く知られるようになりました。

Q&A

Q 高機能自閉症とは違うの？

A 高機能自閉症は一般にIQが70以上あり、知的な遅れはありませんが、言葉の遅れが見られるのが特徴です。この点でアスペルガー症候群とは異なります。しかし、これまで述べてきたように、本書では、アスペルガー症候群も、高機能自閉症も、基本的には自閉スペクトラム症という連続性のものとして考えたほうがよいと思っています。

言葉の発達が早く達者なタイプも

自閉スペクトラム症のなかでもアスペルガー症候群の特性をもつ子どもは、言葉の遅れがなく、難しい言葉を使い、大人びた話し方をすることがあります。

独特の話し方をします

自閉スペクトラム症のなかでもアスペルガー症候群の特性を持つ子どもは、言葉の遅れがなく、むしろ早いこともあります。話すときの表情やイントネーション、リズムには問題がありませんが、大人が驚くほど難しい表現を使ったり、理屈っぽい話し方をしたり、年齢に不相応に大人びた話し方をしたりすることもあります。

話の内容も、とても理路整然としていますが、自分の感情表現がワンパターンだったり、物事の白黒をはっきりさせたがったりすることがあります。また、自分の話したいことを時と場所をわきまえずに一方的に話して、相手に話すすきを与えないこともあります。

相手の様子に関心が向かないため、相手が話題を変えたり、話をさえぎったりすると怒ってしまうことがあります。

しかし、このようなふるまいは、身勝手ゆえのことではなく、自分の伝えたいことを省略せずに話し切りたいという思いからかもしれません。

はっきり言うほうが通じます

自閉スペクトラム症のなかでもアスペルガー症候群の特性をもつ子どもは、遠まわしな表現や比喩を使った表現が苦手で、表情や口調、しぐさから相手の感情を読み取ることも困難です。しかし、その一方で、言葉を字義通り素直に受け取ることは得意なので、伝えたいことがあるときは、短い言葉で端的に話すほうが、真意が伝わります。

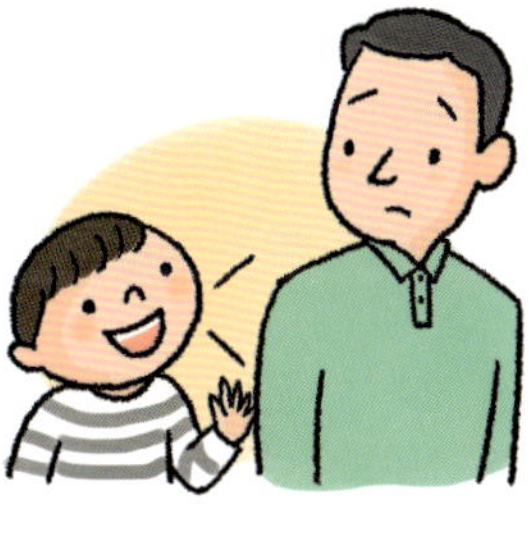

大人との会話を好みます

同年齢の子どもよりも、大人との会話を好む傾向があります。大人は自分にあわせて会話をしてくれるため、ストレスを感じないようです。

診断上、「アスペルガー症候群」の名称が消えます

日本では、2005年に施行された「発達障害者支援法」の一文に、「アスペルガー症候群」という言葉が明記され、広く知られるようになりましたが、2013年に改定されたアメリカ精神医学会の診断基準DSM−5（精神疾患の診断・統計マニュアル）において、「アスペルガー症候群」の名称が消えました。この診断名は、日本でも広く使われてきたため、2015年現在でも、発達障害支援法や各種支援などでは、まだ使用されています。

発達障害に関するいろいろな本が出版されています

発達障害の特性をもつ子どもたちに寄り添うために、私たちには何ができるのでしょうか。

いろいろな視点の本や意見、経験を参考にしながら、理解を深めていきましょう。

『高機能自閉症・アスペルガー症候群 「その子らしさ」を生かす子育て』改訂版

吉田友子 著
（中央法規出版）

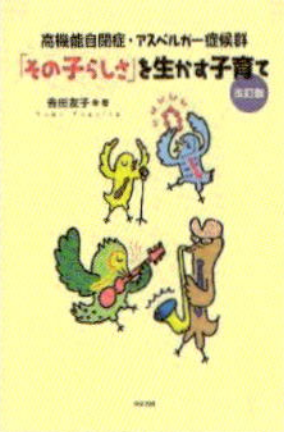

特性をもつ子の子育てに悩む親御さんに向けて、「その子らしさ」を生かしながら発達をサポートする具体的なヒントを掲載。

『これでわかる「気になる子」の育て方』

木村順 監修
（成美堂出版）

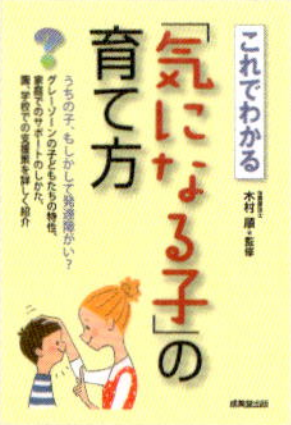

「ちょっと気になる」子どもたちの特性を理解し、支えるために、家庭や園、学校でできる具体的なサポートや支援方法を紹介。

『つなげよう』

田中康雄 著
（金剛出版）

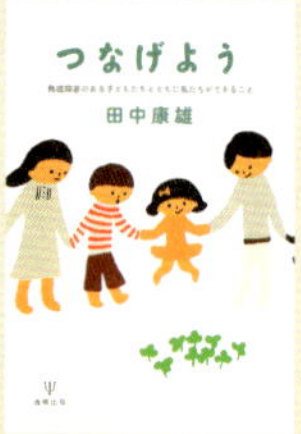

家族や世界とつながりあう道を探す発達障害の子どもたちと、寄り添う支援者のためにつづられた臨床の視点からのメッセージ。

『完 子どもへのまなざし』

佐々木正美 著
（福音館書店）

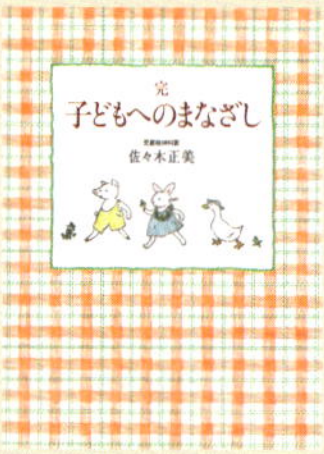

障害のあるなしにかかわらず、互いに共鳴し合って生きたいという願いを込めて、育児書ながら発達障害を大きく取り上げている。

『もしかして、うちの子、発達障害かも!?』

岡田俊 著
（ＰＨＰ研究所）

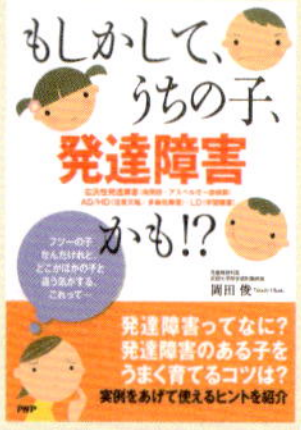

「どこかほかの子と違う気がする」「もしかして発達障害かも?」といった不安に対して、実例を上げて使えるヒントを紹介。

『発達障害の子どもたち』

杉山登志郎 著
（講談社現代新書）

育ちの遅れが見られる子に、どのように治療や養護を進めるか。長年にわたり子どもと向き合ってきた第一人者がやさしく伝える。

『発達障害児の思春期と二次障害予防のシナリオ』

小栗正幸 著
（ぎょうせい）

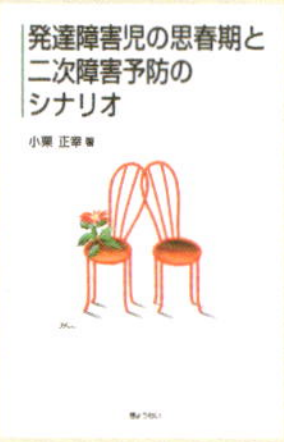

少年非行の現場で多くの発達障害児にも接してきた著者が、二次障害の予防と対処を豊富な事例をあげて、わかりやすく紹介。

『自閉症だったわたしへ』

ドナ・ウィリアムズ 著
（新潮文庫）

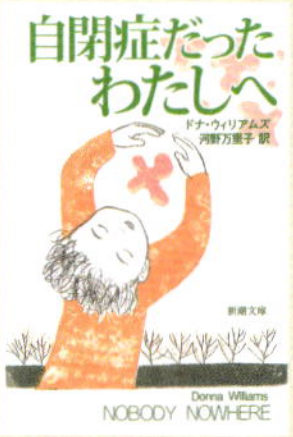

家族にも背を向け、たった一人で自分の居場所を求めた著者が、自らの「生きる力」を取り戻すまでを率直に綴った魂の軌跡の記録。

『自閉症感覚—かくれた能力を引きだす方法』

テンプル・グランディン 著
（NHK 出版）

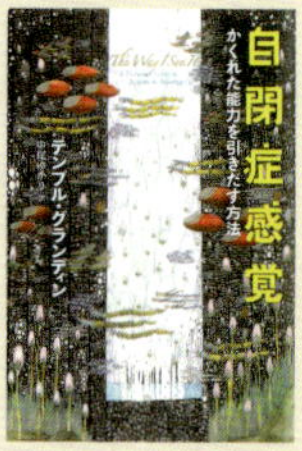

みずからも自閉症を抱えながら、動物科学者として活躍する著者が、ダイヤの原石だという自閉症特有の能力を活かす方法を解説。

4章

ADHDとは？

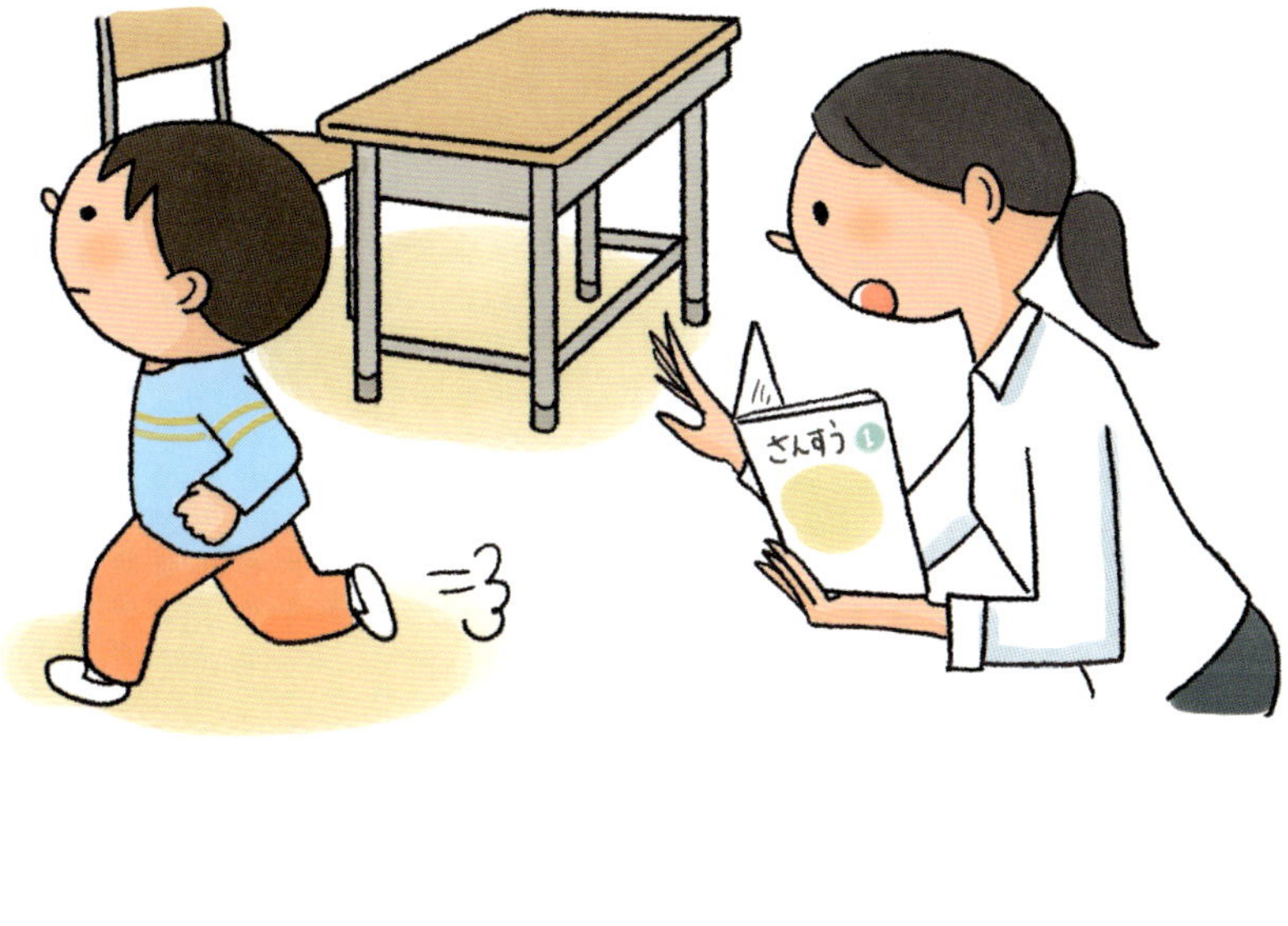

A《エー》D《ディ》H《エイチ》D《ディ》（注意欠如・多動症）とは

脳の機能障害によって、絶えず動き回る、何度言っても態度が改まらない、突然衝動的な行動をするといった症状がみられる子どもたちがいます。

3つの主症状があります

ＡＤＨＤはAttention Deficit / Hyperactivity Disorderの頭文字をとったもので、日本語では注意欠如・多動性症となります。

ＡＤＨＤには、多動性（→Ｐ110）、不注意（→Ｐ112）、衝動性（→Ｐ115）といった3つの主な特性があり、絶えず動き回る、何度言っても態度が改まらない、突然衝動的な行動をするといった言動としてあらわれます。このような症状が12歳になる前に6か月以上継続して、保育所・幼稚園や学校、家庭などの2か所以上の生活場所でみられる場合に診断として疑われます。

しかし、3つの症状すべてがあらわれるわけではありません。多動性だけが極端にあらわれることもあれば、いくつかの症状が同じくらいの割合で出てくることもあります。

ADHDの主な特性

3つの主な特性がありますが、3つすべてがあらわれるというわけではありません。

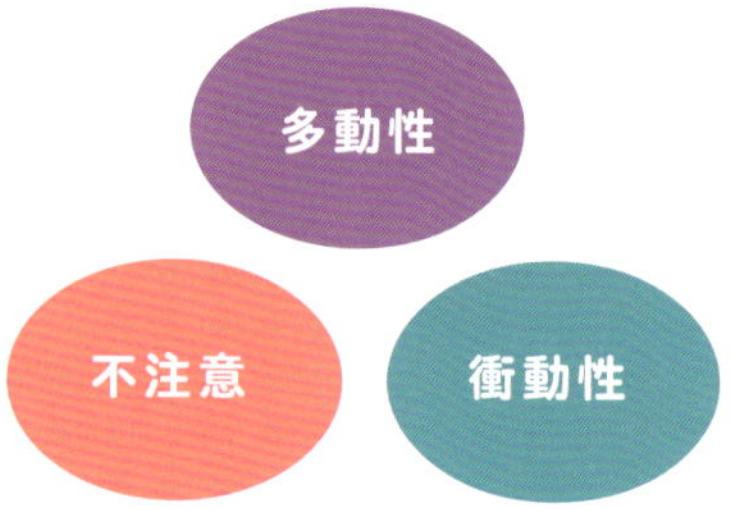

Q&A

Q　どうしてＡＤＨＤになるの？

A　原因はまだ特定されていませんが、現時点では何らかの脳の機能障害（→Ｐ20）によって、ドーパミンという脳内で連絡を取りあうための「神経伝達物質」が不足してしまい、脳の多様な機能をコントロールしている前頭前野がうまく働かないという説が有力です。

明るく元気な子どもです

ＡＤＨＤの特性をもつ子どもは、明るくて活発な、子どもらしい子どもともいえます。人なつっこさや高いテンション、積極的な姿勢は、周りを明るい雰囲気にしてくれるでしょう。

しかし、そうした子どものよさが度を超えてしまうと、現状の学校や社会の制度に適応することが難しくなってしまいます。叱られることが増えると子どもは自信をなくし、孤立して追いつめられてしまいます。

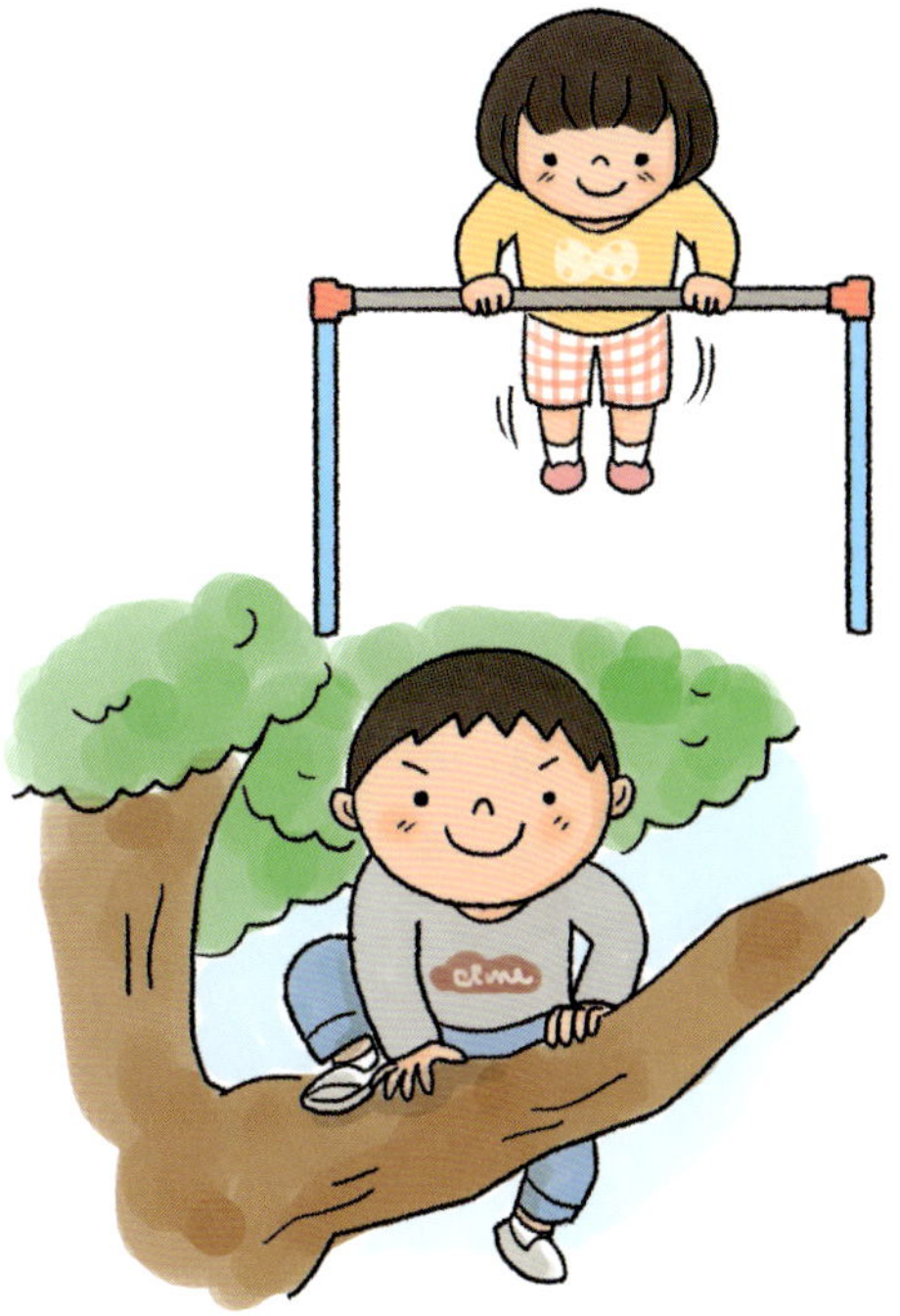

元気のよさや忘れ物などが度を超えてしまうと周囲と折り合いをつけにくくなってしまいます。

苦しんでいるのも子どもです

ＡＤＨＤの特性のために、クラスでいじめにあっていた小学校3年生の女の子がいました。彼女が受けていたいじめについて、私が「それはひどいよね」と言うと、すてきな笑顔を見せながら、「無視するわ」と言いましたが、笑っている瞳からは大粒の涙がこぼれていました。ＡＤＨＤの特性をもつ子どもたちは、ときどきこうした「泣きの笑顔」を見せることがあります。

子どもも、自分でなんとかしたいと強く思っています。しかし、どうしてもうまくいかない…その気持ちが「泣きの笑顔」としてあらわれるのではないかと思います。

親も先生も悩んでいます

落ちついて生活する、注意を払って生活する、あせらず腰をすえて生活する…。知的な遅れがないＡＤＨＤの特性をもつ子どもは、こうした生活を営むことが苦手です。わざとしているように思われがちで、親のしつけや愛情不足によるものと誤解されがちです。

しかし、親御さん自身も、「きちんと向きあっているのに報われない」ということを何度も経験し、追いつめられています。そして、子どもと向きあう先生などの関係者も、「もっとしっかり対応してほしい」と周囲から要望され、追いつめられています。

ＡＤＨＤの特性をもつ子どもに向きあう大人も報われない…。その気持ちは、ＡＤＨＤの特性をもつ子どもの気持ちと同じでしょう。

ＡＤＨＤの特性は、努力や根性で改善するものではありません。まして、誰かを責めて解決することでもありません。必要なのは、その子に対する深い理解や支援、配慮ある環境なのです。

じっとしていられません（多動性）

状況と無関係に常に動き回ったり、極端なくらいに活動的だったりします。しゃべりすぎることも多動性のあらわれです。

元気で活発な子どもです

子どもは元来、動きが多く、長い時間はじっとしていられないものです。それは、子どもの心臓のポンプ機能がまだ発達していないため、下半身に流れてきた血液を容易に心臓に送り返すことができず、動き回ることで足の筋肉を動かし、その勢いで下半身の血液を心臓に送り返しているからだともいわれています。

また、遊びも、遊具に熱中しているかと思うと、ゲームをしたり、マンガを読んだり、絵を描いたり、おもちゃを引っ張り出してきたりと、次々に別のことを始めるものです。これはむしろ元気で活発な健康的な子どもの特徴でもあります。

問題となる多動とは何か

「問題となるほどの多動とは何か」とは、同じ年頃の子どもとの比較で見えてきます。ＡＤＨＤの特性をもつ子どもの行動には、臨機応変、状況に応じての調整がありません。

状況とは無関係に、のべつまくなしに動きまわったり（身体の多動）、おしゃべりを自分でコントロールしたりできません（口の多動）。そして、そのような行動を周囲の人がＡＤＨＤの特性だと理解しにくいということがあります。実際、「授業中は自分の席に座りましょう」ということを、繰り返し時間をかけて伝えても、あまり改善されていきません。

多動性の症状は、動いていないと気分的に落ち着かないだけでなく、ただ無意識のうちに身体が動いてしまうということもあり、自分で抑えることはできません。

「脳からの正しい指示による自然なふるまい」によって動いているわけですから、「じっとしていなさい」と言われることは、本人にとっては、「息をしないでいなさい」と言われるのと同じくらいつらいものといえます。かなり意識すると、ごく短い時間はじっとすることもできますが、本人はとてもつらく感じているはずです。

気になる様子や行動

つぎのような様子や行動が見られることがあります。

じっと座っていられない

- 授業中でも立ち歩いてしまう。
- 気になることがあるとすぐそちらに歩き出してしまう。
- 座っていても、そわそわしているように見える。
- 姿勢が悪い。

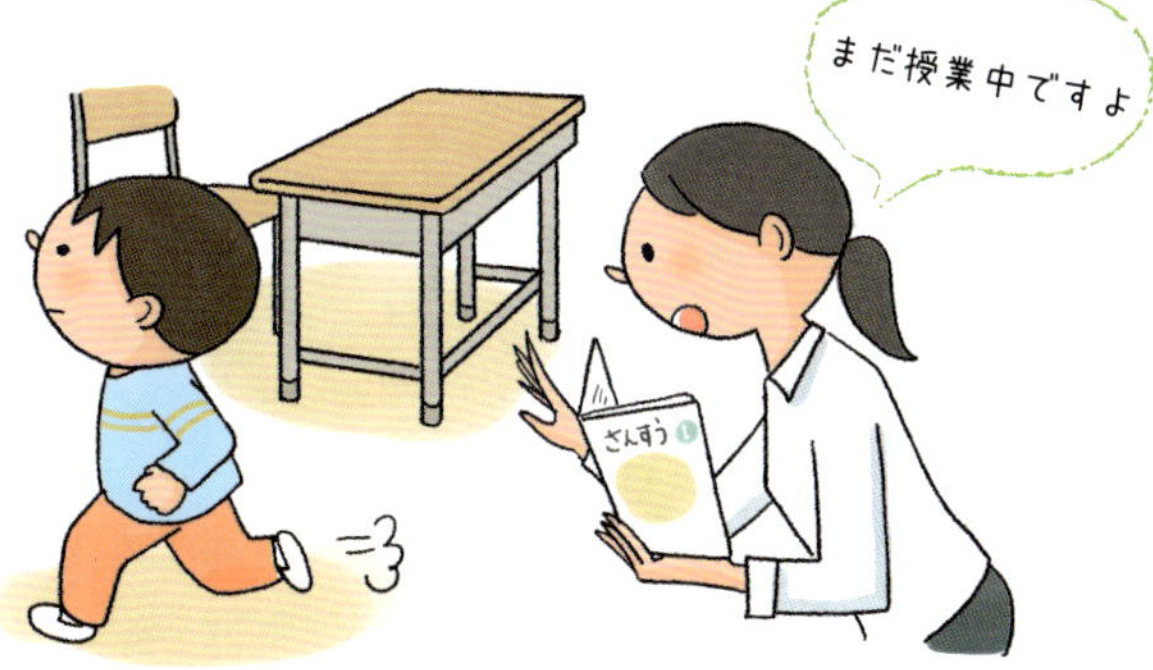

しゃべりだすと止まらない

- 一方的に話してしまう。
- 話の内容がころころ変わる。
- 授業中でも思ったことをしゃべり続けてしまう（衝動性でもあります）。
- 先生の話に割って入る（衝動性でもあります）。

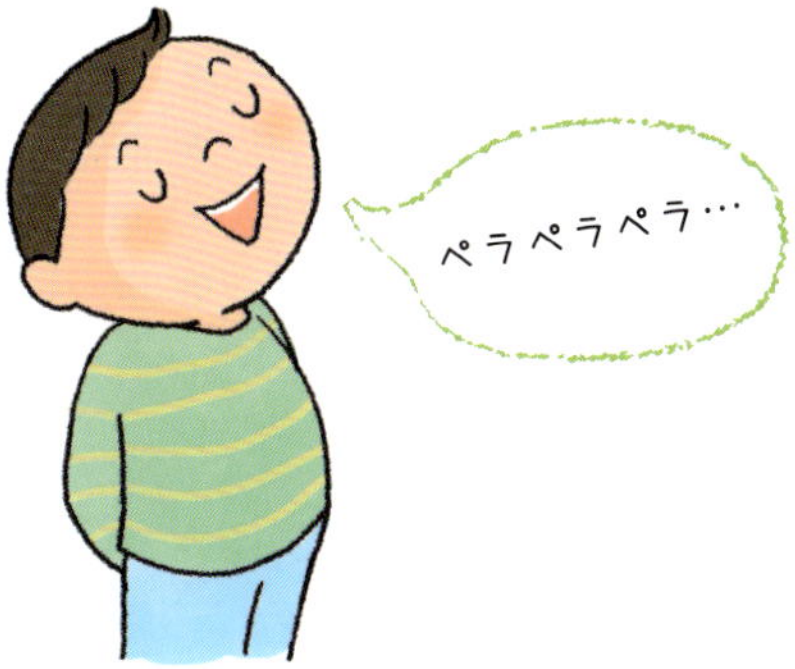

状況に応じて落ちつかない子どもがいます

学校や家庭など、特定の場所でだけ落ちつかなくなる子どもがいます。DSMの診断基準には、「その特性が2か所以上の生活場所で見られる」というただし書きがありますから、その点からみると正確にはADHDと診断するべきではないのかもしれません。しかし、このような子どもたちは家庭（あるいは学校）のどちらかでは、上手にかかわられており、問題視されていないだけかもしれません。

次によくあるのは、学校（あるいは家庭）で急に落ちつきがなくなった子どもです。診断基準では、その特性が「6か月以上継続する」というただし書きがありますから、このような場合は、学校（あるいは家庭）生活のなかで、何か不安なことがあるのかもしれません。学校（あるいは家庭）生活で追いつめられていないか、あるいは不適切なかかわり（虐待）などがないかを探る必要があるでしょう。

忘れっぽく、集中できません（不注意）

注意力が弱く、一定時間何かに集中し続けることができません。頻繁に忘れ物をしてしまう子どももいます。

問題となる不注意とは何か

子どもは幼いほど、注意力が弱いものです。小さな子どもが道路に飛び出す、スーパーなどで迷子になる、ということはよくありますし、子どもなりに何かしら気がかりなことがあれば（例えば、友だちとケンカしたり、ひどく叱られたり、大切なものをなくしてしまったなど）、そのことに気を取られてしまい、目の前のことに集中できず、上の空になってしまいます。

忘れっぽさも子どもの特徴です。幼い子どもほど、新しい情報に気持ちがすぐに向かってしまいますが、それは、何事にも一生懸命なあらわれと言ってよいかもしれません。

そうした好奇心いっぱいの日々のなかで、例えば、ある日、好きなことや苦手なことでもがんばって集中して、その様子をほめられる経験をします。そんなうれしい経験を何度も繰り返していくことで、子どもは集中できる時間を少しずつ長くしていきます。また、失敗したり、注意されたりしたことも、経験として覚えていきますから、「次は気をつけよう」と自分から注意できるようになっていきます。

「問題となるほどの不注意とは何か」というと、例えば、ＡＤＨＤの特性をもつ子どもは、「一定時間、ひとつのことに集中するのが難しく、集中力が長続きしない」「外からの刺激などですぐに気がそれてしまう」「忘れ物や物をなくすことが多い」という症状が「6か月以上継続する」ときに可能性を考えます。

ＡＤＨＤの不注意は、努力不足によるものではありません。むしろ、子ども自身はとてもがんばっていて、「なぜ気がそれてしまうのだろう」「なぜ忘れ物をしてしまうんだろう」と思い悩んでいることが多いのです。ときに感覚過敏（→P82）から、集中困難が生じる場合もあり、ＡＤＨＤと診断される子どもに、自閉スペクトラム症の特性の一部が重なることもあります。

気になる様子や行動

つぎのような様子や行動が見られることがあります。

必要な物をなくしてしまう

- ふで箱、うわばき、リコーダーなど必要な物をどこかに忘れてくる。
- 鉛筆や消しゴムなどを何度もなくす。
- 物を置いた場所を忘れてしまう。

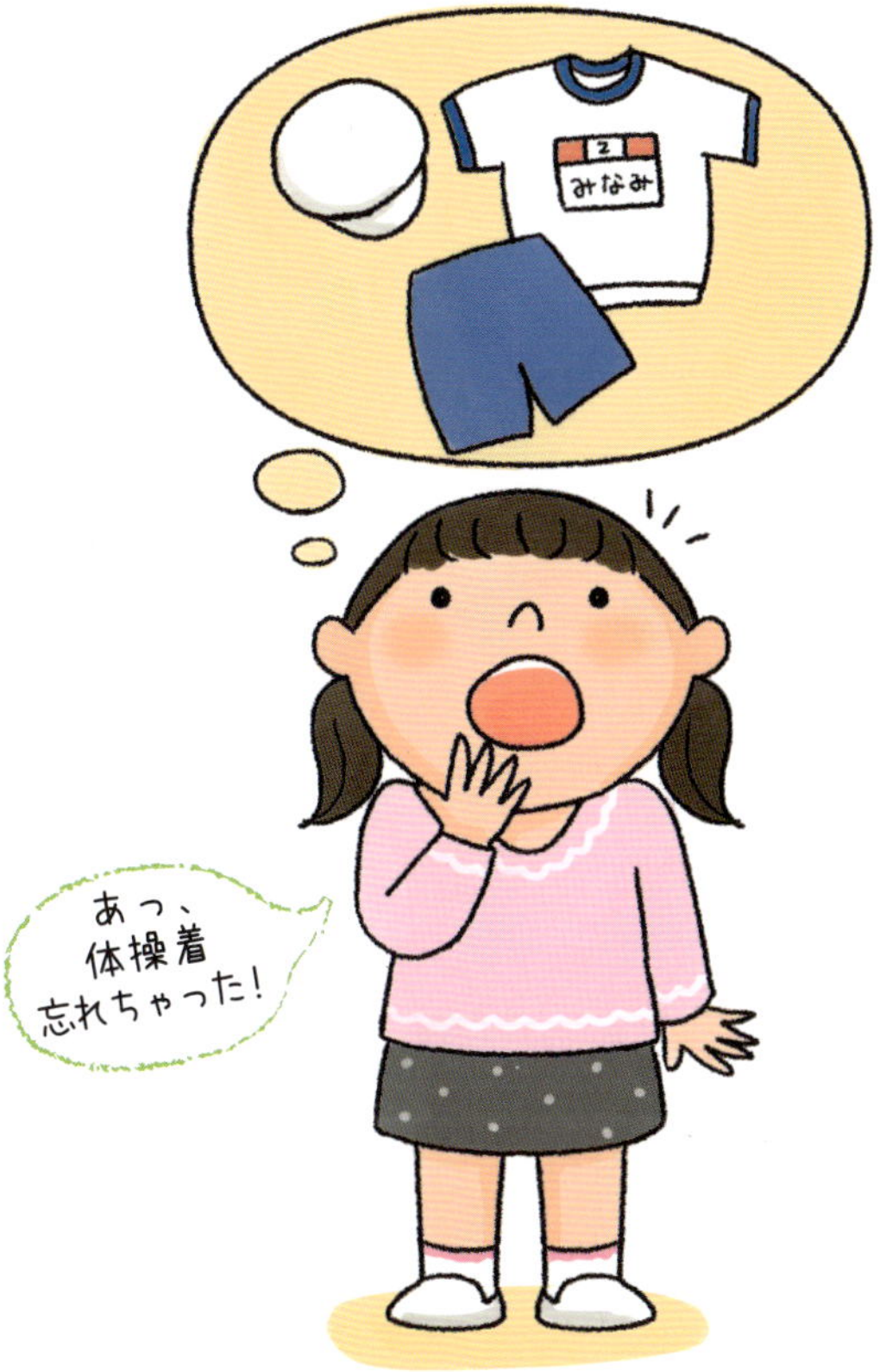

外からの刺激ですぐに気がそれる

- 音などに簡単に反応するため、目の前のことに集中できない。
- 集中と不注意の間で揺れ動いていて、ほどほどに集中するということが難しい。
- 集中していると、話かけても気がつかないことがあり、途中で中断することが苦手。

細かなところまで注意を払わない

- 漢字やひらがなの“点”や“はね”を正しく書かない。
- 文章を書いていて、字が抜けてしまう。
- 計算問題で、単純な計算ミスや繰り上がりなどを忘れてしまう。

いつもボーっとしている

- 興味関心の範囲が狭く、自分の好きなことを考えていることが多いため、上の空でいるように見える。
- 相手の興味関心に気を向けないので、相手は無視されたと思いやすい。

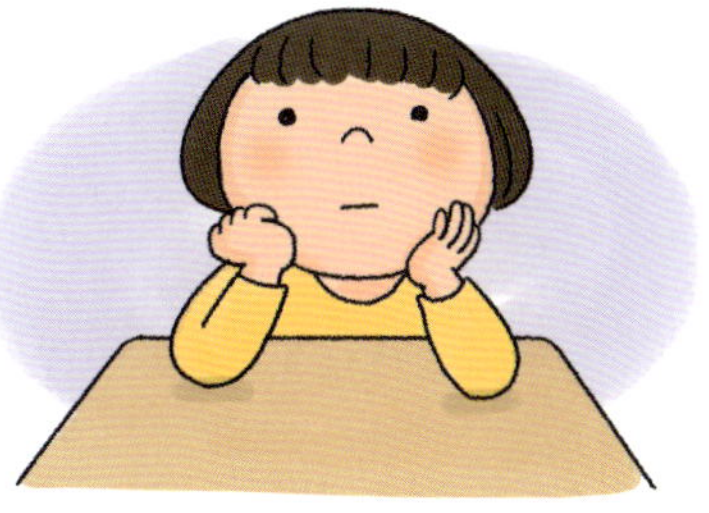

ワーキングメモリの機能を知りましょう

ワーキングメモリとは、脳の前頭前野の重要な働きのひとつで、作業や動作に必要な情報を一時的に保持しながら、活用する機能のことです。作業記憶ともいいます。

生活や勉強をするうえで欠かせない機能です

例えば、私たちが会話できるのは、相手の言葉を一時的に保持して受け答えしているからです。このように必要な情報を一時的に保持しながら活用する脳の機能を、「ワーキングメモリ」といいます。この機能は、無意識のうちに絶えず働いて、私たちの判断や行動全般を支えています。そのため、ワーキングメモリがうまく機能しないと、場違いな行動や忘れものなどにつながりやすくなり、生活や勉強の面での困難が増えてしまいます。ＡＤＨＤの特性をもつ子どものなかには、このワーキングメモリがうまく働かない子どももいると考えられています。その子自身、「どうして失敗ばかりしてしまうのか」と、悩んでいますが、注意されても改善することが難しいため、頻繁な叱責によって自信を失ってしまうことがあります。

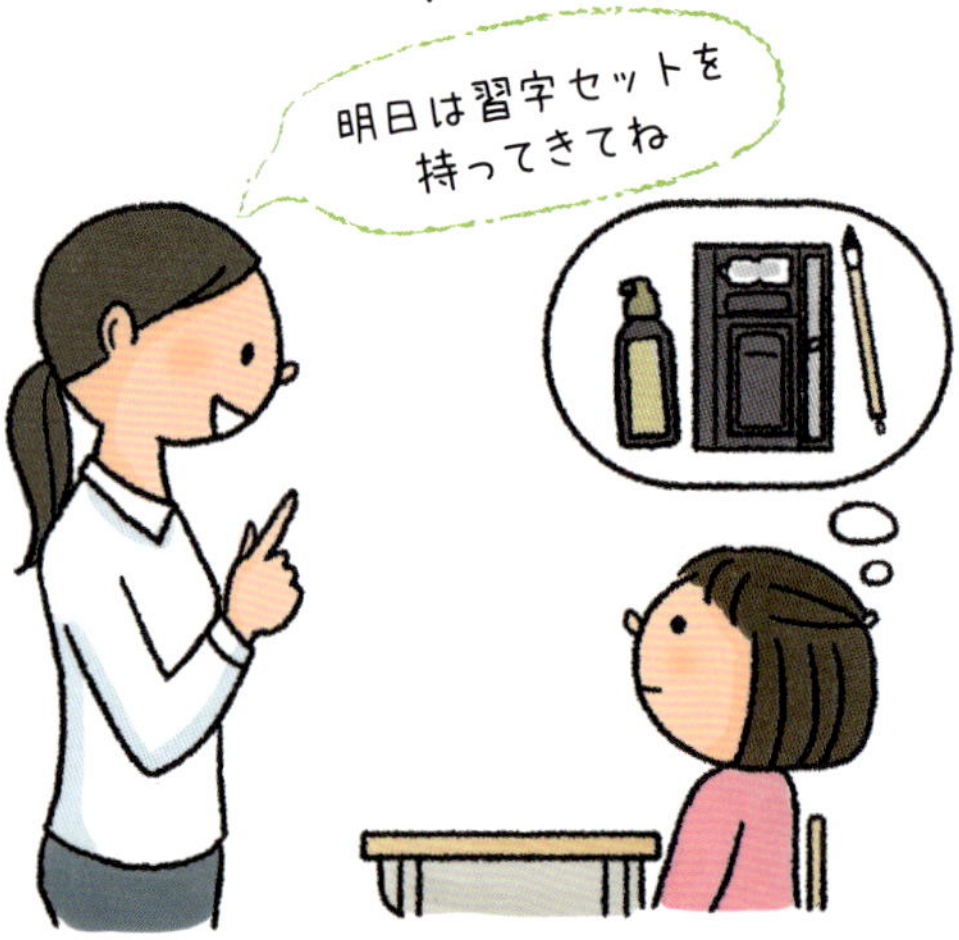
明日は習字セットを
持ってきてね

例えば家で…

翌日、習字セットが必要な場合、ワーキングメモリがうまく働かないと、「習字道具を学校に持っていく」という情報を保持することができず、忘れ物をしやすくなります。

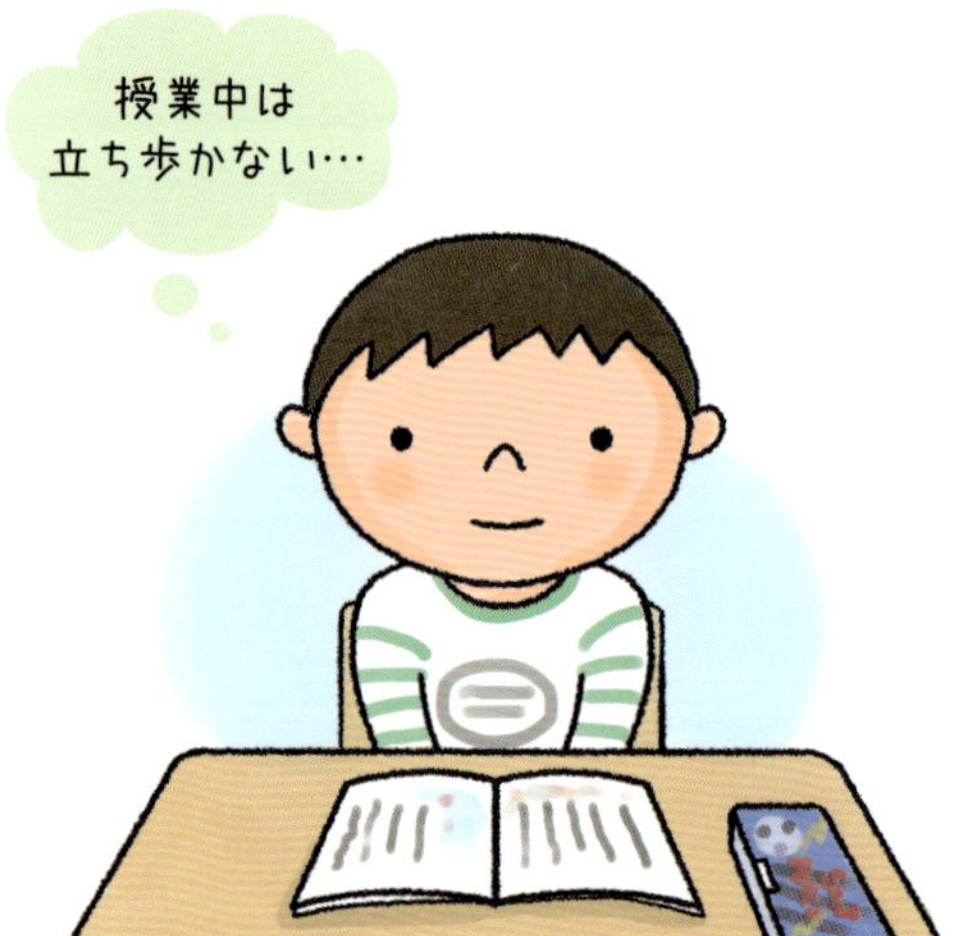
授業中は
立ち歩かない…

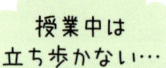

例えば教室で…

「授業中は席に座る」「先生の話を静かに聞く」という情報を保持できないと、立ち歩いたり、おしゃべりをしたりするなど、場違いな行動につながってしまうことがあります。

考える前に行動してしまいます（衝動性）

自分の感情や欲求のコントロールが難しい子どもがいます。その子なりの理由はあるのですが、周囲からは突然の行動にみえてしまうこともあります。

感情や欲求のコントロールが苦手です

衝動性という言葉は「突然危害を加えるという行為」を連想させがちですが、どうも適切な言葉でないように思います。衝動性が強いというのは、自分の感情や欲求をコントロールできないということです。

「衝動買い」を思い浮かべるとわかりやすいと思いますが、衝動買いをする時は、「止めておこうかな」という意識は働きにくいものです。欲しいから買ってしまいます。それと同様に、ADHDの特性をもつ子どもは、自分の感情や自分の発言、行動にブレーキがかけられないために、周囲からみると突然の行為に見えてしまいます。

気になる様子や行動

つぎのような様子や行動が見られることがあります。

思いついたことをすぐに話してしまう

- 指名されていないのに答えてしまう。
- 知っていることを言わなければ気がすまない。
- 思い込みでしゃべってしまう。
- 列に並ばずに、横入りをしてしまう。

順番を待つのが難しい

- やりたい気持ちが強いためにルールを無視してしまう。

思いついたことをすぐに行動してしまう

- 気になったものはさわらずにはいられない。

優先順位がつけられない

- 計画を立てることができない。

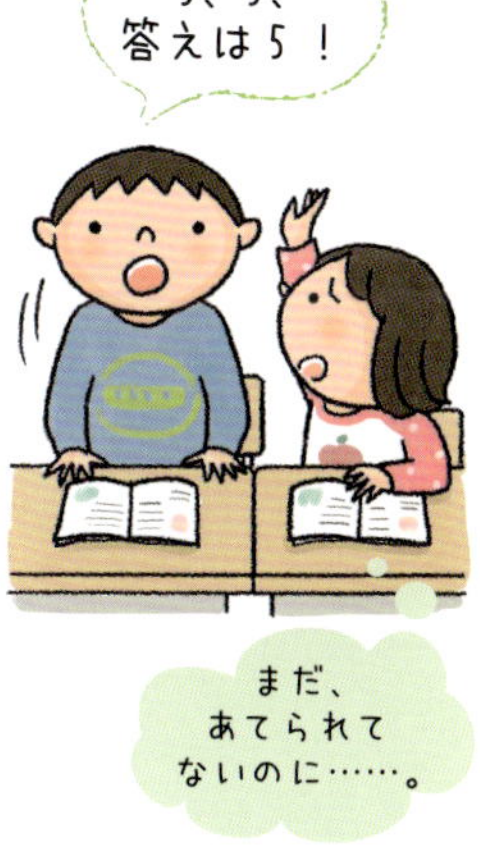
5、5、
答えは5！
まだ、
あてられて
ないのに……。

喜怒哀楽が激しい

自分の感情や欲求をコントロールできないということは、喜怒哀楽が激しいともいえます。うれしいときは、わっと喜びますが、自分のしたいことが止められたり邪魔されたりすると、腹を立てたりかんしゃくを起こしたりします。こうしたことは集団行動のなかでみられることが多く、感情のおもむくままに行動することによって周囲から孤立してしまうこともあるでしょう。

女児のADHDはわかりにくい!?

女児のADHDは特性が目立たず、クラスの進行の妨げになることが少ないため、みつけにくいと指摘する意見があります。

特性が目立ちにくいために支援が遅れがちになることも

ADHDの特性をもつ女の子は、男の子と比べて、その特性が表にあらわれにくいようです。男の子の特性が、行動的に外へ外へと向かうのに対して、女の子は、非常におしゃべりですが、内気で恥ずかしがりや、夢見る夢子さんのように、「心ここにあらず」といった態度がみられることが多いといわれています。女の子のこのような態度は、あまり目立たず、周囲を困らせることも少ないので、支援が遅れがちになります。もし、気になる様子がみられたときは、その子が何で困っているのかをよく観察して、支援へとつなげていきましょう。

ADHDの特性を持つ女児の特徴

- クラスのほとんどの子どもたちが終わった課題に、まだ取り組んでいる。
- 空想にふけっていることが多い。
- 先生の話に注意集中できない、耳が傾かない。
- 質問の意味がわからないため、先生に尋ねられることを怖がる。
- どうしてよいかわからないため、クラスにいることが恥ずかしく感じる。
- 学校生活の居心地が悪い。
- 級友たちの面前で恥ずかしがる。
- 言いたいことがあっても、積極的に話せない。
- 宿題に取り組み始めることが難しい。
- 2、3分たりとも読書に集中することがとても難しい。
- わかっている課題でも、テストになると思い出せない。
- 仕事に取り組むのが一番最後になってしまう。
- 宿題の提出が遅れる。
- 宿題のために必要な本を持ち帰ることを忘れてしまう。
- 宿題の指示を書き留めておけない。
- ほかの誰よりも心が傷ついているように感じる。
- 学校生活で多くのことを恥じている。
- いつも泣きたい気分である。
- スポーツや運動面に苦手意識がある。
- ほかの女の子たちとの競争を好まない。
- 得意なことが何もないように感じる。
- 机をきちんとしておくことができない。
- 親から部屋が汚いとよく言われる。
- 親からやる気のなさを責められる。
- 親の言ったことをし忘れては、親をいらつかせてしまう。
- よくおなかが痛くなる。
- よく頭が痛くなる。
- よく遅刻する。
- よく交通機関に乗り遅れる。
- 朝起きが苦手である。
- 親は、登校前の準備に時間がかかることを知っている。
- 教室で、ほかの生徒の行動に気が散らされやすい。
- 誰かが鉛筆を軽く叩く、近くでガムを噛んでいるときには、いらつきやすい。
- 部屋の時計の音や窓の外でさえずる鳥の声といった小さな音で気が散り、宿題に手がつけられない。
- 先生にはうまくやるためには非常な努力がいるということを知っておいてほしいと思っている。
- 先生にひどく叱られるときがあるが、その理由を理解できないときがある。
- 親には、もっと一生懸命やるべきだと諭されてしまう。
- 時間のたつのがわからなくなる。
- かばんのなかが汚く散らかっている。
- 混雑したデパートに行きたがらない。
- 親と買い物に行くと、決まって親から「遠くに行かないように」と怒鳴られる。
- 置き忘れなどをしては探すために、多くの時間を費やしてしまう。
- 親からは、とても独創的な子と言われる。
- 教室で何かがあって、みんなが楽しく笑っていても、その「おかしさ」がわからず浮いてしまう。
- 女友だちが離れていくことがあっても、その理由がわからない。
- 宿題をするとき、直接的に教えてくれなくてもそばにいてもらうだけでずいぶん助かる。
- 食事をすることを忘れてしまうことがある。
- 入浴を最後まで嫌がるときがある。
- 親に寝る時間だと言われても、ちっとも疲れを感じない。
- 寝つくまでに、長い時間がかかる。
- 一人で何時間でもテレビゲームができる。
- 食事時間にいつも空腹というわけではない。
- すぐやると言っても親は信用しない。
- 集団に入りたくても入り方がわからない。

田中康雄著『ADHD の明日に向かって』（星和書店）付録３「Nadeau,K.G.:Understanding Girls with ADHD.11th Annual CHADD International Conference. Washington,DC.1999」より一部改変

ＡＤＨＤの二次的な問題

ＡＤＨＤの症状は、環境に大きく影響されます。自尊心の傷つきや低い自己評価が、うつや非行、不登校などの引き金になることがあります。

悪循環が生じる背景とは…

ＡＤＨＤの特性による言動は、わがままや努力不足、しつけ不足によるものと誤解されることがあります。周囲の人は、善意の気持ちから叱責や厳しい練習をさせることがあるかもしれません。しかし、頻繁な叱責や失敗体験は、結果的にその子を否定し、その子の自尊感情を深く傷つけてしまいます。特性への配慮のない、誤解によるかかわりによって、子どもの自尊感情が深く傷つき、不登校や引きこもり、非行、うつなどの二次障害を引き起してしまう例は少なくないのです。

周囲を困らせてしまう行動も、「脳からの正しい指示による自然なふるまい」であり、決してわざとしているわけではありません。だからこそ、子どもが自信を失ってしまわないように、その子の特性に配慮した環境のなかで、その子が成功できる機会を作り、「大好きだよ」「とても大事だよ」と繰り返し伝えていく必要があります。

ＡＤＨＤを含めた発達障害は、その強い個性のために周囲と折り合いをつけることが難しい場合があります。人間関係を上手に作っていくことが苦手なのです。関係性はお互い様ですから、折り合いをつける力が強いほうが歩み寄るべきです。そして、ＡＤＨＤの特性をもつ子どもにかかわる誰かを責めるのではなく、子どもが何に困り、どうしたらそれをやわらげられるかを具体的に考えていくことが大切です。

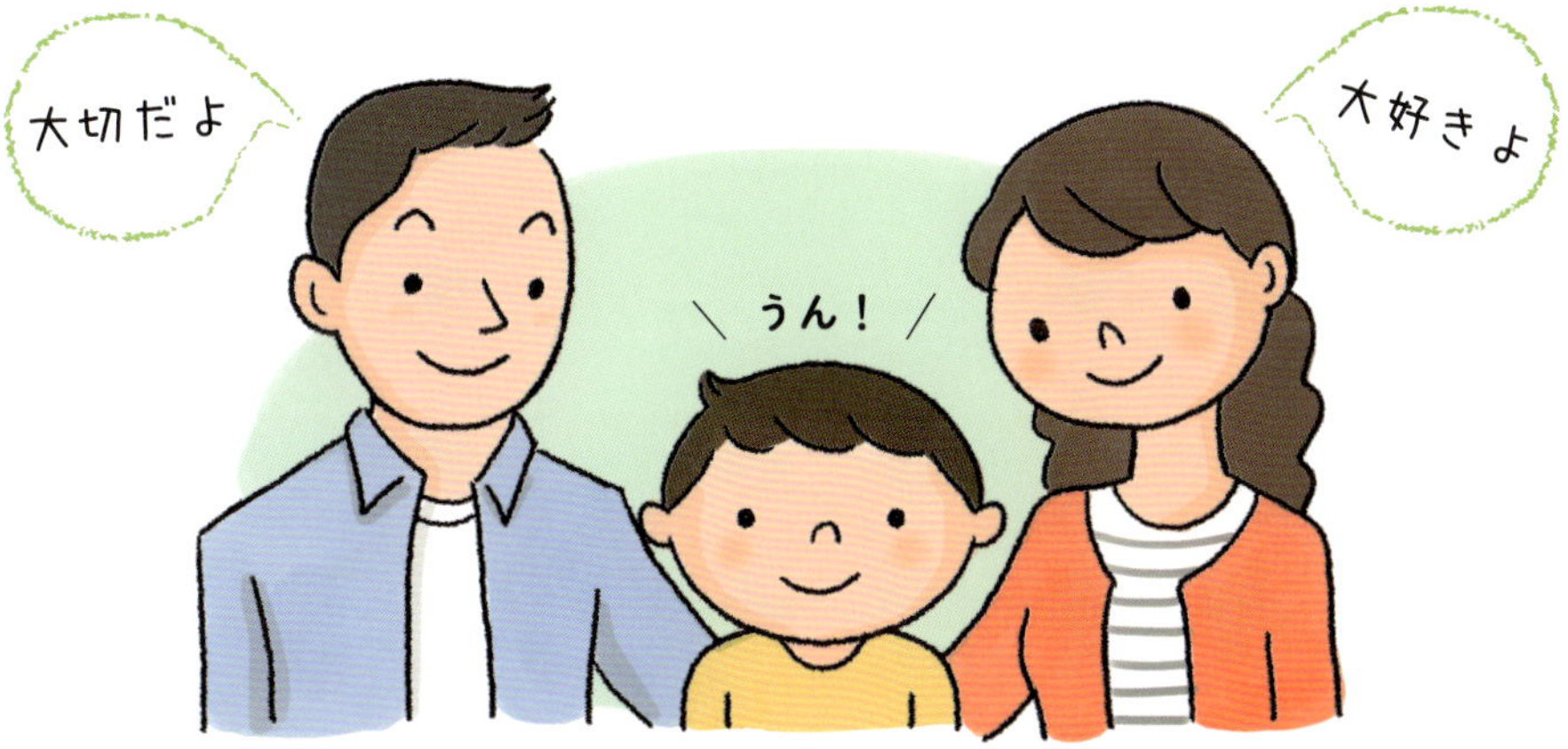

子どもが自信を失わないように
支えていくことが大切です。

ADHDの診断のつけ方

ADHDは採血、画像診断などでは異常の見つかりにくい障害です。診察室での様子などを手がかりに診断基準に照らして診断をします。

子どもの様子をよく観察し親御さんの話をうかがいます

医師は98ページの自閉スペクトラム症の診断のつけ方と同様に、その子の様子をよく観察し、ふだん一番接している親御さんなどの話をよく聞きます。そして、それらすべてを手がかりに、診断基準に照らして診断をします。用いられる診断基準は、アメリカ精神医学会が定めた診断基準「ＤＳＭ」が中心です。世界保健機関（ＷＨＯ）の定めた国際疾病分類「ＩＣＤ－10」が用いられることもあります。

しかし、診断基準に当てはまるかどうかの判断は、決して容易なことではありません。

すぐに診断名がつかないこともあります

ＡＤＨＤの特性は、子どもなら誰もが持っている特性ですし、幼いほど、成長過程のアンバランスさによる一過性のものなのか、脳の機能障害によるものなのかがわかりにくいことがあります。また、特定の状況で落ち着かなくなる子どももいます（→Ｐ111）。

そのため、何度も面接を繰り返して、経過観察を経てと、すぐに診断名がつかないこともあります。しかし、診断名はその子が必要とする支援の手がかりにすぎません。診断名がつく、つかないにかかわらず、どんな支援が必要なのかを考えていきましょう。

DSMについて

●DSMとはアメリカ精神医学会から出版される『Diagnostic and Statistical Manual of Mental Disorders（精神疾患の診断・統計マニュアル）』のことです。

●2013年5月にこれまでのDSM4版（DSM-IV-TR）から、5版（DSM-5）に改訂されました。主な変更点は以下のとおりです。

・自閉スペクトラム症と同じ神経発達障害（Neurodevelopmental Disorder）に分類されました。

・自閉スペクトラム症との並存が認められました。

・発症年齢が7歳以前から12歳以前へ引き上げられました。

ADHD（注意欠如・多動症）の診断基準（DSM-5）
Attention-Deficit/Hyperactivity Disorder

A（1）および/または（2）によって特徴づけられる、不注意および、または多動性-衝動性の持続的な様式で、機能または発達の妨げとなっているもの

（1）**＜不注意＞**

以下の症状のうち6つ（またはそれ以上）が少なくとも6カ月持続したことがあり、その程度は発達の水準に不相応で、社会的および学業的/職業的活動に直接、悪影響を及ぼすほどである

(a) 学業、仕事、または他の活動中に、しばしば綿密に注意することができない、または不注意な間違いをする。
(b) 課題または遊びの活動中に、しばしば注意を持続することが困難である。
(c) 直接話しかけられたときに、しばしば聞いていないように見える。
(d) しばしば指示に従えず、学業、用事、職場での義務をやり遂げることができない。
(e) 課題や活動を順序立てることがしばしば困難である。
(f) 精神的努力の持続を要する課題に従事することをしばしば避ける、嫌う、または、いやいや行う。
(g) 課題や活動に必要なものをしばしばなくしてしまう。
(h) しばしば外的な刺激によってすぐ気が散ってしまう。
(i) しばしば日々の活動で忘れっぽい。

（2）**＜多動性および衝動性＞**

以下の症状のうち6つ（またはそれ以上）が少なくとも6カ月持続したことがあり、その程度は発達の水準に不相応で、社会的および学業的/職業的活動に、直接悪影響を及ぼすほどである

(a) しばしば手足をそわそわ動かしたりトントン叩いたりする。または、いすの上でもじもじする。
(b) 席についていることが求められる場面でしばしば席を離れる。
(c) 不適切な状況でしばしば走り回ったり高い所へ登ったりする。
(d) 静かに遊んだり余暇活動につくことがしばしばできない。
(e) しばしば〝じっとしていない〟、またはまるで〝エンジンで動かされているように〟行動する。
(f) しばしばしゃべりすぎる。
(g) しばしば質問が終わる前に出し抜いて答え始めてしまう。
(h) しばしば自分の順番を待つことが困難である。
(i) しばしば他人を妨害し、邪魔する。

注：（1）（2）の症状は、単なる反抗的態度、挑戦、敵意などの表れではなく、課題や指示を理解できないことでもない。
青年期後期および成人（17歳以上）では、少なくともそれぞれ5つ以上の症状が必要である。

B 不注意または多動性－衝動性の症状のうちいくつかが12歳になる前から存在していた。

C 不注意または多動性－衝動性の症状のうちいくつかが2つ以上の状況において存在する。

D これらの症状が、社会的、学業的、または職業的機能を損なわせているまたはその質を低下させているという明確な証拠がある。

E その症状は、統合失調症、または他の精神病性障害の経過中にのみ起こるものではなく、他の精神疾患ではうまく説明されない。

出典：『DSM-5精神疾患の診断・統計マニュアル』日本精神神経学会日本語版用語監修、髙橋三郎ほか監訳（医学書院）より抜粋

かかわり方のポイント

ADHDそのものは発達障害全般がそうであるように治癒するものではありません。しかし、周りの人の適切な対応と支援によって、生きづらさをやわらげていくことはできます。

注意力への配慮

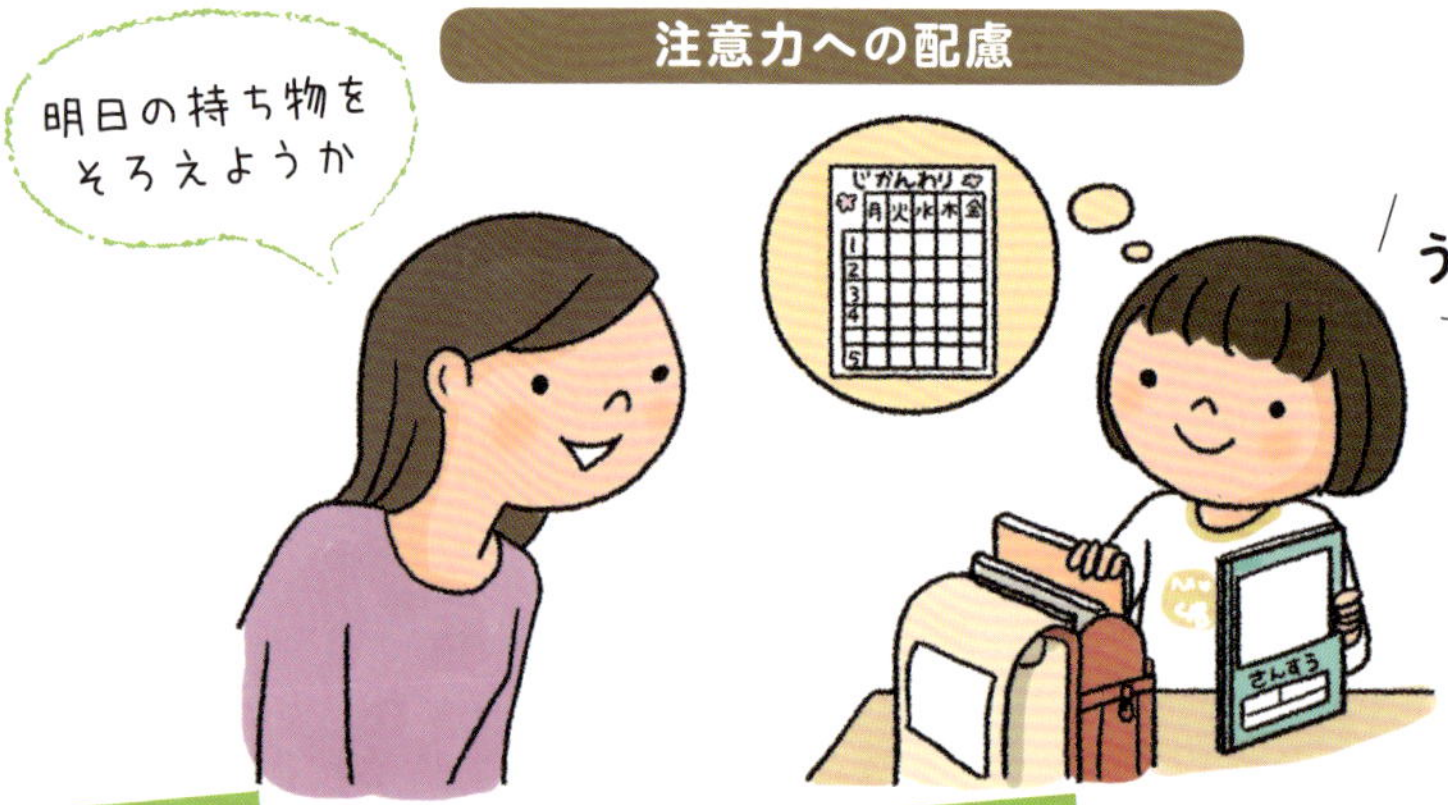

明日の持ち物を
そろえようか
じかんわり
月 火 水 木 金
1
2
3
4
5
うん!
さんすう

ポイント

刺激を少なくする

見えるものや聞こえるものからの刺激を絶えず受けてしまいます。気が散らないように装飾のない静かなスペースを確保しましょう。同じ姿勢で座っていることが続かないよう、子どもを飽きさせない工夫も大切です。

ポイント

必要なものは親も一緒に確認を

自分から「忘れ物をしないようにしよう」と注意することが困難です。時間割りや持ち物、連絡帳のメモなどは親御さんも一緒に確認しながらそろえましょう。忘れ物をしないように、繰り返し根気よく伝えていくことも大切です。

多動性への配慮

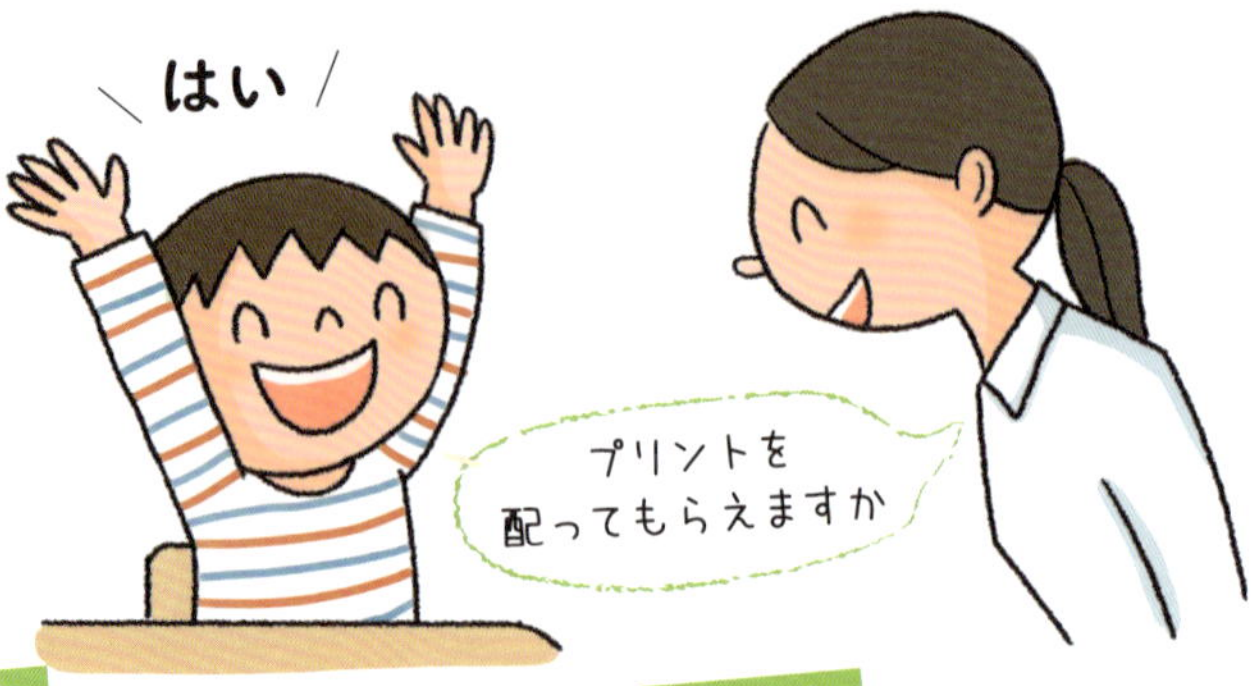

はい
プリントを
配ってもらえますか

ポイント

動ける時間を設ける

じっとしていることが苦手なので、多動性を押さえようとするのではなく、「動ける保証」をしてあげましょう。授業中でも、時には課題の途中で小休止を設定したり、「用事を作って」教室から出してあげたりしてもよいでしょう。

ポイント

何らかの役割をもたせる

授業中は、プリントを配ってもらうなど、身体を動かせる何らかの役割をもたせるようにしてみましょう。移動のときは、勝手に行動しないようにグループで移動させたり、人数を確認する係になってもらったりするのもよいでしょう。

衝動性への配慮

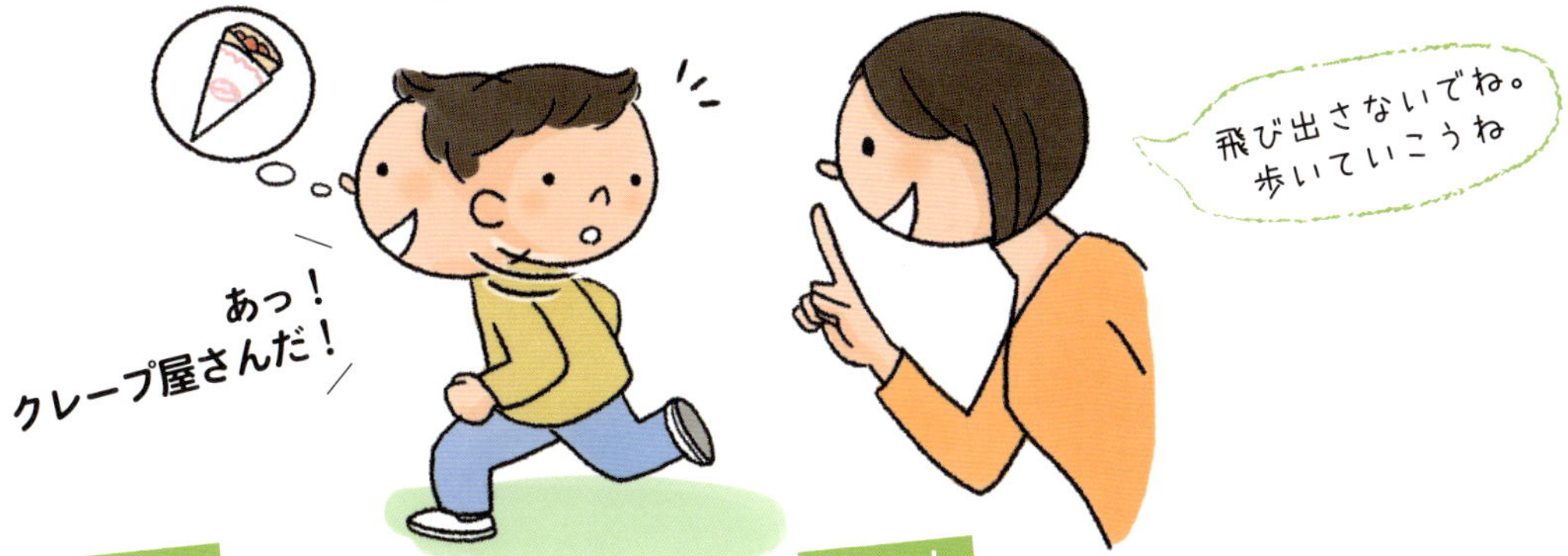
あっ！
クレープ屋さんだ！
飛び出さないでね。
歩いていこうね

ポイント

焦らずおおらかな気持ちで

本人や友達のケガ、事故などにつながらない行動であれば、子どもが自分に自信を無くしてしまわないように、ささいなことはできるだけ無視することも必要です。ひと呼吸おいて、おおらかな心で子どもを見つめましょう。

ポイント

思い出し気づかせる言葉がけを

「いやまてよ」といった自制力や感情をコントロールする力が弱いので、子どもが行動する前に「順番に並びましょう」などと声をかけて正しい行動を伝えたり、事前に想定される混乱をなくしたりする工夫をしましょう。

不安定な情緒面への配慮

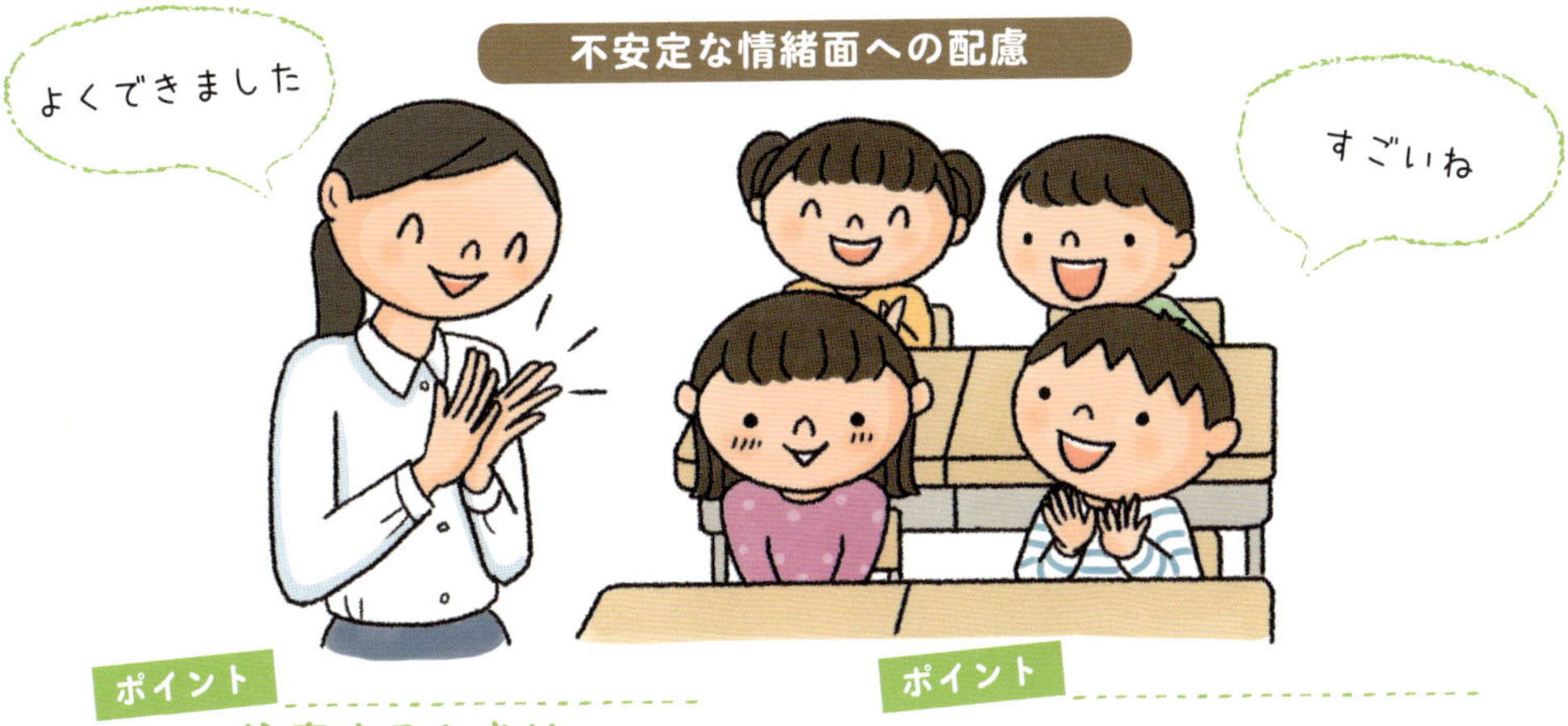
よくできました
すごいね

ポイント

注意するときは1対1で

注意するときはなるべくほかの子どもの目につかないところで、短く簡潔に注意しましょう。こうすることで、周囲にその子どものマイナスイメージがつくことを防げます。また本人の自己評価も下げずにすみます。

ポイント

成功体験を増やす

子どもはほめられて成長します。何かができたり、好ましい行動ができたりしたときは、その場ですぐに、みんなの前でほめましょう。周囲に認められ、「できた！」という体験が自信となり、次へのやる気につながります。

発達障害の特性をもつ子どもの家族を支援する団体があります

わが子の育ちのことですから、親御さんは日々不安に思うことも多く、悩みが深くなることもあるでしょう。子育てがつらいときは、ひとりで抱え込まずに、つながりあえる場所を探してみましょう。共感しあえることが心の支えになることもあります。

発達障害の特性をもつ子どもの親を支える支援団体や親の会では、特性について勉強したり、気がかりなことを相談したり、親睦を深めたりすることができます。

このページで紹介している団体のホームページでは、それぞれの発達障害の特性や、相談機関、イベントやセミナーの日程などを知ることができます。地域で活動している親の会などの情報が欲しいときは、自治体の福祉課などに問い合わせをしてみましょう。各団体のホームページにも紹介があります。

社団法人 日本自閉症協会
http://www.autism.or.jp/

自閉症の特性をもつ人に対する支援・育成を行うとともに、自閉症に関する社会一般への普及を図り、福祉の増進を目指しています。

ＮＰＯ法人 全国 LD 親の会
http://www.jpald.net/

ＬＤ（学習障害）など発達障害のある子どもをもつ保護者の会の全国組織です。ＬＤなどの特性をもつ人が、個性的で自立した豊かな社会生活をおくることを目指しています。

ＮＰＯ法人 えじそんくらぶ
http://www.e-club.jp/

ADHDの正しい理解の普及と、ADHDをもつ人々を支援し、ADHDを豊かな個性のひとつとして長所を伸ばし、弱点を克服できるように支援しています。

一般社団法人
日本発達障害ネットワーク
（JDD ネット）
http://jddnet.jp/

発達障害関係の全国および地方の障害者団体や親の会、学会・研究会、職能団体などを含めた幅広いネットワークです。
※相談機関ではありません。

5章

LDとは？

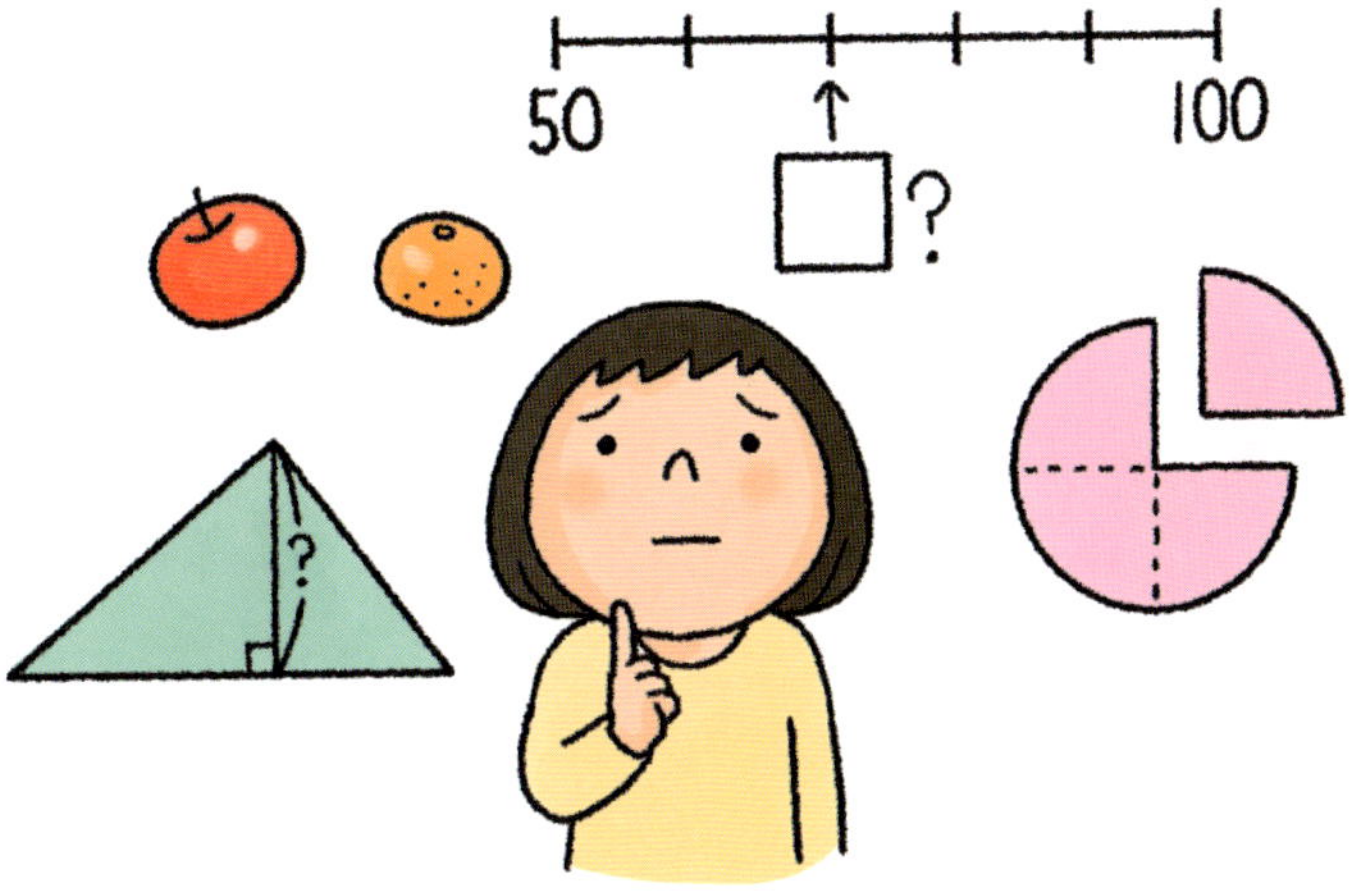

L《エル》D《ディ》（限局性学習症）とは

知的な遅れはないのに、頑張っても学習の効果が上がらず、学習の得手・不得手に大きなばらつきがみられる子どもたちがいます。

学習上の一部に困難があります

LDとはSpecific Learning Disorderの後ろふたつの頭文字をとったもので、日本語では「限局性学習症《げんきょくせい》」となります。日本では、教育的定義の「学習障害（Learning Disabilities）」という呼び方も広く浸透しています。

しかし、この医学的定義と教育的定義ではとらえ方が微妙に異なります。医学的定義ではLDを「読む・書く・算数・推論する（見通しを立てる）についての困難」を対象とし、診断基準もアメリカの精神医学会の診断基準「DSM」や世界保健機関（WHO）が作成した分類「ICD」を用います（→P132）。一方、日本の教育的定義のLDは、前述の医学的な定義に、「聞く・話す」の領域が加えられています（→P133）。この本では、広く一般的な特性について説明するため、教育的定義も視野にいれてLDと表記します。

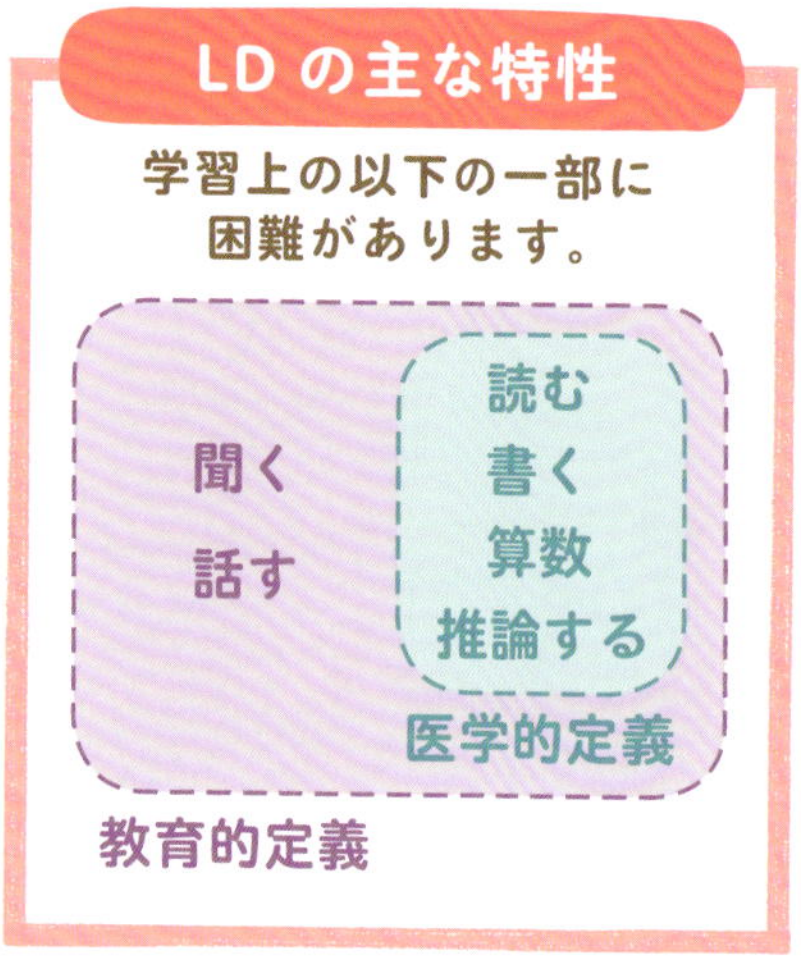
LDの主な特性
学習上の以下の一部に困難があります。
読む
書く
算数
推論する
医学的定義
聞く
話す
教育的定義

学習障害に対する文部科学省定義

「学習障害とは、基本的には全般的な知的発達に遅れはないが、聞く、話す、読む、書く、計算する、または推論する能力のうち特定のものの習得と使用に著しい困難を示すさまざまな状態を指すものである。

学習障害はその原因として、中枢神経系になんらかの機能障害があると推定されるが、視覚障害、聴覚障害、知的障害、情緒障害などの障害や、環境的な要因が直接の原因となるものではない」

努力不足ではありません

LDの原因はよくわかっていないの

が現状ですが、なんらかの脳の機能障害（→P20）によるものと考えられています。LDの特性は学習という機会によって明らかになるため、幼児期には気づきにくく、小学校に入ってから目立ってきます。

LDの特性をもつ子どもは、目や耳などの感覚器から入ってきた情報が脳にスムーズに伝わらないため、「教科書に書いてある文字を見分けられない」「先生の話していることを聞き取れない」「黒板の文字は、読めてもノートに書き写せない」といったことが起こると考えられています。

知的能力に遅れはありませんが、一生懸命努力しているにもかかわらず、特定の学習にだけ困難があるため、周囲から「障害」として理解されにくいところがあります。LDの子どもが抱える独特の見え方や聞こえ方などの理解なしに、普通の勉強法を強いるだけでは、その子の能力を十分に伸ばしきることはできません。

学年が上がるにつれてつらくなります

LDの判断のひとつに、「ある教科の学習が1～2年遅れている」ということがあります。就学後の早い段階で、適切な支援を受けることができないと、低学年ではなんとかついていけても、年齢が上がるにつれて、授業についていくことが難しくなってしまいます。

子ども本人は、一生懸命に努力しています。しかし、勉強しているにもかかわらず、それがいっこうに報われず、その理由もわからないため、自信を失うことがあります。

そこに生まれる自尊心の傷つきや低い自己評価は、できないのではなく、「やらないから成績が上がらない」という勉強をしないふりとしてあらわれたり、劣等感や挫折感から投げやりな態度をとったりする二次的な障害につながることがあります。

LDを考えるときに大切なことは、学習とは努力すれば皆一様に学びを獲得できるという誤解を捨てることです。さらにLDの特性をもつ子どもは、学習上の困難だけでなく、コミュニケーションの困難、運動や手先の不器用さを抱えていることも少なくありません。

学習の現場で子どもたちが、どのような困難を抱えているかを明らかにし、その特性にあう学習上の工夫や支援をすることが大切です。

Q&A

Q 知的能力の遅れとは？

A そもそも知能とは何かということが非常に難しい問題ではありますが、20世紀初頭に知能検査が作られ、その人の認知能力を知るための検査ができました。知能検査にはいろいろなものがありますが、代表的な検査結果のあらわし方のひとつに知能指数（IQ）があります。知能指数は100が標準で、おおむね70未満の場合に、知的な遅れがあるとされます。知能検査の点数は、あくまでもその子をより深く理解し、適切な支援をするための助けであって、その子のすべてではありません。

読むことや書くことが苦手です

おしゃべりはとても上手なのに、文字を読むことがうまくできない子どもがいます。また、字は読めるけれど、うまく書くことができない子どももいます。

読むことが苦手な場合があります

ＬＤの特性をもつ子どものなかには、流暢におしゃべりはできるのに、教科書などに書かれた文字をうまく読めない子どもがいます。

読む力とは、「書かれた文字を音に置き換える力」と「意味としてとらえる力」です。私たちは「はながさく」という文があれば、〝花が咲く〟と苦もなく読んでしまいます。「はな　がさく」と区切れるのは、「はな」というまとまりと、「さく」というまとまりをすぐに作ることができるからです。

しかし、ＬＤの特性をもつ子どものなかには、こうしたまとまりを作ることが困難で、読むことが苦手な子どもがいるのです。

背景に視覚過敏があることも

読字困難の背景に、視覚過敏（→Ｐ83）がある場合は、「白い紙と黒い活字のコントラストが強くて、チカチカする」「文字が揺らいで見えたり、にじんで見えたりする」ということがあります。

また、同時に複数のことをすることが苦手（→Ｐ92）なために、「文字を目で追いながら」、同時に「意味を理解する」ことが苦手な子どももいます。読めても時間がかかるため、テストでは時間内に問題を読みきれないこともあります。

書くことが苦手な場合があります

ＬＤの特性をもつ子どものなかには、字を読んだり、話したりはできるのに、字をうまくかけない子どもがいます。

書く力とは、聞いた音、書こうとする文字を形作る力のことで、ひらがなやカタカナを書いたり、単語を漢字で表現する力のことです。字を書くときは、①脳にある文字情報を想起して②脳が手に指令を出し③手が文字を書きます。しかし、このプロセスのどこかにかたよりやクセがあると、正しい文字を書くことが難しくなります。

　また、空間把握が苦手な場合は、ノートやテストの解答欄に適切な大きさの文字が書けなかったり、指先が不器用な場合は、鉛筆を正しく持てないので、整った字が書けなかったりします。

　文字をうまくかけないことは、子ども本人がつらく感じていて、なかには達筆なふりをして文字がかけないことを乗り切ろうとする子どももいます。

板書の書き写しが苦手な子も

　黒板の文字をノートに書き写すことが困難な子どももいます。この場合は、文字を読み取る力、あるいは文字を覚えておく力に困難さがある場合もあります。目標の文字にたどり着くには黒板のどこに注目したらいいのかがわからないといけません。ワーキングメモリ（→P114）がうまく働かない場合は、黒板からノートに目を移すまでの間に、文字の記憶があいまいになることもあります。

読むことが苦手な子の気になる様子

- 意味で区切って読むことができず、一字ずつ読む（逐字読み）。
- どこを読んでいるのかがわからなくなり、文字や行を飛ばして読む。
- 「はる」と「ほる」のように形の似た文字を読み間違える。
- 「ちゅうりっぷ」といった拗音（ちゅ）や促音（っ）であらわされる文字を発音できない。
- 「寂しい」を「かなしい」と読むなど、読めない文字を想像力で補い、雰囲気で「勝手読み」をする。

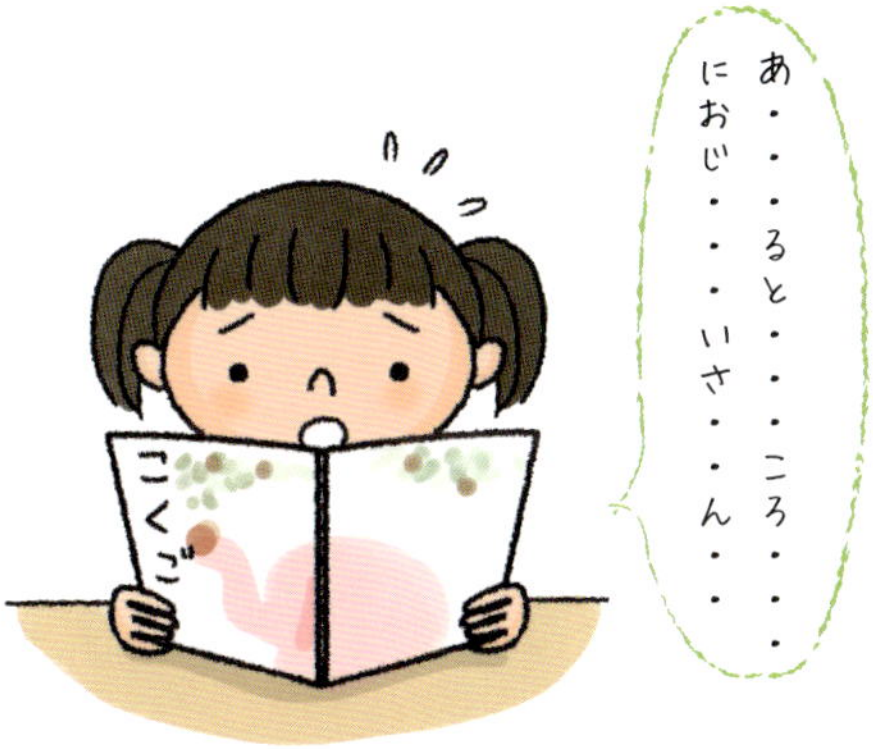
あ・・・ると・・・ころ・・・
におじ・・・いさ・・ん・・
こくご

書くことが苦手な子の気になる様子

- 「れ」と「わ」のように形の似た文字を書き間違える。
- 「い」と「こ」、「く」と「へ」のように90度回転させると似ている文字を書き間違える。
- 左右が反転した鏡文字を書く。
- 読点「、」、句点「。」、促音「っ」を書くのを忘れる。あるいは間違った位置に書く。
- 漢字を間違いやすい（線が足りない、あるいは多い、偏《へん》はかけるが旁《つくり》が書けない、偏と旁を逆に書くなど）。
- 文字の形や大きさがバラバラになる。
- 作文が書けない。

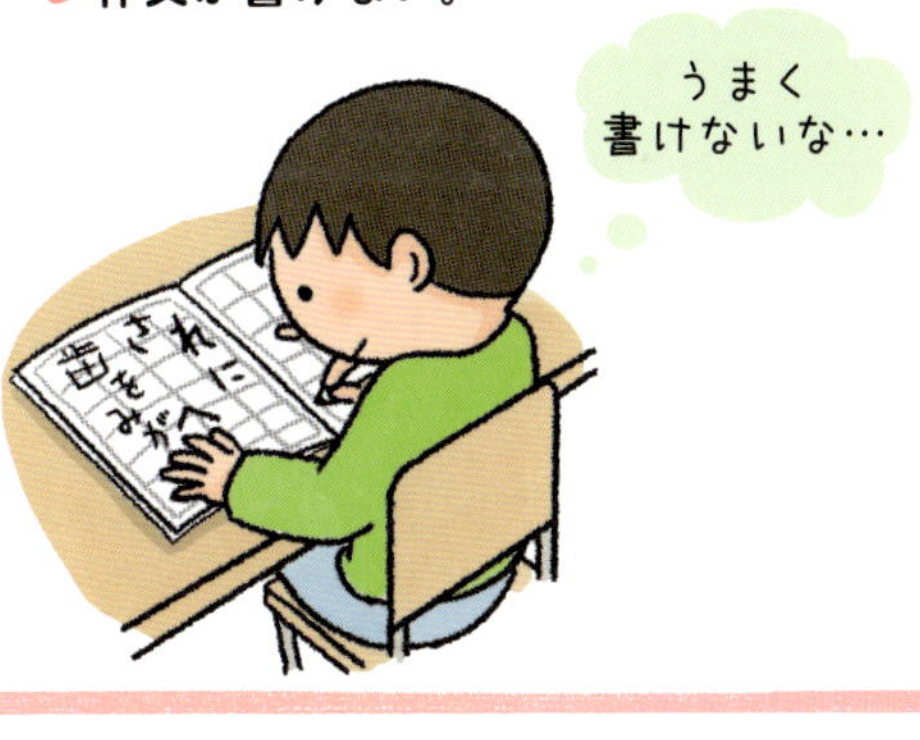
うまく
書けないな…

聞き取ることや話すことが苦手です

教室で先生が話したことがうまく聞き取れなかったり、自分の思っていることを順序立てて話せなかったりする子どもがいます。

聞き取りが苦手な場合があります

聞き取るには、注意力が求められます。また、耳からの情報を記憶にとどめる力も必要です。さらに、例えば、「あめ」という音を頭のなかで、「雨」あるいは「飴」と文脈を類推して文字化し、理解する力も求められます。

聴覚過敏（→P84）がある場合は、教科書をめくる音、誰かが椅子を引く音、別のクラスの音などの「ノイズ」がすべて同じボリュームで耳に入ってしまうために、耳からの情報が入りにくくなります。

こうした特性をもつ子どもは、一見、人の話を聞いているように見えるため、周囲が特性に気づきにくいということがありますが、聞き間違いや聞き逃しをして、質問に対してトンチンカンな返答をすることも少なくありません。

先生の話していることがわからないので、隣の席の子に「いまなんて言ったの?」と聞いたり、状況が理解できないので困ったりと、ときに落ち着きのない様子をみせる場合もあります。

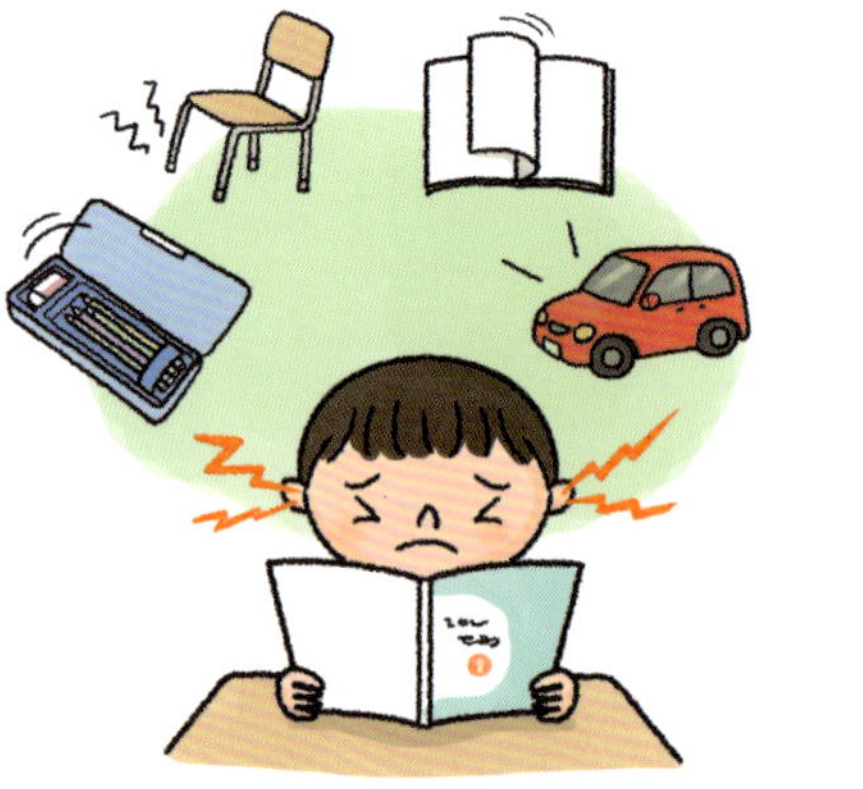

いろいろな音が同じボリュームで聞こえると、必要な音が聞き取れません。

「○○しながら」も苦手です

聞き取りが苦手な子どもは、音楽を流しながら勉強をしたり、テレビをつけながら食事をしたりすると、刺激の強い方に意識が向いてしまうことがあります。そのため、音楽に聞き入って勉強が手につかなくなったり、テレビに夢中になって食事が進まなくなったりすることがあります。

話すことが苦手な場合があります

相手の話を聞いて理解することはできるのに、自分が話す番になると、うまく言葉が出ず、会話ができない子どもがいます。話の筋道をうまく構成できないので、周囲も何を言おうとしているのか、理解しにくくなります。

例えば、私たちは母国語を話すときは、無意識のうちに文法や物事の順序、因果関係、単語などの多くの情報を一瞬で整理して話をします。しかし、覚えたての外国語で会話をするときは、情報の整理に時間がかかったり、単語が出てこなかったり、文法や単語を間違えたり、単語の羅列になったりすることがよくあります。それと同様に、話すことが苦手な子どもは、脳のなかに収められている情報を整理することが苦手なために、整理できても多くの時間を要してしまうのです。

悩んでいることを伝えられないことも

話すことが苦手な子どものなかには、自分の考えを整理することが苦手なために、自分が悩んでいることを周囲に伝えられない子どもがいます。周囲から、「悩みがあったら相談してね」と言われても、自分が何に悩んでいるのかを表現できず、ひとり悩み続けてしまうということもあります。また、「何を言っているかわからない」などと、周囲からとがめられると、深く傷ついて、次から話す気持ちになれなくなる子どももいます。

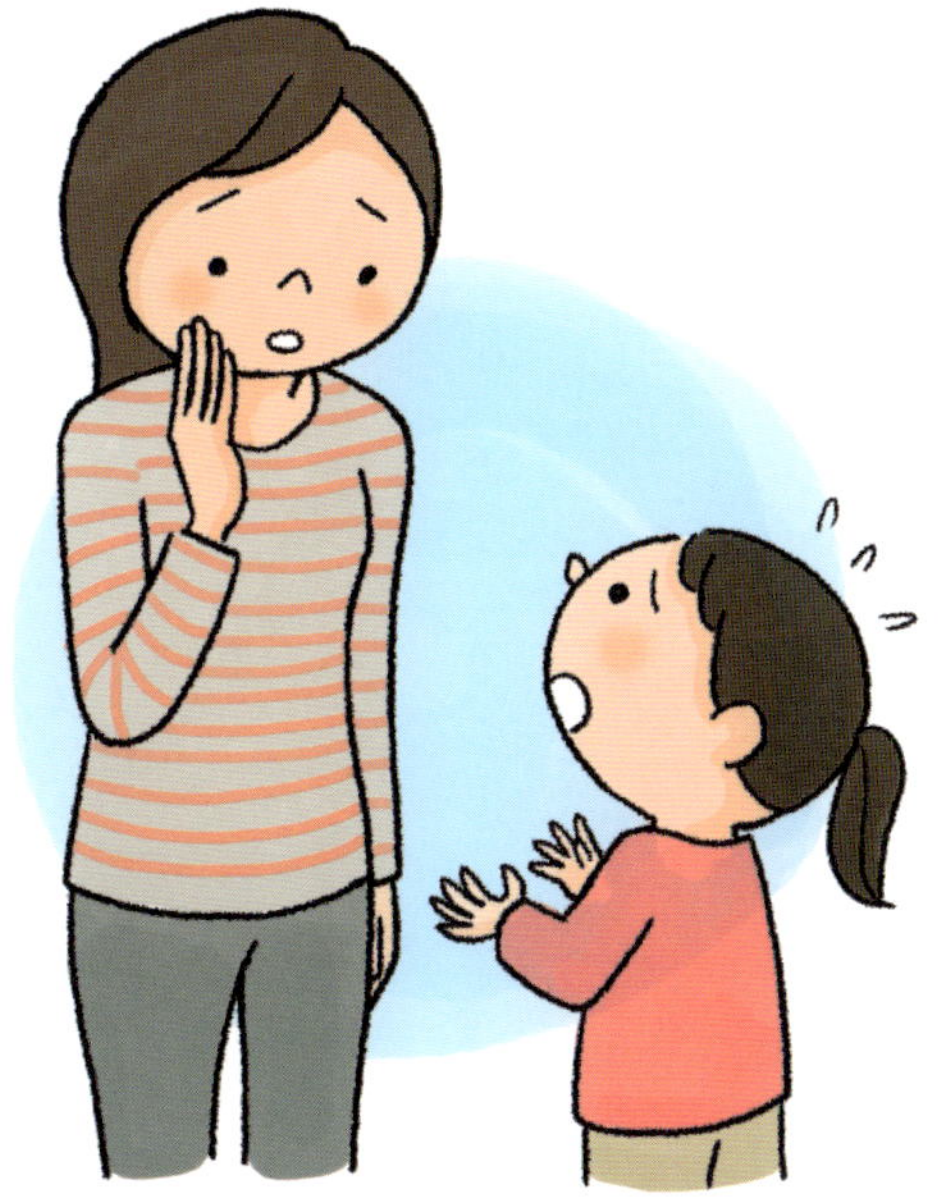

自分の思っていることを順序立てて
話すことが苦手な場合は、
SOS を発信することも
難しくなってしまうことがあります。

社会性の困難をあわせ持つことも

LDの特性をもつ子どものなかには、社会性の困難（→P74）をあわせもつ子どももいます。身ぶりや手ぶり、表情から相手の気持ちを察知して気づかうことが苦手だったり、相手の言葉を字義通りに理解してしまったり、あいまいな表現がわからなかったりします。そのため、「話が通じない」「空気が読めない」「会話が一方的」と思われてしまうことがあります。

計算や推論が苦手です

数字や記号の概念がわからなかったり、わかっていることからわからない部分を類推することが苦手な子どもがいます。

算数が苦手な場合があります

ＬＤの特性をもつ子どもは、計算や推論することが苦手なために、努力しているのに算数の成績が上がらないといったことがよく起こります。

ひと口に算数といってもひとケタの計算はできるけれど、繰り上がりの計算になるとわからなくなったり、図形をイメージしにくかったりするなど、困難のあらわれ方はひとりひとり違い、苦手とすることも異なります。

大切なことは、子どもがどこでつまずいているかを理解し、叱らずに、その子にあった方法で、あせらずに学習に取り組める環境を整えることです。

不器用さが影響していることも

文部科学省が定めるＬＤの定義に、手先の不器用さは含まれていませんが、脳と身体の共同作業がスムーズに働かないために、字が下手になる、文字を書くのが遅い、定規やコンパスなどを使用しても、図形をうまく書けないことがあります（医学的には、発達性協調運動症と理解される場合もあります）。

文字を書くことは、勉強全般に影響しますので、成績にも影響してしまいます。ＬＤの特性をもつ子どものなかには、運動の得意な子どももたくさんいますが、その一方で、全身運動がぎこちない、基礎的な動作がゆっくりしている子どももいます（これも医学的には、発達性協調運動症と理解される場合があります）。

こうしたことは、脳の多様な機能をコントロールする働きの弱さや、同時に複数のことができない特性と関連がある場合がありますが、いずれにしても一生懸命練習しているのに、なかなか上達しないため、本人は落ち込み傷ついています。その子に寄り添う人は、決して本人の努力不足やなまけによるものではないことを理解してほしいと思います。

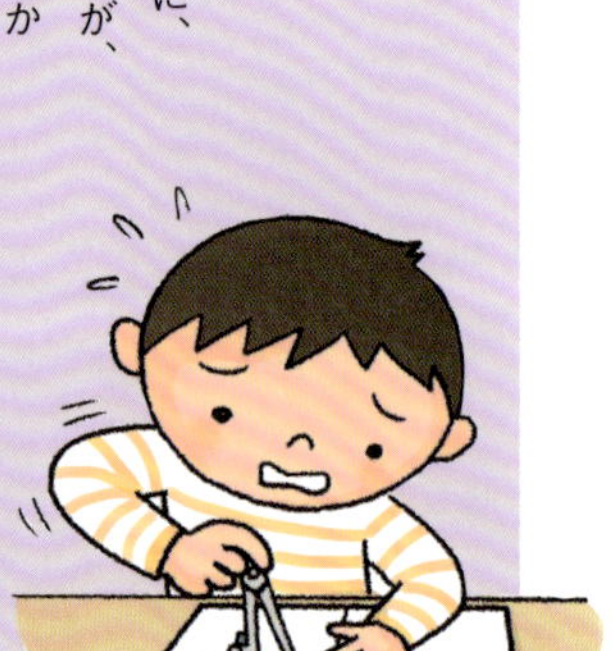

気になる様子や行動

つぎのような様子や行動が見られることがあります。

読むことが苦手だと…

20＋30＝50は計算できるのに、「りんごはひとつ20円、みかんはひとつ30円、りんごとみかんを１つずつ買うといくらになるでしょう」といった文章問題になるとわからなくなってしまいます。また、数字を読み間違いやすい子どもは、計算の手法は正しいのに、つまずいてしまうことがあります。

推論することが苦手だと…

推論するとは、見えている部分から見えない部分を想像して、見えている部分がどうなるのかを考えていくことだといえます。

推論することが苦手だと、図形の高さや辺の数、角度、円周などを求めたり、等分された図形から分数の概念を考えたり、表やグラフなどから解答に必要な数やルールをみつけたりすることが難しくなります。

100㎝＝1m、1000㎖＝1ℓということが記憶できても、それがどれくらいのことなのかを想像しにくい場合もあります。

記憶することが苦手だと…

答えを出すまでに、課題となっている数字や繰り上がり、繰り下がりの数などを覚え続けられないと、計算ができなかったり、暗算ができなかったります。「＋−×÷」といった四則計算の記号の意味を記憶して活用することができない場合もあります。

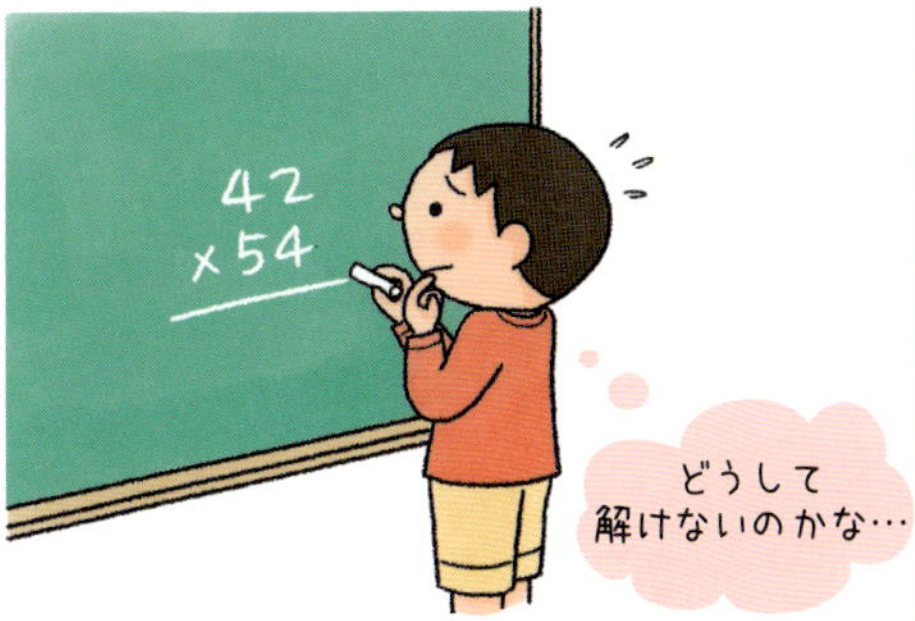
42
×54
どうして
解けないのかな…

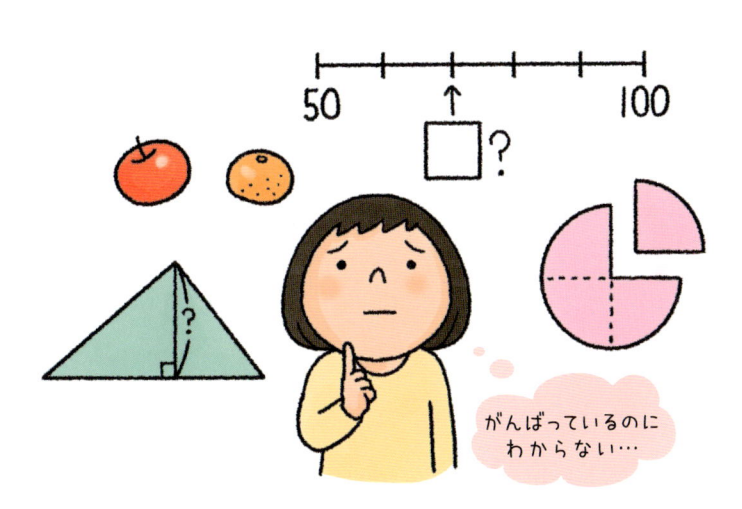

空間の認知が苦手だと…

一の位、十の位、百の位といった、数字の左右の位置関係の理解が難しくなるため、ひっ算の位取りを間違えて、違うケタの数字を使って計算してしまいます。

50
100
?
?
がんばっているのに
わからない…

LDの診断のつけ方

LDの定義は医学的定義と教育的定義ではとらえ方が微妙に異なりますが、大切なことは、その子どもにどのようなつまずきがあるのかを明らかにすることです。

子どもの様子をよく観察し親御さんの話をうかがいます

医師は98ページの自閉スペクトラム症の診断のつけ方と同様に、その子の様子をよく観察し、親御さんなどの話をよく聞きます。そして、学校での成績や間違いの仕方など、すべての情報を手がかりに、診断基準に照らして判断します。LDの定義は、医学的定義と教育的定義ではとらえ方が微妙に異なります。診断基準は文部科学省の判断基準や、医学的にはアメリカ精神医学会の診断基準「DSM」と世界保健機関（WHO）が作成した分類「ICD」が用いられます。

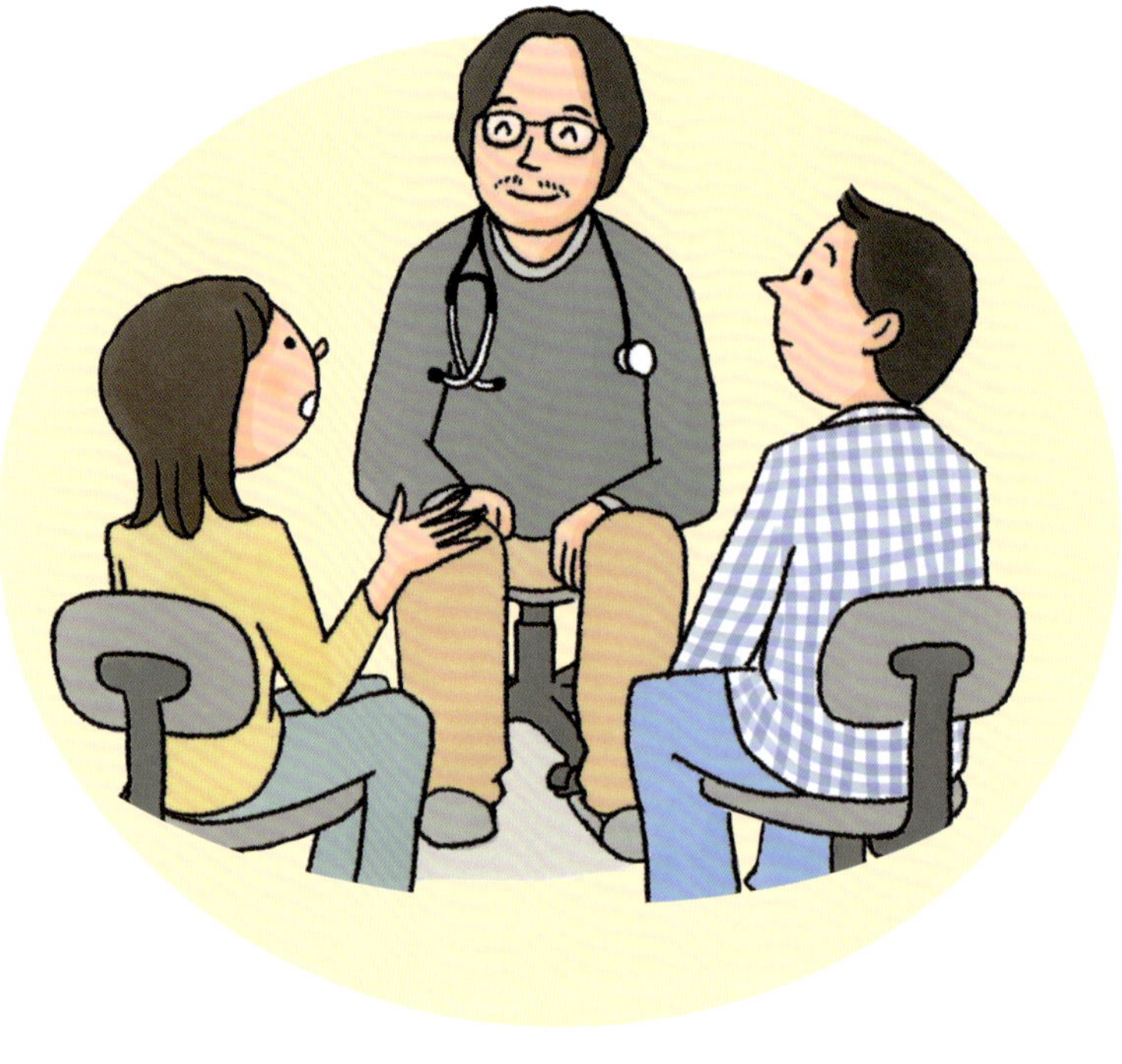

DSMについて

●DSMとはアメリカ精神医学会から出版される『Diagnostic and Statistical Manual of Mental Disorders（精神疾患の診断・統計マニュアル）』のことです。
●2013年5月にこれまでのDSM4版（DSM-IV-TR）から、5版（DSM-5）に改訂されました。主な変更点は以下のとおりです。
・「限局性学習症」という名称になり、発達段階を考えて症状の評価ができるようになりました。

LD（学習障害）の判断基準と留意事項（文部科学省）

次の判断基準に基づき、原則としてチーム全員の了解に基づき判断を行う。

A 知的能力の評価

1. 全般的な知的発達の遅れがない。

個別式知能検査の結果から、全般的な知的発達の遅れがないことを確認する。

知的障害との境界付近の値を示すとともに、聞く、話す、読む、書く、計算する又は推論するのいずれかの学習の基礎的能力に特に著しい困難を示す場合は、その知的発達の遅れの程度や社会的適応性を考慮し、知的障害としての教育的対応が適当か、学習障害としての教育的対応が適当か判断する。

2. 認知能力のアンバランスがある。

必要に応じ、複数の心理検査を実施し、対象児童生徒の認知能力にアンバランスがあることを確認するとともに、その特徴を把握する。

B 国語等の基礎的能力の評価

○国語等の基礎的能力に著しいアンバランスがある。

校内委員会が提出した資料から、国語等の基礎的能力に著しいアンバランスがあることと、その特徴を把握する。

ただし、小学校高学年以降にあっては、基礎的能力の遅れが全般的な遅れにつながっていることがあるので留意する必要がある。

国語等の基礎的能力の著しいアンバランスは、標準的な学力検査等の検査、調査により確認する。

国語等について標準的な学力検査を実施している場合には、その学力偏差値と知能検査の結果の知能偏差値の差がマイナスで、その差が一定の標準偏差以上あることを確認する。なお、上記A及びBの評価の判断に必要な資料が得られていない場合は、不足の資料の再提出を校内委員会に求める。さらに必要に応じて、対象の児童生徒が在籍する学校での授業態度などの行動観察や保護者との面談などを実施する。また、下記のC及びDの評価及び判断にも十分配慮する。

C 医学的な評価

○学習障害の判断に当たっては、必要に応じて医学的な評価を受けることとする。

主治医の診断書や意見書などが提出されている場合には、学習障害を発生させる可能性のある疾患や状態像が認められるかどうか検討する。胎生期周生期の状態、既往歴、生育歴あるいは検査結果から、中枢神経系機能障害（学習障害の原因となり得る状態像及びさらに重大な疾患）を疑う所見が見られた場合には、必要に応じて専門の医師又は医療機関に医学的評価を依頼する。

D 他の障害や環境的要因が直接的原因でないことの判断

1. 収集された資料から、他の障害や環境的要因が学習困難の直接的原因ではないことを確認する。

校内委員会で収集した資料から、他の障害や環境的要因が学習困難の直接の原因であるとは説明できないことを確認する。

判断に必要な資料が得られていない場合は、不足の資料の再提出を校内委員会に求めることとする。

さらに再提出された資料によっても十分に判断できない場合には、必要に応じて、対象の児童生徒が在籍する学校での授業態度などの行動観察や保護者との面談などを実施する。

2. 他の障害の診断をする場合には次の事項に留意する。

注意欠陥多動障害や広汎性発達障害が学習上の困難の直接の原因である場合は学習障害ではないが、注意欠陥多動障害と学習障害が重複する場合があることや、一部の広汎性発達障害と学習障害の近接性にかんがみて、注意欠陥多動障害や広汎性発達障害の診断があることのみで学習障害を否定せずに慎重な判断を行う必要がある。発達性言語障害、発達性協調運動障害と学習障害は重複して出現することがあり得ることに留意する必要がある。

知的障害と学習障害は基本的には重複しないが、過去に知的障害と疑われたことがあることのみで学習障害を否定せず、「A. 知的能力の評価」の基準により判断する。


出典／「学習障害児に対する指導について（報告）」（平成11年7月）

かかわり方のポイント

ＬＤそのものは発達障害全般がそうであるように治癒するものではありません。しかし、周りの人の適切な対応と支援によって、前向きに学習に取り組める環境を整えていくことはできます。

ポイント

苦手な部分に早く気づく

課題ができないのは、努力が足りないのではなく、課題のどこかにその子が苦手とする要素が含まれているからです。遅れている部分に早く気づき、その子にとってわかりやすい学習方法を工夫しましょう。

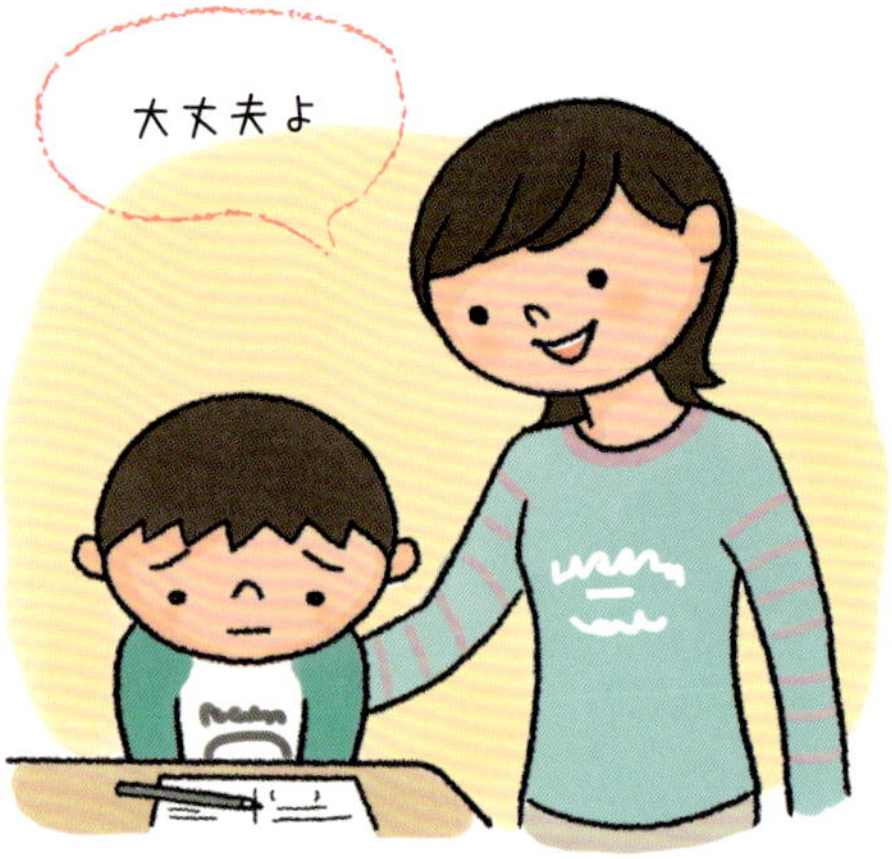

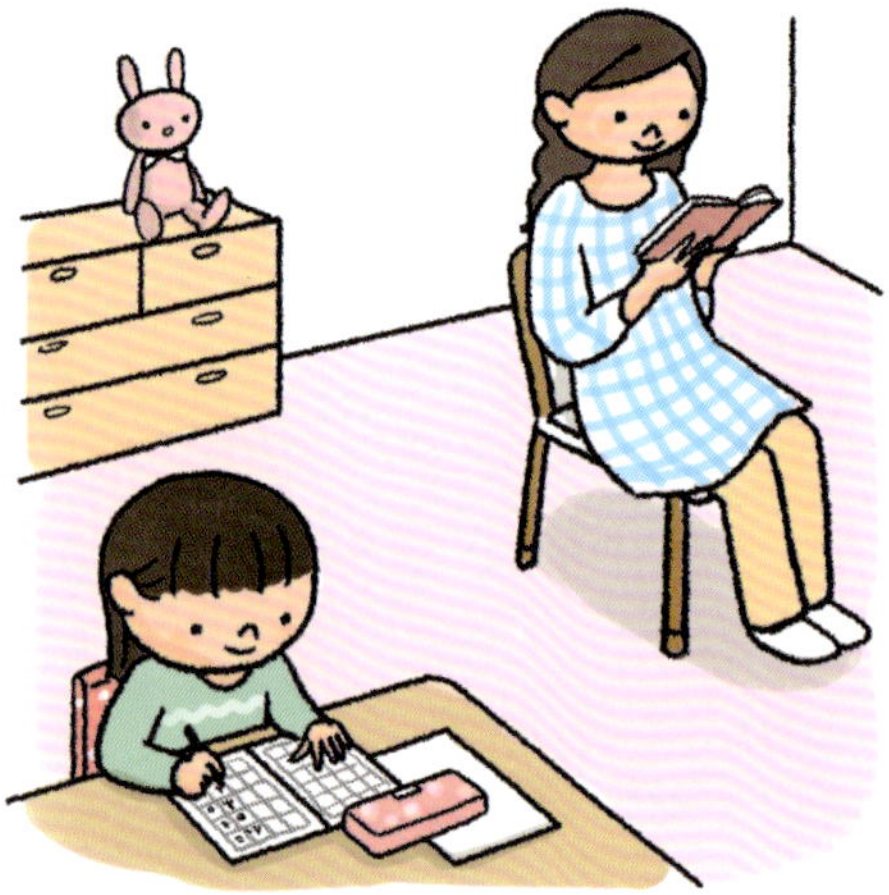

ポイント

かまいすぎず、かつ、放置しない

子どもが苦手とすることは、「ああしなさい」「こうしなさい」と指示を出しすぎないことが大切です。本人が困ったらいつでも対応できるように、大人がそばにいるだけでも、子どもは安心して課題に取り組むことができます。

ポイント

その子にあう教材を使う

その子の特性に合わせた教材を選びましょう。取り組みにくい教材で勉強を続けても、集中力が途切れやすくなるだけです。均等な間隔できれいな文字が書けない場合は、１マスが大きいノートがおすすめです。また、ひっ算の計算が苦手な場合は、ケタがそろうように補助線のあるノートに変えてみるのもアイデアです。読むことが苦手な場合は、読む場所を目立たせられるシートを活用するのもよいでしょう。

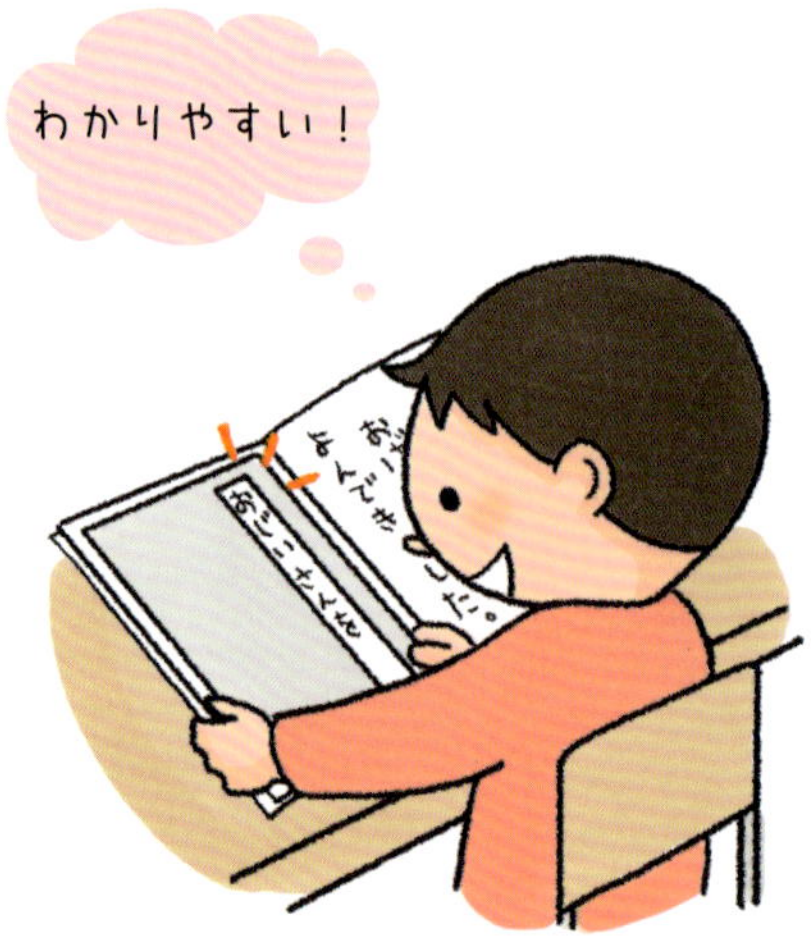

ポイント

叱らずに一緒に考える

「もっと勉強しなさい」「やればできるはず」「努力しなさい」「こんなこともわからないの」と言って子どもを責めるのは止めましょう。子どもも本人も悩んでいます。わからない課題は学び方の工夫を親子で一緒に考えていきましょう。

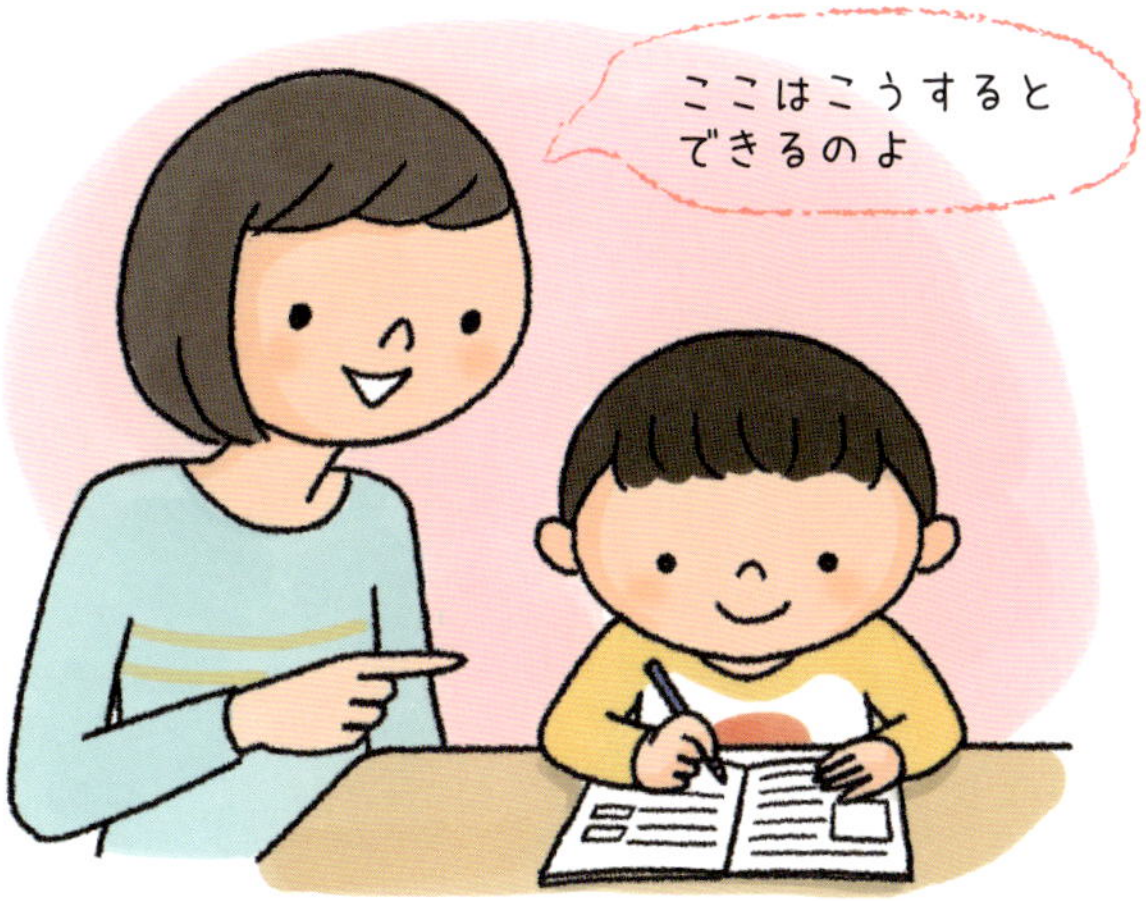
ここはこうするとできるのよ

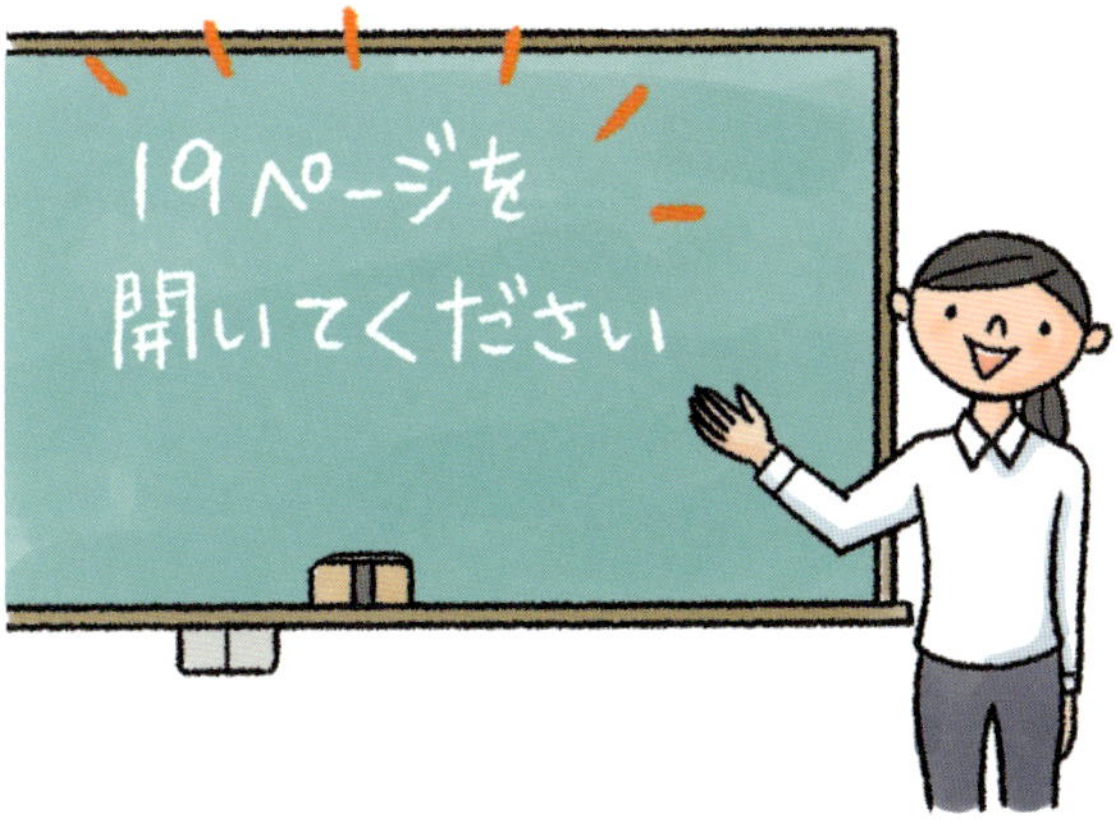
19ページを開いてください

ポイント

文字や絵にして伝える

聞き取りが苦手な子どもは、騒々しい場所では聞きたい音が聞きとれなくなってしまいます。１対１の会話で確認しながら伝えたり、文字や絵を添えて説明したり、理解しやすくなる工夫をしましょう。

ポイント

話し方はルールを覚える

話すことが苦手でも、話し方のルールを覚えていくことで、主語が抜ける、支離滅裂になるなどの問題は目立たなくなっていきます。子どもの話し方を否定せずに、「それは○○ということ？」「こんな風に話してみたら」と確認しながら、正しい話し方を伝えていきましょう。

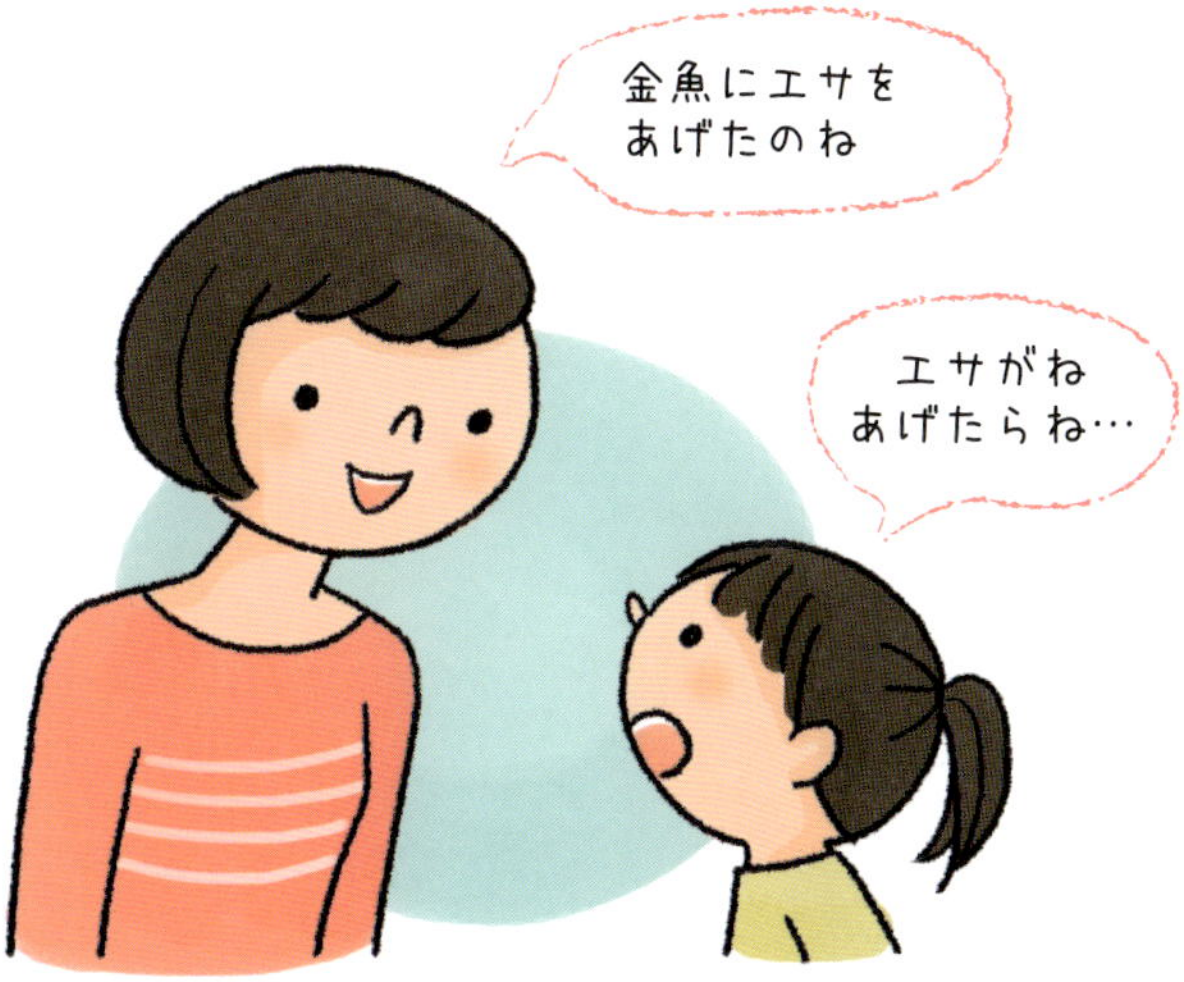
金魚にエサをあげたのね
エサがねあげたらね…

気持ちがあたたまって、自信にもつながっていく
「いいことノート」を作ってみませんか？

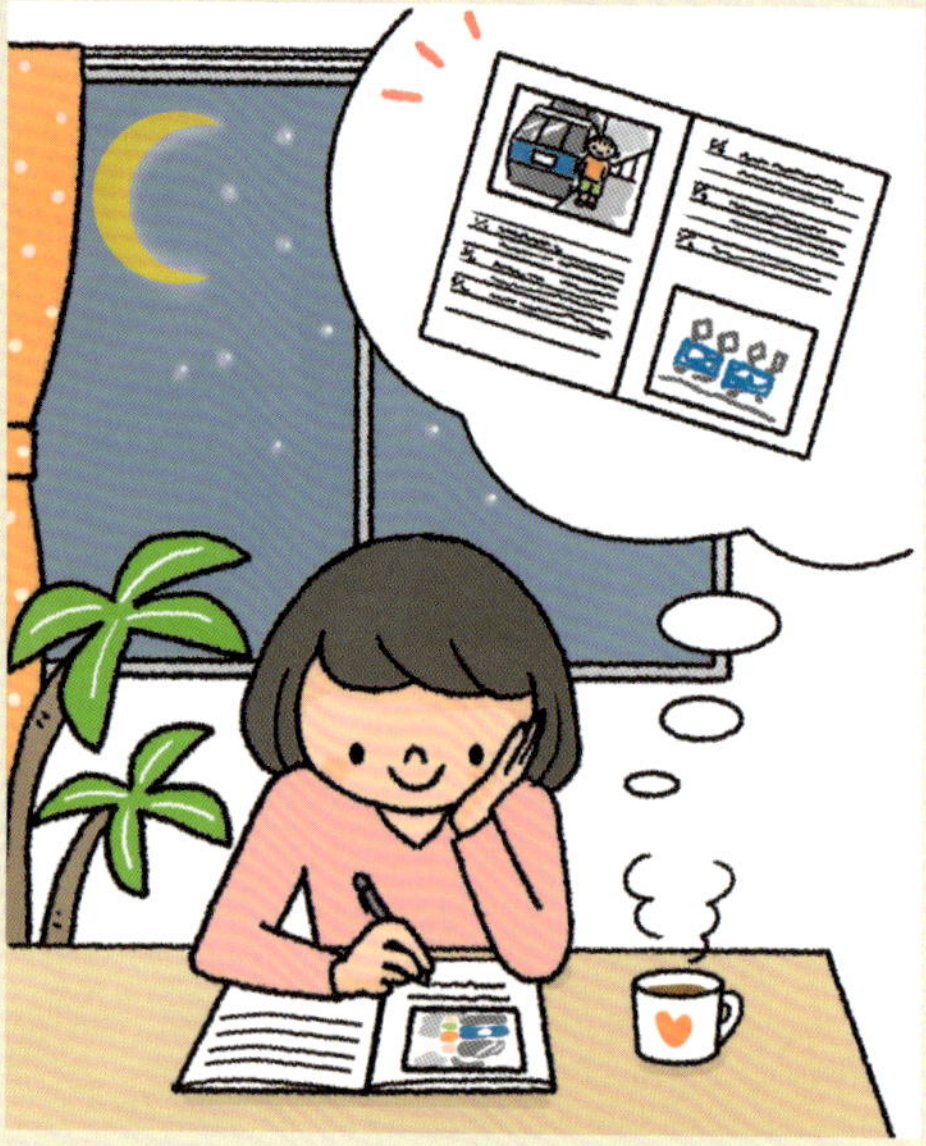

「無事に帰ってきた」など、どんな些細なことでも、１行だけでもかまいません。写真を貼り付けたり、イラストを描き添えたりすると、より楽しいノートに仕上がります。

「いいことノート」は、お子さんのいいところや、お子さんと過ごして楽しかったことだけを書く日記です。このノートを書くことで、その子のいいところに自然と目が向くようになります。子育てはなかなか思うようにいかないことの連続です。「ほめて育てる」ことが苦しくなったり、かわいいと思えなかったりすることもあるでしょう。親子げんかをすることもあるかもしれません。そんなときにこのノートを読み返すと、気持ちがあたたまって、前向きに考え直すきっかけになることも。また、子ども本人もこのノートを読むことで、自分のいいところを再認識でき、自信につなげていくことができるでしょう。

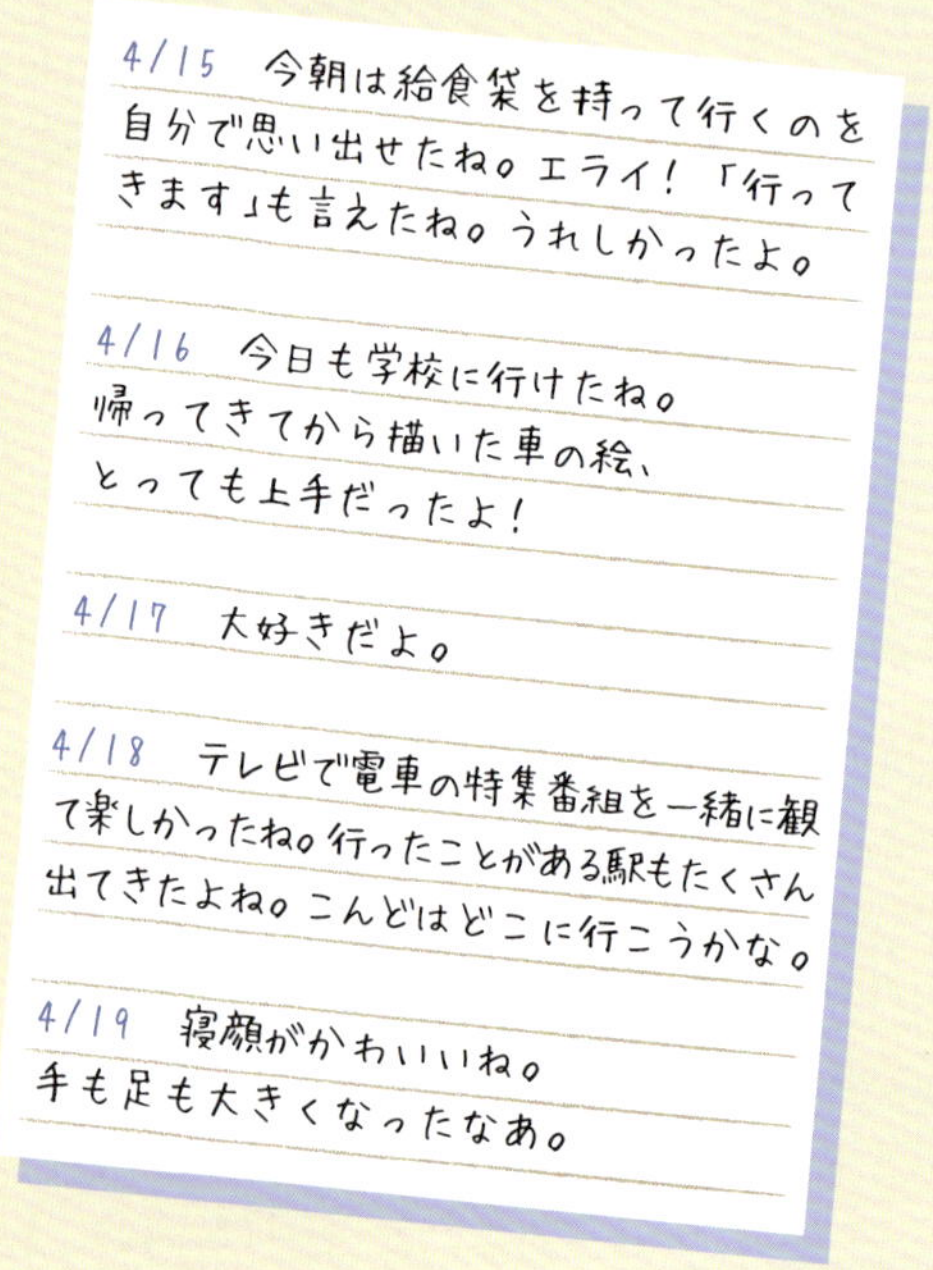

4/15　今朝は給食袋を持って行くのを自分で思い出せたね。エライ！「行ってきます」も言えたね。うれしかったよ。
4/16　今日も学校に行けたね。帰ってきてから描いた車の絵、とっても上手だったよ！
4/17　大好きだよ。
4/18　テレビで電車の特集番組を一緒に観て楽しかったね。行ったことがある駅もたくさん出てきたよね。こんどはどこに行こうかな。
4/19　寝顔がかわいいね。手も足も大きくなったなあ。

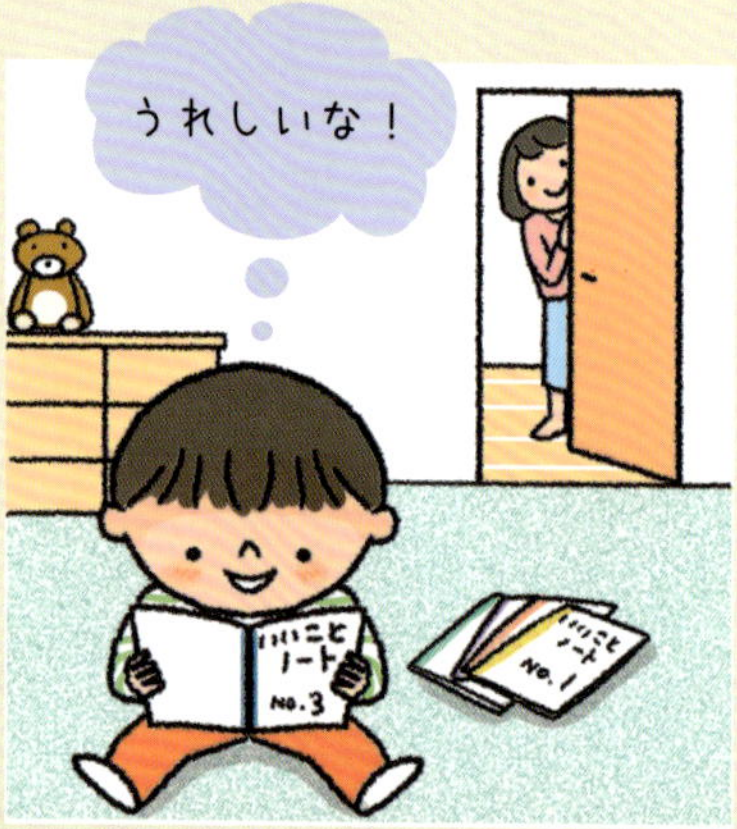

うれしいな！
いいこと ノート No.3
いいこと ノート No.1

自分のいいところがたくさん書かれたノートは、素直にうれしいものです。ノートの数が増えていくのも楽しみになります。自信につながり、心の支えにもなるでしょう。

6章

気づき、診断を経て、療育とケアへ

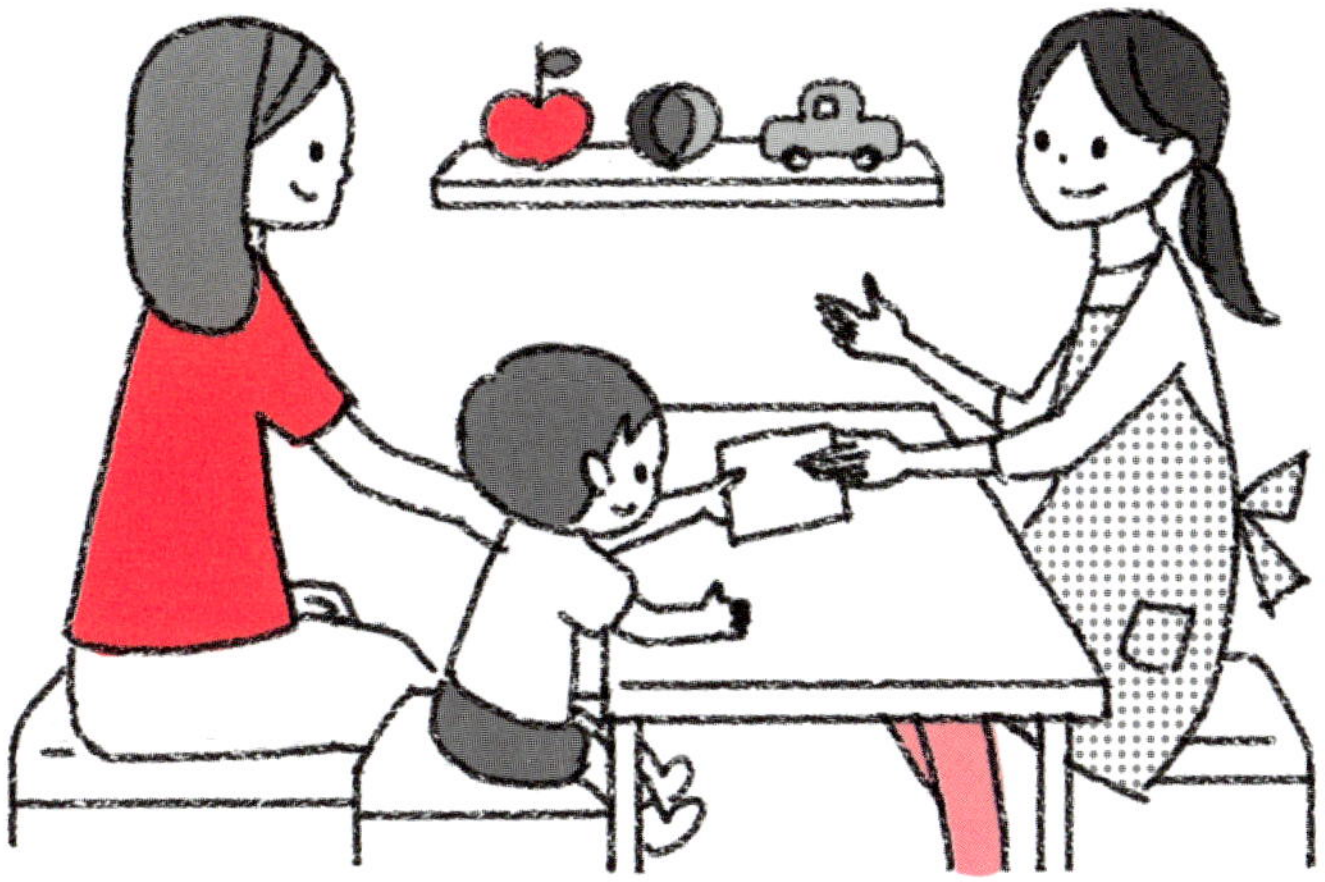

療育とは

発達障害の特性をもつ子どもの自立支援に療育があります。生きづらさをやわらげていくことを目指して、適切なかかわり方を学んでいきます。

生きづらさをやわらげていきます

療育とは、宮田広善先生（『子育てを支える療育』、ぶどう社）の言葉を借りると、「障害のある子どもとその家族を援助しようとする努力のすべて」といえます。

発達障害の特性をもつ子どもは、個性が非常に強いために、周囲と折り合いをつけることが難しい場合があります。それによって孤立したり、誤解されたりすることもあります。親御さんもまた、日々できるだけのことをしていながら報われない気がして、途方にくれて疲弊しています。

療育とは、「子育てを支えること」ですから、子どもや家族への日々のねぎらいや、具体的な応援方法の提案をここでは考えていきたいと思います。

まず、何よりも親御さんと子どもが安心して日々を送ること、休息をとること、最低でも親御さんがきちんと周囲からねぎらわれて安心できることが大切です。そのうえで行われる具体的な応援方法として、「ＴＥＡＣＣＨ」（→Ｐ１４０）、「感覚統合療法」（→Ｐ１４４）、「ＡＢＡ（応用行動分析）」（→Ｐ１４６）などを紹介したいと思います。

療育によって、特性そのものが治ることはありません。しかし、その子の成長のペースにあった適切なかかわり方や経験を積んでいくことで、生きづらさをやわらげていくことができます。

療育はどこで受けられる？

療育を受けるきっかけは、いろいろありますが、乳幼児健診の時に、自治体が運営する療育施設を紹介されることが多いようです。指導には専門の知識や経験を持つ作業療法士や言語聴覚士、臨床心理士らがあたります。

近隣の施設がどこにあるのか、どんな支援を受けられるのかを知りたい時は、役所の福祉課や児童課、子育て支援センターや発達障害者支援センターなどに問い合わせてみると情報があるかもしれません。費用は住んでいる地域にもよりますが、無料のところが中心です。

成長に合わせて内容が変わります

行われる療育は子どもによって異なりますが、1～2週に1回、1～2時間程度行われることが多いようです。その方法や内容、期間もさまざまですが、年齢の近い子どもたちが数人で一緒に参加するタイプと（このとき親御さんは別室で待機することが多いようです）、親子で参加するタイプと大まかに分けられます。個別であったり集団であったりと形態もさまざまです。

実施される内容は社会生活の基本的なルール、言葉や身体感覚などの発達支援が中心で、その子の成長にあわせて検討されます。

療育は家族にもプラスの面があります

子どもに療育を受けさせるべきかどうかを悩まれる親御さんは多いと思います。療育を受けることで、わが子に障害という診断名が確定してしまうことを心配されてのことかもしれません。しかし、療育は診断名に対してではなく、子どもとその家族を応援するためにあります。早い時期に適切なかかわり持ち、じっくりと対応していくことで、子どもと家族の孤立を防げる場合もあります。親御さんも、子どもに対する専門家の接し方は参考になるはずです。子どもの特性に対する理解がより深まり、一緒にその子の成長を考えてくれるつながりあえる連携先のひとつにもなることでしょう。同じ悩みを抱える人たちと出会い、「ひとりで悩まずにすんだ」「気持ちがラクになった」という声も聞きます。

療育施設のある一日

※あくまでも一例です。

1 身じたく

タオルやおやつなどをカバンから出して所定の場所に置きます。自分のことは自分でできるようにしていきます。

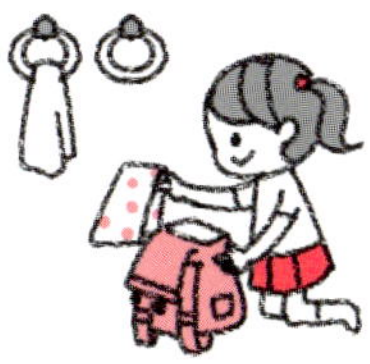

2 運動

トランポリンや平均台、ブランコ、ボールなどで遊びながら身体を動かし、バランス感覚を身につけていきます。

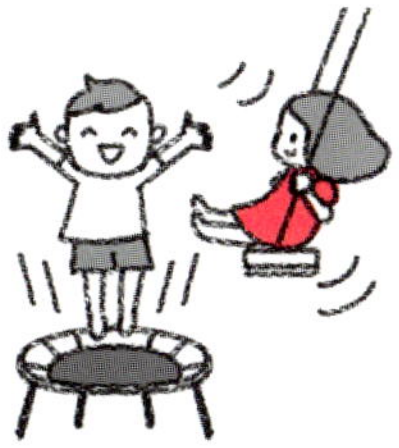

3 着目

専門家が絵本や絵カードなどを見せて、ひとつのことに着目する練習をしていきます。

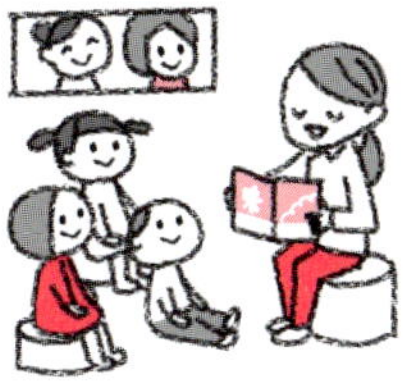

4 食事

食事やおやつを通じて、道具の使い方を覚えたり、食べることが楽しいという経験を重ねていきます。

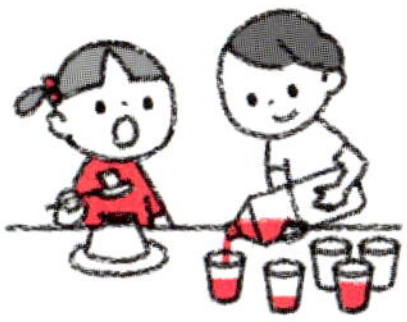

5 療育相談

家庭でどう接していくとよいかなど、専門家と二人三脚で一緒に考えていきます。アドバイスももらえます。

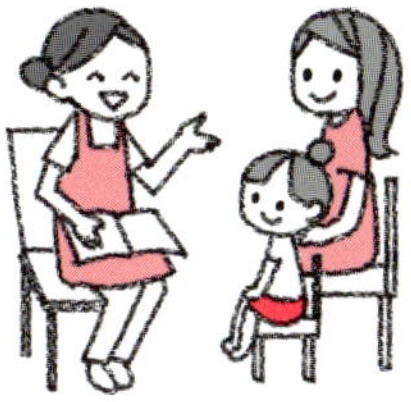

TEACCH《ティーチ》

TEACCHは多くの療育現場で実践されている療育のひとつです。視覚的なアプローチを通して、特性をもつ子どもの生きづらさをやわらげていきます。

自分らしく自立した生活が送れるように支援します

TEACCHはアメリカノースカロライナ大学のエリック・ショプラー教授らによってはじめられた、自閉スペクトラム症の特性をもつ人とその家族のための、生活全般における総合的・包括的なプログラムです。現在、多くの療育現場で実践されています。

例えば、ある場所の使い方について、子どもは、「ここからここまでは○○をしていい場所」と制限されると、きゅうくつに感じ、そうした決まりも破りたくなります。しかし、自閉スペクトラム症の特性をもつ子ども（→P73）は、感じ方や理解の仕方がほかの子どもとは異なるため、明確に区切られているほうが安心します。自宅や学校などは、多目的に使用することが多いため、とまどうことが多く生きづらさを感じることがあるのです。

「見てすぐわかる」それが構造化です

TEACCHの基本理念のひとつに「構造化」があります。自閉スペクトラム症の特性をもつ子どものなかには、耳で聞いた言葉は記憶に残りにくく、漠然とした空間や時間の把握、想像力を必要とするコミュニケーションが苦手な一方で、目で見たものを理解するのは得意で、興味・関心のあることについては優れた記憶力を発揮する子どもが少なくありません。こうした特性に配慮し、空間や時間、手順などを「見てすぐわかる」ように作り変え、子どもが安心して過ごせる環境に整えることを「構造化」といいます。

部屋や教室を使いやすく整えます

自閉スペクトラム症の特性をもつ子どもは、ひとつの場所に複数の用途があると混乱してしまいやすいので、混乱しないように、「ここは食事をするところ」「ここは勉強をするところ」と場所ごとに意味づけをして区切り、「何の目的で使用するのか」が見てわかるように環境を整えます。これも構造化のひとつです。

スケジュール表を活用して見通しが立つようにします

その子にとっての「いつも通り」に物事が進み、見通しが立つと、実力も発揮しやすくなります。そこで、場所だけでなく時間においても、「何をする時間なのか」が見てわかるように工夫します。例えば、「何時に起きて、何時に朝食を食べて、何時に学校に行く…」という朝のスケジュールや学校の時間割りを、イラスト入りの表などを使ってわかりやすく書き出し、それに沿って行動できるようにします。

このように、TEACCHは、特性をもつ子どもやその家族が「わかりやすい環境」に守られ、そのなかでのふれあいを通して、特性への理解を深め、その子や家族の生きづらさをやわらげていくことを目指します。特性そのものは治りませんが、ひとりひとりの特性を知り、その子が生涯にわたって自分らしく、地域で自立した生活が送れるような環境作りをしていきます。

TEACCHプログラムの特長

時間を構造化する	空間を構造化する	手順を構造化する
時間は目に見えないため「何をどれくらいしたらいいのか」がわかりにくい…。	広い空間は「何をしていいのか」がわからず不安になる…。	耳から聞いたことは記憶に残りにくく、頭のなかで優先順位を決めて行動するのも苦手…。
↓	↓	↓
「いつ」「何をする」という1日のスケジュールをイラストにして、いつでも見られるようにします。	空間を目的に合わせて区切り、「何をする場所か」を明確にします。	手順を区切り、イラストや写真を使って「何をするのか」を明確にします。
↓	↓	↓
見通しを立てやすくなり、安心して過ごすことができるようになります。	**決められた場所で安心して過ごすことができます。**	**自分でできることが増えていきます。**

空間や時間、手順を区切り、理解しやすい環境を作ります。

＊ TEACCH（ティーチ）とは
Treatment and Education of Autistic and related Communication-handicapped CHildren の略です。ティーチと読みます。

※詳細は専門書をご覧ください。

TEACCHによるサポート

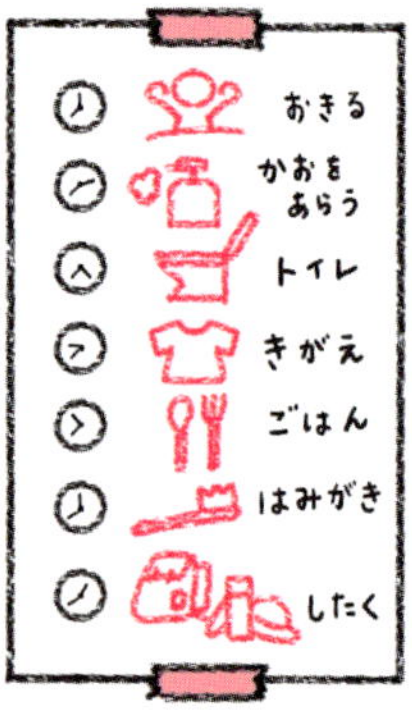

おきる
かおをあらう
トイレ
きがえ
ごはん
はみがき
したく

手順表があると
次に何をするのかが
わかりやすくなります。

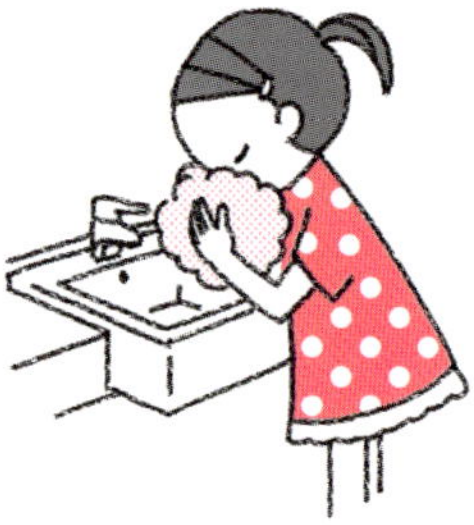

TEACCH

手順表で、できることが増えます

自閉スペクトラム症の特性をもつ子どもは、食事の仕方やトイレの使い方、衣類の脱ぎ着、歯磨きの方法、お風呂の入り方などの手順が混乱することがあります。イラストを用いた手順表を活用すると、それを見ながらひとりでできることが増えていきます。

TEACCH

ワークシステムで集中して課題に取り組めるようになります

「終わりがわかりにくい」という特性に対してはワークシステムという方法があります。例えば、「授業は○時○分までです」と言われても、時間は目に見えないため、いま行っている活動が永遠に続くような気がして不安になってしまいます。そこで、「何を」「どれくらい」やり、「どうなったら終わるのか」、また「終わったら次に何をするのか」という情報を具体的に伝えます。この方法を使うと、勉強や作業に集中しやすくなります。

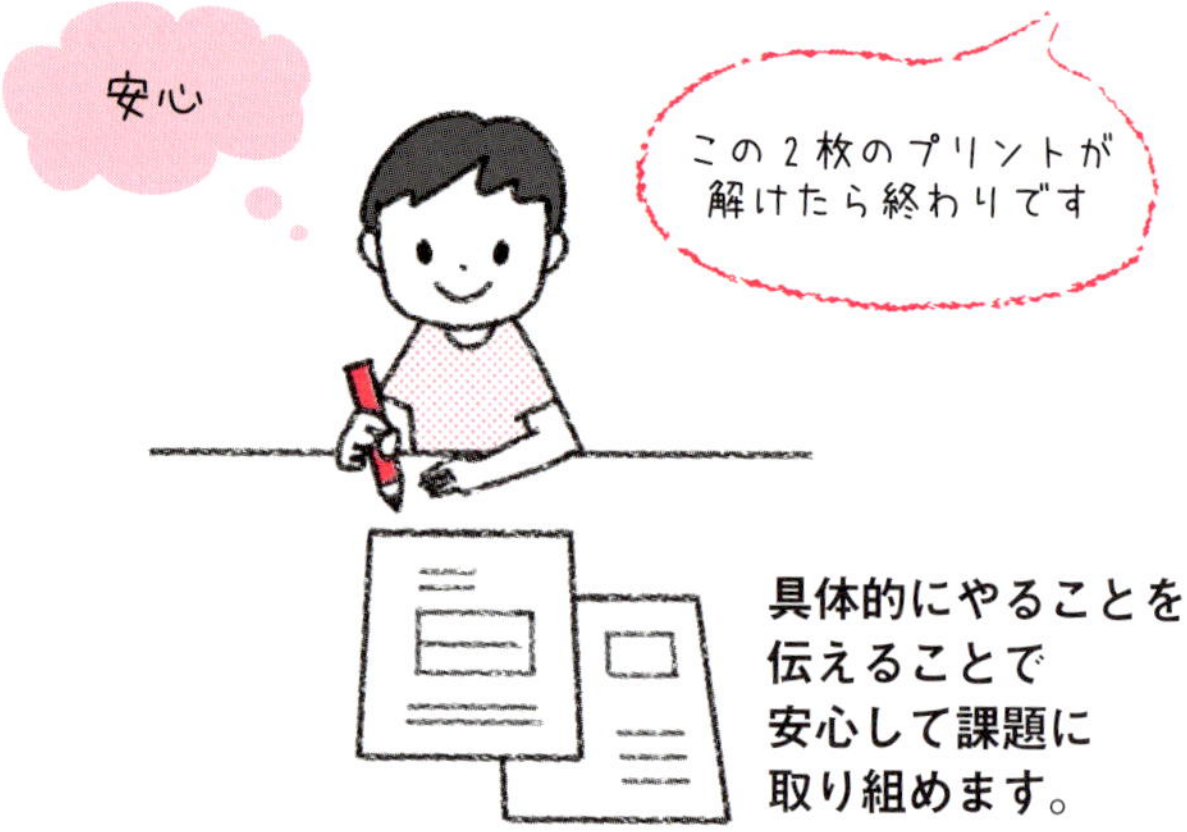

安心
この2枚のプリントが解けたら終わりです

具体的にやることを
伝えることで
安心して課題に
取り組めます。

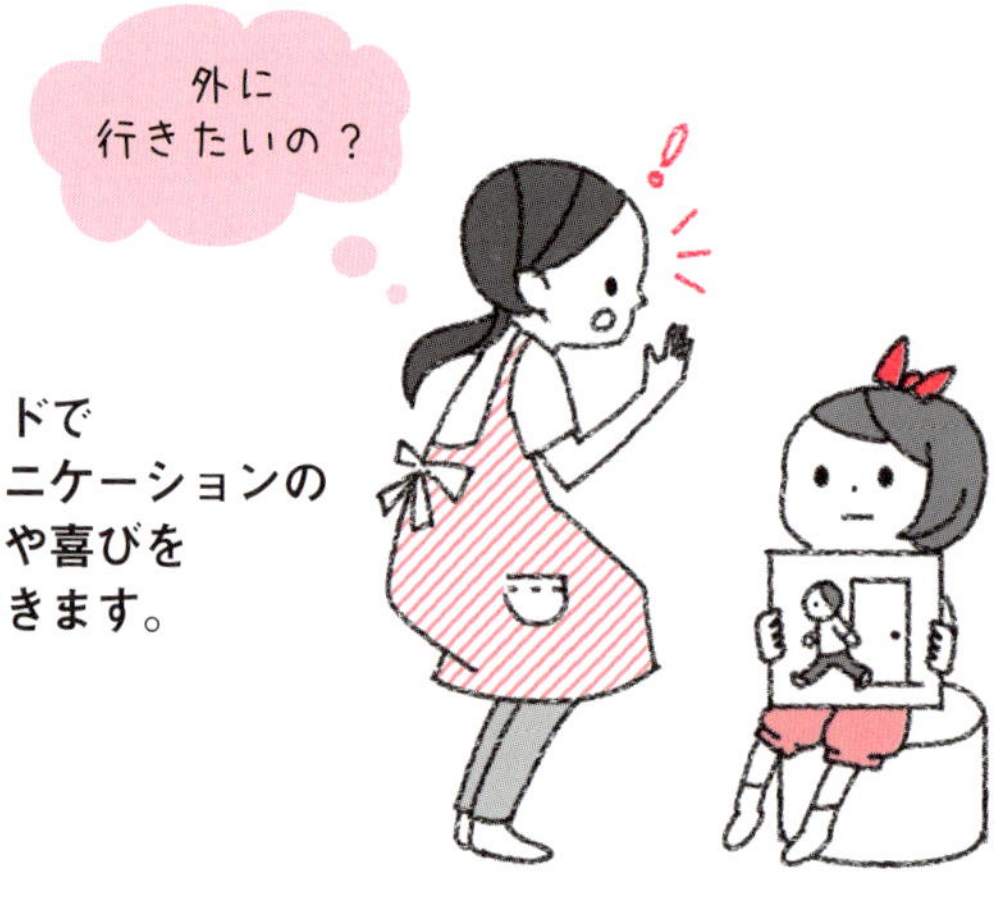

外に行きたいの？

絵カードで
コミュニケーションの
楽しさや喜びを
実感できます。

TEACCH

絵カードで自分の希望や要求を伝えやすくなります

自分の気持ちを伝えたいけれど、どうすればいいかとまどうときは、その子が伝えたがっていることを絵にしたカード（コミュニケーションカード）が役立ちます。例えば「この場を離れたい」という気持ちを伝えるときは、黙って出て行くのではなく、ドアを開けて人が出ようとしている絵カードを示してもらいます。そうすることで周囲もその子の気持ちを理解でき、コミュニケーションがとりやすくなります。

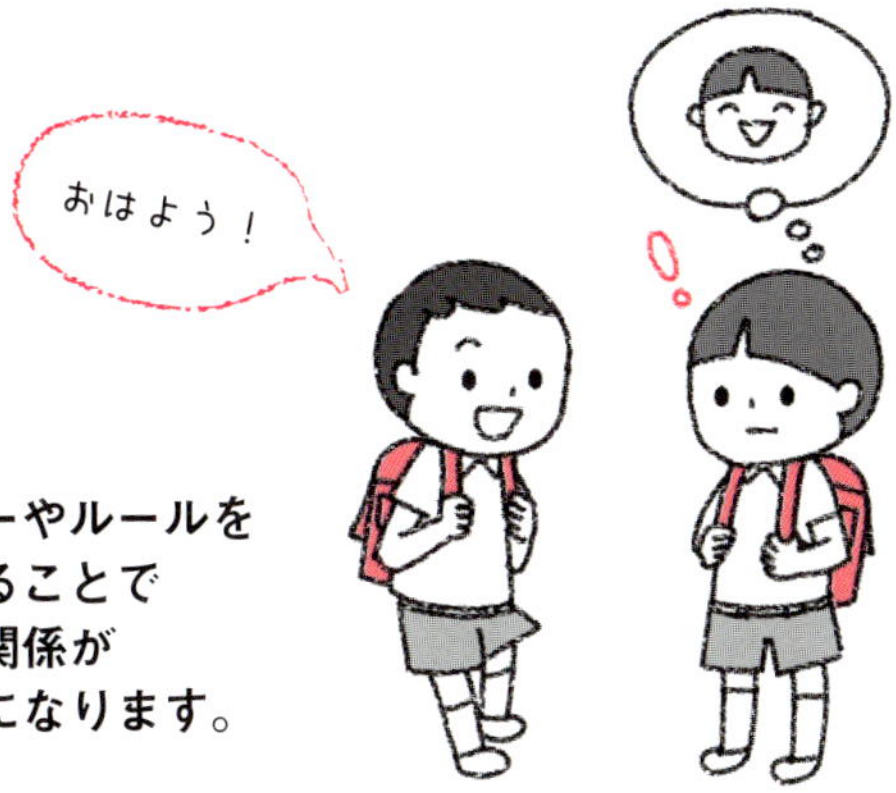

マナーやルールを覚えることで人間関係が円滑になります。

TEACCH

社会のルールが身につけられます

その場にふさわしい表情や言動の習得にはソーシャルスキルトレーニングという方法があります。例えば、"朝、クラスメイトに話しかけられたら「笑顔でおはよう」と言う"と覚えることで、適切な行動がとれ、円満な人間関係をきずくことができます。自閉スペクトラム症の特性をもつ子どもは、人の顔や服の柄が怖くてあいさつができない場合がありますが、こうしたトレーニングを積むことであいさつができるようになり、人間関係のつまずきを減らしていけるようになります。

TEACCH

余暇スキルが身につきます

自閉スペクトラム症の特性をもつ人にとって、「自由時間」は「何をしていいかわからない不安な時間」でもあります。そこで、自由時間に安心してくつろいだり、楽しく過ごせたりする余暇スキルが身につくように実習も行います。趣味をもつことは、生活を充実させるだけでなく、人と交流する機会を増やし、子どもの能力を広げます。

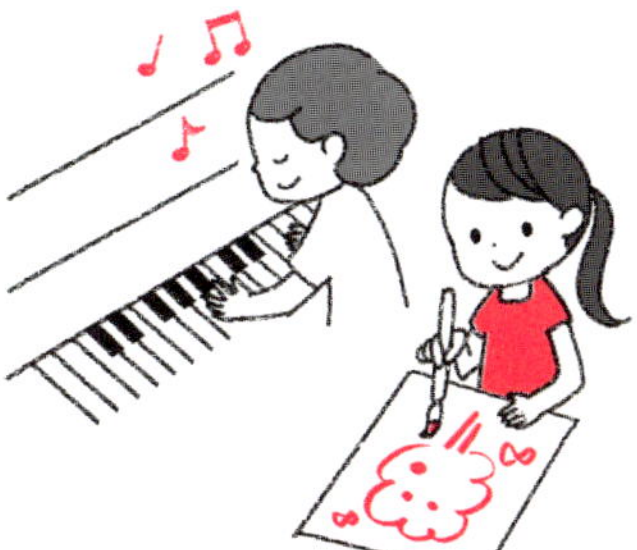

余暇スキルを身につけることでひとりの時間も有意義に過ごせます。

TEACCH

自分らしく働くための就労支援もあります

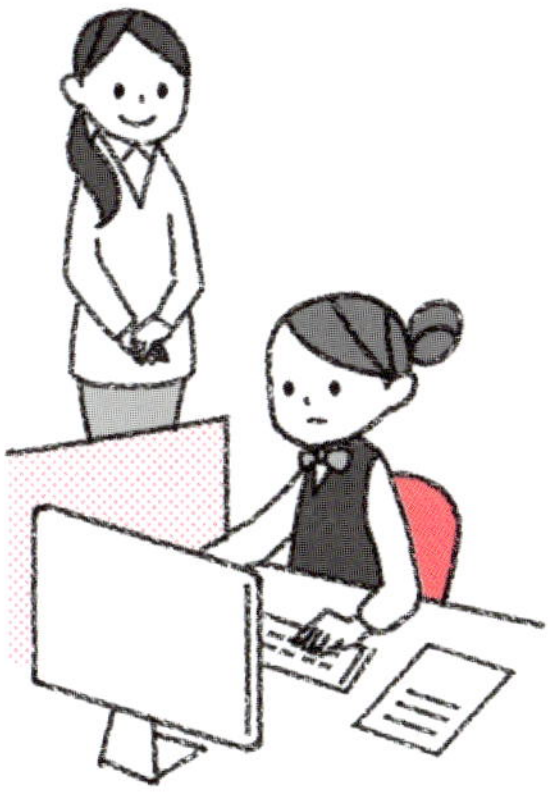

ジョブコーチのサポートを受けて自分の能力を発揮できます。

自閉スペクトラム症の特性をもつ人が安心して働くためには、その人の特性をよく知ってサポートしてくれる人が必要です。そこで、就労支援の専門家・ジョブコーチが、特性をもつ人と企業の双方をサポートします。例えば、特性をもつ人に対しては、能力にあった仕事を探すことを手助けしたり、仕事に必要なスキルを身につけさせたり、業務がきちんとこなせるように仕事のやり方などを教えたりします。また、企業側にはその人の特性を伝え、なぜ構造化が必要なのか、どのような仕事が向くのかなどを説明して、特性をもつ人が仕事に専念できるように支援していきます。

※詳細は専門書をご覧ください。

感覚統合療法

感覚統合療法は、適した刺激を与えることで、かたよった感覚が正しく働くようにすることを目的としています。

感覚のかたよりを整えることが目的です

感覚統合療法は、アメリカの作業療法士エアーズによって考案されたリハビリテーションの技法で、多くの療育現場で実践されています。

感覚を統合するとはどういうことなのでしょうか。感覚には、視覚（見ること）、聴覚（聞くこと）、触覚（触れること）、味覚（味わうこと）、嗅覚（臭いを感じること）という五感のほかに、痛覚、温度覚、振動感覚など、さまざまなものがあります。私たちは、これらの「刺激」と「脳の働き」を統合させて行動を決めるのですが、これを「感覚統合」と呼びます。発達障害の特性をもつ子どもは、この「刺激」と「脳の働き」を統合させて感情をあらわしたり、行動したりすることに難しさを感じている場合があります。そこで、感覚統合療法では、さまざまな日常生活の場面を工夫して、感覚統合のバランスの悪さによる影響をやわらげて、かたよりを整えていきます。

遊びを通じて過剰な防衛反応を抑えていきます

私たちには、危険に遭遇したときに本能的・反射的に身を守る「原始系」と呼ばれる感覚が備わっています。しかし、成長とともに原始系の感覚は身をひそめ、情報から状況を判断する「識別系」と呼ばれる感覚が優位に働くようになります。例えば、私たちは「バラのトゲは痛い」ということを知っているので、バラのトゲに自分からはさわりません。しかし、バラのトゲに気がつかずに、うっかり指が触れてしまったときは、反射的に原始系の感覚が働いて手を引っ込めます。このように、ふだんは識別系の感覚が原始系の感覚を抑制しながら、そのバランスを保っています。

感覚統合療法では、発達障害の特性をもつ子どもは、「原始系」の感覚が暴走しやすく、過剰に自分を防御しやすいのではないかという考えに立ち、識別系の感覚を活性化する遊びを通じて、原始系と識別系の感覚のバランスを整えていきます。

発達障害の特性に関連のある感覚

五感

- 視覚（見ること）
- 聴覚（聞くこと）
- 触覚（触れること）
- 味覚（味わうこと）
- 嗅覚（臭いを感じること）

→ なかでも特に

触覚

何かが肌に触れたときに感じる感覚

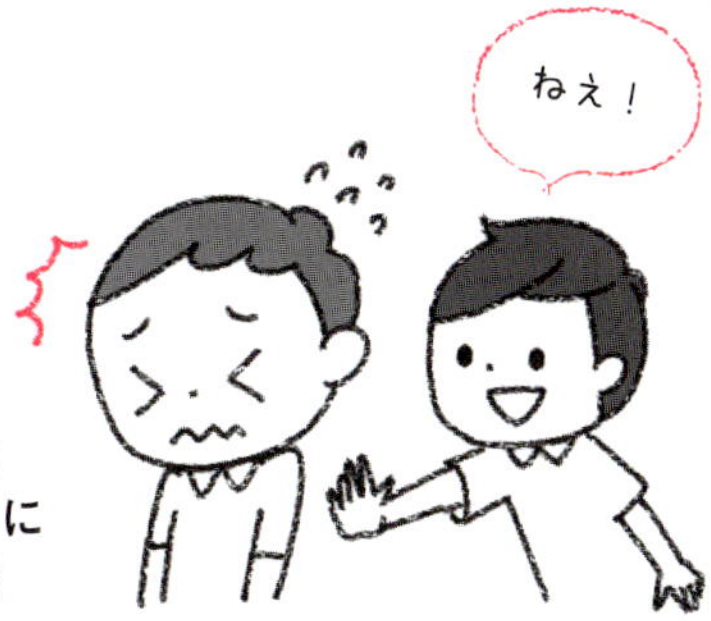

平衡感覚

重力に対する姿勢や動作に関わるバランス感覚

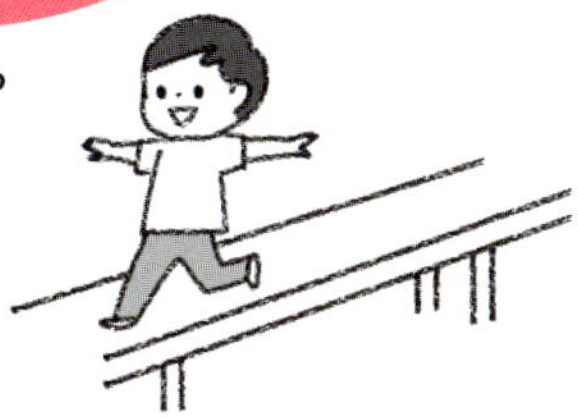

固有覚

力加減や手足の動き、位置の感覚

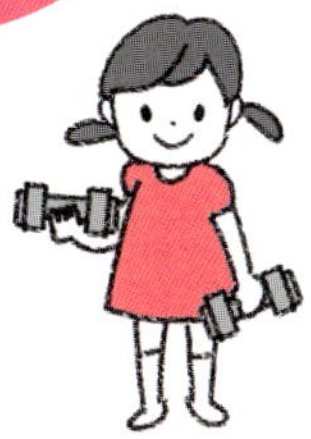

この３つの感覚のバランスが崩れると姿勢や動作、身体の動きのバランスも崩れやすくなる

↓

遊びを通した刺激を与えることによって感覚のかたよりを整えていきます

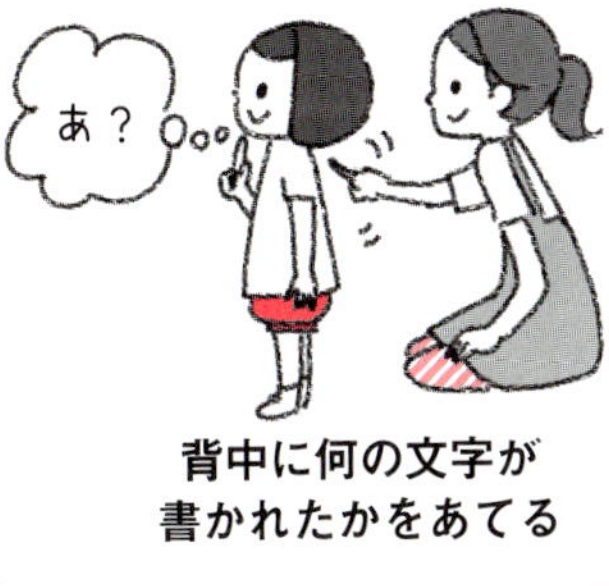

背中に何の文字が書かれたかをあてる

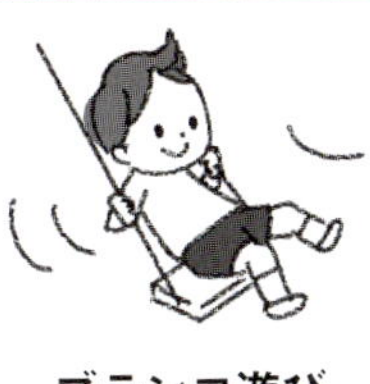

ブランコ遊び

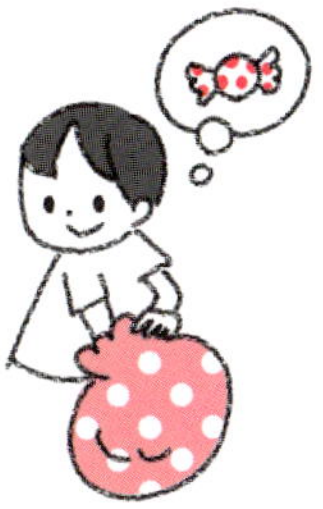

袋のなかに入っているものを手だけであてる

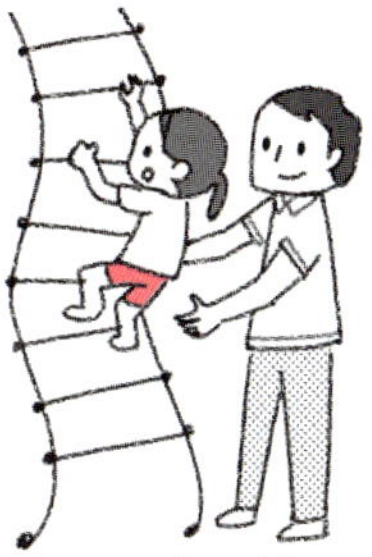

なわばしごを登る

※詳細は専門書をご覧ください。

A《エー》B《ビー》A《エー》(応用行動分析)

その子の行動をよく観察し、適切な環境を整えたり、適切なかかわりをもったりしながら、結果として望ましい行動を増やし、問題行動を減らしていくことを目指します。

子どもは環境から影響を受けて育ちます

子どもは環境からさまざまな刺激を受けて、それに反応しながら成長していきます。例えば、最初は泣くことしかできなかった赤ちゃんが、周囲の人から言葉のシャワーという適切な「環境」や、適切なかかわりという「刺激」を受けて、「マンマ」などのなん語が話せるようになります。今度はその赤ちゃんの反応を受けて周囲の人がその子をほめたり、話しかける内容が変化したりしていきます。そして、ほめられた子どもはうれしくて、周囲の人の言葉に対してもっと反応するようになり、二語文、三語文が話せるようになっていきます。このように子どもは、ただ環境や刺激に反応するだけでなく、適切で能動的な働きかけによって、行動を変化させ、成長させていきます。

環境やかかわり方を変えていきます

ABA(応用行動分析)はアメリカの心理学者スキナーの行動主義の理論に基づいています。その子の行動をよく観察し、適切な環境を整えたり、かかわりをもったりしながら、「好ましい行動」を増やし、「好ましくない行動」を減らしていくものです。

行動主義は心理学のアプローチのひとつで、人の内面世界はほかの人には

行動が増える

問題行動を起こさずに、望ましい行動ができたら、思い切りほめて、その行動が増えるように促します。

行動が減る

かんしゃくや暴言などの問題行動を起こしたら、その行為を無視し、問題行動が減るように促します。

わからない、周囲の人が読み取れるのはその人自身があらわれる「行動」であると考えます。そこで、子どもが起こす「行動」と「変化」に着目します。その行動の背景を観察したうえで、その行動を引き出す環境やかかわり方を変化させるのです。

誰でも、うれしいことは何度でもしようと試みますし、つまらないことはだんだんやらなくなっていきます。ABAでは、子どもが問題行動（好ましくない行動）を繰り返す場合は、その行動を引き起こす環境やかかわり方が続いているか、問題行動がその子にとって「好ましい行動」になってしまったと考えます。

そこで、問題行動をしたときは、その行動を無視し、行動の結果何も起こらない（その子にとってうれしいことにならない）状況を作って、その行動を「消去」します。望ましい行動がとれたときは、しっかりほめるなどして、その行動を「強化」します。

ABAの考え方

ABA（応用行動分析）はApplied（応用）Behavior（行動）Analysis（分析）の頭文字をとったもので、エービーエーと読みます。

行動の強化

きっかけ

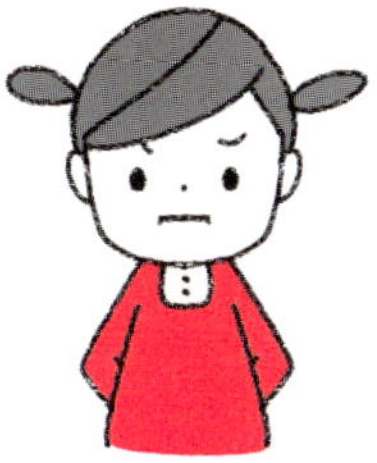

嫌なことがあった…

行動

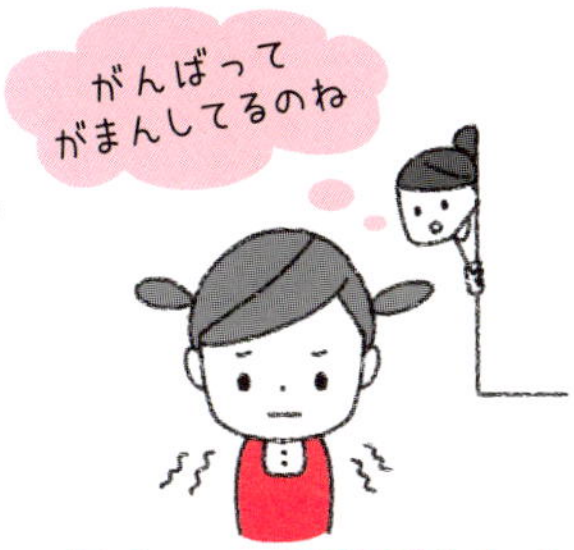
がんばって
がまんしてるのね

望ましい行動がとれた

行動をほめる

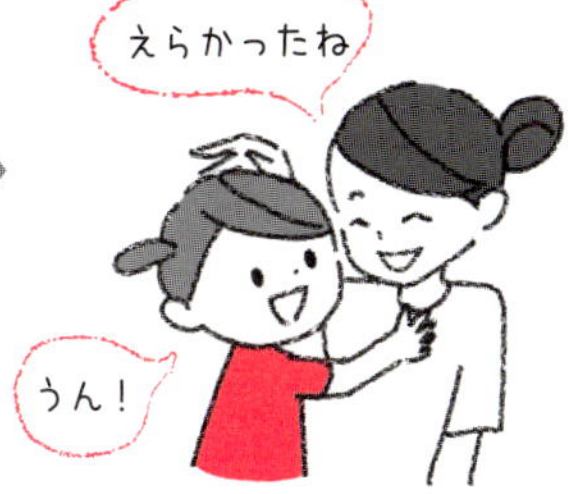
えらかったね
うん！

その行為をほめる

行動の消去

きっかけ

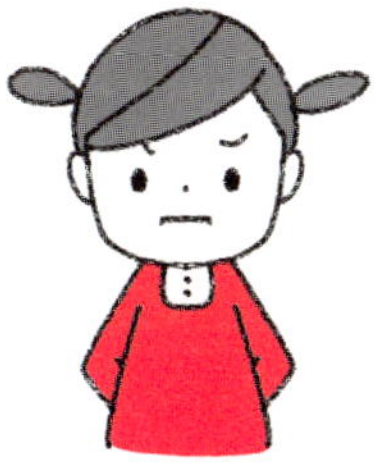

嫌なことがあった…

行動

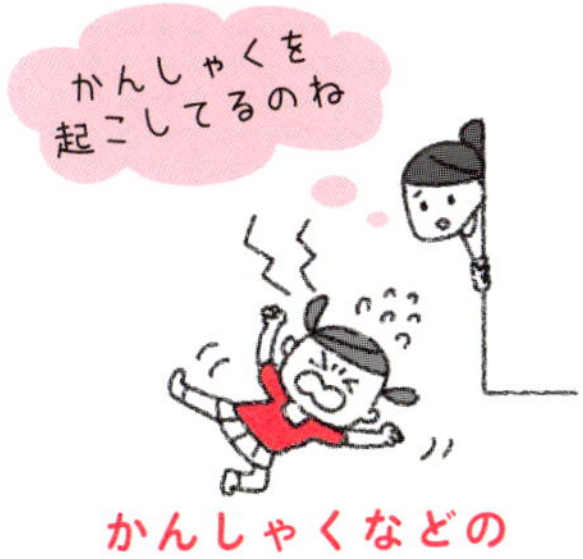
かんしゃくを
起こしてるのね

かんしゃくなどの問題行動を起こす

行動を無視する

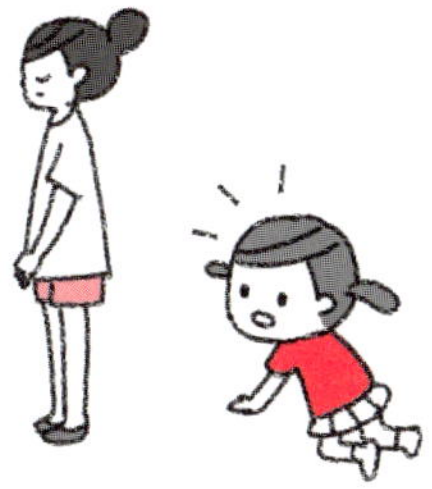

その行為を無視する

※詳細は専門書をご覧ください。

そのほかのアプローチ

前述したアプローチのほかにも、療育のアプローチにはいろいろなものがあります。どれかひとつと決めずに、その子にあう方法があれば、複数取り入れるのもよいでしょう。

その子にあった療育を見つけましょう

療育には、前述した以外にもいろいろなものがあります。ここでは、コミュニケーション力を伸ばすことを目的とした療育を紹介します。特性はひとりひとり異なりますので、子どもにあうものがあれば、どれかひとつと決めずに、複数の療育を受けてもかまいません。もし、どの療育を受けるかで迷ったら、子どもの様子をみて、楽しみながら続けられそうなものを選んでみましょう。まずは、事前に問い合わせをしてプログラムの内容を聞いたり、見学したりしてみましょう。

※それぞれの詳細は、専門書をご覧ください。

学童期の支援の充実を求めてスタートした
放課後等デイサービス

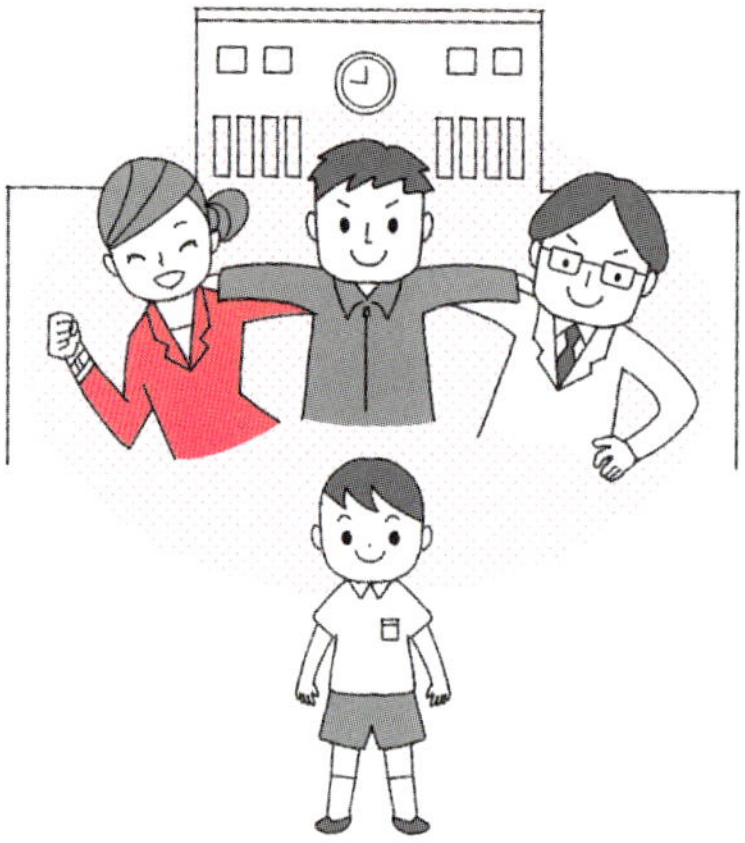

学童期は、学習や人間関係でつまづくことがあり、幼児期とは異なる対応が必要となる時期です。放課後等デイサービスは、学童期の支援の充実のために発足した就学児童向けの療育サービスです。放課後や夏休みなどの長期休暇中に、身近な地域にある施設で支援を受けることができます。サービスの内容は、コミュニケーションスキルの向上や学習の支援などがあるようですが、支援体制は地域によって異なります。放課後等デイサービスの詳しい内容が知りたい時は、地域の自治体に相談してみましょう。対象は発達障害や身体障害、知的障害を持つ学童期の子どもです。サービスの利用を希望する場合は、自治体で「通所受給者証」を申請する必要があります。利用料は世帯所得に応じた負担があります。

自由な遊びや会話を通じてコミュニケーション力を伸ばす

インリアルアプローチ

インリアル（INREAL）とはInter Reactive Learning and Communicationの略で、言葉の遅れのある子どもに対するアプローチの方法で、大人と子どもが相互に反応しあうことでコミュニケーションを促し、言葉を育むというものです。

大人が子どもと関わるときの基本姿勢として、Silence（静かに見守る）、Observation（目を開けて口を閉じて、よく観察する）、Understanding（深く理解する）、Listening（全身で聞く）があり、それぞれの頭文字をとってSOUL（ソウル）といいます。

また、子どもに対するいろいろな働きかけ方（言語心理学的技法）があり、代表的なものに、大人が子どもがしている行動や気持ちを言葉に置き換えるパラレルトークや、大人の行動や気持ち、態度を言葉にしてあらわすセルフトークなどがあります。

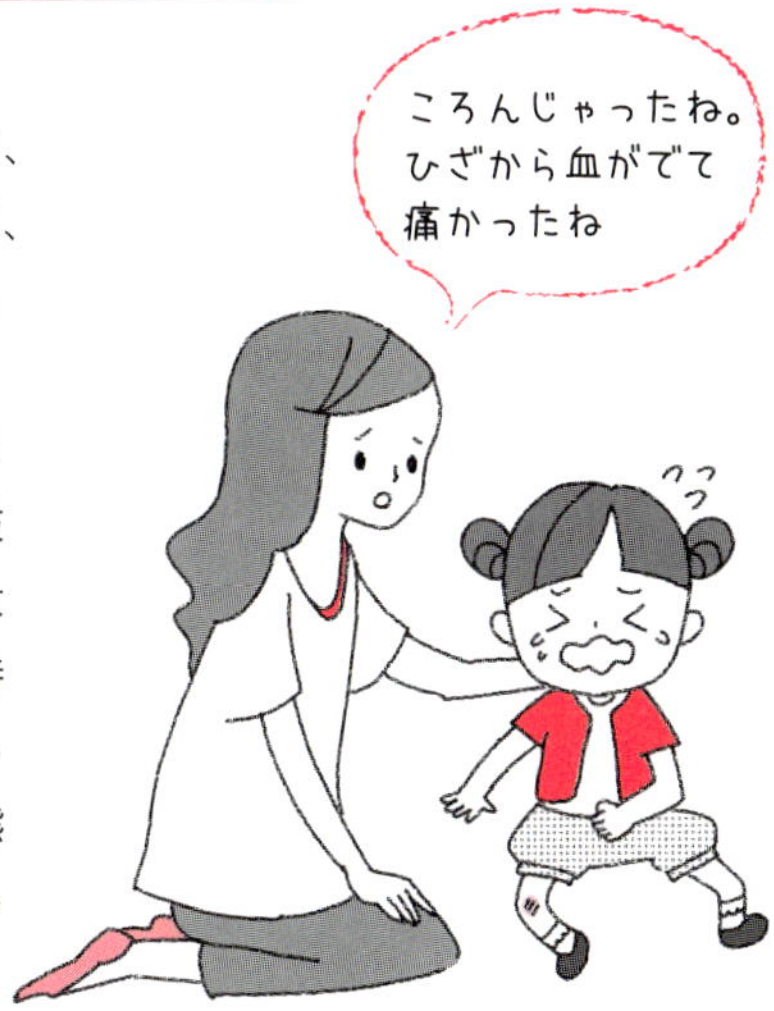
ころんじゃったね。
ひざから血がでて
痛かったね

絵カードを使って自発的なコミュニケーション力を育てる

PECS《ペクス》

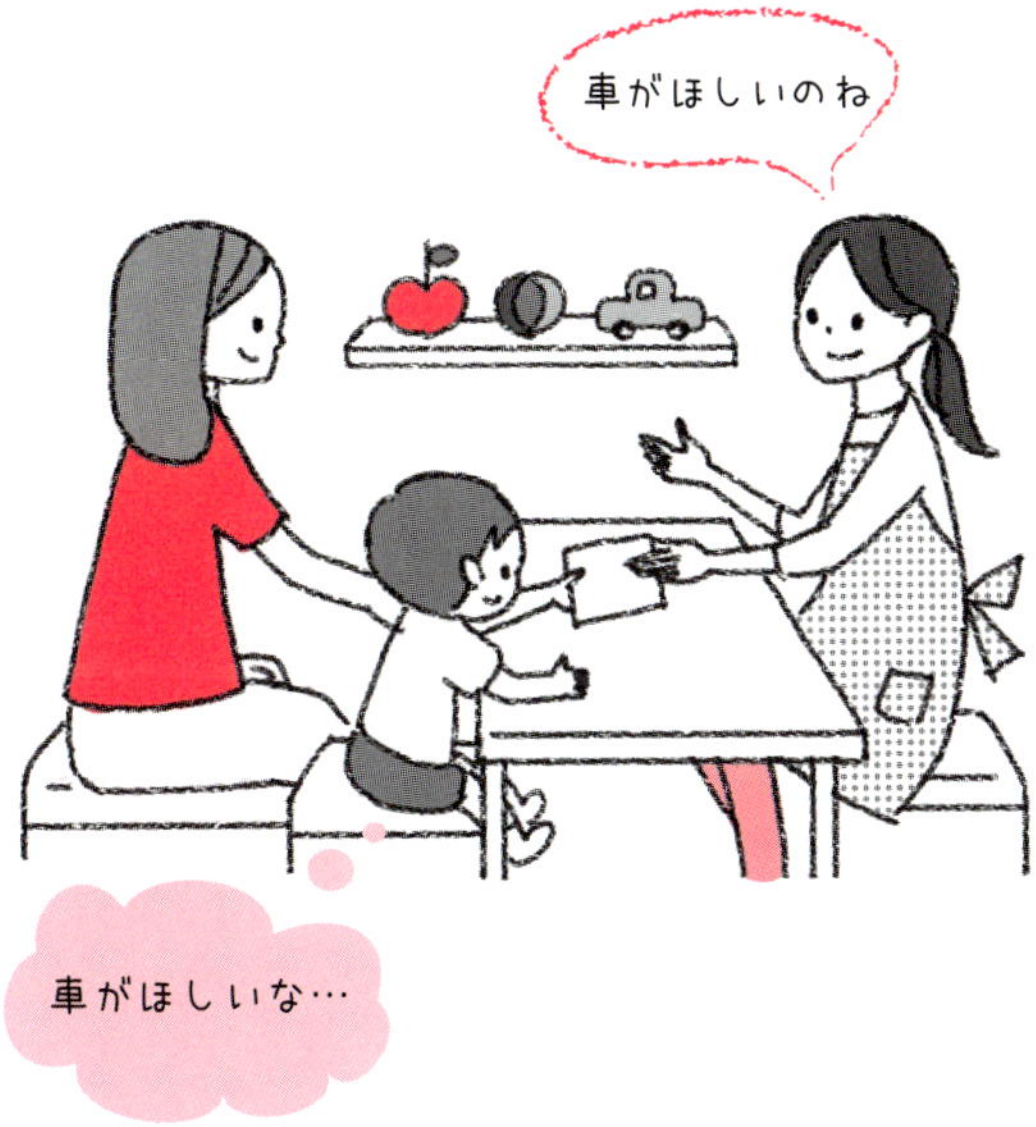
車がほしいのね
車がほしいな…

PECSはPicture Exchange Communication Systemの略で、絵カード交換式コミュニケーションシステムという意味です。話し言葉でのコミュニケーションに困難がある子どもや大人のためのトレーニング方法で、絵カードを用いて自発的なコミュニケーション力を育んでいきます。

最初は、子どもの好きな物を子どもでは取れない場所に置き、ほしい物が描かれたカードをコミュニケーションパートナー（正面の人）に手渡して、それを受け取ることから始めます。段階が進むと、絵カードを並べて簡単な文章を作ったり、質問に答えたりすることもできるようになります。家庭や学校でも使用でき、カードを手作りできる点も魅力です。

薬の使用について

いくつかの発達障害の特性には薬が有効な場合がありますが、薬の服用は子どもの環境の整備や周囲の理解を深めることを優先してから検討すべきです。

薬の使用前に確認しておきたいことがあります

薬を使用する前に確認しておきたいことのひとつは、医療機関との信頼関係です。もうひとつは、心理・社会的な環境調整です。子どもの症状は、発達障害の特性から、というだけでなく、その子の置かれている状況が症状を作り出している場合があります。

例えば、自閉スペクトラム症の特性をもつ子どもがパニックを起こした場合、それが何に起因しているかを検討すると、案外思い当たることがあり、その状況を改善し、その子の周りの環境を整えることで、パニックが収まることが少なくないのです。

それでも薬を検討する場合があります

その子の周辺環境を整えても、精神科の薬物療法を開始しなければならないことがあります。例えば、ＡＤＨＤが示す多動性、不注意、衝動性は、子ども本人がどんなに努力をしても症状を軽減することは難しいと思われます。その場合は、認可されている「メチルフェニデート徐放剤（商品名・コンサータ）」や「アトモキセチン（商品名・ストラテラ）」の使用を検討します。また、自閉スペクトラム症の特性をもつ子どもの激しい興奮に対しては、鎮静効果を期待して、「ピモジド（商品名・オーラップ）」を検討する場合もあります。さらに、家族や子ども本人とも相談して生活の改善を目指して、適応外の薬を検討することもあります。

日本での子どもへの精神科薬について

日本では、15歳未満に処方できる精神科薬として、厚生労働省によって薬事承認（保険適用）されている薬は、自閉症に対する「ピモジド（商品名・オーラップ）」と、ＡＤＨＤに対する「メチルフェニデート徐放剤（商品名・コンサータ）」、「アトモキセチン（商品名・ストラテラ）」、あとは「抗てんかん薬」だけです。

けれども、実際には、これらの薬だけでは十分な治療ができないことが多く、医師が適応外（特定の効能・効果等についての薬事承認がなされていない。この場合は、子どもの発達障害の薬として日本での認可は下りていないけれど、海外の文献や医師の経験などから効果が期待できる）の薬を、子どもに処方する場合が少なくありません。なぜなら、目の前の状況に応じて、どうしても子どもへの精神科の薬物療法を開始しなければならないことがあるからです。

適応外の薬を提案された場合は、適応外の使用であることを前提に、薬の効果と副作用、デメリットなど、不明な点を担当の医師にたずね、十分なコミュニケーションをとって、納得されてから、最終的に服用するかどうかを決めてほしいと思います。

薬ですべてが解決するわけではありません

当たり前のことですが、薬ですべてが解決するわけではありません。親御さんのなかには、薬によってお子さんの症状がやわらいでほっとする反面、薬に頼っているという感情にさいなまれて罪悪感を抱く人もいます。子どもに薬を使う場合は、家族の思い、毎日特定の薬を決まった時間に服用しなければならない子ども本人の負担、それらを総合的に考慮したうえで、常に検討し続けることが必要です。

薬の使用前に検討したいこと

薬ですべてが解決するわけではありません。薬の使用前には、その子の問題行動が何に起因するのかを考えることが大切です。

子どもが安心して過ごせる環境を整備する。

子どもの特性について周囲が理解を深める。

↓

例えば、子ども本人がどんなに努力しても、ADHDの特性である多動性、不注意、衝動性を軽減することが難しい場合…。

↓

薬の使用を検討する

薬に期待できる効果や副作用などの説明を受け、担当医師や医療機関とともに考え、しっかり話しあう。

↓

薬の服用が始まったら

評価表（→P152）などを使い、効果の有無や適正量をきめこまやかに判断し、注意し続けていく。

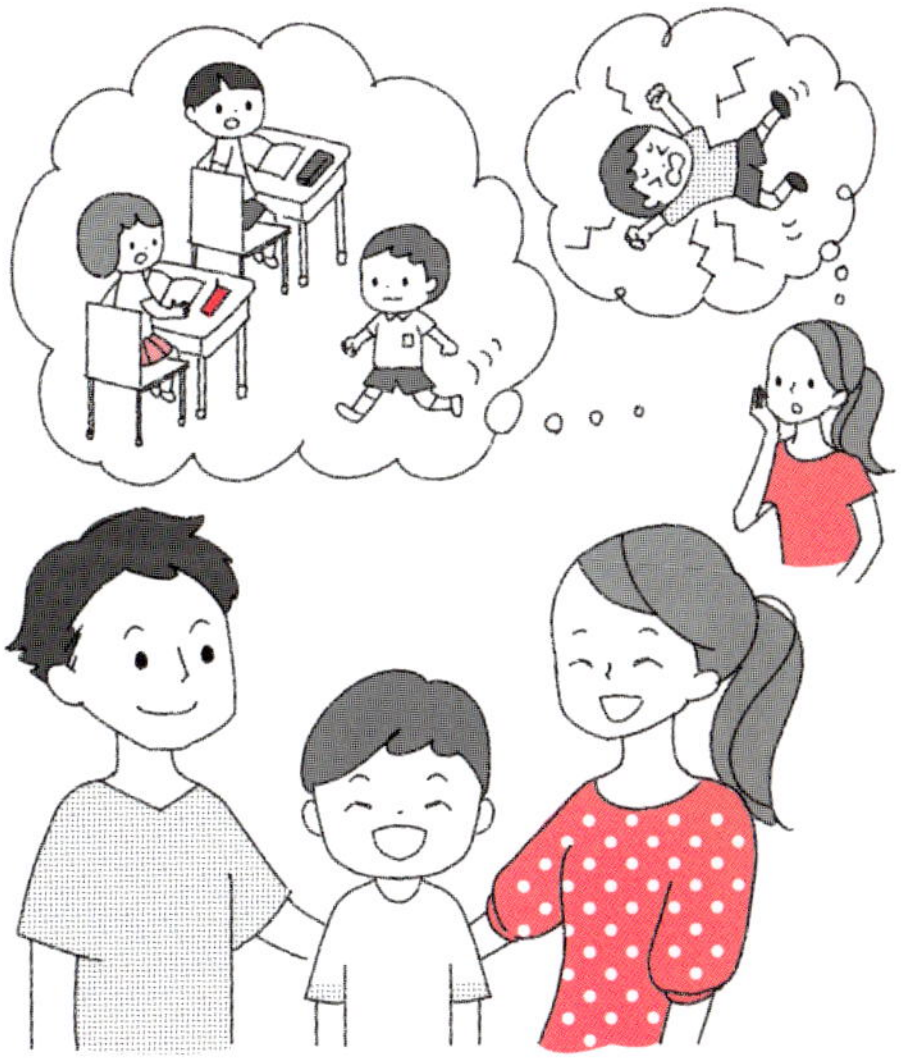

薬物使用における評価表

薬を服用する場合は、効果の有無や適正量を判断することがとても大切になります。子どもの行動をよく観察し、副作用についても心にとどめながら、注意深く進めましょう。

薬はさまざまな経過を経て使用されるものです。その薬に効果がみられるか、そして、どれくらいの量がもっとも効果的かは、常に注意しておく必要があり、漠然と服用し続けてしまうことがないように気をつけましょう。

効果を知るには、家庭や学校など、子どもが長い時間を過ごす場所での評価、つまり、子ども本人や家族、関係者の判断が重要な情報になります。また、多くの薬には副作用がありますから、その有無についても確認する必要があります。

そのときには、担当の医師と相談して、個々に「どこに注意するべきか、どのような効果が期待されているか」を明確にして、情報を交換してほしいと思います。ときには、担当医とよく相談して、下図のような効果と副作用の点検ができる評価表を使ってみてもよいと思います。内容はその子にあうようにアレンジして使いましょう。

薬物使用における評価表

※これはＡＤＨＤの症状のある子どもへの一例です

評価日	氏名	生年月日	薬物（　mg）	服薬時刻	評価時刻	記載者
年　月　日		年　月　日（　歳）				

■行動面のチェック

観察	活動の度合い			
	全くなし	ほんの少し	結構ある	かなりある
1. 休みなく、動きが多い				
2. 興奮しやすい、衝動的である				
3. ほかの子どもたちを邪魔する				
4. 集中時間が短い				
5. 常にそわそわしている				
6. 集中力の欠如、簡単に集中力を失う				
7. 簡単に欲求不満になる				
8. 頻繁に、簡単に泣く				
9. 機嫌が突然、急激に変わりやすい				
10. かんしゃくを起こす、気分の爆発と予想のつかない行動				
11. おしゃべり				
12. 叫ぶ、大声を上げる				

■副作用のチェック

観察	副作用の度合い			
	全くなし	ほんの少し	結構ある	かなりある
1. 食欲不振				
2. 体重減少				
3. 睡眠障害（不眠・熟眠障害、悪夢、起床困難）				
4. 頭痛				
5. 腹痛（胃の痛み）				
6. めまい				
7. チック				
8. 夜尿				
9. 発しん、紅斑				
10. 頻脈・動悸				
11. イライラ				
12. 不安・緊張				
13. 心配性、神経質				
14. 悲観的、極端に泣く				
15. 疲れているように見える				
16. 一転凝視、うわのそら、ボーっとしている				
17. 社会的ひきこもり				
その他				

田中康雄著『ＡＤＨＤの明日に向かって』（星和書店）付録16より抜粋

7 章

家庭での支援

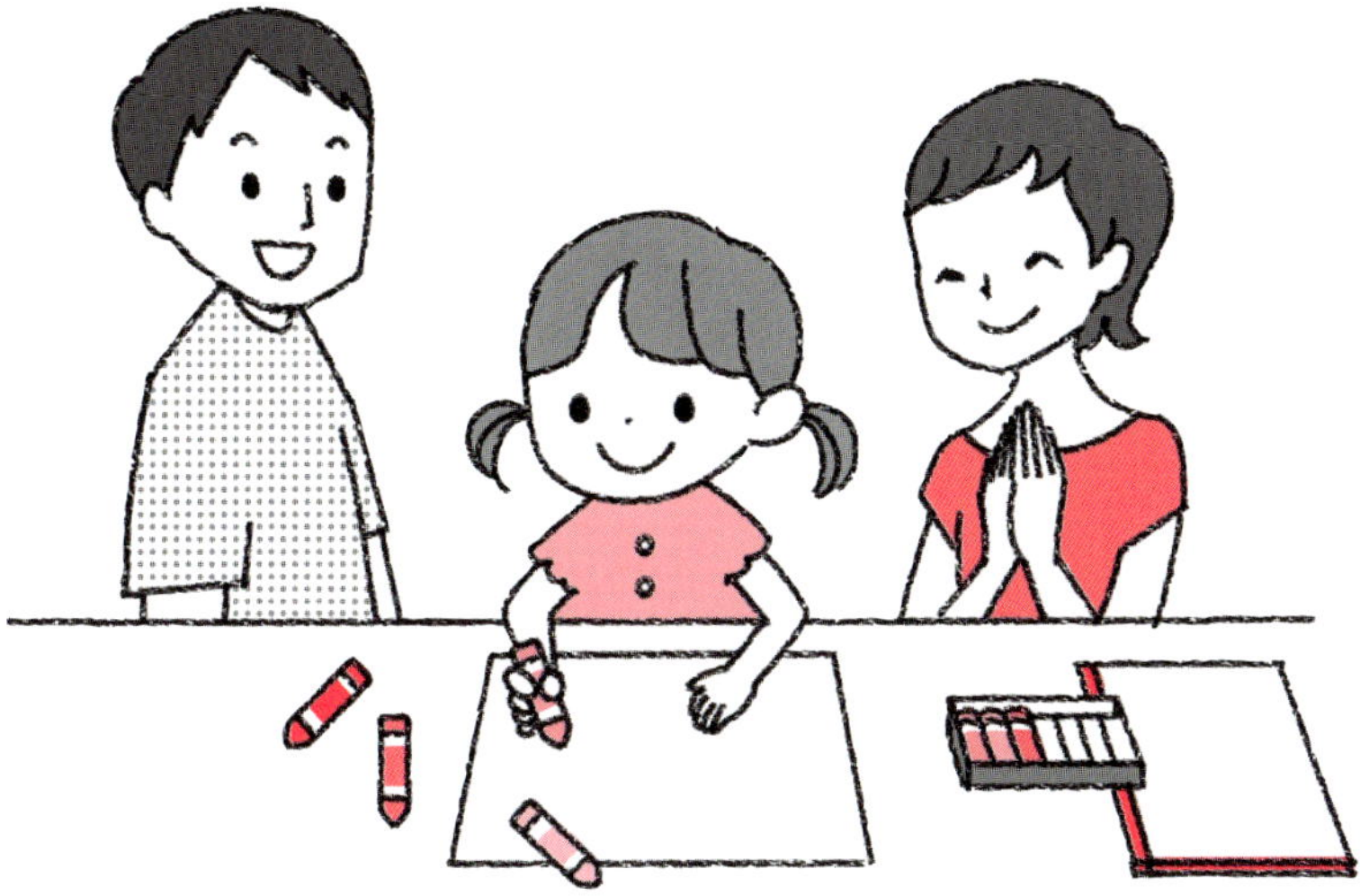

家庭ではいい意味で特別扱いを

発達障害の特性をもつ子どもには、不安をやわらげ、穏やかに過ごせるように、ひとりひとりにあわせた、いい意味での特別扱いが必要です。

生活の台本を描きましょう

誰でも地図も財布も持たず、言葉の通じない異国で迷子になったら不安になるはずです。発達障害の特性をもつ子どもは、毎日の生活がそのような不安のなかにあるといえます。私たちは日常生活のなかでなら、多少のアクシデントに遭遇しても、ある程度の予測ができ、見通しも立つので、その場をなんとか切り抜けることができます。

しかし、発達障害の特性をもつ子どもは、見通しを立てにくいという特性があるため、少しの変化に対しても不安になり、異国で迷子になったように敏感に反応してしまうのです。

その子が「生きていて楽しい」と感じられるように工夫や支援をしていきましょう。

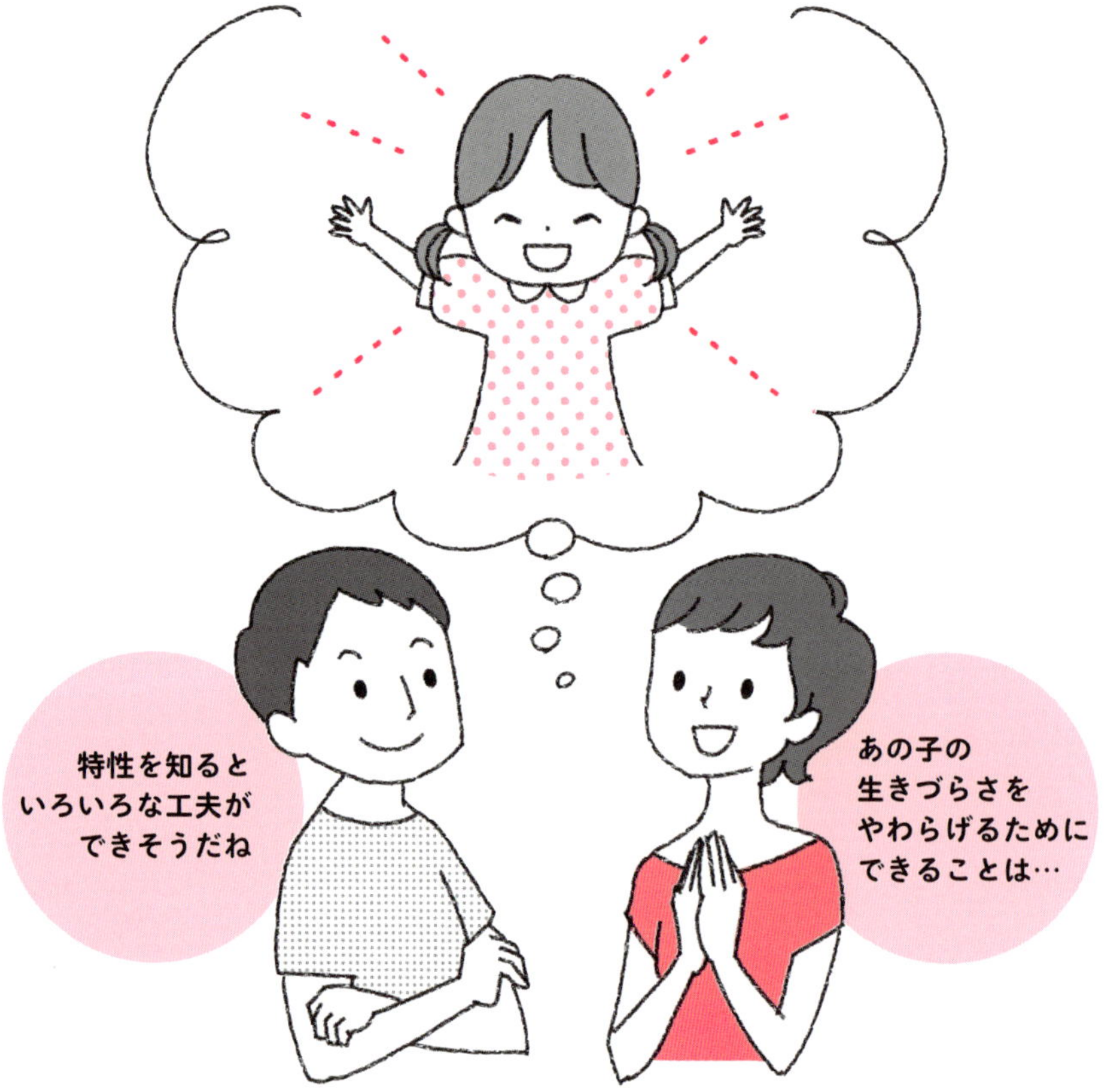
特性を知ると
いろいろな工夫が
できそうだね
あの子の
生きづらさを
やわらげるために
できることは…

そこで、おうちの方には、いわばツアーコンダクターとなって、安全で穏やかな〝生活の台本〟を描いてほしいと思います。子どもの特性や能力、得意なこと、不得意なことをよくご存じなのはおうちのかたです。この章では、家庭内の環境を整えることからはじまり、進路や就職のこと、将来の自立についてお話していきます。台本を作る際の参考にしてください。

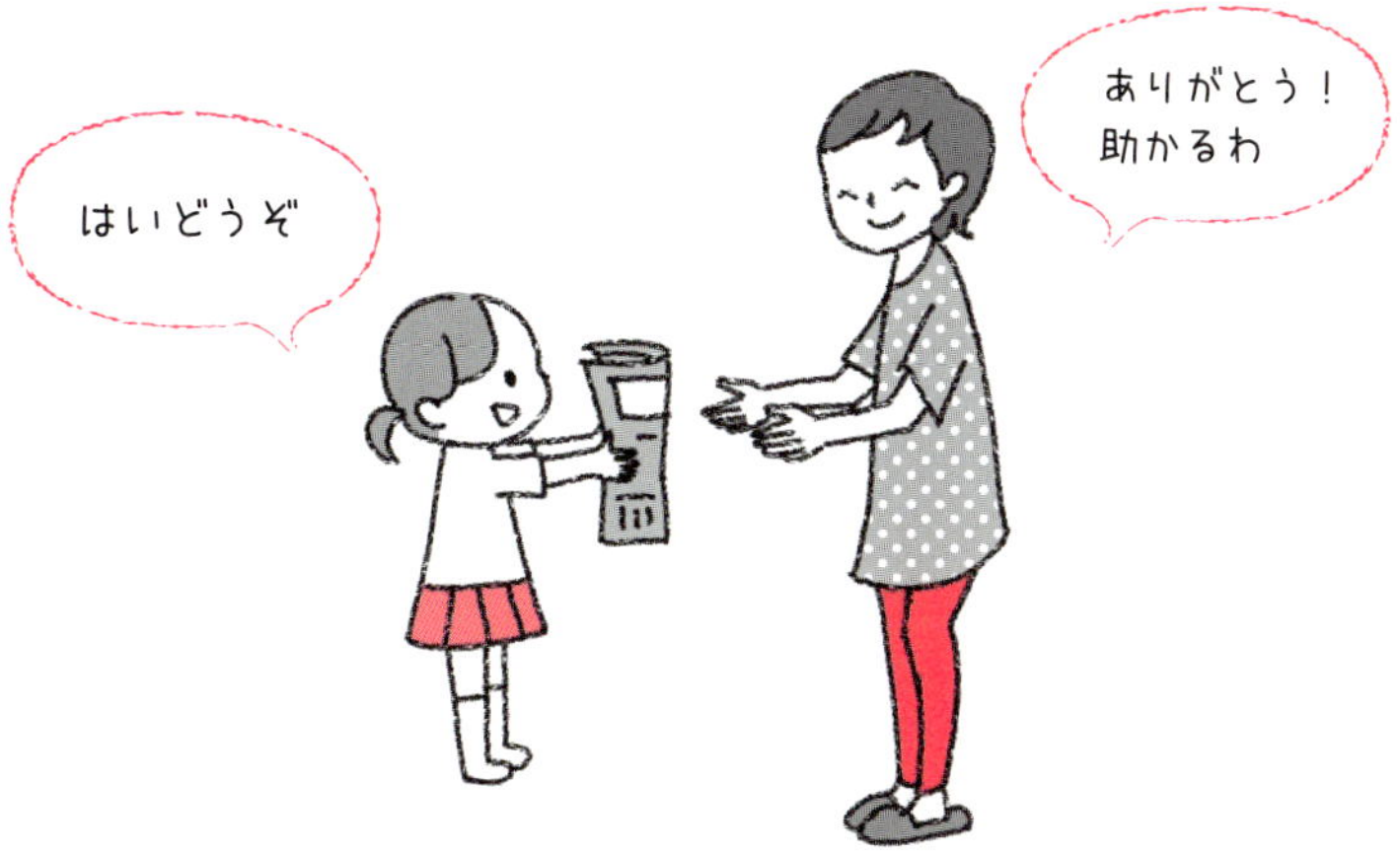
ありがとう！
助かるわ
はいどうぞ

お手伝いを通してひとりでできることが増え、生活にリズムができます。

お手伝いと趣味を生活の軸に

おうちのかたが描く台本には、ぜひ、お手伝いと趣味を入れてほしいと思います。なぜなら、生活にリズムができ、見通しが立ちやすくなるからです。新聞を取る、お風呂掃除をする、というようなお手伝いは習慣化されることで生活の軸になります。また、読書や音楽鑑賞、工作などの趣味は、自由時間を楽しく過ごすのにぴったりです。その子にあう趣味をみつけるという意味で習い事をするのもいいでしょう。そして、そうした活動のなかで達成感を味わい、ほめられ、自分を肯定できる機会をたくさん作ってほしいと思います。ひとりでできることが増えていくと将来の自立度も上がります。

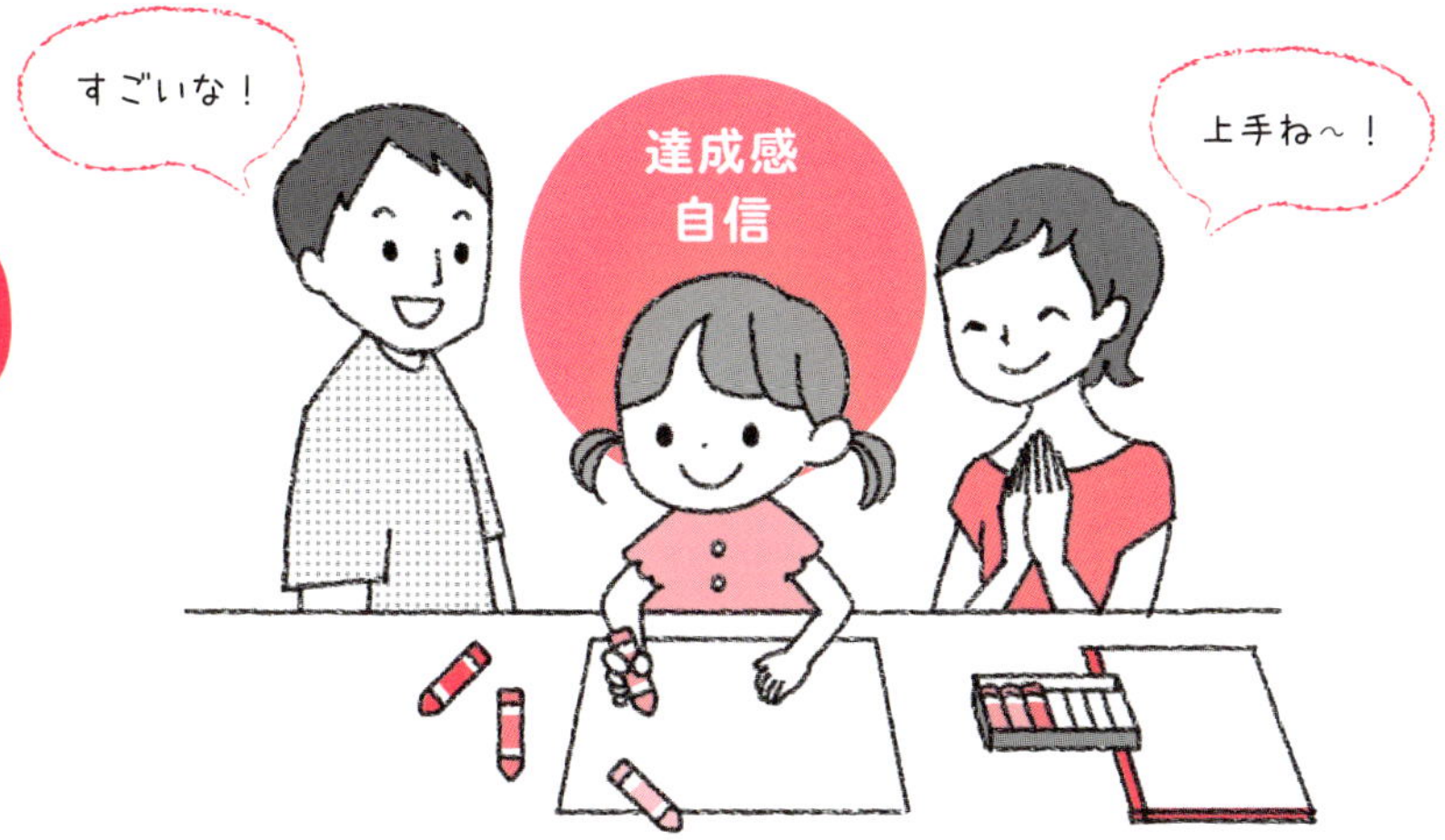
上手ね～！
達成感
自信
すごいな！

ほめられることで自信がつき、やる気も湧いてきます。

創意工夫をされながらお子さんに寄り添うおうちのかたには、心からのねぎらいとエールを送りたいと思います。大変なこと、困難も多いと思いますが、特性に配慮し、いい意味で特別扱いをしながら、その子が将来、「生きていて楽しい」「自分のことが好き」「幸せ」と思えるように、日々の成長を根気よく見守っていきましょう。

話しかけるときは簡潔に伝えましょう

発達障害の特性をもつ子どものなかには、長い文章を聞き取ることが苦手だったり、遠まわしな表現がわかりにくかったりする子どももがいます。わかりやすい声かけを心がけましょう。

短く具体的な言葉を使いましょう

発達障害の特性をもつ子どものなかには、長い会話の理解が苦手な子どもがいます。注意の切り替えも苦手な場合は、話しかけた最初の言葉を聞き逃してしまうことがあります。例えば、「勉強をちゃんとしてから、お風呂に入ってね」と伝えても、勉強をせずにお風呂に入ろうとしてしまいます。こうした態度は、反抗的に感じられるかもしれませんが、決してわざとしているわけではありません。最初の、「勉強をちゃんとしてから」という言葉を聞き逃しやすいのに加えて、具体的ではないためにわかりにくいのです。

声をかける時は、「これから話しま

長文はやめましょう

ポイント

長い文章を聞きとることは苦手です

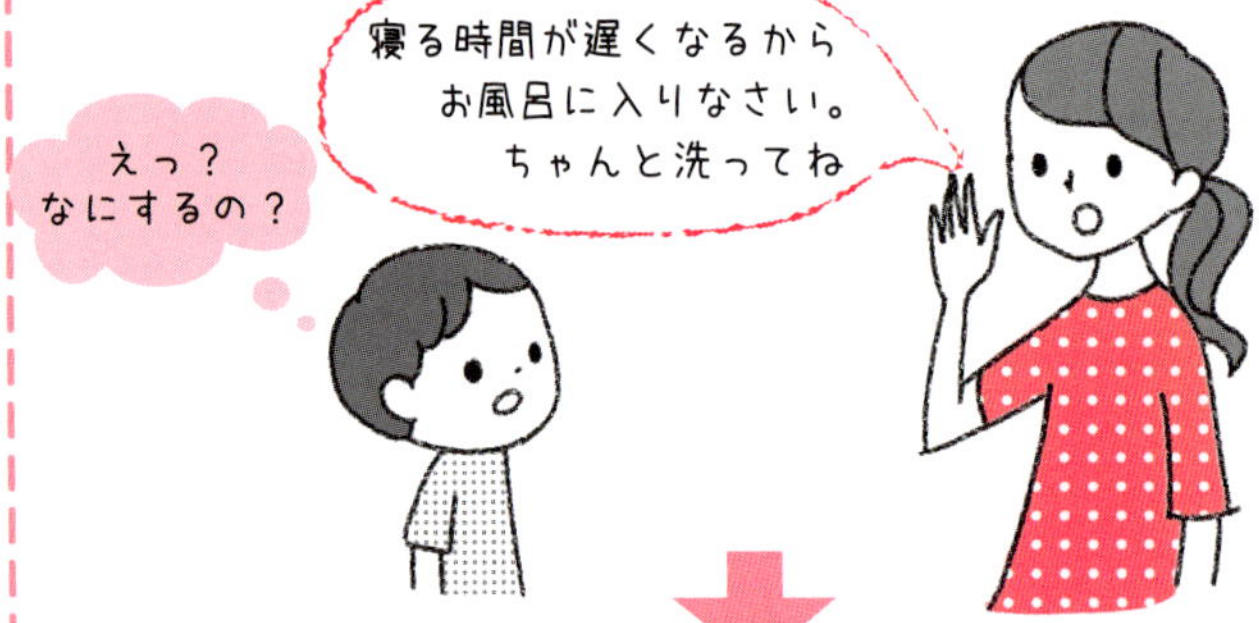
寝る時間が遅くなるから
お風呂に入りなさい。
ちゃんと洗ってね
えっ？
なにするの？

ポイント

短い文章で一語一語
はっきり言うのがポイントです

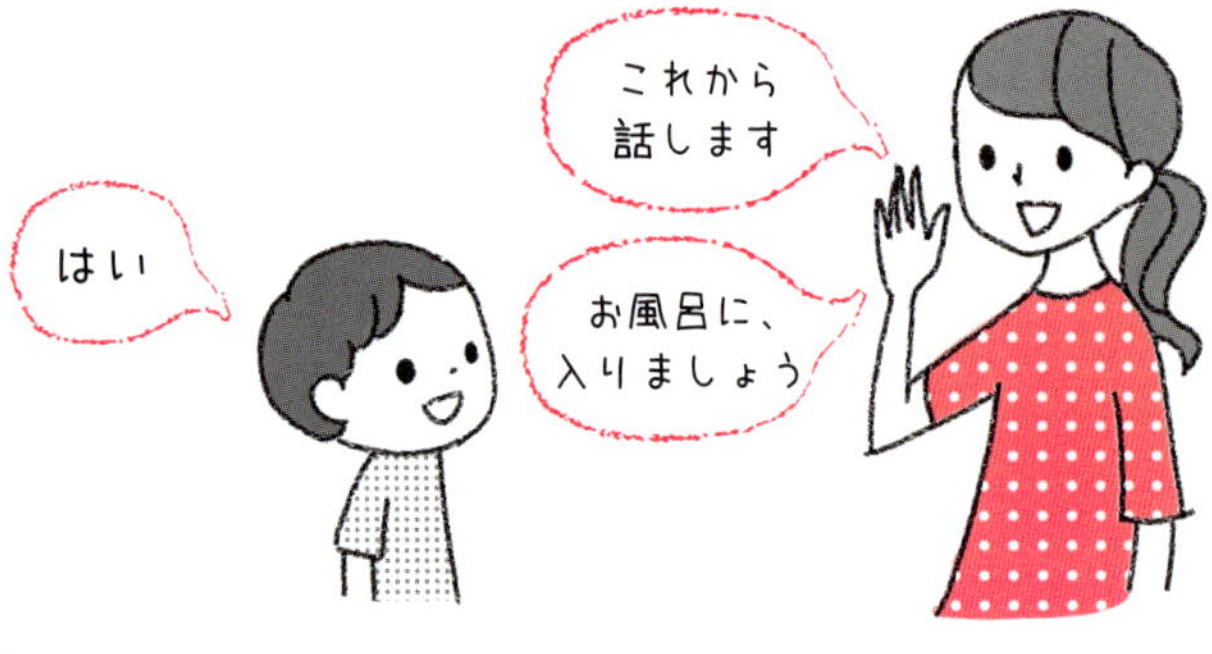
これから
話します
はい
お風呂に、
入りましょう

す」と子どもの注意を自分に向けてから、指示する内容をひとつに絞り、まず「今日の宿題をしましょう」と伝え、宿題が終わったら、「お風呂に入りましょう」と指示しましょう。

一語一語、ゆっくり はっきりと伝えましょう

また、例えば、「いすにすわりましょう」と伝えたのに、いすではなく、そのまま床にすわってしまう子どもがいます。もしかしたら、文章の前半の「いすに」を聞き逃して、後半の「すわりましょう」だけが聞き取れたのかもしれません。こうした場合は、一語一語をはっきり発してみましょう。子どもの注意を自分に向けてから、「いすに」と言い、少し間をあけて「すわりましょう」と伝えると、ちゃんと指示に従うことができます。

また、聴覚よりも視覚からの情報の方がわかりやすい子どももいるので、いすにすわっている子どもの絵や写真を見せるのも効果的です。

ひとつひとつの指示をわかりやすく

ポイント **前もって**

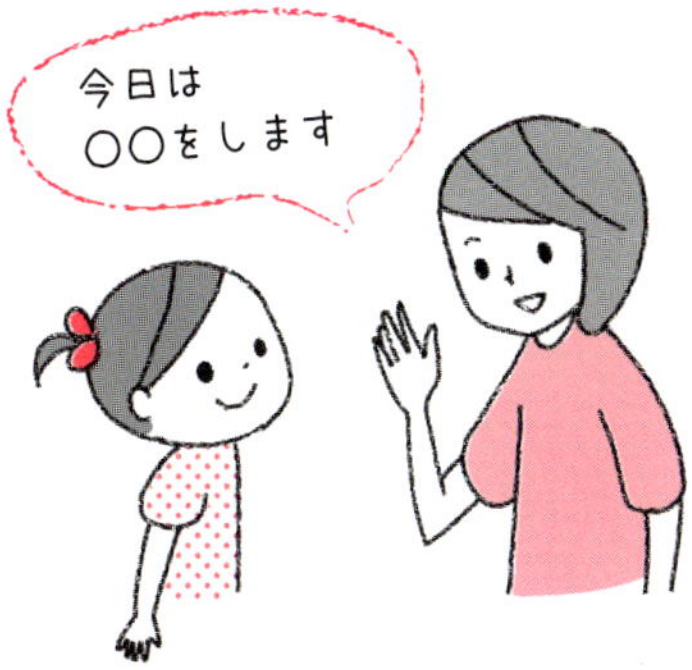
今日は
○○をします

ポイント **注意をひいてから**

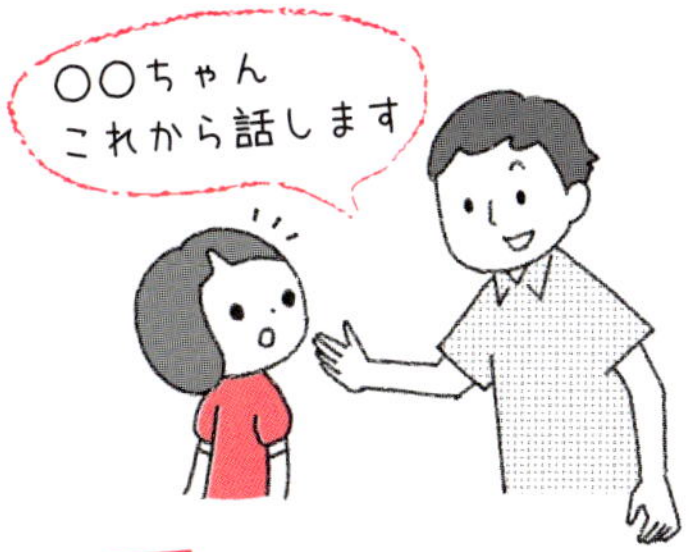
○○ちゃん
これから話します

ポイント **絵カードを使って**

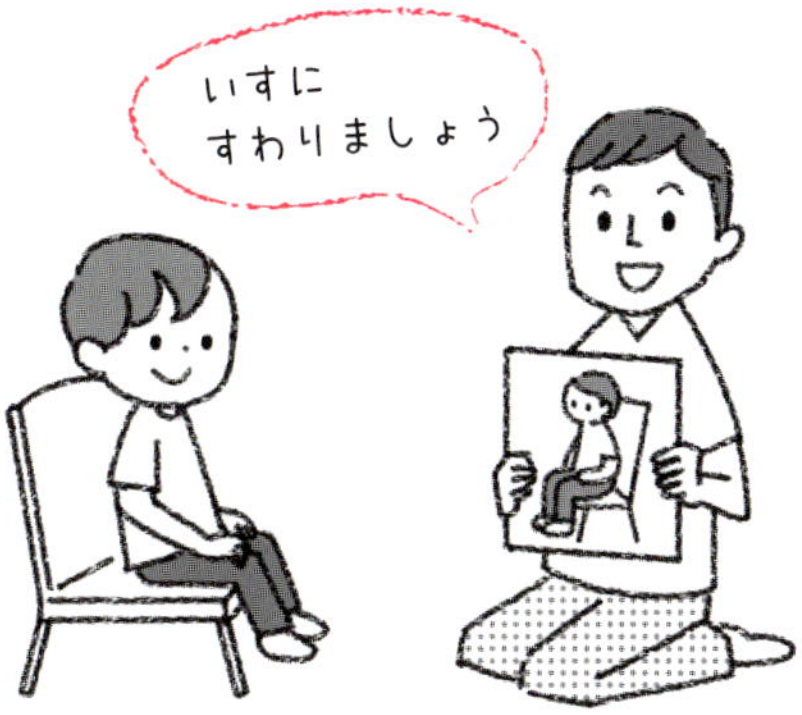
いすに
すわりましょう

ポイント **具体的に**

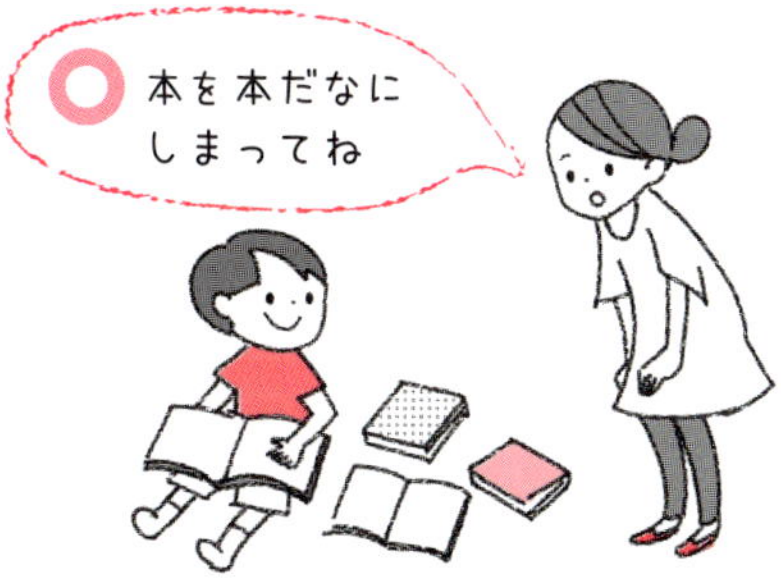
○ 本を本だなに
しまってね

✕ 部屋をきちんと片付けてね
「きちんと」が具体的ではないために、何をすればいいのかがわかりません。

叱るよりほめることが大切です

どんな子どももほめられて育ちます。「子どもの不得意な面よりも、得意な面をもっと伸ばそう」、そんなまなざしが大切です。

望ましい行動を印象づけていきましょう

日本では、年相応にできることは〝できて当たり前〟と思われがちで、できないことや望ましくないことをしたときにだけ叱る、というスタイルが一般的です。空気を読んでその場にふさわしい行動をとることができる子どもの場合は、この方法でもいいと思いますが、発達障害の特性をもつ子どもは、相手の言葉の裏にある意図をくみ取りにくいため、「ダメでしょ！」という叱責だけでは、どうすればいいのかわかりません。ですので、周囲から認められ、ほめられるような「よい行動」とはどういうものかを具体的に伝えていく必要があるのです。

ほめるときのポイント

ポイント

ストレートな表現ですぐにほめる

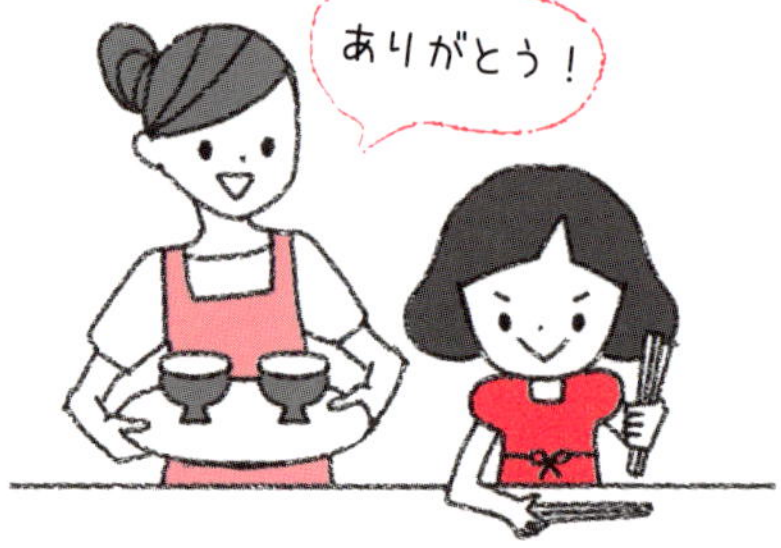

ポイント

ほめるハードルを下げて思い切りほめる

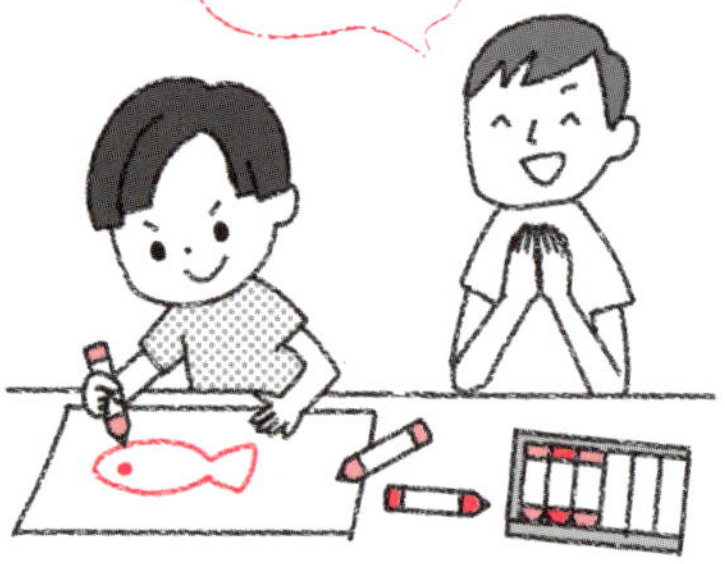

叱責は子どもの心の傷を深くします

発達障害の特性による周囲を困らせる行動は、脳の機能上のアンバランスさによるもので、努力不足やなまけ心によるものではありません。ましてや「困らせてやろう」とわざとしているわけでもありません。子ども自身、自分でもどうしたらいいかわからず混乱し、深く傷ついています。そのような状況で強く叱られ続ければ、望ましい行動がわからないばかりか、自己肯定感を持てなくなり、「どうせぼくはダメな子だ」「私には価値がない」と自信を失ってしまいます。子どもはすでに十分がんばっていますから、ぜひ、「できないこと」よりも「できること」「得意なこと」に目を向けて、たくさんほめてほしいと思います。

叱らずに具体的な方法を指示しましょう

子どもが望ましくない行動をとった時は、「その行動は認められません」という大人からのサインとして無視をしましょう。しかし、危険なことをした時は、冷静に根気よく説明することも大切です。例えば、すぐカッとして手が出てしまう子どもには、「○○だから怒っているんだよね」とその子の気持ちを代弁したうえで、カッとすることを責めるのではなく、「そういうときはたたいたりせずに止めてって言おうね」と、乱暴な行為は批判し、具体的な指示を与えていきましょう。こうすることで、よい行動は認められ、ほめられるということが、少しずつ実感できるようになっていきます。

そして、望ましい行動がとれた時、上手にできた時は〝こんなことはできて当たり前〟と思わずに、間髪をおかず、「すごいね！」「がんばったね！」と、簡潔な言葉で、ストレートにうれしい気持ちを伝えましょう。大げさなくらい思い切りほめることで、よい行動が印象づけられ、望ましい行動が増えていきます。

注意するときのポイント

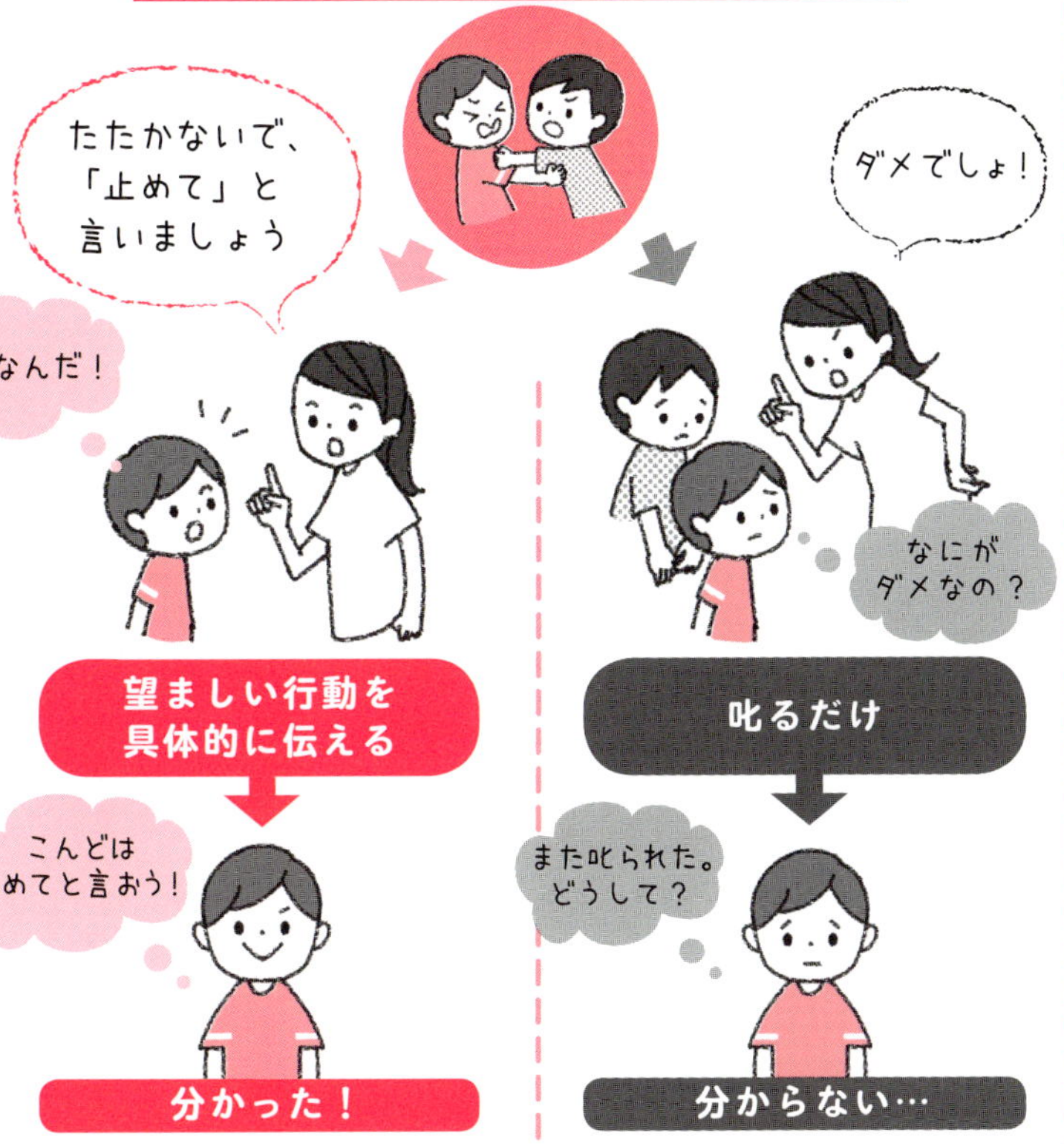

たたかないで、「止めて」と言いましょう
ダメでしょ！
そうなんだ！
なにがダメなの？
望ましい行動を具体的に伝える
叱るだけ
こんどは止めてと言おう！
また叱られた。どうして？
分かった！
分からない…

具体的にどうすればいいのかを伝えることで、望ましい行動につながっていきます。

発達障害の特性をもつ子は、同じように叱られても、何がダメなのかがわかりません。叱られたことだけが記憶に残ります。

否定ではなく肯定で伝えましょう

「○○はダメです」「○○は止めなさい」では、子どもはどうしたらいいかわかりません。否定ではなく、「○○しましょう」といった肯定で伝えることが大切です。

望ましいことを具体的に伝えましょう

子どもを注意する時、つい、「○○してはダメ」と、否定的な表現を用いがちです。しかし、このような伝え方では、子どもは望ましい行動を覚えられません。そこで、例えば、「手で食べてはいけません」は「お箸を使って食べようね」へ、「いつまで起きてるの！」は「もう寝ましょう」へ、具体的な言葉に置き換えていきましょう。

自尊心を傷つける言葉もよくありません

また、「どうしてこんなこともできないの！」「ダメな子ね！」といった、

具体的な肯定文で伝える

例えば、水が出しっぱなしだったら…

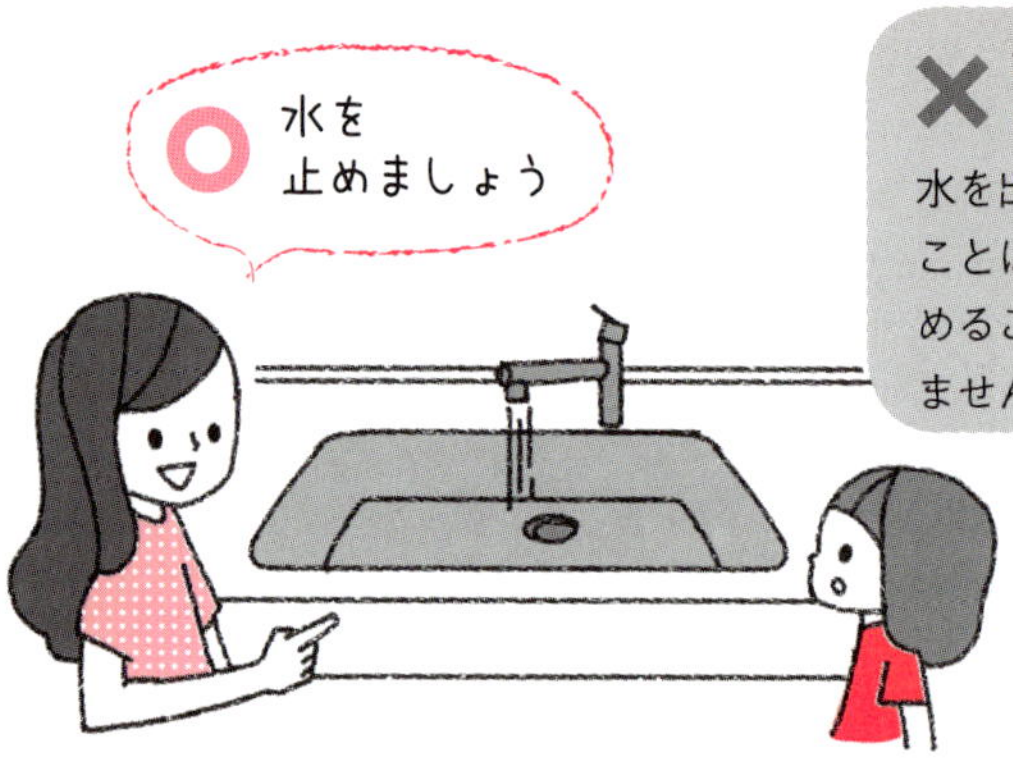
○ 水を止めましょう

✕ 水を出しっぱなしにしない

水を出しっぱなしにしないことはわかっても、水を止めることにまで思いが至りません。

例えば、台所で遊んでほしくない時は…

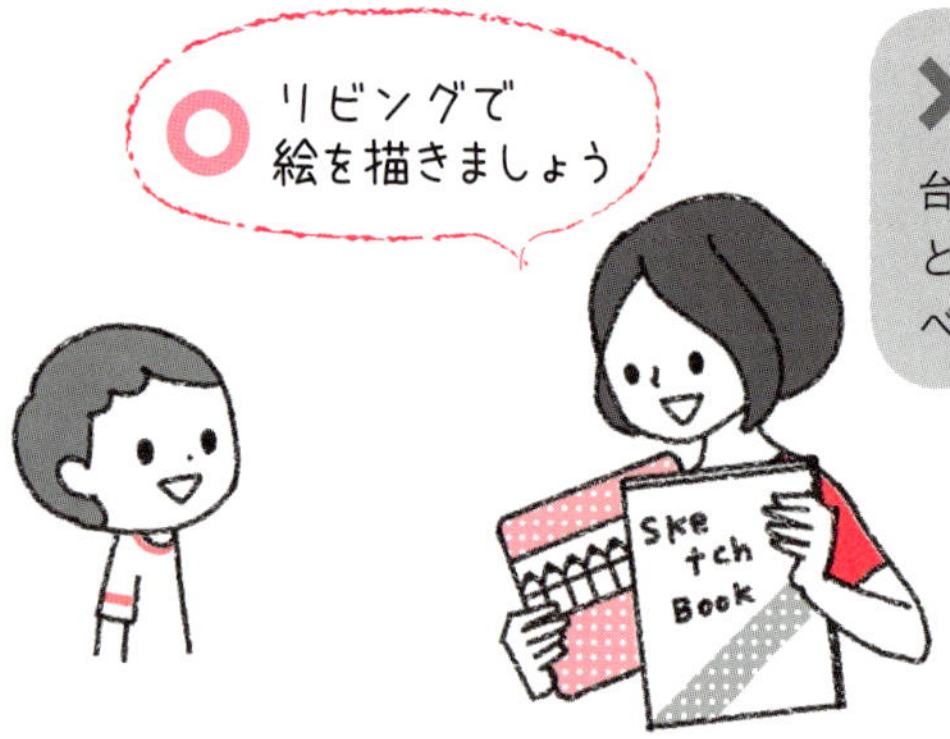
○ リビングで絵を描きましょう
Sketch Book

✕ 台所で遊んじゃダメ

台所で遊んではいけないことはわかっても、どこで遊べばいいのかわかりません。

人格を否定する言葉もよくありません。子どもの自尊心が傷いてしまいます。どうすればうまくいくのかを示されないまま、自尊心が傷つく経験を多く積み重ねれば、自己評価を低くさせてしまい、気分の落ち込みが続いたり、自信をもてないまま生活したりするようになるかもしれません。

発達障害の特性をもつ子どもは、得意なことと不得意なことの差がはっきりしていますので、「あれができるのだから、これくらいはできるはず」「やればできる」といった思いこみは止めましょう。私たちにも不得意なことはあり、そのことだけを指して「ダメな人」と否定されれば悲しくなります。スモールステップでほめながら、できることを増やし、自己肯定感を育んでいくことが大切です。

皮肉や冗談は言わないでください

発達障害の特性をもつ子どもは、本音と建て前を区別したり、冗談と本音の違いを理解したりすることが苦手です。そのため、冗談で「バカだなあ」と言われても激しく怒ったり、「天才的うそつき」と皮肉を言われているのに喜んだりすることがあります。

理解しやすいのは、直接的な言葉です。例えば、大人は、「あとでね」「もうちょっと頑張ろう」などと言うことがありますが、「8時になったら絵本を読みます」「この漢字をあと5回書こうね」と具体的な時間や回数を伝えるほうが理解しやすいのです。

直接的な言葉を使う

慣用表現や比喩、反語などは、理解しにくい場合があります。

✕ 猫の手も借りたい → ○「忙しい」

✕ いつやるつもり？ → ○「いましましょう」

その子が理解できる言葉に置き換える

一般的な表現が理解しにくい子には、その子が好きだったり、身近にあったりするものに関連づけると伝わりやすくなる場合があります。

例えば、もう少し急いでほしい時は…

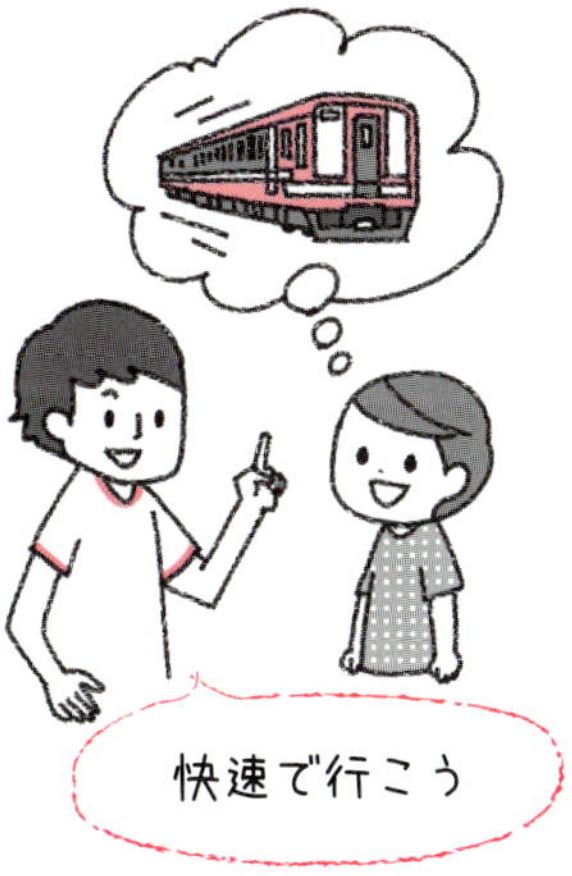
快速で行こう

例えば、静かにしてほしい時は…

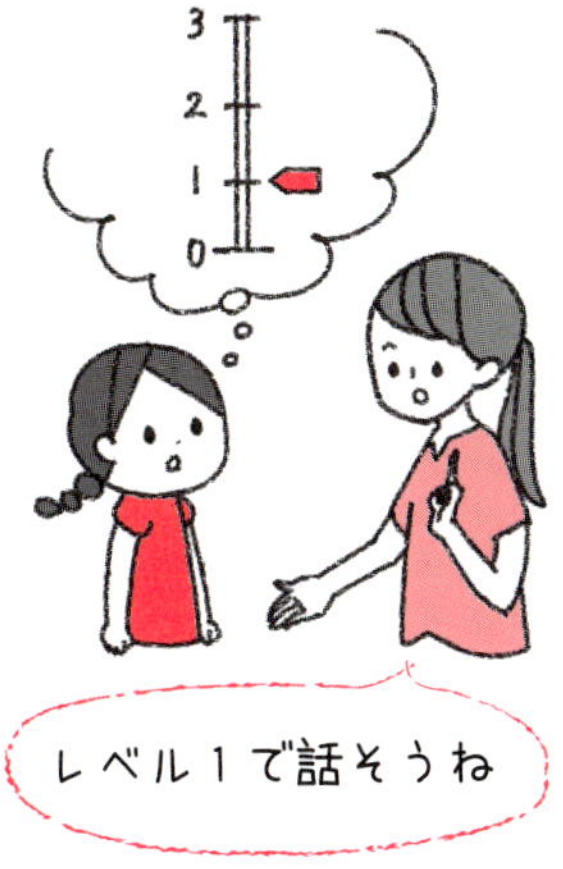
3
2
1
0
レベル1で話そうね

予定表を作って貼り出しましょう

いつ何をするのかがわかると、とても安心できます。安心できてはじめて、積極的に物事に取り組んだり集中したりすることができます。

絵カードを使った予定表の例

確認しやすいように目立つところに貼り出しておきましょう。

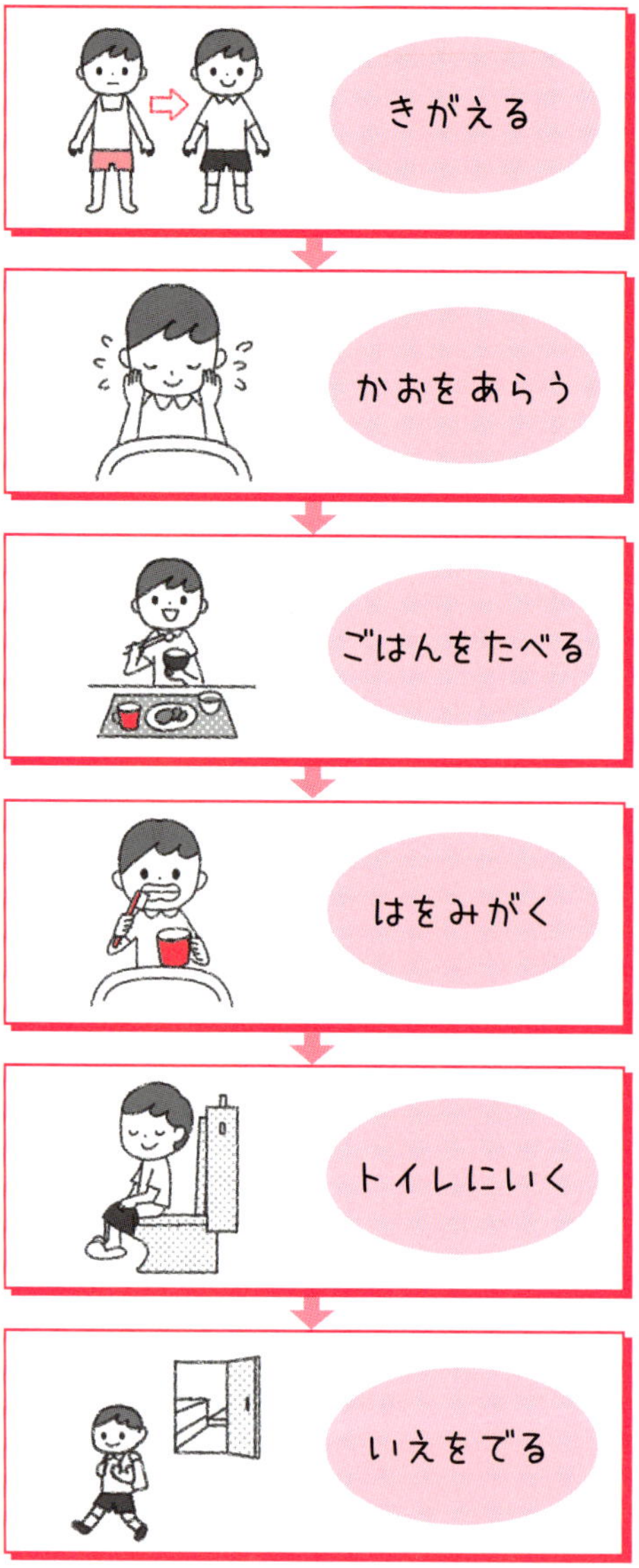

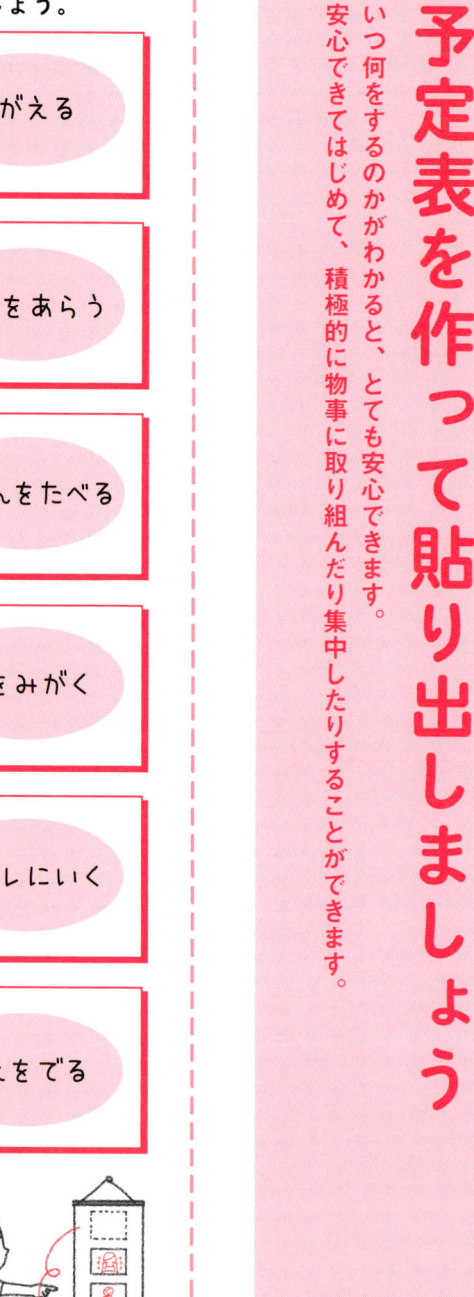

きがえる
かおをあらう
ごはんをたべる
はをみがく
トイレにいく
いえをでる

マグネットボードを使うと便利です

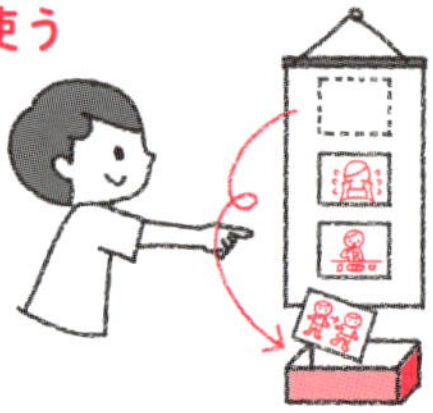

●優先順位の高いものから貼っていきます。

●絵や写真で見てわかる工夫をしましょう。

生活の台本を作りましょう

園や学校での生活がはじまると、ある程度、毎日の生活パターンは決まってきます。しかし、発達障害の特性をもつ子どもは、時間の経過を感覚的に実感することが苦手なため、「着替える」「顔を洗う」「朝ごはんを食べる」「歯をみがく」「トイレに行く」「出かける」といったことを頭の中で順序立てて、それに沿って行動することがうまくできないことがあります。

また、時間は目に見えないため、次の活動を見据えて、あと何分でいまの活動を止めればいいのか、ということがわかりにくく、いま行っている活動が永遠に続くように感じられて不安になることもあります。そこで、絵や写真を使った予定表、いわば生活の台本を作り、「次に何をすればいいのか」が見てわかるようにします。そうすることで、先の見通しが立ちやすくなり、安心して行動することができるようになります。私たちも、例えば、台本がないまま、いきなり本番の舞台に上がってくださいと言われたらとまどうでしょう。発達障害の特性をもつ子どもの見通しが立たないという不安は、それくらい大きなものなのです。

アナログ時計を描いて時間の感覚を育てましょう

作業を切り上げることが苦手な子どもの場合は、絵カードのとなりにアナログ時計を描くのもいいでしょう。時計の絵とやるべきことを並べて表示することで、時間の流れを意識できるようになり、いま行っている活動をいつまでにすればいいのかが、わかりやすくなります。

一度に多くのカードを貼り出してしまうと混乱してしまう子どももいます。子どもの理解度に合わせて、最初は優先順位の高いものから3～4つ貼り出していくとよいでしょう。絵カードをマグネットボードに貼り付けるようにすると、できたものからはがしていくことができるので、次に何をすればいいのか見てすぐわかり、見通しが立ちやすくなります。

作業を切り上げるのが苦手な子の場合

**やるべきことのとなりに
時計のイラストを描くとわかりやすくなります。**

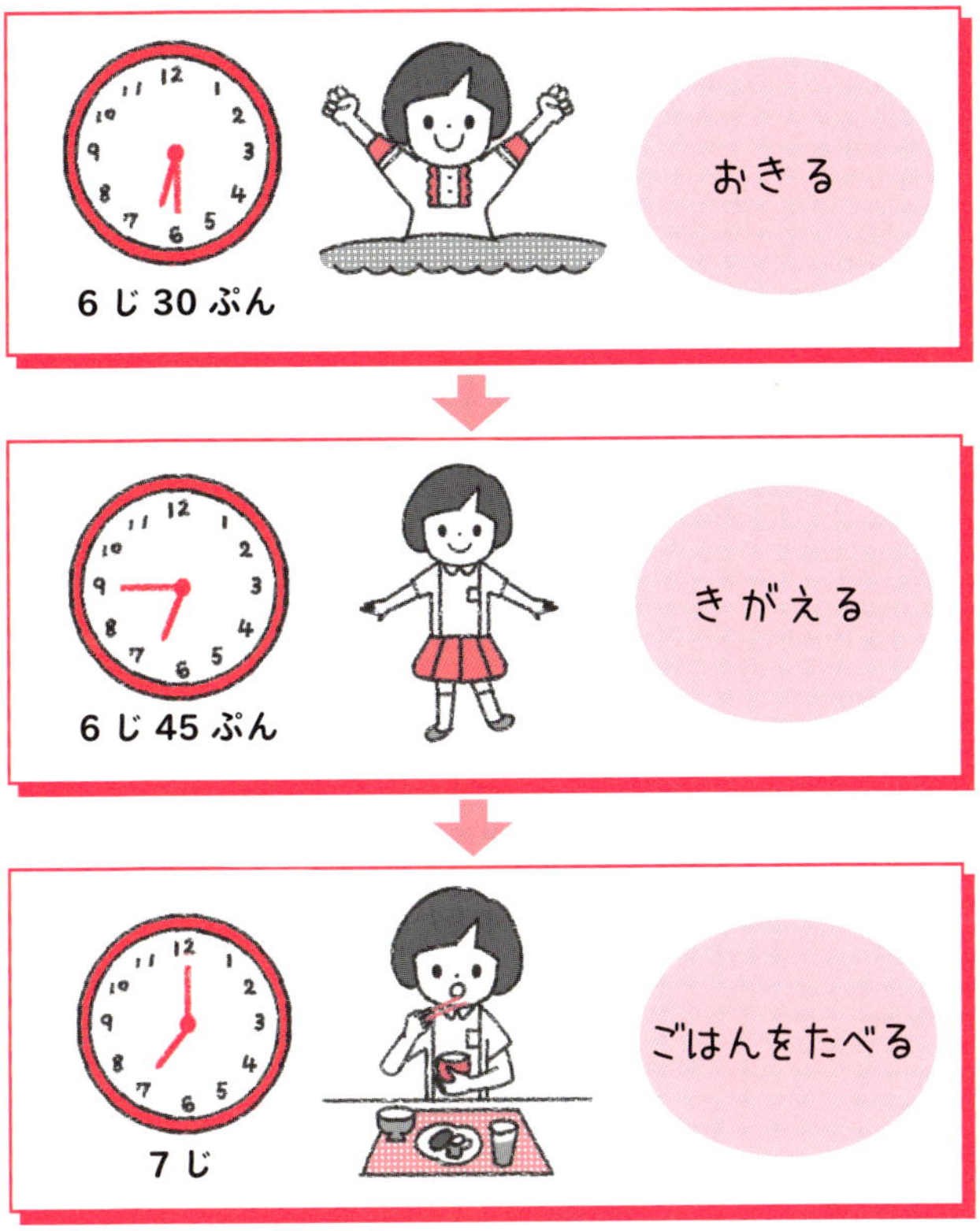
6じ30ぷん
おきる
6じ45ぷん
きがえる
7じ
ごはんをたべる

子どもが安心できる部屋に

ひとつの場所の用途がひとつだけだと安心して過ごすことができます。場所ごとに意味づけをする「構造化」という方法が役立ちます。

いろいろしていい自由な場所は混乱します

例えば、私たちは、ダイニングテーブルで食事もしますが、食事をしないときは、そこで勉強をしたり、書類を書いたり、本を読んだり、パソコンを使ったりします。「同じ場所でも時と場合によって、別の用途で使うことがある」「ひとつの場所を多目的に使う」ということが難なくできるのです。

しかし、発達障害の特性をもつ子どものなかには、時と場合によって、同じ場所なのに用途が変わる、ということが受け入れられない子どももがいます。目に見えないものを理解したり、過去の経験（その場所をいろいろな用途で

家族みんなで構造化したルールを守る

部屋ごとに用途を限定して意味づけをしていきましょう。

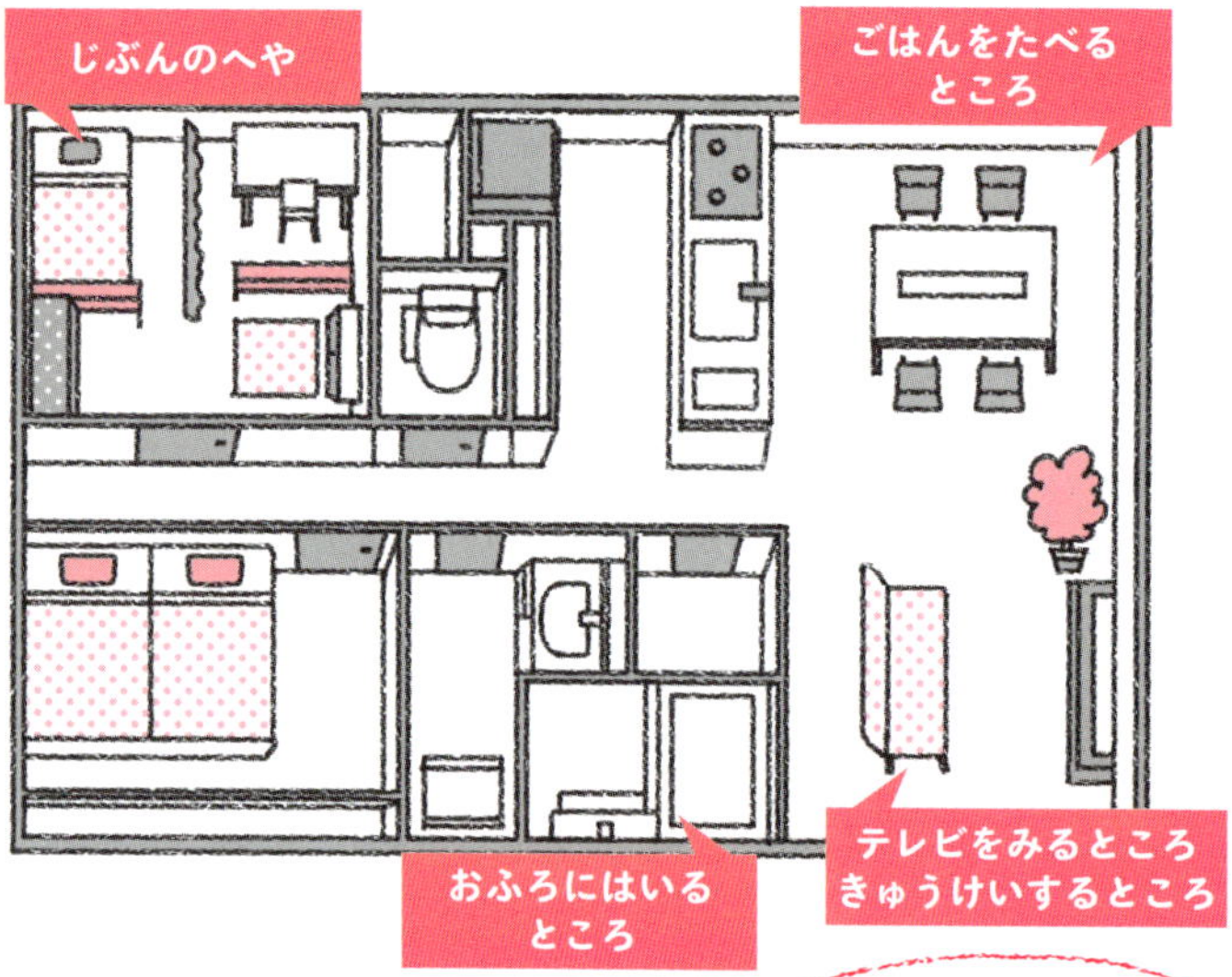

じぶんのへや
ごはんをたべるところ
おふろにはいるところ
テレビをみるところ きゅうけいするところ

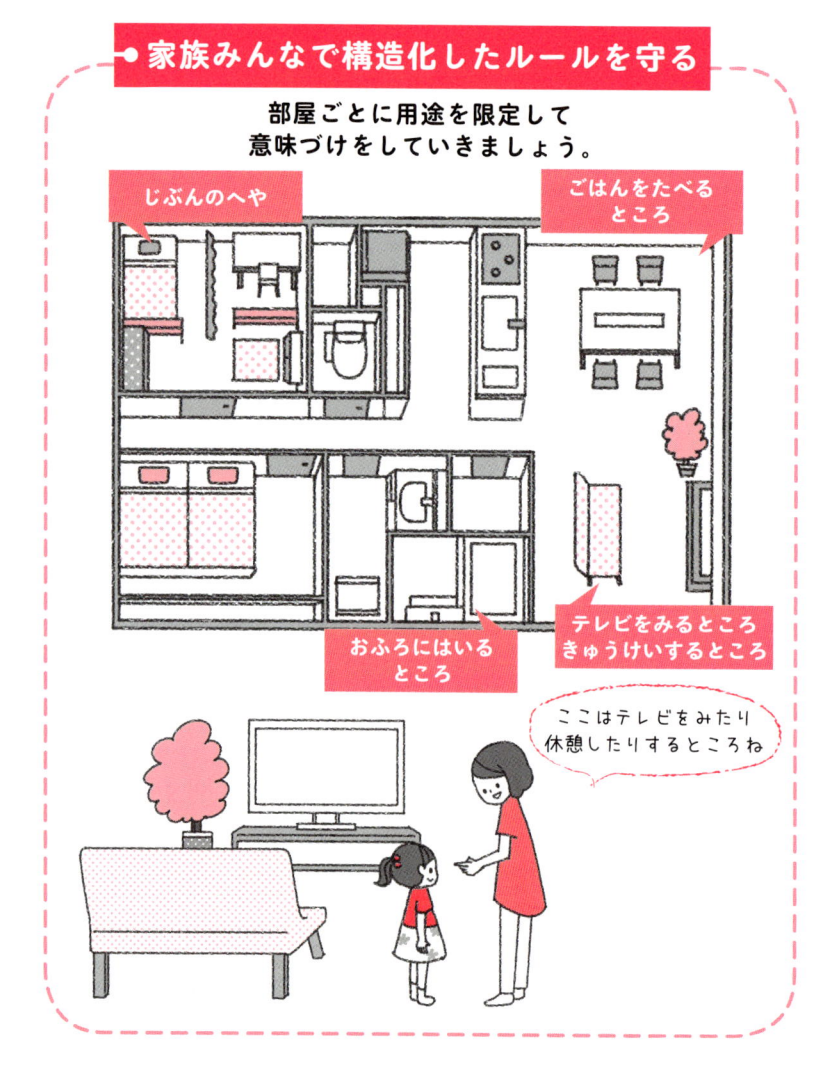

ここはテレビをみたり休憩したりするところね

使用した経験）を集めて概念化したりすることが苦手なため、用途が複数あると、「ここは何をする場所なの？」と混乱してしまうのです。

ひとつの場所にひとつの意味づけを

そこで、子どもがその場所を使うときに迷ったり混乱したりしないように、「食事をする部屋」「家族で過ごす場所」「お母さんがすわるいす」と限定していきます。このように、場所や空間に明確な意味づけをしていくことを、専門用語で「構造化」するといいます。用途を明確にしたら、その用途以外の物はできるだけ置かないようにし、家族やきょうだいも、一緒にそのルールを守ることが大切です。

子ども部屋は4つくらいに区切りましょう

子ども部屋がある場合は、ついたてやカーテンなどを使って間仕切りをし、用途別に、「勉強するところ」「遊ぶところ」「着替えるところ」「寝るところ」の4つくらいに部屋を仕切るといいでしょう。視覚過敏がある場合は、物が多いと、それが刺激となって気が散ってしまいますので、物は扉つきの棚のなかなどにしまい、外から見えないようにしましょう。扉がない場合は、つっぱり棒などを使って布をかけると物が見えなくなります。

各部屋や子ども部屋を実際に構造化する場合は、専門家に相談してその子の特性にあった方法で行いましょう。構造化された部屋では、子どもは安心して過ごすことができ、生活にもメリハリがついて、勉強にも集中して取り組めるようになります。

子ども部屋の構造化の一例

部屋を区切ることでそれぞれの作業に集中することができます。

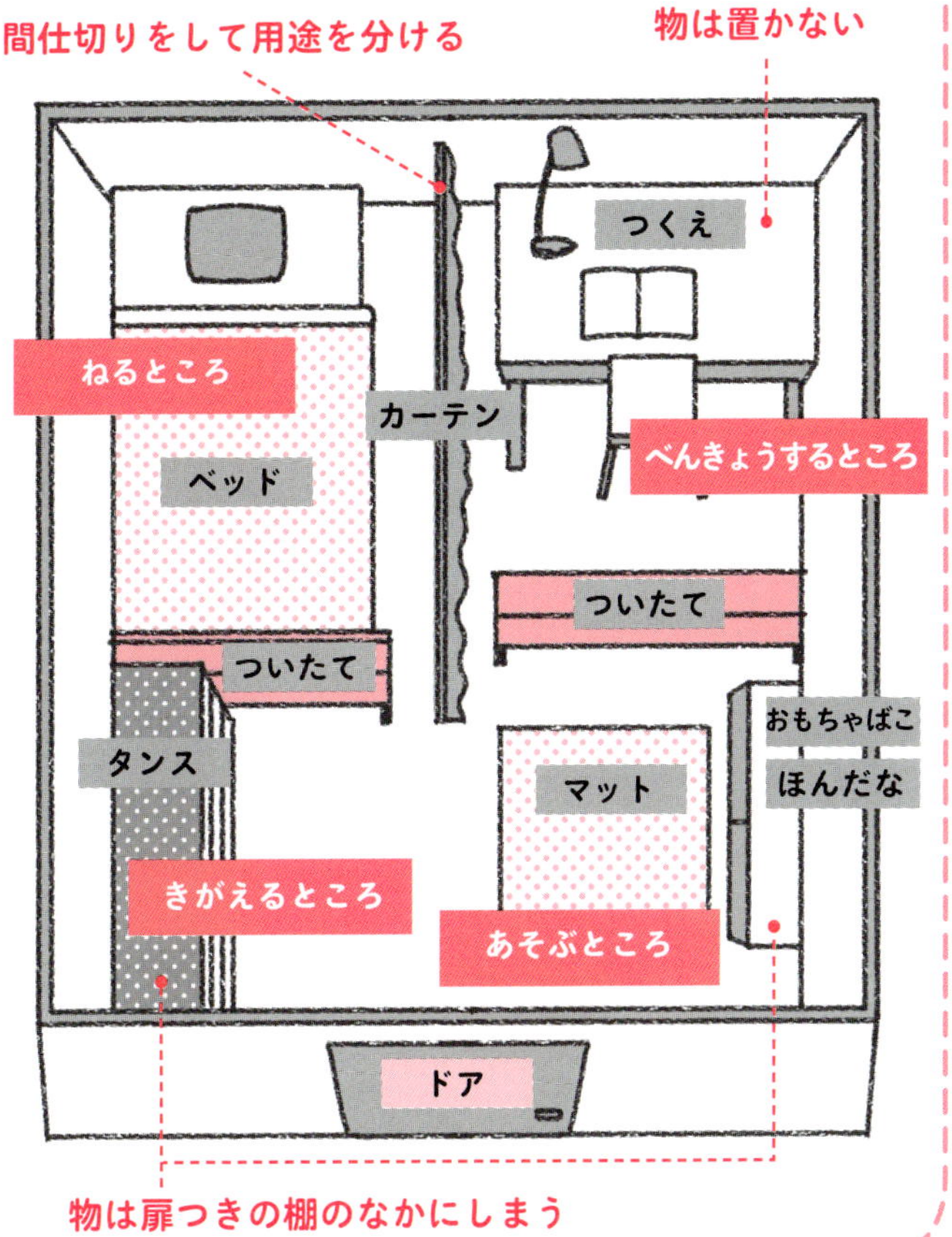
間仕切りをして用途を分ける
物は置かない
つくえ
ねるところ
カーテン
べんきょうするところ
ベッド
ついたて
ついたて
おもちゃばこ
ほんだな
タンス
マット
きがえるところ
あそぶところ
ドア
物は扉つきの棚のなかにしまう

7章 家庭での支援

お手伝いや習い事も積極的に

お手伝いや習い事は子どもの成長を促すだけでなく、本人の自立度を上げ、余暇を有意義に過ごすことにもつながります。

暮らしのなかにその子の役割をもたせましょう

発達障害の特性をもつ子どもは、生活のなかで、叱られることが多く、自信をなくしがちです。暮らしのなかでその子が役割を持つことは自信につながりますし、「生活する技術」を獲得することにもなりますから、積極的に経験させていきましょう。

最初のお手伝いは、「朝起きたら部屋のカーテンを開ける」「玄関から新聞を持ってくる」といった、ごく簡単なことでかまいません。その子に向く、取り組みやすいことからはじめてみましょう。やり方はスモールステップで伝えることが大切です。絵や写真を見せながら、具体的に伝えると覚えやすいでしょう。そうして、ひとつのことができるようになったら、「洗濯物をたたむ」「お箸を配る」など、できることを少しずつ増やしていきましょう。水にふれることが好きな子も多いので、野菜や食器を洗うお手伝いもおすすめです。おうちの人も助かりますし、ほめられることで自信につながり、自立度も上がります。

お手伝いや習い事は余暇時間を充実させます

私たちは余暇時間に何もせずにボーとして過ごすことができますが、発達障害の特性をもつ子どもにとって、何もすることがない時間や、何をしていいかわからない時間というのは、苦痛以外のなにものでもありません。お手伝いや楽しんで取り組める習い事があれば、それを余暇時間にあてることができますから、不安になってパニックになることも防げますし、その子の自立度も上がり、世界も広がります。

習い事は、水泳、音楽、書道、絵画、陶芸など、自分のペースで取り組めるものが向いています。社会性に困難がある場合は、野球やサッカーなど、集団行動が中心となる習い事は向きません。また、勝つことにこだわりをもっている場合は、勝敗が決まるものも不向きです。楽器演奏やハイキングなど、家族で取り組める趣味なら、家族みんなで楽しむ時間も増えるでしょう。

お手伝いを教えるときはスモールステップで

ポイント ごく簡単な取り組みやすいことからはじめる

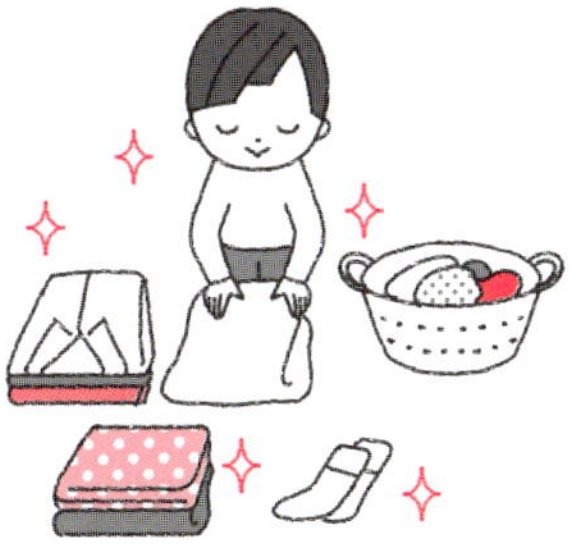

洗った洗濯物をたたむ担当になってもらうと、いつも同じようにきれいにたたむ子どもが多いようです。水にふれることが好きな子には、野菜を洗う担当になってもらうといいでしょう。

ポイント 絵や写真などを見ながら具体的に伝える

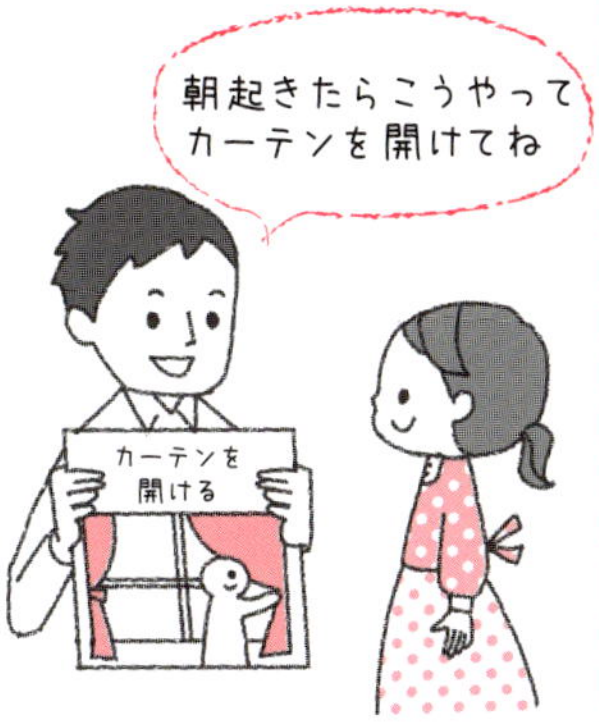

朝起きたらこうやってカーテンを開けてね
カーテンを開ける

例えば、カーテンを開けるお手伝いの場合は、カーテンを開けているイラストを見せながら、繰り返し教えましょう。

お手伝いや習い事の利点

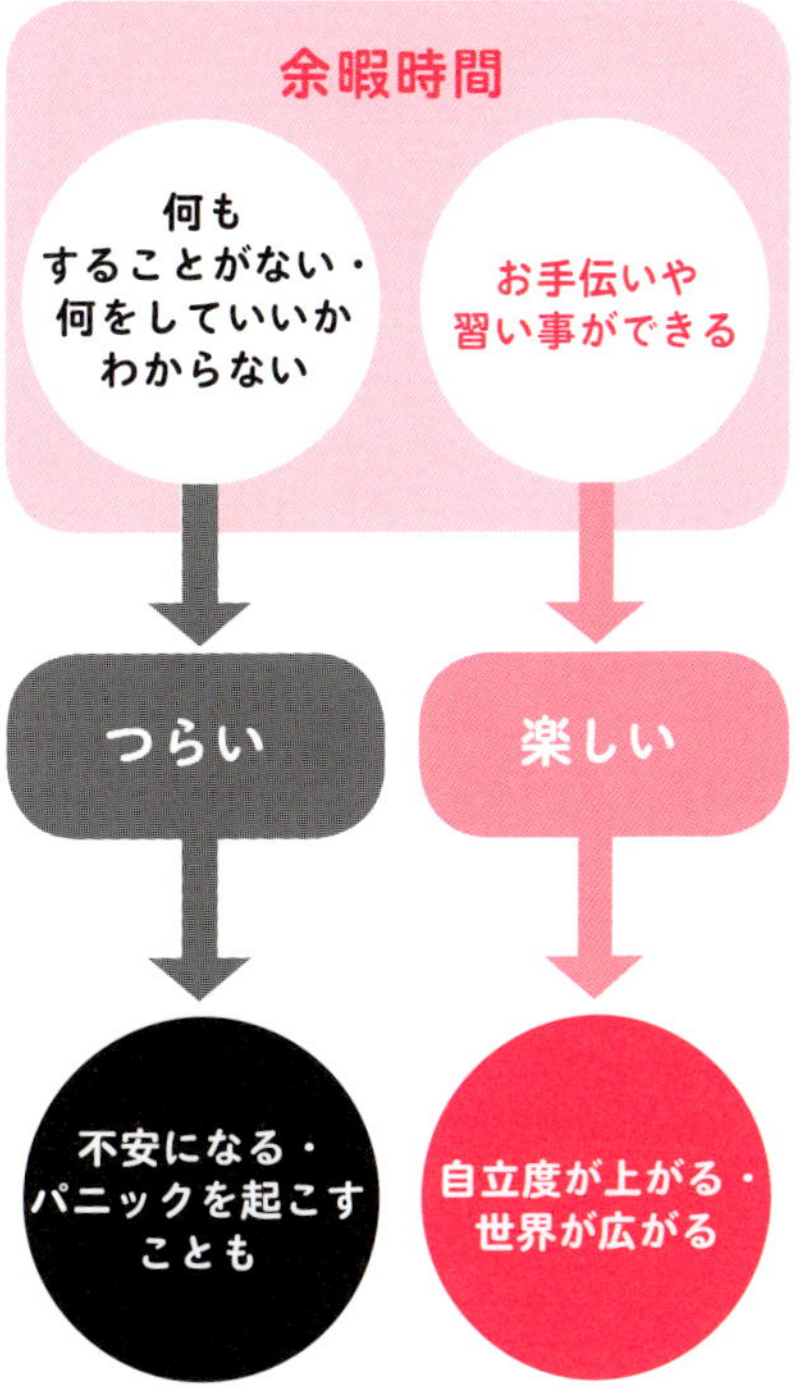

余暇時間
何もすることがない・何をしていいかわからない
お手伝いや習い事ができる
つらい
楽しい
不安になる・パニックを起こすことも
自立度が上がる・世界が広がる

発達障害の特性をもつ子どもも、いろいろな習い事ができる

自分のペースで取り組めるものが向いてます。家族で同じ趣味をもつのも楽しいでしょう。

※あくまでも一例です。

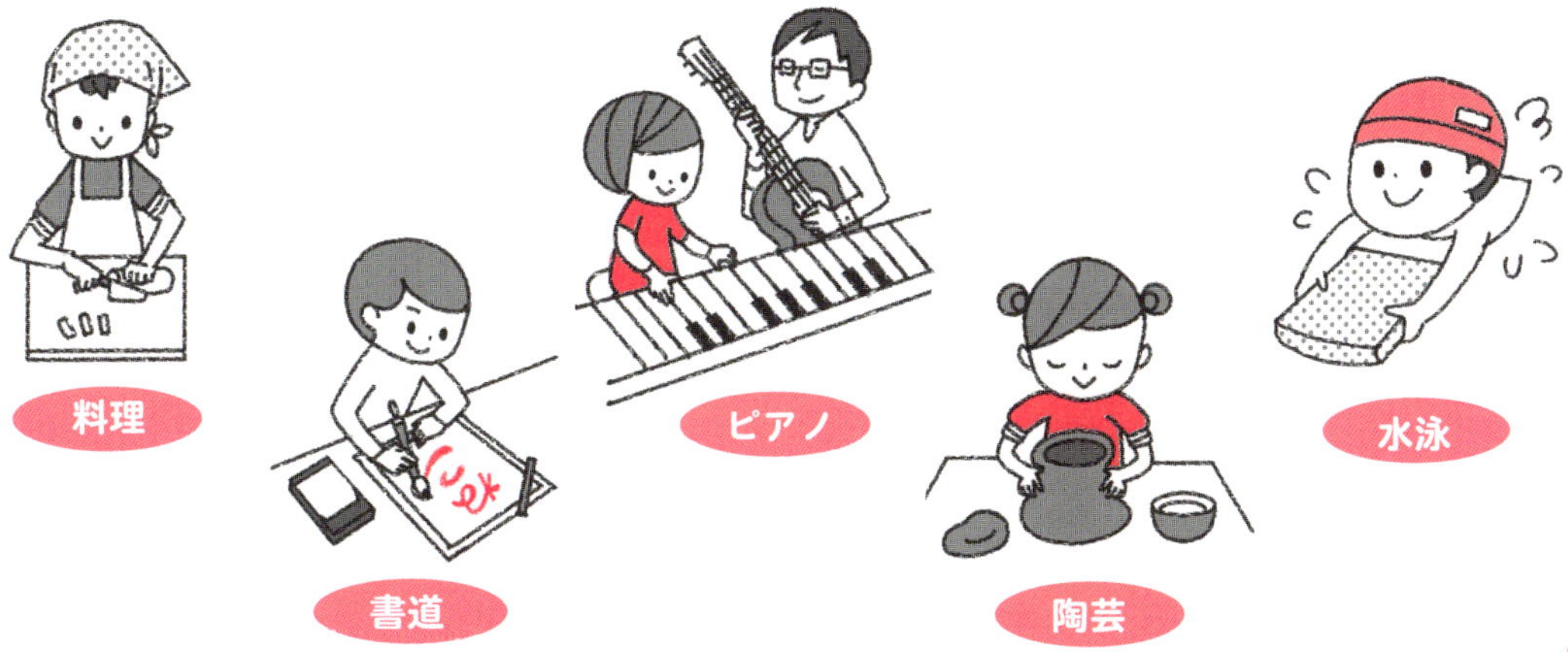

料理
書道
ピアノ
陶芸
水泳

身の回りのことがうまくできないときは

着替えや食事、トイレなど身の回りのことは、身体のイメージが希薄だったり感覚過敏があったりすると、うまくできないことがあります。

衣類はわかりやすさと着やすさがポイントです

発達障害の特性をもつ子どものなかには、身体の境界線や、手足の先などの感覚が弱く、身体のイメージが希薄な子どもがいます。

例えば、足先の感覚が弱いと、靴下に足の先をうまく入れることができません。また、手先の不器用さがある場合は、ボタンをとめることが難しくなります。似た形のものを区別するのが苦手な場合は、服が前後ろ逆になりやすくなります。そのため、わかりやすく着やすいデザインの衣類が向きます。

感覚過敏がある場合は、特定の素材の服だけを着たがることがあるので、その子にとって気心地のよいものを選ぶことも大切です。暑さや寒さを感じにくく夏でも長袖を着たがるときは、「7月になったら半袖を着ようね」と服装の知識を教えることで、スムーズに衣替えられる場合があります。

着替えのサポート

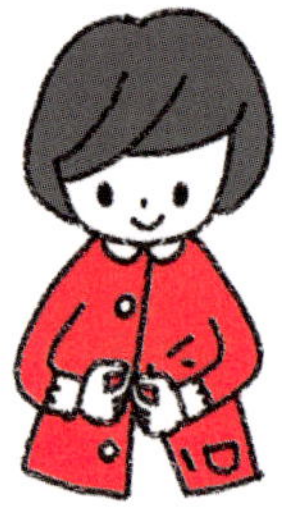

大きなボタン

ボタンつきの服はボタンやボタンホールが大きいと、とめやすくなります。

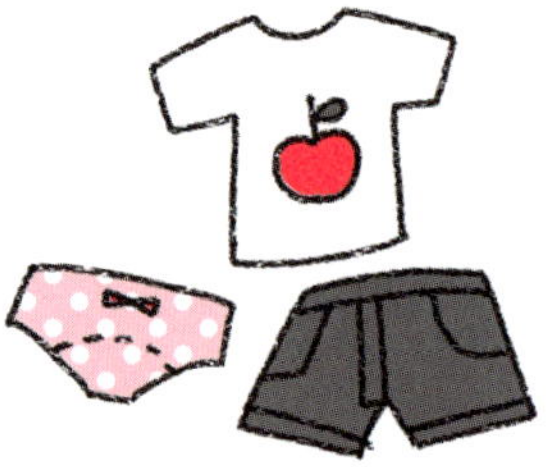

服の前面にマーク

服の前面にマークがついていると前後がわかりやすくなります。

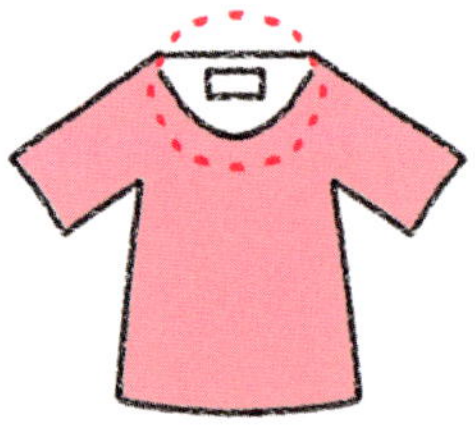

気になるタグは取る

タグを気にする場合は、買ってきたらすぐにタグを切ってしまいましょう。

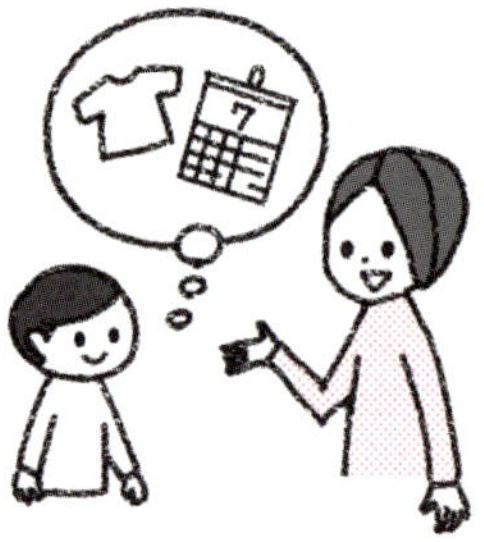

服の知識を伝える

夏でも長袖を着たがるときは、服装の知識を教えることで、衣替えがスムーズに。

ひと口の量を確認してみましょう

口のまわりが汚れたり、口から食べ物があふれたりする時は、顔のどのあたりに口があるのか、また、自分のひと口の量がどれくらいなのかがわからないのかもしれません。そうしたことに加えて、物をかんだり、飲み込んだりすることが苦手な場合は、いつまでも口のなかに食べ物が入ったままになることがあります。また、子どもの視界にテレビやおもちゃなど、気が散るものがあると、食事に集中できず、だらだら食べにつながることがあります。

尿意を感じる練習も効果的です

トイレが上手にできない場合は、尿意を感じにくいのかもしれません。そういう子どもの場合、時間を決めて定期的に排泄させることがありますが、「膀胱がパンパンになり、おしっこがしたくなり、ジャーッと排泄して、さっぱりする」という感覚が育たないと、自分からトイレに行くようにはなりません。また、トイレの水が流れる音、においや狭さなど、その子にとってトイレが快適な場所でない場合も、トイレに行きたがらないことがありますので、トイレをその子にとって居心地のよい場所にする工夫も大切です。

食事のサポート

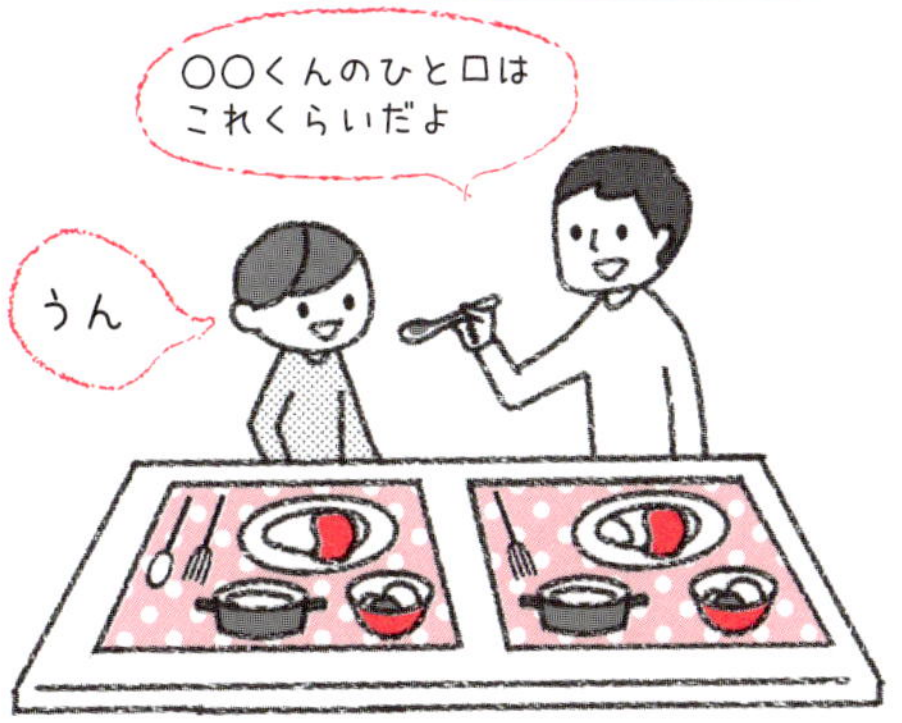
〇〇くんのひと口は
これくらいだよ
うん

口のまわりを過度に汚す、食べこぼしが多いときは…。

- 本人のひと口を目で確かめてみましょう。
- 食事に集中できる環境作りを。

人の器の食事を食べてしまうときは…。

- ランチョンマットなどを敷くと、自分の器がわかりやすくなります。

トイレのサポート

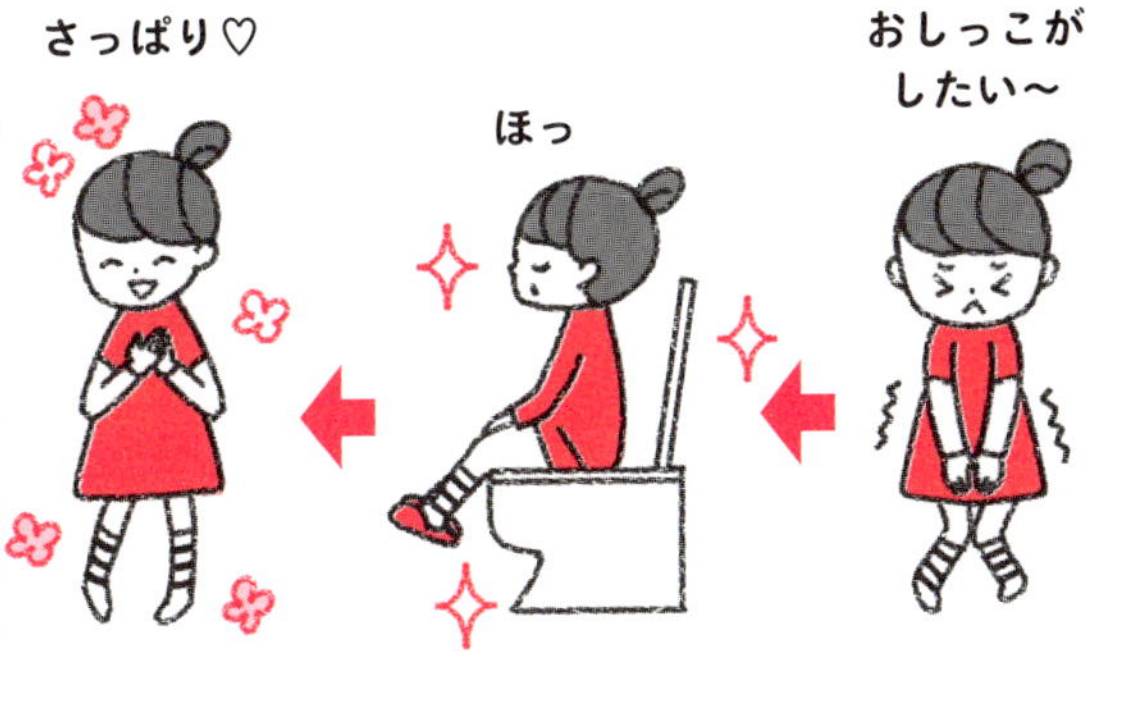
おしっこがしたい〜
ほっ
さっぱり♡

子ども本人のおむつやパンツが濡れる間隔を2週間ほど記録し、排泄リズムが一定（間隔が90〜120分ほど開いている）なら、膀胱が膨らんで尿意を自覚しやすくなっているはずです。左図のように尿意を感じる経験を重ね、その子の排泄リズムで尿意を自覚してもらい、トレイに連れて行きましょう。

偏食や寝つきの悪さが気になるときは

子どもの偏食や寝つきの悪さは、親の気がかりとなるところでしょう。どちらも楽しんで取り組めるように工夫することが大切です。

偏食は気にしすぎなくて大丈夫です

発達障害の特性をもつ子どものなかには、味覚などに感覚過敏があるために、食事の内容がかたよってしまう子どもがいます。特定の食べ物の食感を嫌がる、温かい（あるいは冷たい）ものしか食べない、麺類だけを食べる（あるいは食べない）、特定のメーカーの食品しか食べない、特定の色の物しか食べないなど、かたより方は多種多様です。また、見慣れないものに対して抵抗を感じる子どもの場合は、白いごはんだけを食べておかずには手をつけないということもあります。

こうした偏食をまのあたりにすると、

食事のかたよりに対してできる工夫

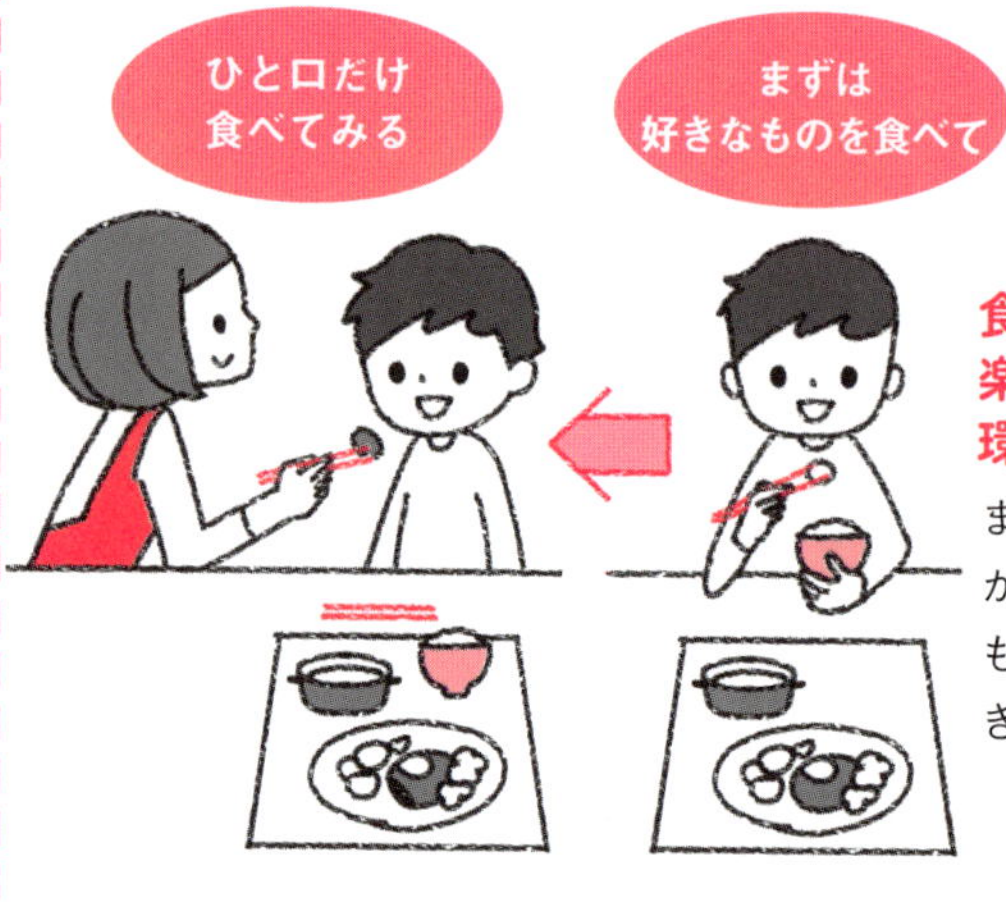
ひと口だけ
食べてみる
まずは
好きなものを食べて

食べることは楽しいことと思える環境にしましょう

まずは好きなものを食べてから、別のものをひと口でも食べられるようにしていきましょう。

✕

叱責が続くと食べることがますますつらくなります

「食べなさい！」と強い叱責が続くと、「ぼくは悪い子なの？」と自尊感情が傷ついてしまい悪影響です。

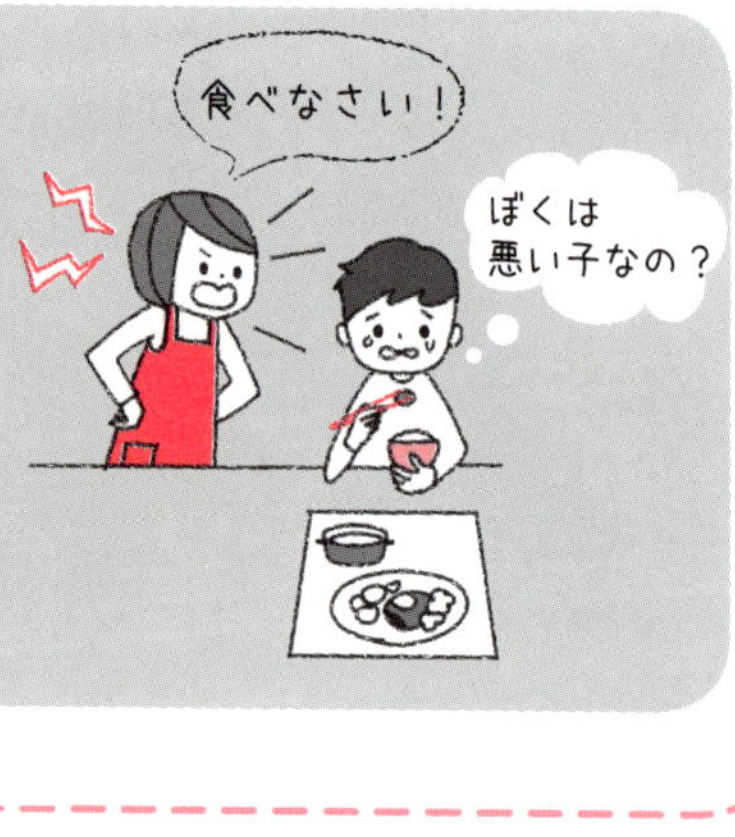
食べなさい！
ぼくは
悪い子なの？

「栄養がかたよるのでは」と心配になりますが、多くの場合、年齢が上がるにつれて食べられるものが増え、改善に向かいますので、あまり気にしすぎなくていいと思います。むしろ、無理に食べさせようとして、無理強いをしたり、厳格に叱ったりするほうが、子どもには悪影響です。まずは、食べたいというものを食べさせてから、ゆっくりほかのものも食べられるように、少しずつ促していきましょう。

入眠を促す習慣をつくりましょう

寝つきの悪さや夜ふかしを気にしている親御さんも少なくありませんが、発達障害の特性をもつ子どもは、睡眠のリズムが乱れやすいようです。切り替えが苦手という特性がある場合は、遊びなどに夢中になると、そのまま遊び続けてしまったり、眠ることに不安や恐怖を感じて、眠ろうとしなかったりすることもあります。

睡眠時間は人によって異なりますが、日中に眠気を感じたり、集中力が低下したりするようなら睡眠不足かもしれません。睡眠の習慣は生活リズムを整えていくことが大切です。就寝前に穏やかな音楽をかけたり、その子が好きな絵本の読み聞かせをしたりするなどの習慣をつけると、それ自体が入眠儀式となって眠りやすくなります。

寝つきの悪さに対してできる工夫

日中は…

日中は元気に遊び、適度に疲れるようにすることも大切です。

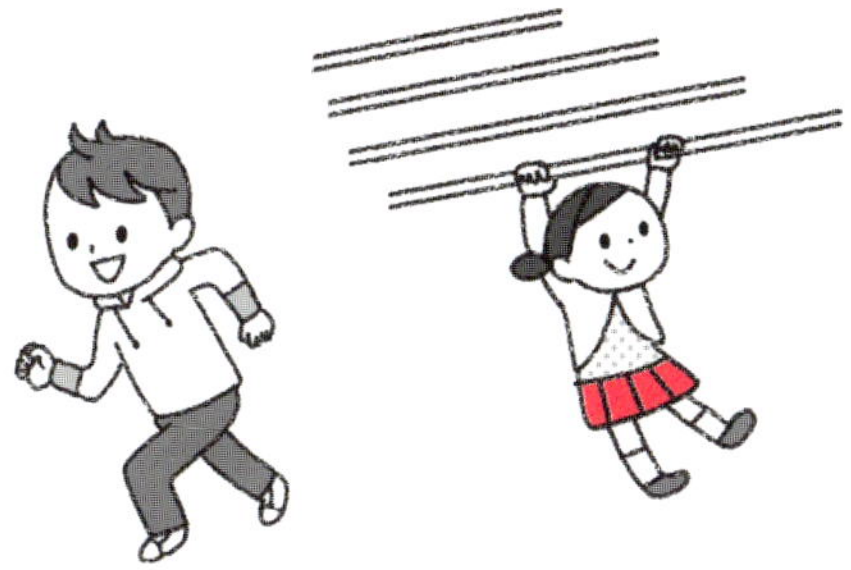

夜は…

読み聞かせや音楽などを入眠儀式にするのもいいでしょう。ベッドに入る1時間ほど前に入浴すると、一度上がった体温が自然に下がるので、眠たくなります。

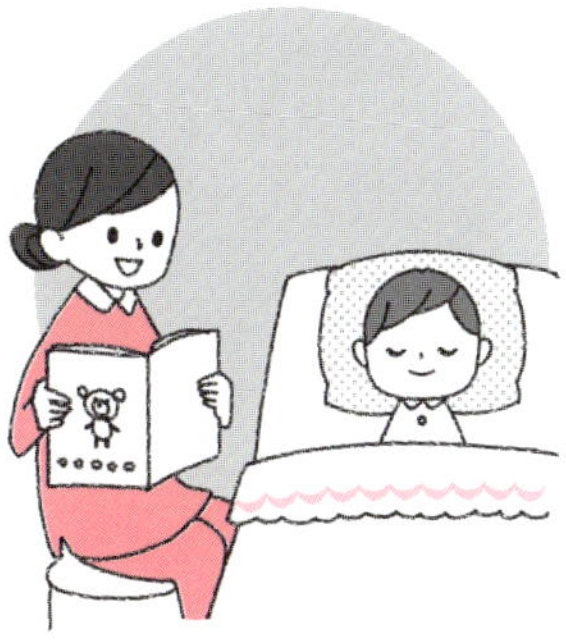

朝は起きられたことをほめて

発達障害の特性をもつ子どもは、家の外では生きづらさを感じることが多くありますので、家では安心できる家族関係が必要です。朝は、やっと起きてきたとしても叱らずに、「起きられたね」と、ほめてあげてほしいと思います。朝のしたくに時間がかかるときは、「早くしなさい！」と叱り続けてイライラをつのらせるよりも、適度に手を貸してあげましょう。叱っても、ほめても、子どもが毎朝することは同じです。だとしたら、肯定の声かけで、「いってらっしゃい」と笑顔で送り出すほうが、お互いに気持ちがラクになると思います。

言葉の遅れが気になるときは

言葉の発達は個人差が大きいものです。成長するにしたがって、話せるようになっていくこともありますので、あせらずに見守っていきましょう。

身体と心の成長が言葉の土台になります

子どもが話せるようになるためには、言葉を発するためのいろいろな力が備わっている必要があります。具体的には、どのような力が必要なのでしょう。言語聴覚士の中川信子さんのわかりやすい説明がありますので紹介します。

「脳は積み上げ構造になっています。脳の構造を鏡もちに例えると、一番下のおもちが「『身体』を司る脳」、二段目のおもちが「『心』を司る脳」、そして一番上に乗る橙々《だいだい》が「『知力』や『言葉』を司る脳」です。一番下のおもちがないと、二段目のおもちはのせられません。二段目のおもちがないと、橙々はのせられません」

つまり、生まれたばかりの赤ちゃんは、食べて、遊んで、眠るということを繰り返しながら『身体』を育んでいきます。そして、遊んで楽しかった、おやつを食べておいしかった、お母さんがそばにいてくれてうれしい、自分の気持ちがわかってもらえてほっとしたといった『心』が育っていきます。

そうして、言葉を発する素地が育まれてはじめて、「知る」「覚える」「わかる」「まねる」「話す」といった『知力』や『言葉』の働きが機能するようになるというわけです。

食べる・遊ぶ・眠るが言葉の土台を作る

言葉を発するための素地は、毎日の暮らしの中で育まれていきます。

眠る

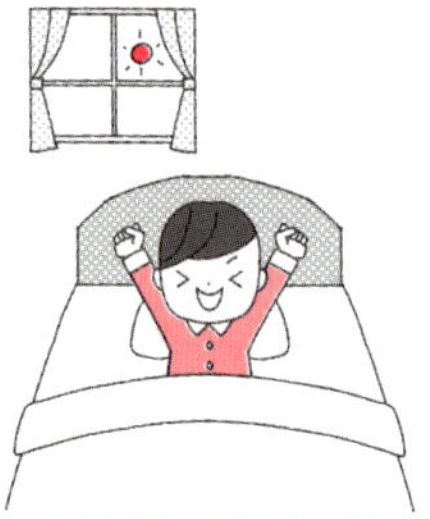

遊ぶ

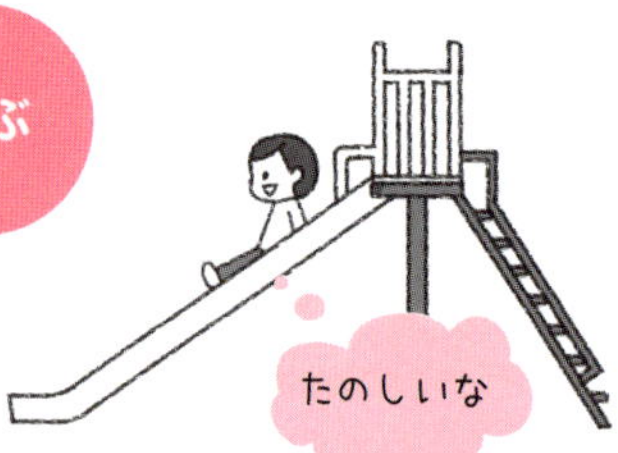
たのしいな

食べる

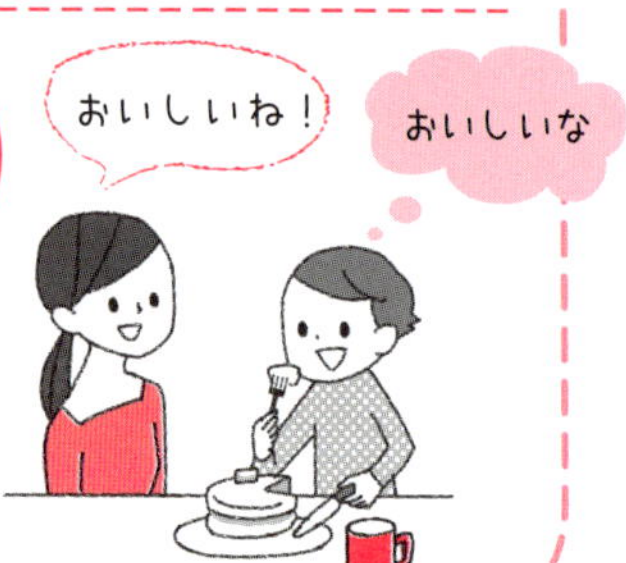
おいしいね！
おいしいな

あせらずに見守ることも必要です

言葉をまだ話すことができない赤ちゃんにも、自分の気持ちをわかってほしいという感情があり、そこに表現力がついてくると言葉となっていきます。しかし、発達障害の特性をもつ子どもは、人に関心が向きにくく、共感性が育ちにくい傾向があり、このことが言葉の発達に何かしらの影響を与えているとも考えられています。

言葉の発達には、人とのよい関係性を十分に育むかかわりが大切です。「早く！ 早く！」とあせるよりも、どうしたらその子と楽しい時間を過ごせるのかを考えながら、その子の成長のペースに寄り添って、気長に見守っていきましょう。

遊びを通じて共感性を育てましょう

子どもの好きな遊びにつきあいながら、スキンシップをしたり、「気持ちいいね」「楽しいね」と言葉をかけたりして、共感性を育んでいきましょう。例えば、「追いかけっこ」や「おんぶ」、「くすぐり遊び」は人とかかわることが楽しいという経験を育む遊びです。こういう遊びの楽しさがわかってくると、「もっとやりたい！」ということが表情やしぐさから伝わってくるようになります。笑うことは声を出すためのよい練習になりますし、笑っている子どもの顔を見ることで、子どもへのかわいさも増すでしょう。

触覚過敏がある場合は、スキンシップを嫌がり、警戒心も強くなりがちなので距離を置き、向きあうよりも並行に座って遊びましょう。先に楽しく遊ぶ姿を見せてあげたり、ときには専門家からのアドバイスを受けたりするのもよいでしょう。その子が好きな遊びや関心を引くものが必ずありますので、あせらずに、「その子の楽しい時間」を作っていきましょう。

共感性を育てる遊び

一緒に遊ぶことで、自分に人がかかわるとより楽しくなるという経験を積み重ねていきましょう。

くすぐり遊び

その子にふれても大丈夫な場所をくすぐってみましょう。感覚過敏がある場合は無理をしないこと。

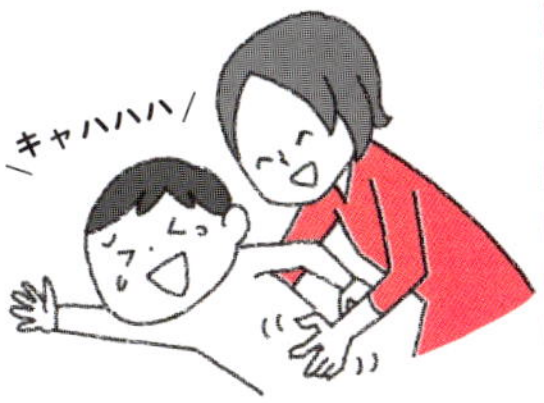

ブランコ遊び

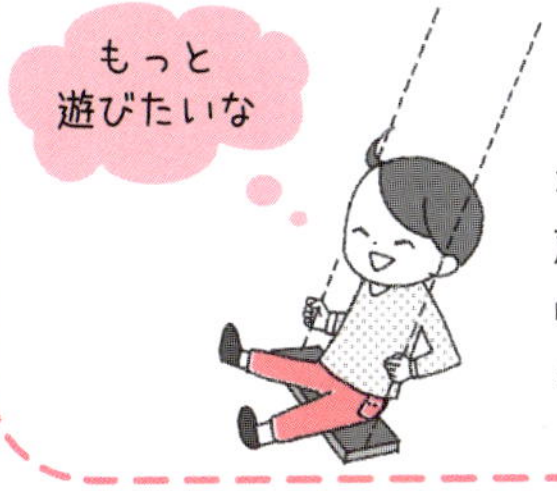

「気持ちいいね」とその子が感じていると思うことを声に出してみましょう。背中を押すこともふれあいになります。

言葉を覚えさせることにこだわらないで

話し言葉の習得に困難がある子どももいます。自分の思っていることを伝えられず、もどかしく感じているのは本人です。大切なのは、自分の気持ちや要望を周囲に伝え、周囲の人が自分に何を伝えたいのかを理解する力を身につけることです。その子が他人とかかわりたい、コミュニケーションをとりたいという気持ちを大切にしていきましょう。

パニックを起こしたときは

強い不安や恐怖、葛藤や混乱が原因で、パニック（激しい興奮状態）に陥ることがあります。パニックの原因を知ることが大切です。

パニックの背景を探ることが大切です

小さな子どもが大泣きしたり、かんしゃくを起したりすることはよくありますが、その理由はたいてい自分の思い通りにならない、といったことが原因です。しかし、発達障害の特性をもつ子どもは、どうしていいかわからないような強い不安や恐怖、葛藤や混乱を感じたときにパニックになります。

パニックは突然起こるように見えるため、周囲の人は困惑しますが、必ずその子なりの理由があります。何がスイッチとなったのか、その子の特性を考えながら、パニックの原因を探ることが大切です。

パニックやかんしゃくの理由はさまざまです

発達障害の特性をもつ子どものなかには、変化を楽しめなかったり、気持ちを柔軟に切り替えられなかったり、感覚過敏があったり、冗談が通じなかったり、こだわりが強かったりと、感じ方や受けとめ方がほかの子どもとは異なる場合があります。そのため、周囲の人には何でもないことが、その子にとっては混乱の原因となり、感情を

パニックがはじまったら…

子どもが落ち着ける場所をあらかじめ決めておき、パニックを起こしたらそこにつれていって見守るのもひとつです。

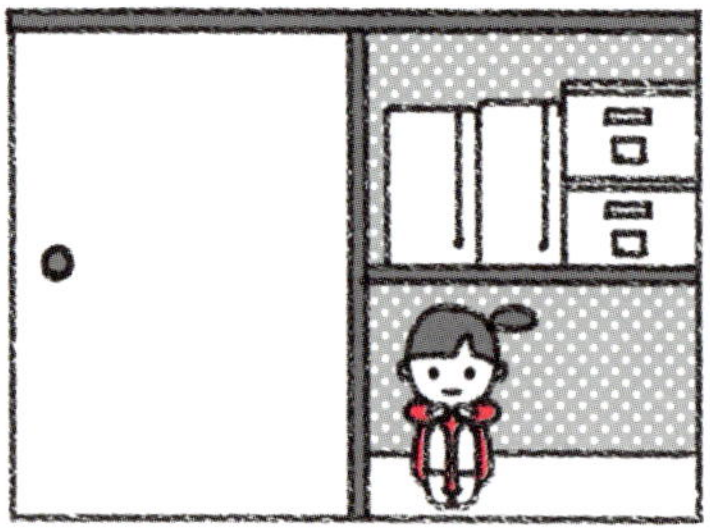

自傷行為をしたら…

自傷行為をしたら、力ずくで押さえつけるよりも、クールダウンするまで、ケガをしないように配慮しながら見守りましょう。

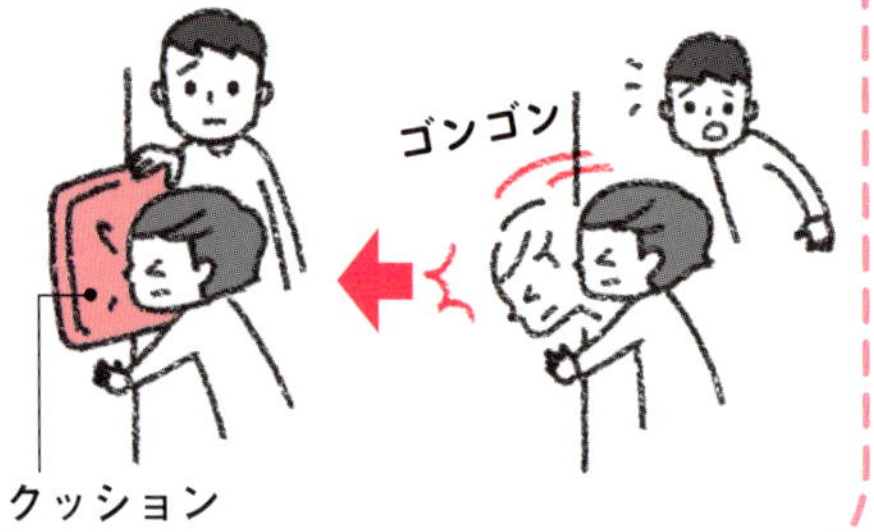

爆発させてしまうことがあるのです。

また、自分の気持ちが表情にあらわれにくく、感情も相手に伝えにくい場合は、周囲の人に助けを求めて、自分の不満をやわらげることができません。ひとりでずっとがまんを重ねた結果、しばらくしてからパニックを起こすこともあります。

発達障害の特性をもつ子どものパニックは、わがままとは異なります。その子はそうするしか気持ちのもっていき場がなく、それほどまでに追い込まれているのだということを理解してほしいと思います。

昔のことが原因のこともあります

時間の概念の理解が困難なために、昔あったことをいまのことように鮮明に思い出すことがあります。また、「タイムスリップ」といって、過去に体験した嫌なことを、まるでいま体験したかのように追体験しやすいともいわれています。落ち着きを取り戻してから、何が嫌だったのかを聞くと、小さいときに犬に追いかけられたことを話し出した、ということもあります。

自分を傷つけることもあります

感極まって、自分の手をかんだり、自分の頭を壁に打ちつけたりする「自傷行為」をする子どももいます。無理に止めようとすると、かえってエスカレートし、止めに入った大人にかみついたり、叩いたりする「他害行為」になることもありますので、その子や周囲の人がけがをしないように、投げて危ないものがあれば移動させて、黙って行動を見守りましょう。一定時間が経過すればたいていのパニックは収まります。

このような混乱は、その子にとって本当に苦しくつらいものです。その子の特性を理解して、急なスケジュールの変更、感覚過敏など、その子の混乱の原因となるものがあれば、あらかじめ取り除くことが大切です。

自分の気持ちを表現する練習

「いまの自分の気持ちが表のどこにあたるのか」を伝える練習をすると、感情を爆発させてしまう前に、周囲に自分の状態を伝えやすくなります。

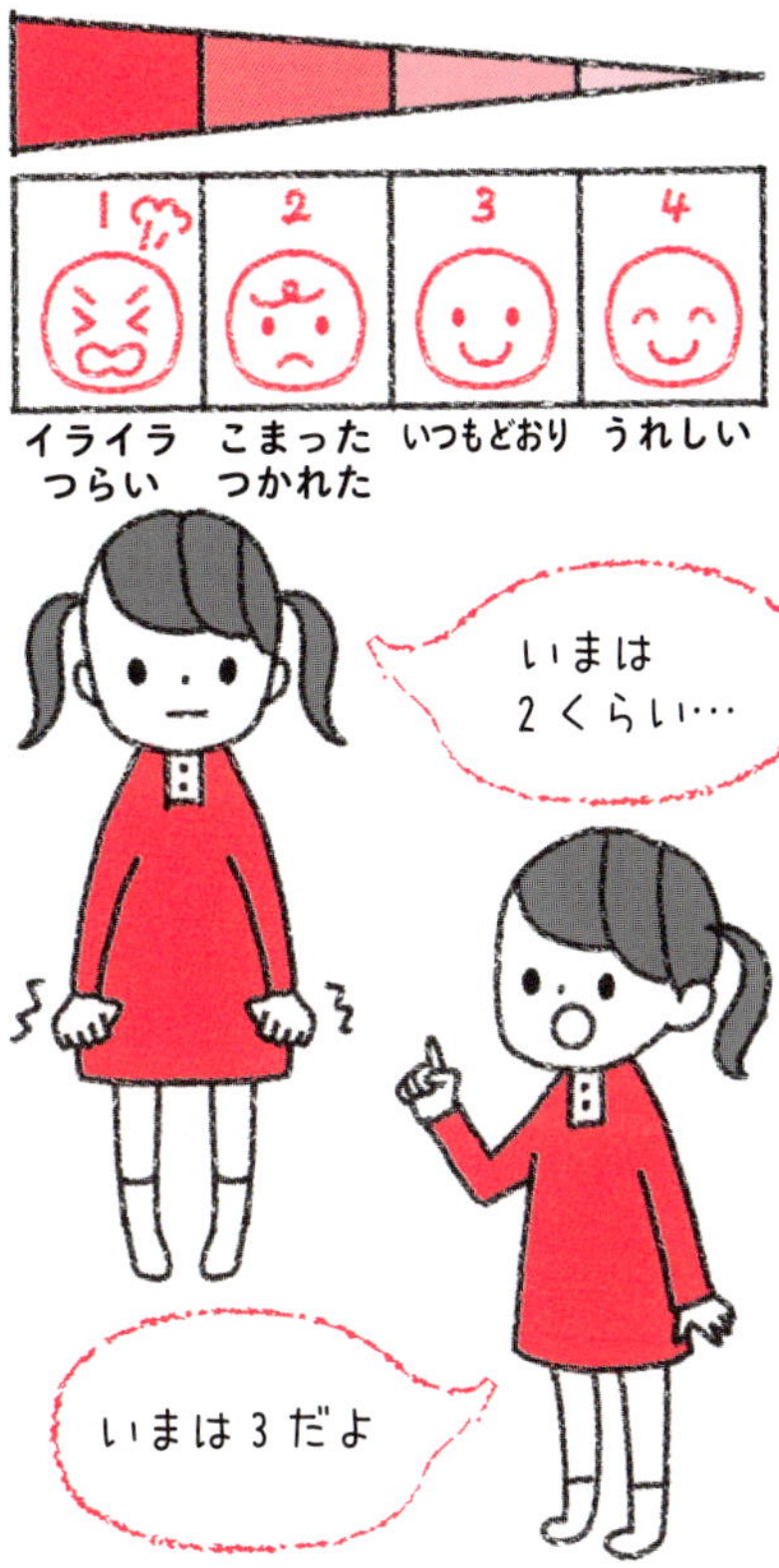

1
2
3
4
イライラ つらい
こまった つかれた
いつもどおり
うれしい
いまは 2くらい…
いまは3だよ

きょうだいのことも大切に

発達障害の特性をもつ子に親がかかりきりになると、きょうだいはがまんしがちになります。きょうだいが親の愛情を実感できる工夫をしていきましょう。

聞き分けのよさはがまんかもしれません

発達障害の特性をもつお子さんに寄り添うのは、親御さんにとっても初めてのことが多く、日々とまどいの連続だったり、実際目がはなせず体力的にも大変だったりするでしょう。そのため、きょうだいがいる場合は、親御さん自身は、「きょうだいのことも考えたい…」と思ってはいても、どうしても、特性をもつ子ども中心の生活になりがちで、きょうだいに向きあうための時間的な余裕がもてないことが多いかもしれません。

しかし、きょうだいも子どもですからやはり親に甘えたいはずです。子ど

きょうだいへの目配りと心配り

きょうだいが避難できる場所を作る

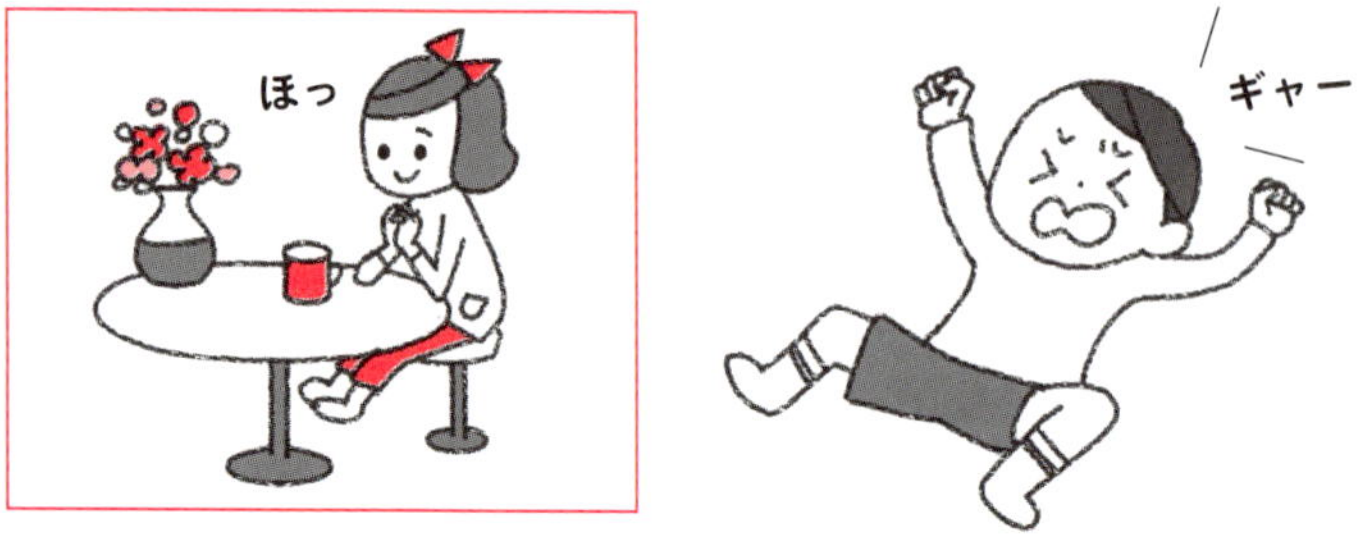
ほっ
ギャー

特性を持つ子のかんしゃくやパニックは、きょうだいのストレスになることもあります。きょうだいが逃げられるスペースを作っておきましょう。

特性についての知識を楽しく身につける

きょうだいを小さな親にするのではなく、特性についての理解や配慮、生活のなかで実践できる具体的な知識を持つことが誇らしくなるようにしていきましょう。

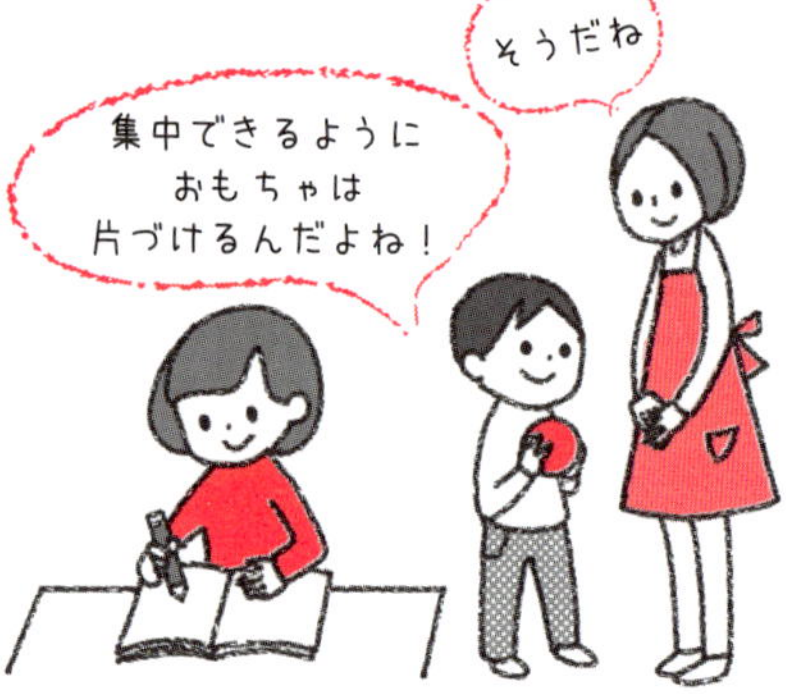
集中できるように
おもちゃは
片づけるんだよね！
そうだね

もは親に甘えてはじめて、自尊心が育まれ、自立に向けて踏み出せます。ですので、きょうだいがおとなしくて聞き分けがよい場合は特に、「何も言わないから、この子は平気」なのではなく、「がんばってがまんしている」と、とらえてほしいと思います。

また、きょうだいも気持ちの表現に不器用さを抱えている場合がありますので、そういう意味でも、きょうだいに対しても、目配りと気配りを心がけることが大切です。

きょうだいとも1対1の時間を

時には、きょうだいと1対1の時間を作り、その子のことだけを考える時間を作りましょう。その子がしたい遊びにつきあって思い切り遊ぶのもいいですし、その子が好きなものを作って一緒に食べたり、その子の話を聞いたりするだけでもいいと思います。そして、きょうだいに対しても、「大好きだよ」「大切だよ」ということを伝え、目があったらにっこりほほえむなど、言葉と態度で愛情を頻繁に伝えていきましょう。

きょうだいが特性をもつ子どものお世話係になってしまうと、ある程度大きくなってから、一時的にでも「小さい頃、親にかまってもらえなかった」「もう振り回されたくない」と、特性をもつ子どもとのかかわりをもちたがらなくなることがあります。生涯にわたり、特性をもつ子どものよき理解者になれるのは家族です。そういう意味でも、特性をもつ子どもときょうだいがお互いの存在を「うれしい」と感じられるように、きょうだいも親の愛情を実感できる工夫をしましょう。

きょうだいが親を独占できる時間を作る

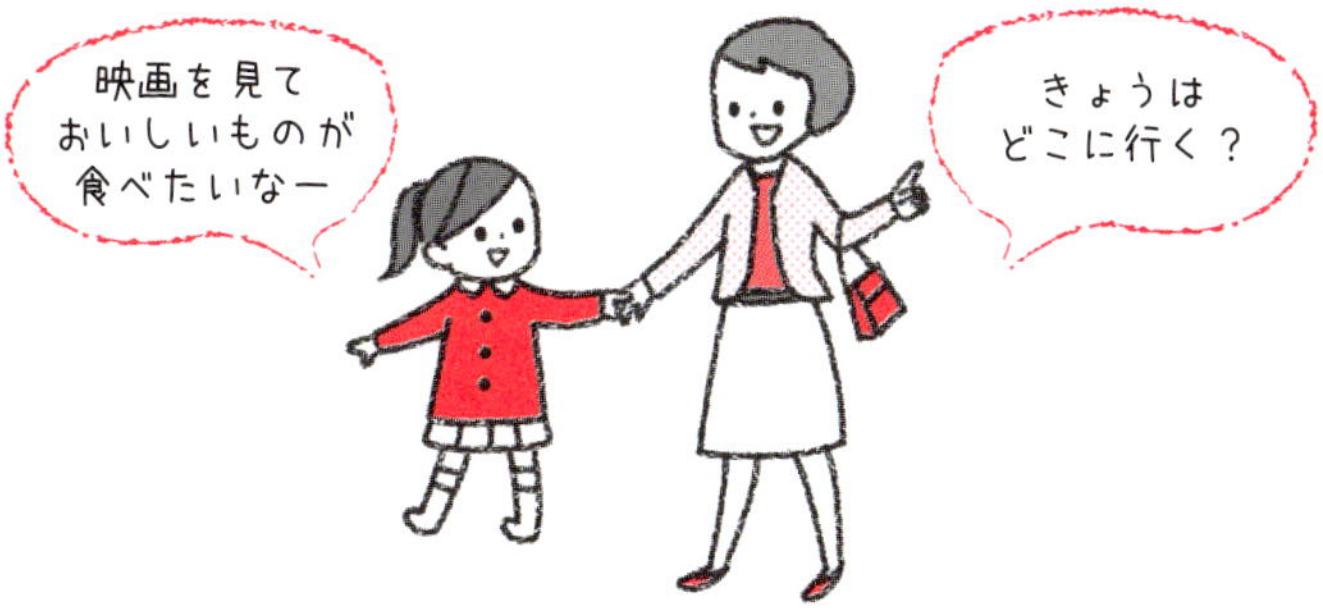

映画を見て
おいしいものが
食べたいなー
きょうは
どこに行く？

定期的にきょうだいが親を独占できる時間を作り、2人の時間が中断しないように外出しましょう。

きょうだいの特性にも目を向けて

きょうだいも興味のかたよりや気持ちの切り替えにくさ、気持ちの表現の不器用さなどの特性をもっていることがあります。きょうだいの生きづらさをやわらげるためにも、特性に目を向けていきましょう。

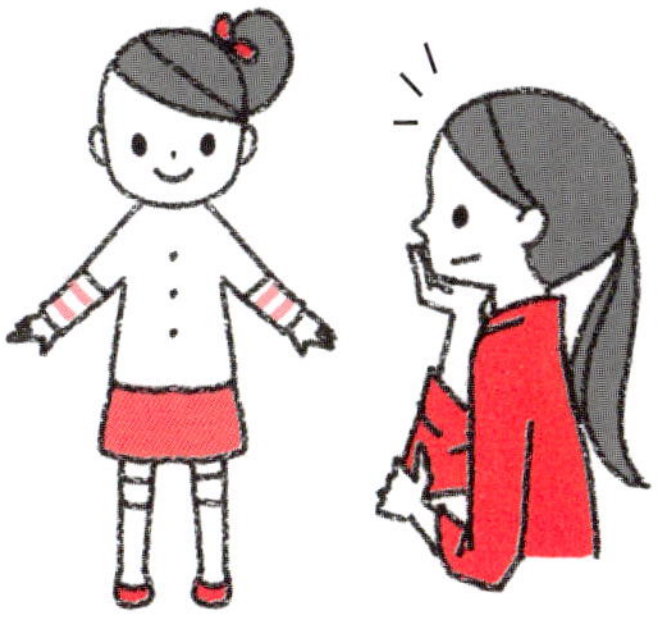

子育てをつらく感じたら

発達障害の特性をもつ子どもの育児は悩みが深くなって当然でしょう。子育てがつらいときはひとりで抱え込まずに、早めに誰かに相談してほしいと思います。

特性をもつ子の育児は悩みが深くなりがちです

こだわりの強さや衝動的な行動、パニック、コミュニケーションのとりにくさなどの特性は、親が言って聞かせたからと言って、すぐに改善するものではありません。親御さんが必死にお子さんの気持ちをくみ取りながら寄り添っていても、周囲からしつけ不足だと責められたり、動きの激しい子から目が離せずへとへとになったりするなど、気が休まらないことも多いでしょう。その子の特性に応じた配慮が必要なため、「私の向きあい方は正しいのだろうか」と育児への自信がゆらぎやすいことも、悩みを深くさせる一因かもしれません。

がんばりすぎずにできることに目を向けて

そんな気持ちにも体力にも余裕がない育児のなかで、「思わず怒鳴ってしまった」「手をあげそうになった」「イライラをぶつけてしまう」という声や、「自分の言葉が子どもに響かない」「子どもの気持ちがわからない」「言うことを全く聞かず報われない気がする」と、悩みを深める親御さんは少なくありません。

子育てをつらく感じるときは、がんばりすぎているのかもしれません。自分を追い詰めず、お子さんのできないことよりも、できることに目を向けられるように、誰かに気持ちを打ち明けてほしいと思います。

育児中に抱えやすいストレス

- 子どもが理解できない。
- 接し方がわからない。
- 子育てに自信が持てない。
- 障害だと診断されたくない。
- どこに相談したらいいかわからない。
- 発達障害が完治できないかそのことばかり考えてしまう。
- 自分の時間がもてない。
- 忙しくてへとへとに疲れているが休めない、まかせられる人がいない。
- 睡眠不足が続いている。
- 家族や学校、園で理解してもらえない。
- トラブルも多くあやまってばかり。
- 自分のしつけのせいだと責められる。
- きょうだいと向きあう余裕がない。

家族を支えるサポート

家族会や先輩家族とつながりましょう

家族会やサポートグループ、NPO法人の活動は全国にあります（→P122）。発達障害の特性についての勉強会や情報交換などを通じて、同じ悩みを持つ親同士がつながっていける活動です。

また、最近では、「ペアレント・メンター」という、地域で実際に特性をもつ子どもを育てた経験をもつ親が、いま悩んでいる親の気持ちに寄り添い、具体的なアドバイスするという活動も盛んです。子育てに唯一の正解はありませんから、家族会や先輩の親御さんたちと会話をするなかで、「いろんな子育てがあっていいんだ」「この子にあう育児が我が家の育児」と、前向きな気持ちを取り戻す人は少なくありません。いまの育児の大変さをわかってもらったり、先のことが少し見通せるようになったりするだけでも心強くなりますし、悩みをひとりで抱え込まずにすみます。

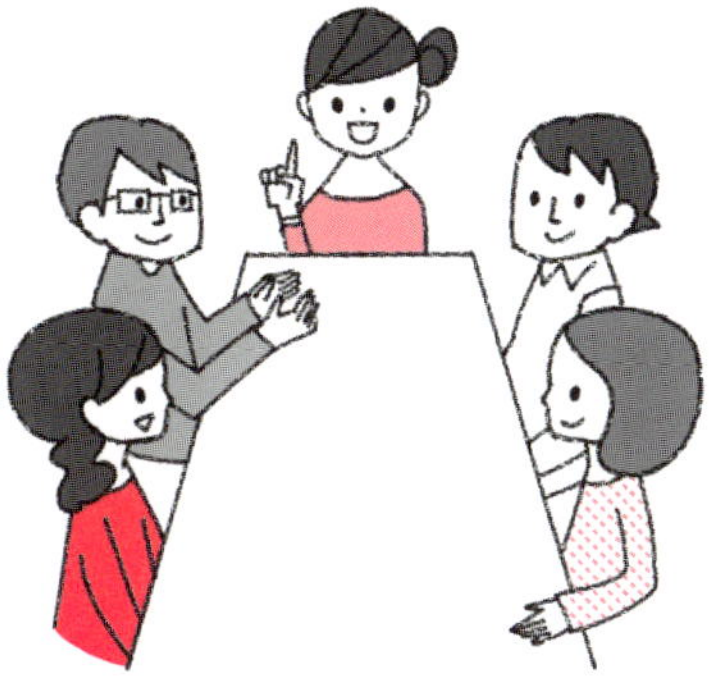

家族を支えるサポート

親側の対応を捉え直すペアレント・トレーニング

子どもへのまなざしや態度をとらえ直す「ペアレント・トレーニング」を体験してみるのもひとつです。

ペアレント・トレーニングは発達障害の特性をもつ子どもではなく、その親を応援するものです。子どもの周囲を困らせる行動を理解し、親側はどんな対応をするのが望ましいのかをグループワークや個別指導で学んでいきます。

自治体や病院、大学、親の会などが、数日間の講座として開催することが多いようです。自治体の福祉課などに問い合わせてみましょう。

ペアレント・トレーニングを体験したからといって、何もかもがスムーズいくわけではありませんが、育児の支えのひとつとして体験してみてもよいかもしれません。参加する前に、有料か無料か、プログラムの内容と自分の状況があっているかを確認することも大切です。

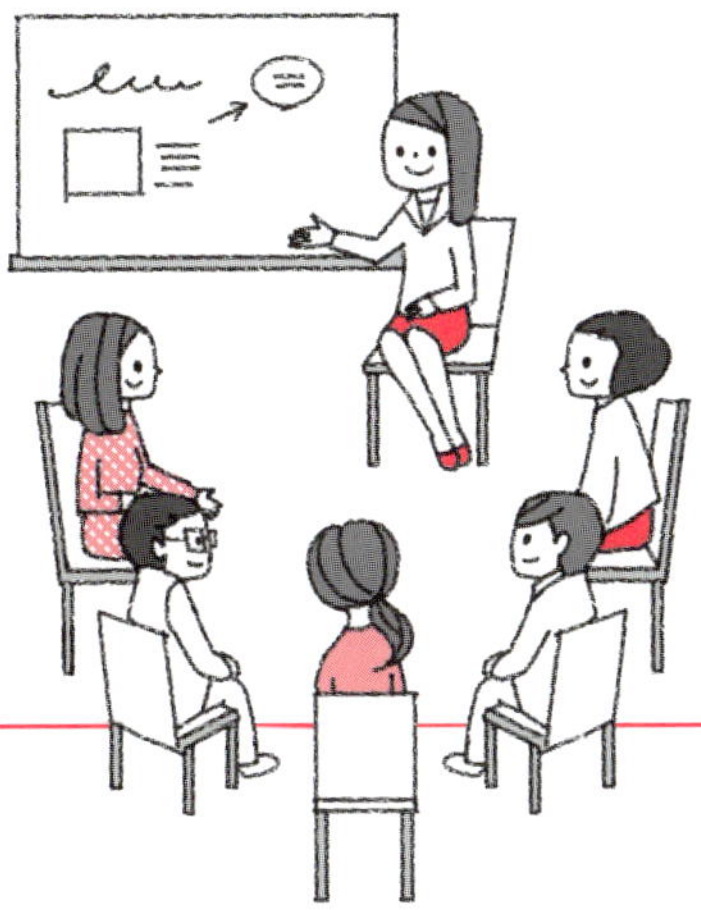

子どもがかわいいと思えないときは

子どもがかわいいと思えないときは、親御さんががんばりすぎて余裕がなくなっているのかもしれません。自分の時間を作る工夫も大切です。

余裕がないときは疲れているときです

発達障害の特性をもつ子どもは、睡眠時間が不規則になったり、動き回ったりするので目が離せないことが多く、親御さんが十分に身体を休められないことがあります。家事や育児には休みがありませんから、睡眠不足や疲労、過度なストレスが複合的に重なって、へとへとになってしまうのです。そういうときには、子どもをかわいいと思う余裕がもてなくなることもあります。そのことを悩む親御さんは少なくありませんが、「子どもに愛情がもてない」のではなく、「疲れすぎていて子どもに愛情をもつ余裕がない」だけなのだと思います。

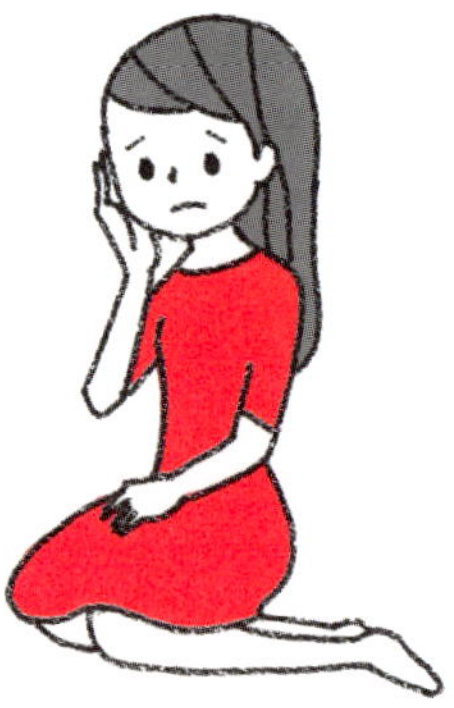

疲れすぎてしまわないように休息を心がけることも大切です。

意識的に休息をとりましょう

育児中はどうしても子ども中心の生活になり、自分のことはあとまわしになりがちですが、疲労がもたらす余裕のなさは、お子さんへの叱責、体罰にもつながりかねません。意識的にお子さんと離れる時間を作って、休息をとったり、趣味をしたりして、リフレッシュするように心がけましょう。

親御さんのなかには「この子は手がかかるから、ほかの人に預けるのは難しい」と思う人もいるでしょう。そういう時は、自治体の福祉課などに相談して、地域の一時保育や保育ママ、ショートステイを利用するのもひとつの方法です。

また、親御さんにだって得手・不得手があるはずです。料理や裁縫が苦手なら、市販品を上手に利用したり、掃除や洗濯が苦手なら、家電の力を借りてみましょう。自治体の家事ヘルパーなどを依頼できる環境なら利用するのもいいでしょう。家事やストレスをなくすことはできませんが、自分にあった方法で、負担を軽くしていく方法はきっと見つけられるはずです。

スモールステップで歩んでいきましょう

落ち着きのなさや忘れ物などが目立つと、目の前の小さなその子に将来のその子を重ねて、「この子は、ちゃんとやっていけるのだろうか」と不安やあせりがつのり、つい強い口調で叱ってしまうことがあるかもしれません。

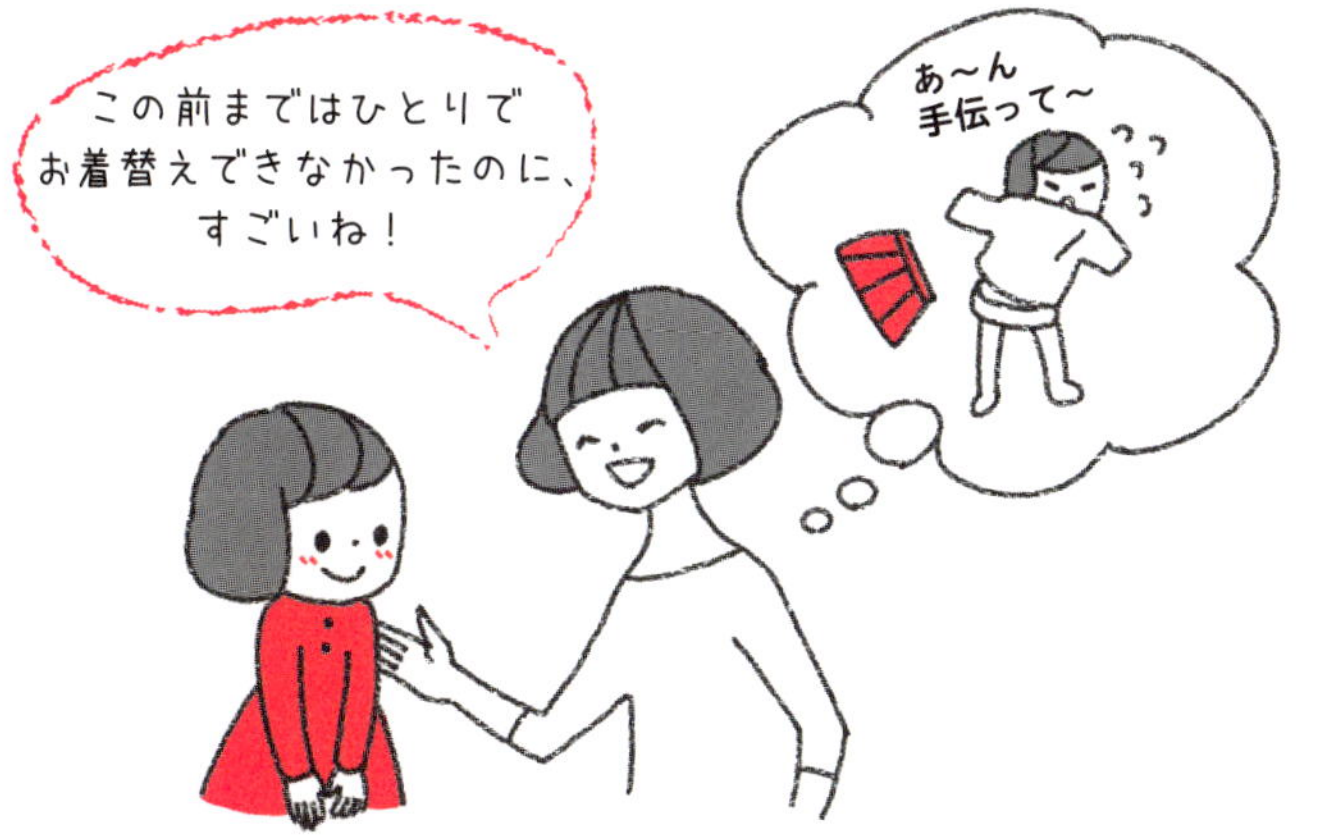
この前まではひとりで
お着替えできなかったのに、
すごいね！
あ～ん
手伝って～

遠い将来を考えるよりも、今日のその子を見つめましょう。

しかし、子どもはほめられることで意欲や能力が育まれていきます。発達障害の特性があっても、小さい頃から適切な対応をされた子どものなかには、情緒が安定し、自分に自信を持ち、成人して社会で働きながら希望を持って人生を歩む人が少なくありません。つまり、小さい頃の温かい体験の積み重ねがとても大切なのです。

ですので、その子の将来を考えるならば、10年20年先の遠い将来ではなく、半年後、一年後など近い将来に目を向けることが大切です。そして、後ろを振り向きながら「これができるようになった」「あれもできるようになった」とほめながら接していきましょう。いま勉強ができることや、いま静かに座っていられることも大切なことですが、成人してその子の支えになるのは、「私は自分が好き」という自尊感情ではないでしょうか。振り返れば、幼少期はあっという間です。せっかく縁あってめぐりあえた親子なのですから、どうやったらその子と毎日を楽しく暮らしていけるかを大切にして、スモールステップで歩んでいきましょう。

Q&A

Q　何度言っても、言うことを聞いてくれない子どもを、叩いてしまいました。どうしたら？

A　毎日、根気よく、何度も説明をし続けている親御さんには、心からのねぎらいとエールを送りたいと思います。人の気持ちをくみとりにくい特性をもつ子どもの場合は、周囲をイライラさせるところがあり、負担の大きい子育てといえます。冷静でいたいと思っても、つい手がでてしまうこともあるでしょう。もちろん、暴力や怒鳴り声で、子どもをしつけることはできません。思わずたたいてしまった時は、まずは、できるだけその場から離れて、クールダウンをしましょう。そして、「たたいたことはいけないことでした。ごめんなさい」とあやまってから、望ましい行動をゆっくりと伝え、「大好きだよ」「大切だよ」ということも伝えて、その子の存在を肯定してほしいと思います。

二次障害を予防するには

周囲の無理解などを理由に、反抗的になったり、引きこもってしまったりすることを二次障害といいます。自尊感情が傷ついてしまうことが原因のひとつです。

二次障害は周囲の無理解から起こります

二次障害とは、一次障害をもつ子が、特性によって生活や人間関係に行き詰まり、それを自分の力で解決することができずに、多くの失敗や挫折に悩み、さらに、周囲の無理解によってそのことを責められ続けて、自分を肯定することができなくなった結果、子どもの感情や行動にゆがみが生じ、過度な反抗やひきこもりなどの症状につながることをいいます。

発達障害の特性をもつ子どものなかには、がんばっているのに報われないという、つらい失敗や挫折を繰り返す子どもが少なくありません。早期に周囲の大人が特性に気づいた場合は、その子の自尊感情を傷つけない対応ができますが、特性が見過ごされた場合は、小さい頃から、無理解や不適切な養育にさらされるリスクが増え、二次障害につながりやすくなります。

二次障害

内在化
不満や怒りが自分の内側に蓄積された場合
うつ
対人恐怖
ひきこもり
不登校

外在化
不満や怒りが自分の外側に向かった場合
過度の反抗
暴言
家庭内暴力
非行

いじめや学業不振が原因になることも

学校は、多くの人が同じ行動をとったり同じルールを守ったりすることが求められる場所です。しかし、発達障害の特性をもつ子どもは、周囲と折り合いをつけることが難しいことがあり、特性による言動が誤解を生んで、からかいやいじめの標的になることが少なくありません。

また、学校は勉強の出来不出来がはっきりとあらわれてしまう場所です。特性のために勉強についていけなくなることがあり、そのことがほかのクラスメイトへの負い目となって、自尊感情が傷ついてしまうことがあります。

二次障害は子どもからのSOSです

二次障害の症状は、傷ついた自尊感情を抱えた子どもからの「SOS」と考えるとよいと思います。子どもが周囲を困らせる行動をとるということは、「その子自身が何かに困っている」ということですから、その原因を探り、生きづらさをやわらげていく支援がぜひとも必要です。「よくSOSが出せたね」と、ほめてあげたいくらいです。

しかし、二次障害の症状は、発達障害の特性よりも、周囲を困らせる言動が激しくなる傾向があります。「わざとしている」という印象も与えやすくなるため、その子がもともと何につまずいていたのかがわかりにくくなり、「発達障害の特性があるかもしれない」という気づきを、より困難なものにしてしまいます。そこに、二次障害の難しさがあり、その対応の必要性もあるのだと思います。

安心できる場所でほめて育てましょう

発達障害の特性をもつ子どもは、家の外では困難を感じることが多くあります。ですので、家のなかは構造化（→P164）などをして安心して過ごせる環境を整え、叱られ続けたり体罰を受けたりすることのない、穏やかでねぎらいのある家族関係が必要です。また、何かひとつでも、その子の意欲を引き出したり、自信につながったりするような、「これをしていると楽しい」「これをするのは得意」ということを見つけてあげられるといいと思います。そして、そのことをたくさんほめてあげてほしいと思います。

もし、過度な反抗やひきこもりなどの症状があらわれた場合は、親御さんは孤立せずに、親の会など（→P122）、誰かとつながることが大切です。ひきこもりについては、各都道府県・指定都市に、ひきこもりに特化した相談窓口として「ひきこもり地域支援センター」が設置されています。そうした施設を利用しながら、立ち直りへの道筋を考えていきましょう。

子どもの意欲を引き出す

成功体験を積む

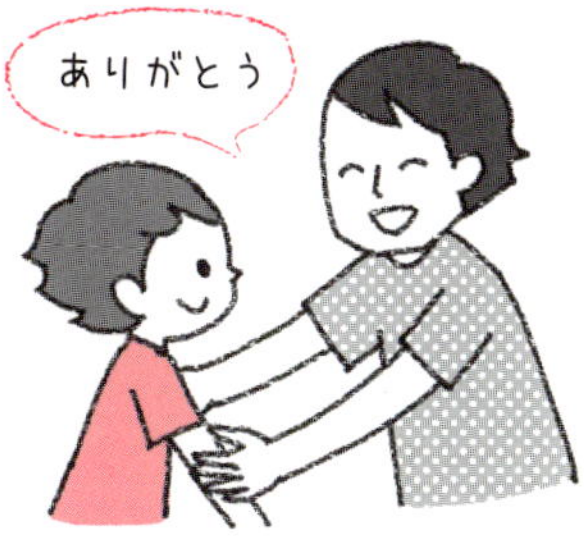
ありがとう

自信がもてるように、望ましい行動に対してはたくさんほめて、きちんと評価しましょう。

配慮や支援をする

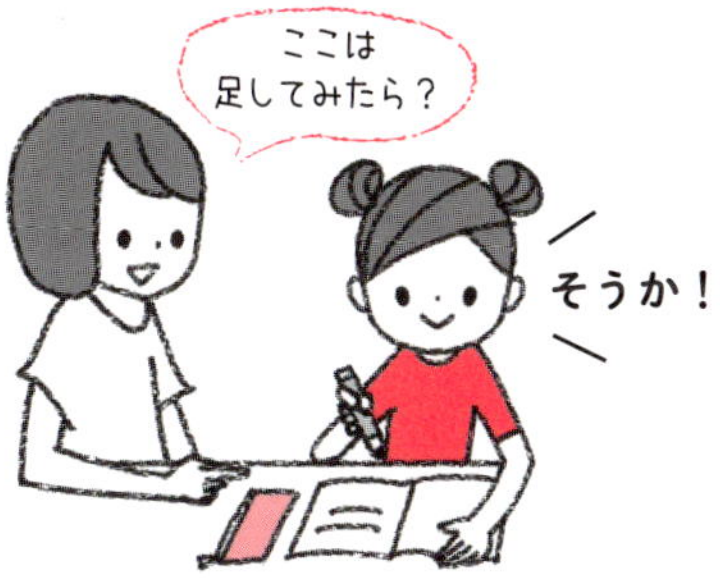
ここは
足してみたら？
そうか！

学業不振は自尊感情を傷つけます。勉強についていけるように、配慮や支援をきめ細やかにしていきましょう。

地域とのつながりをもちましょう

発達障害の特性をもつ子どもが、事故や犯罪に巻き込まれないように、地域の人たちとつながり、協力者になってもらいましょう。

地域とのつながりは育児の孤立も防ぎます

発達障害の特性をもつ子どもに寄り添うために、仕事を辞めたというお母さんは少なくありません。また、最初の子どもの育児で、それまで仕事中心の生活だった人は、地域に知りあいもなく孤立した育児になりがちです。子どもが迷子になったり、パニックになったりしたら周囲に迷惑をかけてしまうという気兼ねから、外出をためらいがちになることもあります。

しかし、親子で引きこもりがちになることは、その子が将来自立することを考えれば、あまりよいことではありません。地域に顔見知りの人が多くい

地域の人たちとのつながり方

あいさつすることからはじめる

いきなり特性のことを伝えるのは勇気がいるものです。最初はあいさつからはじめてみましょう。顔見知りの人が増えていくだけでも、安心してその地域で暮らしていく心の支えになります。

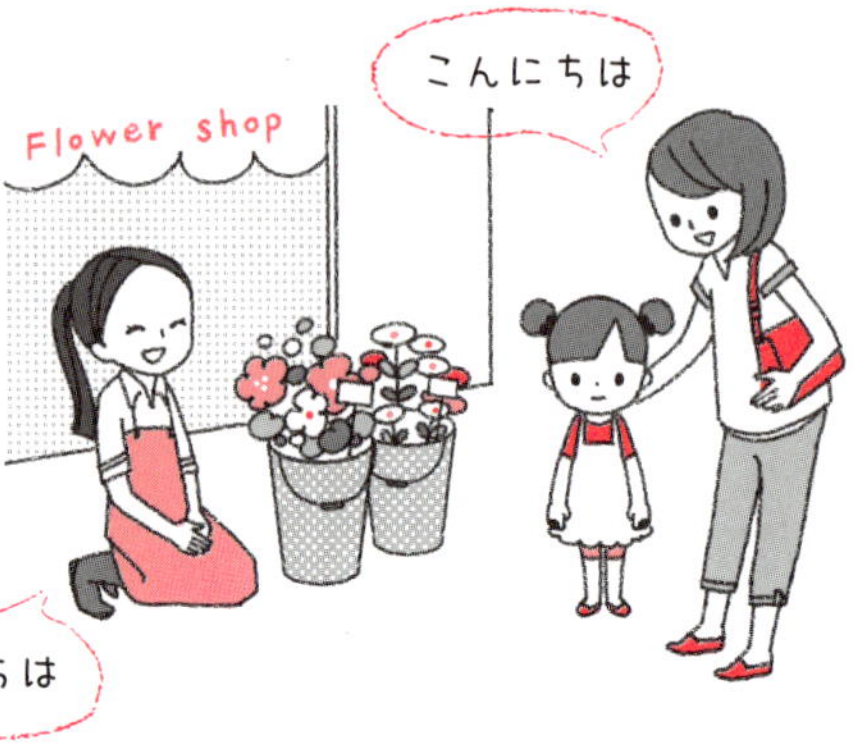
Flower shop
こんにちは
こんにちは

家族でもルール作りを

発達障害の特性をもつ子どもは、人の気持ちよりも自分の気持ちを優先しがちなので、誰にでもあいさつをしたり、知らない人にも過度に人なつっこくかかわろうとすることがあります。事故や犯罪に巻き込まれないように家庭でのルールを決めて、それを守るようにしましょう。

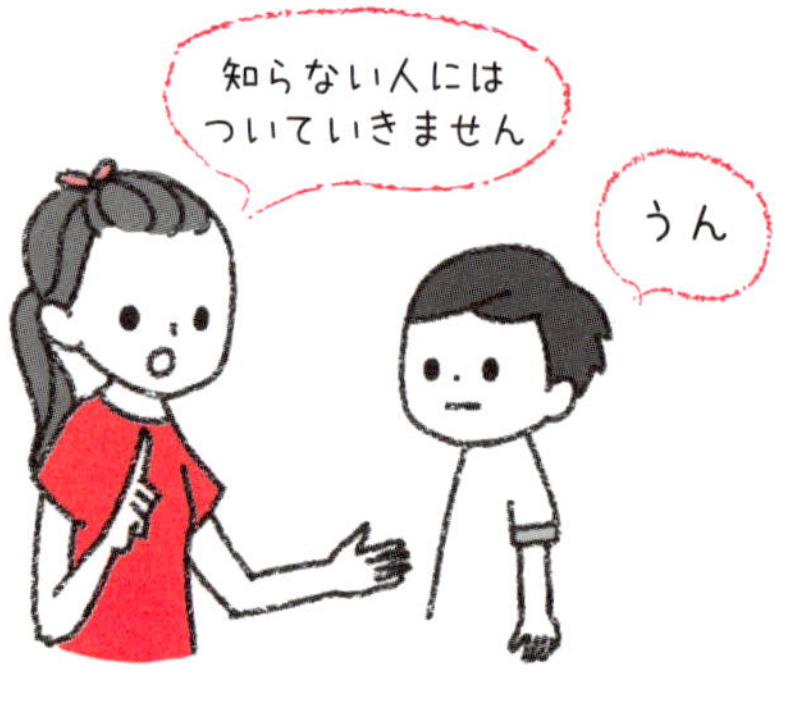
知らない人には
ついていきません
うん

ることは、その子や親御さんに対して温かいまなざしを向ける人が増えることにつながります。近所の人や店員さんなどにあいさつすることからはじめて、地域の活動やお祭りなどにもできるだけ参加して、顔見知りを少しずつ増やしていきましょう。ちょっとした立ち話で気持ちがやすらぐこともありますし、同じ悩みを抱える人に出会うこともあるかもしれません。

地域の人に協力者になってもらいましょう

よく動き回り、自分の興味のあることに夢中になってしまう子どもの場合は、親御さんが目を離したすきに、どこかへいなくなることがあります。しかし、外見からはその子の特性はわからないため、たとえ迷子になっていても、見過ごされてしまいます。

子どもが事故や犯罪に巻き込まれないようにするためにも、地域の人たちとつながりあうことが大切です。ご近所の顔見知りの人や、マンションの管理人さん、よく行く商店街やスーパーの店員さん、駅員さん、交番のおまわりさんなどにその子の特性を伝え、その子がひとりでいたり、知らない人と歩いていたら、気にかけてもらえるようにしておきましょう。

周囲の人に配慮して欲しいことを伝えるときは

話しかけられたら、できれば静かに聞いてもらえるとうれしいことを伝えてみる

人とかかわりたいという思いから、周囲の人に話しかけることが多い子どもの場合には、「つじつまがあわないことがあるかもしれませんが、可能なら話を聞いてもらえると喜びます」と伝えてみましょう。

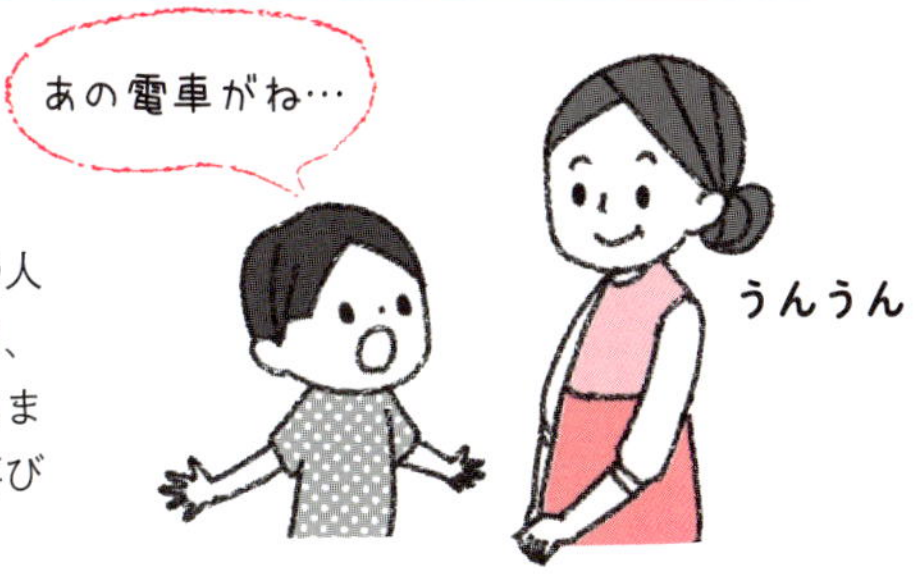
あの電車がね…
うんうん

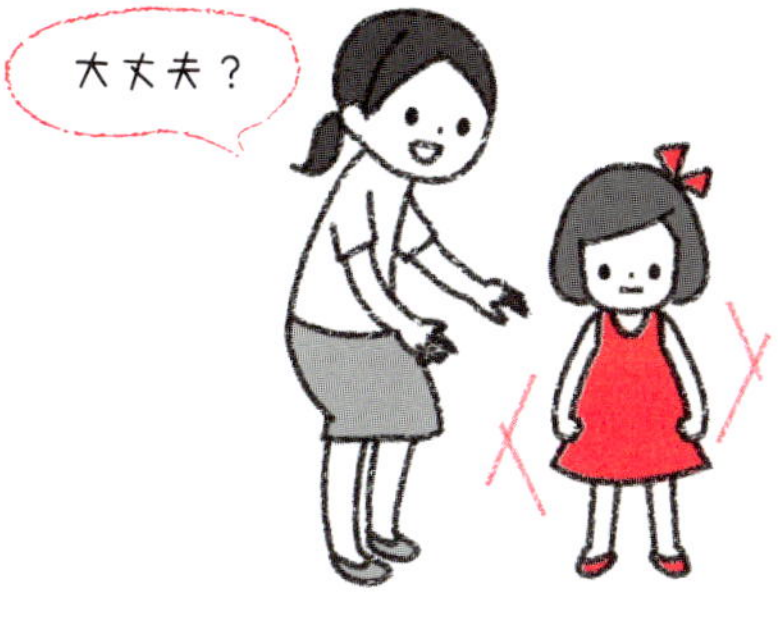
大丈夫？

困っているように見えたり、ふだんと様子が違ったりしたら声をかけてほしいと伝えてみる

発達障害の特性をもつ子どもは、困っていても自分から、「困っている」と伝えることが苦手です。声をかけるときは否定文ではなく肯定文のほうが受けとめやすいことを伝えてみましょう。

身体にはふれずに話しかけてほしいことを伝えてみる

感覚過敏がある場合は、軽く身体にふれられただけでも、不快に感じることがあります。身体にふれないほうが安心することを伝えてみましょう。

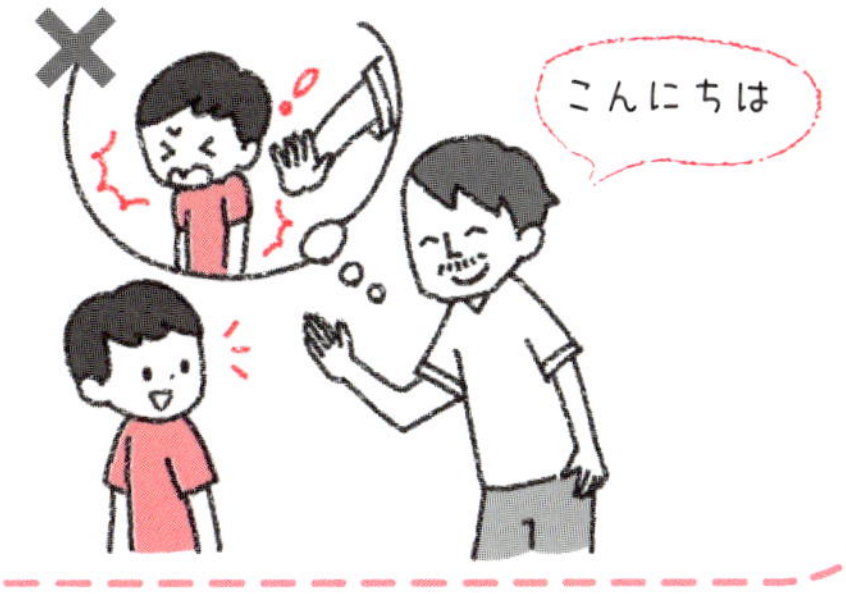
こんにちは

保育所・幼稚園、小学校選びのポイント

保育所や幼稚園、小学校は、子どもが長い時間を過ごす場所です。連携がとりやすく、その子が不安なく過ごせるところを選びましょう。

保育所・幼稚園選びのポイント

多くの保育所や幼稚園では、入所・入園を希望する親子のために、見学の機会を設けています。園庭解放や給食体験などを利用すれば、ふだんの園の雰囲気や子どもたちの様子がわかるでしょう。また、保育・教育方針を確認することも大切です。園長先生や案内役の先生に、お子さんの特性について正直に伝え、園ではどんな対応をしてもらえるのかを確認してみましょう。

大切なことは、子どもが不安なく過ごせることですから、その子の特性を理解して、必要があれば担任をもっていない先生がフォローに入ってくれたり、未然にパニックを防いだりする態勢が整っている環境なら安心です。

そして、入所・入園をしたら、保育所・幼稚園側と連携を深めていくためにも、きめ細やかに連絡を取りあい、気になるところがあったら担任の先生などに聞いてみましょう。親の意見も素直に打ち明けて、お互いをねぎらいあえる関係を作っていくことが大切です。

小学校選びのポイント

小学校選びでは、子どもが不安なく過ごせることに加え、勉強への配慮も大切になります。

多くの小学校では、学校公開などの形で、校内や授業の様子を見学できる機会を設けています。入学したい小学校が決まったら、できるだけ早く、いくつかの学校へ見学へ行き、お子さんの特性を正直に伝えて、受け入れ態勢などを確認しておきましょう。

大切なことは、お子さんが安心して小学校に通え、楽しく学べることです。

小学校入学までの流れ

時期	内容
4月〜6月頃	地域の小学校の情報収集（特別支援学級の有無など）。
7月〜9月頃	自治体の教育委員会に就学相談。希望する小学校の見学、支援態勢の確認。
10月〜11月頃	小学校の選択。就学時健診と面談。
12月〜1月頃	就学通知を受理。
4月	入学。

※あくまでも一例です。詳しくは、住まいのある自治体に問い合わせてください。

家族でよく話しあい、担当医師や保育所・幼稚園の先生、療育施設の専門家など、お子さんのことをよく知る人の意見も参考にして決めましょう。

入学したら、担任をはじめ、保護者の相談に対応する「特別支援教育コーディネーター」とも、きめ細やかに連絡を取りあい、連携していきましょう。

特別支援教育とは

「特別支援教育」は学校教育法に位置づけられるもので、すべての学校において、障害のある幼児児童生徒の支援をさらに充実していく取り組みです。障害のある子どもたちが自立し、社会参加するために必要な力を培うため、子どもひとりひとりの教育的ニーズを把握し、その可能性を最大限に伸ばして、生活や学習上の困難を改善するため、適切な指導や必要な支援を行います。

特別支援教育コーディネーターとは

教職員のなかから選ばれ、保護者からの相談の対応や、福祉機関など関係機関との連携・調整を行います。

さまざまな学びの環境

特別支援教育では、学びの場として、「通常の学級」「通常の学級に在籍しながら、通級による指導を受ける」「特別支援学級」「特別支援学校」という 4 つの選択肢があります。

保育所・幼稚園 ⇔ 療育施設

↓

小学校

通常の学級
少人数指導や習熟度別指導など。支援員による支援も。

通級による指導
通常の学級に在籍しながら、特性に応じた指導を受ける。

⇔ 交流 共同学習

特別支援学級
障害をもつ子どもひとりひとりに応じた教育を行う。

⇔ 交流 共同学習

特別支援学校
障害の程度が比較的重い子どもを対象に、専門性の高い教育を行う。

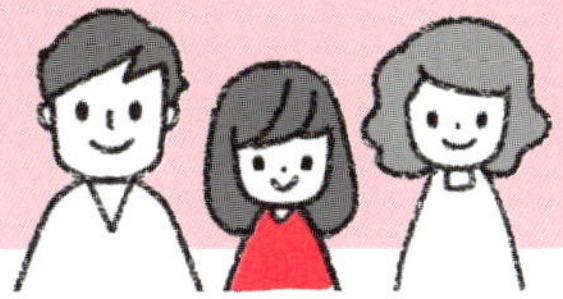

入学する学校が決まったら

●学校側に伝えておきたいこと
ほかの子どもに感心を向けるか、じっとして大人の話をきけるか、トイレや食事はひとりでできるか、感覚過敏の有無など、その子の「できること、得意なこと」「できないこと、苦手なこと」を正直に伝えましょう。また、親としてその子がどんなふうに学校生活を送り、育っていってほしいかも伝えましょう。

●学校側に聞いておきたいこと
教育方針やマンパワーを含めた入学後の支援体制などを、先生たちに直接聞いて確認しておきましょう。

※文部科学省の「特別支援教育」のパンフレットを元に一部改変して作成。

中学校、高校などへの進学へ向けて

小学校の高学年になると、少しずつ自分で判断する力もついてきます。中学校、高校は本人の希望も尊重しながら選んでいきましょう。

中学校選びのポイント

まずは、小学校生活をふりかえってみて、どんな小学校生活だったかを子ども本人に率直に聞いてみましょう。

特別支援教育は小学校に引き続いて中学校でも実施されますが、通常の学級に通っていたけれど「本当はつらかった」という子が、なかにはいるかもしれません。そのような場合は、その子が不安なく過ごせる環境の選択肢のひとつとして、特別支援学級や特別支援学校に通うことも検討してみましょう。

小学校を卒業する頃には、判断力もだいぶついていますので、子ども本人の意思も尊重しながら、家族でよく話しあうことが大切です。進路について

進路に迷ったら相談を

通常の学級、特別支援学級、特別支援学校……。どこに進んだらいいのか悩んだら、ひとりで悩まずに、いろいろな人に相談してみましょう。

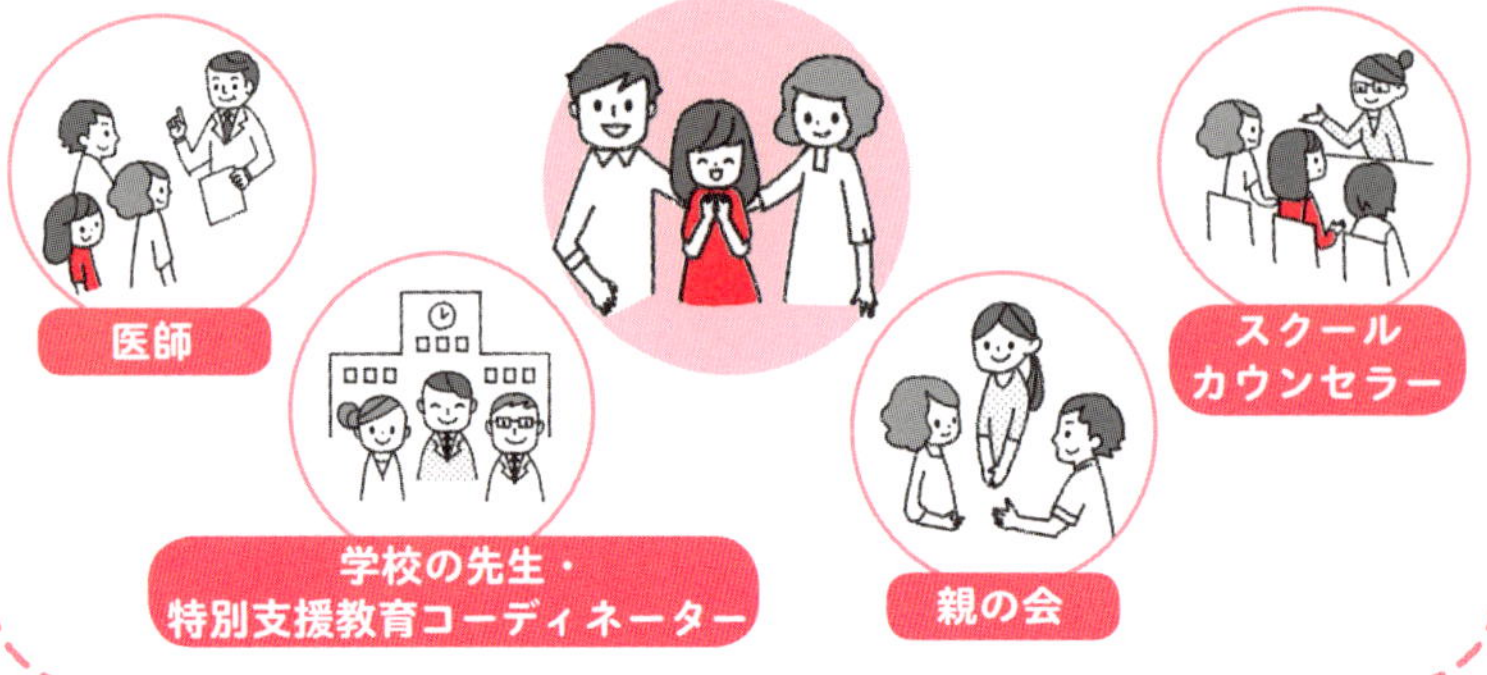

医師
学校の先生・
特別支援教育コーディネーター
親の会
スクール
カウンセラー

Q&A

Q 小学校で行われた特別支援教育の内容は中学校へ引き継げるの？

A 同じ学区域であれば、特別支援教育の内容は、小学校と中学校の先生、特別支援教育コーディネーターを通じて引き継がれます。学区外へ進学や転校をする場合は、特別支援教育の内容が引き継がれるように、担任の先生に相談してみましょう。

自分で選ぶ機会を増やしていきましょう

今日の服はどちらがいいか、今日は何をして過ごしたいかなど、本人の意見を尊重する機会を増やしていきましょう。日々の選択の積み重ねが、自分の好きなこと、得意なこと、苦手なことを知るきっかけになります。

のアドバイスがほしいときは、その子のことをよく知る担任や担当医師などに相談してみましょう。

高校選びのポイント

高校の種類は、全日制の公立や私立の普通高校のほか、商業・工業・農業高校、高等養護学校などがあり、多種多様です。形態も定時制、通信制、学年制、単位制など、さまざまです。より職業に必要な技術や専門的な知識が学べる高等専門学校や高等専修学校などもあります。

少し先の話ですが、高校卒業後は進学する人もいますが、いずれは就労を目指すことになるでしょう。就労は継続することも大切ですから、職場の人との接し方が学べたり、トラブルが起きたときの対処法を教えてもらえるなど、人間関係のつまずきをフォローするような手厚い就労支援が受けられる学校を選ぶのもひとつです。中学校を卒業する頃には、好きなことや得意なことがはっきりしてきますので、子どもも本人の意思を尊重しながら、特性にあい、なおかつ、好きなことが学べる進路を家族で話しあってみましょう。

さまざまな高校の形態

学び方の形態はさまざまです。その子の特性や希望を尊重しながら、検討しましょう。

全日制

平日の昼間に登校して授業を受けます。

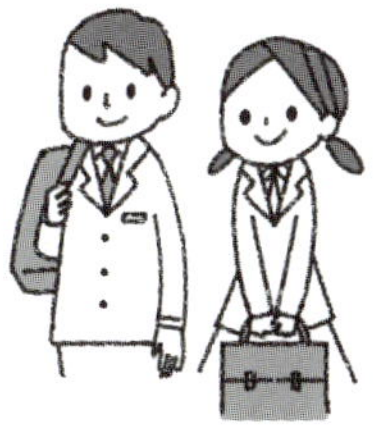

定時制・単位制

定時制は、夜間など、特別に決められた時間帯に授業を受けます。
単位制は、学年の区別がなく、必要な単位を修得すれば卒業が認められます。

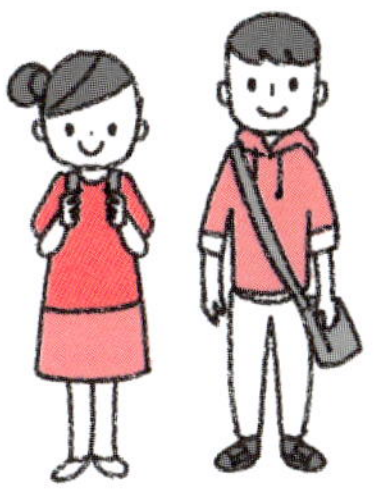

通信制

自宅自習が基本で、必要に応じてレポートなどを提出します。

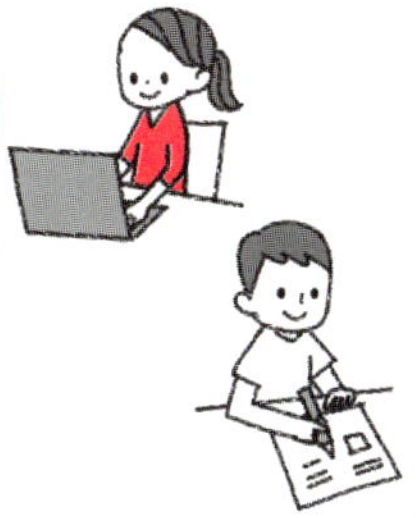

得意なことを仕事につなげる

得意なこと、好きなことが仕事につながれば、就労の時間はより楽しくなるでしょう。
将来の仕事にしたい職種にどんなスキルやビジネスマナーが必要なのか、情報を集めることも大切です。

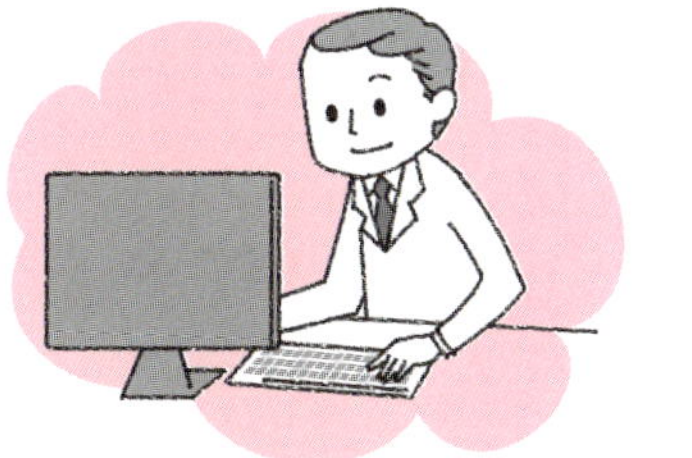

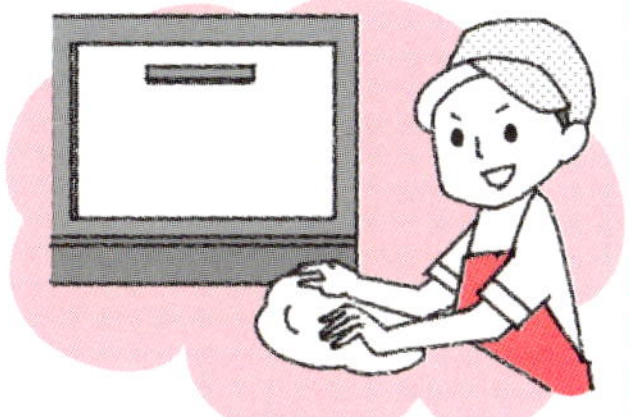

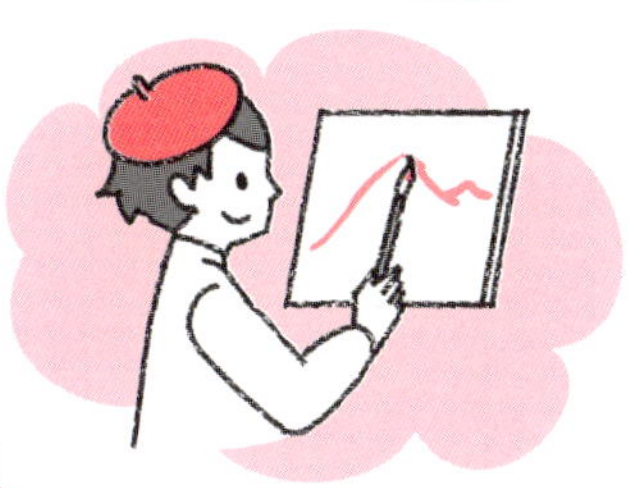

7章 家庭での支援

就労に向けた準備と支援

自分の能力や関心のあることを活かしてそのスキルを磨き、仕事にすることができれば理想的です。そのためには、実用的な生活スキルを身につけることも大切です。

得意分野で仕事をしている人は大勢います

　発達障害の特性をもつ人のなかには、自分のもっている能力や関心のあることを活かして、それを人から高く評価されるスキルに磨いて、その分野で仕事をしている人が多くいます。

　しかし、いくら高い能力があっても、遅刻を繰り返したり、不衛生な身だしなみで出社したり、身体がかゆいからといって人前で服をめくり上げたりしてしまうと、職場の人は非常にとまどいます。職場以外ではそのような行動が許される場合もありますが、許されない場所があるということは覚えていくしかありません。公の場でのエチケットは、毎日の生活のなかで少しずつ教えていきましょう。

特性を活かせるさまざまな職種があります

　例えば、パソコンのスキルがある人は、プログラミングやデータ入力などの仕事に。書類の仕分けや整理が好きな人は、各種書類のファイリングや在庫管理など。部品の組み立てや封入作業、パンの製造などの分野で働く人もいます。

　就職と同じくらい大切なのは、実は仕事を続けることです。というのは、十分な技能をもっていても、人間関係でつまづくことがあるからです。発達障害の特性は、外見からはわかりにくく、知的障害をともなわない場合は、対人関係の困難さから、職場の同僚や上司に理解してもらえず、ストレスを抱え込んで、せっかく就職しても離職・退職することが少なくありません。そのため、就労に必要な能力を育むだけでなく、職場の人間関係をフォローする就労支援の充実が早急に求められています。

職場と特性をもつ人をつなぐジョブコーチ

　各都道府県には、「地域障害者職業センター」があり、ハローワーク（公共職業安定所）と協力しながら、特性をもつ人の就職相談や就職に必要な支援・研修を行うなど、個々の状況に応じた支援を行っています。

なかでも、ジョブコーチ（職場適応援助者）は、事業主側と発達障害の特性をもつ人双方に対する援助で、特性をもつ人の就労にとって有効な支援のひとつです。特性をもつ人に対しては、作業能率を上げる支援のほかに、コミュニケーションを改善する支援などを行い、事業主側に対しては、特性への理解を深めるための支援や具体的な指導方法などのアドバイスを行って、特性をもつ人が円滑に職場で働ける環境を整えていきます。

標準的な支援機関は2～4か月で、初期の「集中支援期」には週に3～4日職場を訪問し、不適応課題を分析しながら、集中的に改善を図ります。その後、「移行支援期」になると、ジョブコーチの訪問は週1～2日になり、「ナチュラルサポート」といって、支援の担い手の中心をジョブコーチから同僚・上司に移行していきます。最後は数週間～数か月に一度の訪問となりますが、継続して支援をしていきます。

ジョブコーチによる支援

ジョブコーチは本人だけでなく、家族や事業所も支援します。

事業主

配置や職務内容など、特性に配慮した雇用管理ができるようにアドバイスします。

本人

作業能率の向上やコミュニケーションを改善する支援を行います。

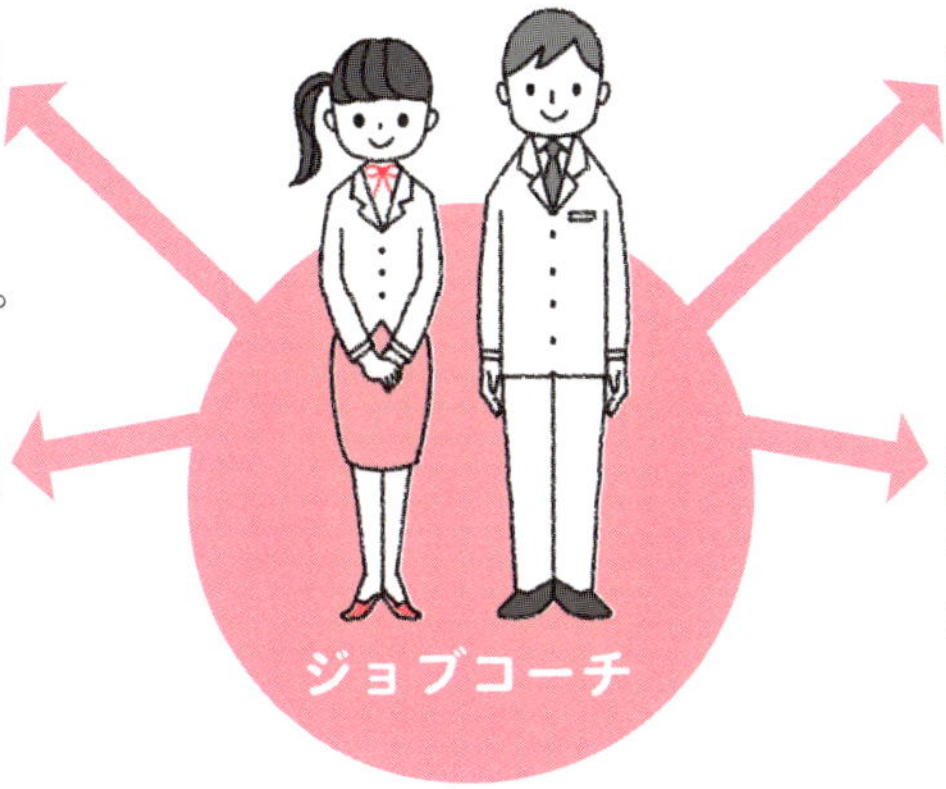

上司・同僚

特性への理解を深めるための支援や具体的な指導方法をアドバイスします。

家族

安定した生活を送るための家族のかかわり方のアドバイスをします。

厚生労働省のＨＰをもとに一部改変して作成。

トライアル雇用制度を就労のきっかけに

障害者試行雇用事業（トライアル雇用事業）は、発達障害の特性をもつ人など、障害者の雇用経験がないために、雇い入れをためらう事業主に対してできた奨励金を含めた制度です。トライアル期間は3か月で、事業主側にトライアル期間以降の雇用義務はありませんが、その後も双方が望んだ場合は、就労の継続が可能になります。

ジョブコーチの支援の流れ

集中支援期
週３～４日

↓

移行支援期
週１～２日

↓

フォローアップ期間
数週間～数か月に一度

自立に向けた人生設計を考える

自立へ向けては小さい頃から生活スキルを磨き、どこに住み、どんな仕事をし、どんな余暇を楽しむのかという3つをセットにして考えていきましょう。

生活スキルを磨いていきましょう

発達障害の特性をもつ人は、慣れない環境や雰囲気に抵抗を持つため、新しい環境で自立して生活することは簡単ではないかもしれません。

しかし、親の高齢化などの問題もありますので、この先も本人が不安なく生活していくためには、生活スキルを磨いていくことが大切です。

自立に向けて大切なことは、料理や洗濯、掃除などの生活スキルを磨くことと、お金の管理ができるようになることでしょう。人にだまされやすかったり押し切られやすかったりする場合は、「断り方」を身につける必要もあるでしょう。こうした実用的な生活スキルは一朝一夕に身につくものではありませんので、小さい頃からお手伝いやおこづかいの使い方などを通じて、少しずつ教えていきましょう。

住まい、仕事、余暇の3つをセットにして考えましょう

自立に向けては、どこに暮らし、どんな仕事をし、どんな余暇を楽しむのかを軸に考えていきましょう。

まず、どこに暮らすか、ということですが、ひとり暮らしの場合は、最初は初めてのことばかりですから、献立を考えることひとつとってもパニックになることがあります。そこで、困ったことが起こったときに相談できる人が近くに暮らしているなど、すぐに連絡がとれると安心です。

「グループホーム」などで、専門的な知識を持つスタッフの援助を受けながら、同じような特性をもつ人たちと少人数で共同生活を営んでいる人もいます。個室があり、食堂や浴室が共同スペースとなっているところが中心です。平日の日中は職場や作業所に通勤、通所したり、病院や施設のデイケアなどに通ったりし、帰宅後は、食事や入浴をします。困ったことがあれば、スタッフの支援を受けられるので心強いでしょう。

住まいの独立は困難でも、自宅に暮らし、家族の支援を受けて自立度の高い生活をし、職場へ通いながら、充実

した生活を送っている人もいます。

いずれにしても本人が不安なく穏やかに、そして困ったときにすぐに相談できる環境を整えていくことが大切です。

楽しめる仕事か趣味をもちましょう

就労には一日の多くの時間を費やします。発達障害の特性をもつ人にとっても、仕事の内容が興味のある得意なことなら、就労時間は楽しい時間となり、仕事も継続しやすくなります。

また、余暇時間に何をするかということも重要です。不安になりやすい特性をもつ人にとっては、余暇時間に何もすることがないというのは苦痛であり、パニックにつながることもあります。楽しめる趣味を余暇時間にあてることができれば、その時間も充実しますから、習い事などを通じて、「これをしていると楽しい」ということを増やしていきましょう。仕事や余暇時間が楽しく充実していることは、人生を幸せに感じることにもつながります。

自分でできることを増やす

自分でできることが増えると自立度が上がります。お手伝いなどを通じて、最初はヒントを出しながら少しずつ教えていきましょう。

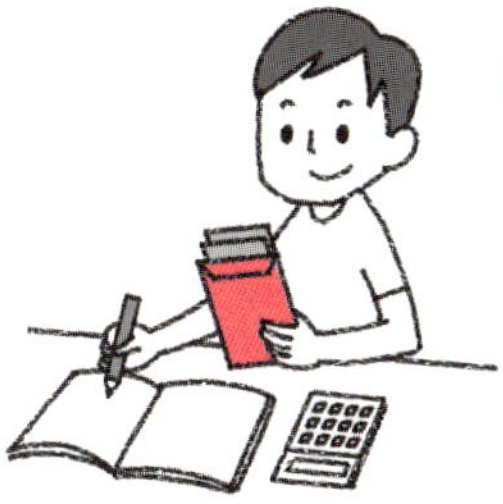

お金の管理

家計簿のつけ方、家賃や公共料金の支払い方、貯金の仕方など。

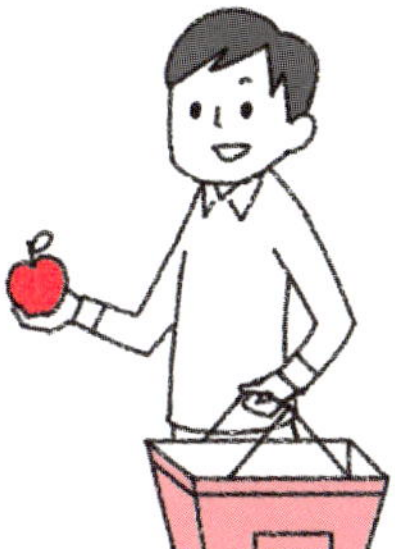

買い物

必要な物を予算内で買う、レジでのお金の受け渡し方など。

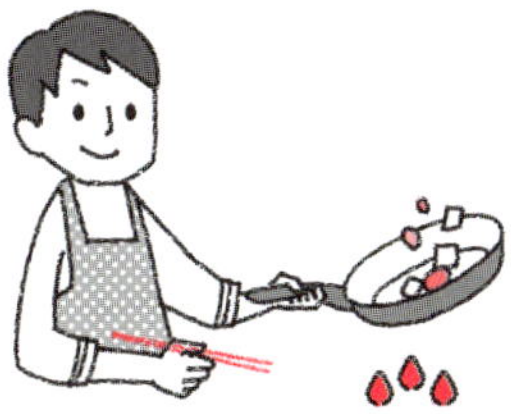

家事

料理、掃除、洗濯の仕方など。

住まい、仕事、余暇を軸に考える

子どもの将来を考えると、心配になることのほうが多いかもしれません。しかし、その子なりの充実した生活を目指して準備してきましょう。

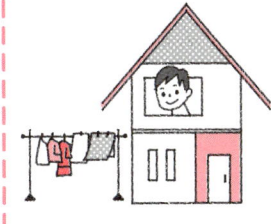

住まい

自宅やグループホームなど、その子にあう住まいの形態を検討しましょう。

仕事

その子が得意なことや好きなことを仕事にできれば理想的でしょう。

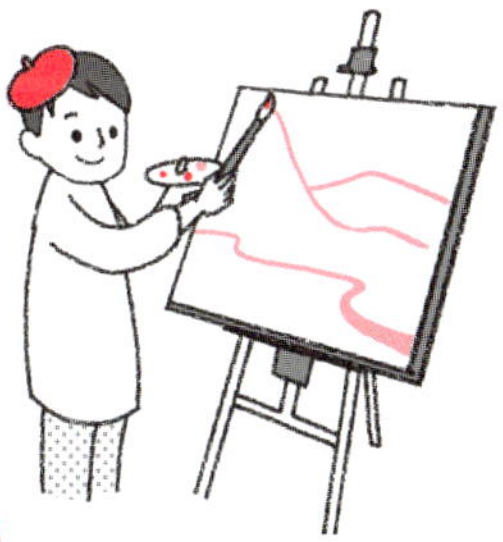

余暇

何もすることがないと不安になりやすい人は、趣味をもつことも大切です。

暮らしを支えるサービスの利用

各地域には「発達障害者支援センター」が設置されています。ここでは、特性をもつ人を支援するさまざまなサービスを受けることができます。

発達障害者支援センターとは

発達障害の特性をもつ人の支援を総合的に行うことを目的とした専門的機関「発達障害者支援センター」が各都道府県や指定都市に設置されています。保健、医療、福祉、教育、労働などの関係機関と連携し、総合的な支援ネットワークを構築しながら、特性をもつ人とその家族が豊かな地域生活を送れるように、指導や助言など、さまざまなサービスを行います。相談は基本的に無料です。住所のある道府県・指定都市の発達障害者支援センターで相談できます。まずは電話で問い合わせてみましょう。

療育手帳を申請したいときは

療育手帳は都道府県知事や政令指定都市の長が発行するものです。名称や内容は微妙に異なりますが、療育手帳の交付を受けることができれば、各種行政サービスや交通運賃の割引などが受けられたり、就労においても障害者枠での就労が可能となったりします。

しかし、療育手帳は基本的には知的障害（IQがおおむね70から75以下）がある人を対象に交付される手帳であるため、発達障害の特性をもつ人すべてに交付されるわけではありません。まずは、各自治体の福祉課の窓口に問い合わせてみましょう。

療育手帳の申請方法

自治体の福祉課に相談、児童相談所などへ申請
児童相談所などで障害の程度などの判定を受けます。

↓

療育手帳の交付
基本的には知的障害（IQがおおむね70から75以下）のある人が対象です。

↓

さまざまな支援やサービスを利用できる
交通運賃の割引や公共料金の割引などの支援やサービスが受けられます。

※自治体によって受けられるサービス内容は異ります。

8 章

保育所・幼稚園、小学校での支援

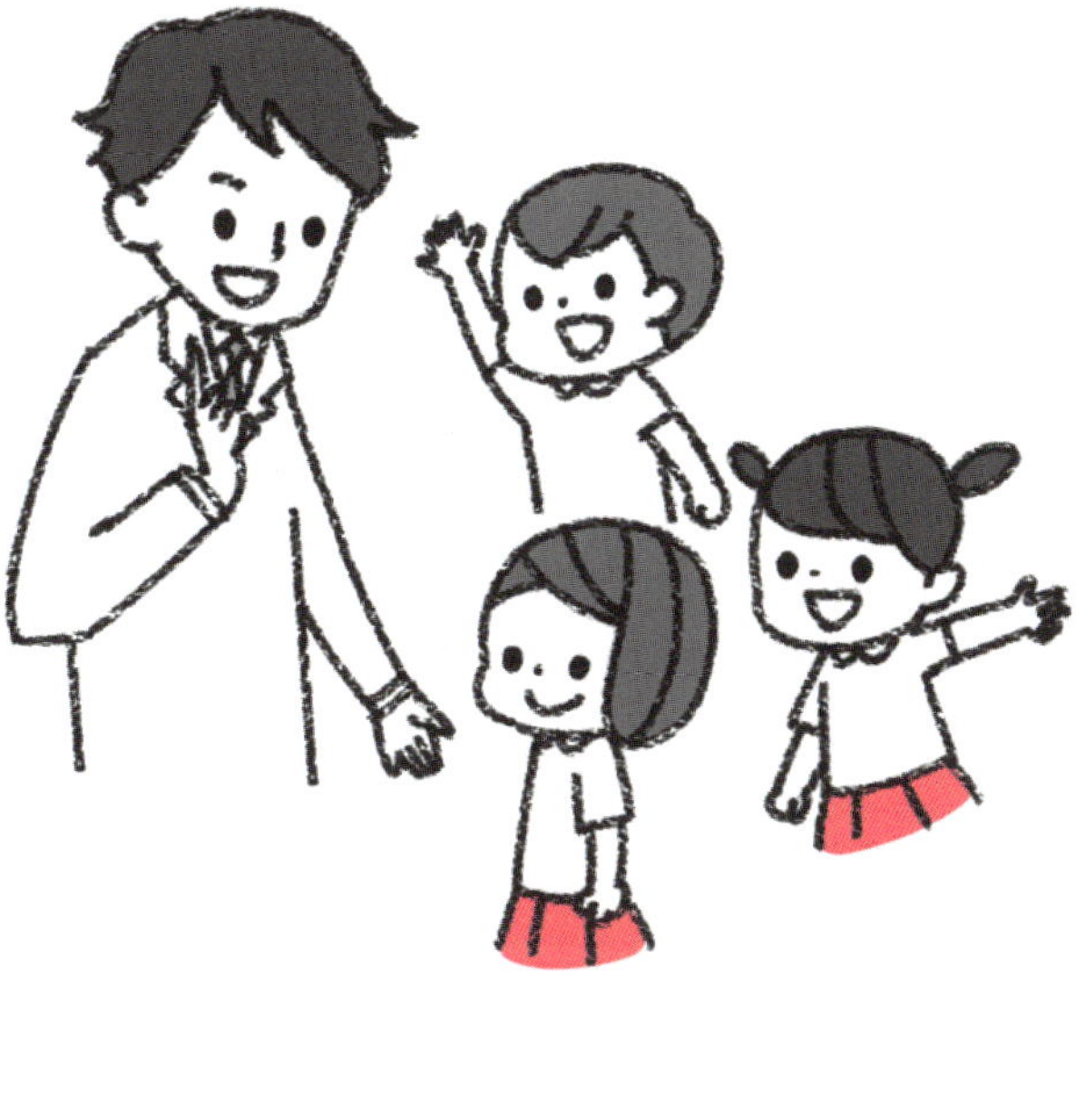

特性を理解し、支援につなげていきましょう

子どもは自分の状況をうまく説明することができません。先生や支援者のほうから理解するように心がけることが大切です。

子どもはすでに十分にがんばっています

すぐに怒り出す子、何でも言いたいことを言ってしまう子、ぼーっとしている子、落ち着きのない子、予定が変わるととまどってしまう子…。保育所や幼稚園、小学校など集団行動が中心となる場所では、発達障害の特性をもつ子どもは、「ちょっと気になる子」として大人の目に映ります。

教師や保育者という仕事は、多くの子どもを一度に見守り、指導していかなければならなりません。そうした視点に立つと、気になる子は、手がかかり、困らせられる子どもに映ります。「いままでのやり方ではどうもうまくいかない」「保護者ともぎくしゃくしてしまう」ととまどったり、特性をもつ子どもをどう受けとめていけばいいのか、悩むこともあるでしょう。

しかし、周囲を困らせてしまう子どもは、実は困っている子どもであり、理解と支援を必要としている子どもです。目の前のその子はすでに十分にがんばっていて、必死にSOSを発信している子どもなのです。そういったまなざしをぜひもってほしいと思います。

ひとりひとりに寄り添った支援を

その子の特性を理解し、必要な支援が何かを考えるところからはじめてみましょう。日々、その子と接するなかで、「この子はこんな風にしたら集中できる」「こういう言葉がけをすると乱

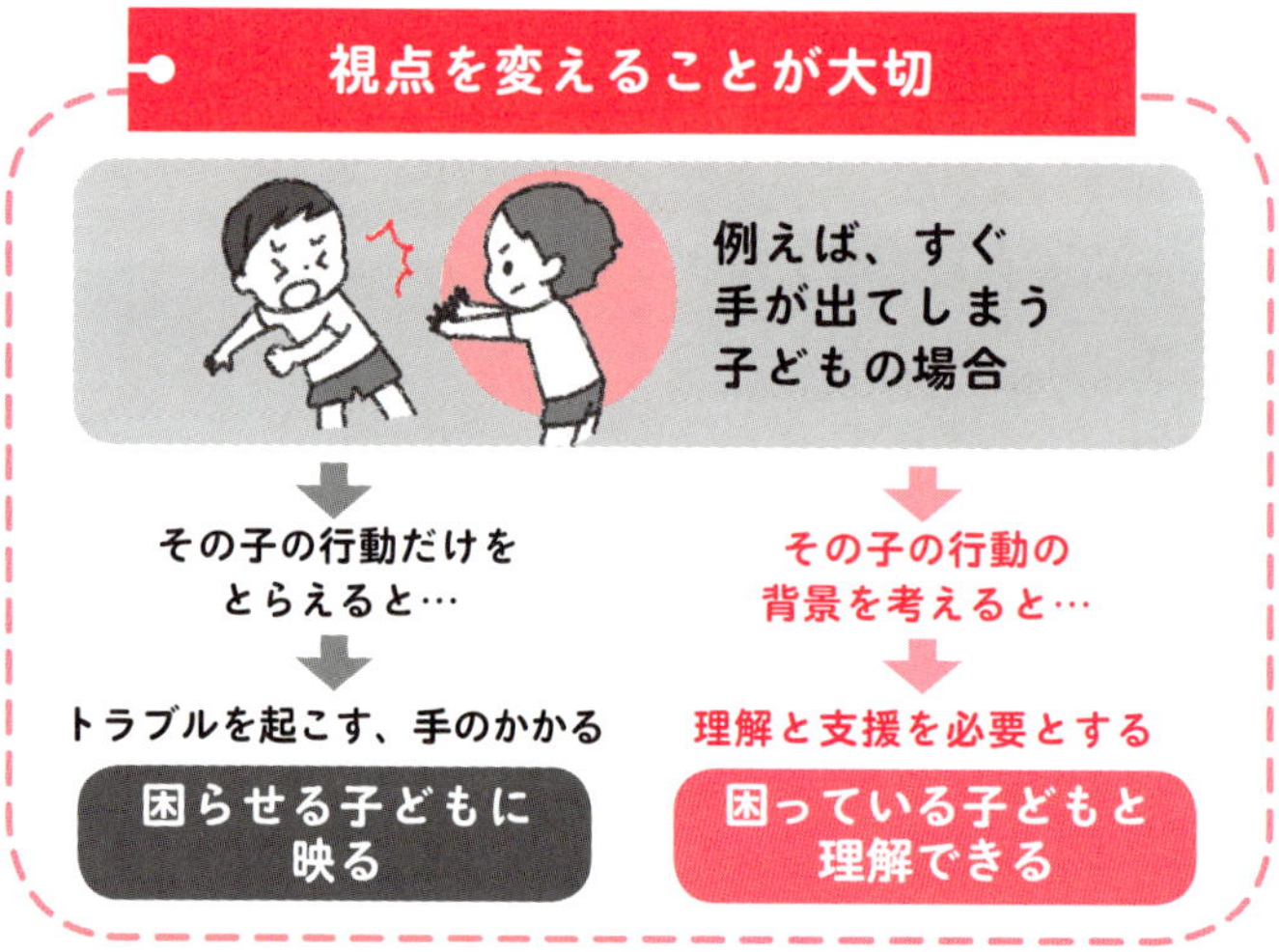

視点を変えることが大切
例えば、すぐ手が出てしまう子どもの場合
その子の行動だけをとらえると…
トラブルを起こす、手のかかる
困らせる子どもに映る
その子の行動の背景を考えると…
理解と支援を必要とする
困っている子どもと理解できる

暴な行動が減る」「こんな工夫をすると教科書を音読できる」ということが具体的にわかってくると思います。いままでのやり方とは違うかもしれませんが、特性をもつ子どもには、配慮のある適切な対応が必要なのです。

発達障害の特性があっても、小さい頃から理解されて育った子どものなかには、安定した状態で幼少期を過ごし、希望に満ちた人生を歩む人が多くいます。一方で、小さい頃から無理解や誤解のなかで過ごした子どものなかには、強い劣等感や心の傷つきを抱えて大人になる人がいます。特性そのものは、治ることはありませんが、周囲の深い理解は、その子の生きづらさをやわらげて成長を促す力になります。

その子に寄り添う気持ちが大切です

子どもの特性を理解し、その子にあった配慮と支援ができる先生は、子どもを傷つけずに、やる気を引き出していくことができるでしょう。最初からうまくはいかないかもしれません。手さぐりで、試行錯誤でいいと思います。その子の成長と発達を見守りながら、その子が自分自身のことを好きになれるように、楽しい時間が過ごせるように、その子のいいところをたくさんみつけてほしいと思います。

この章のなかでは、特性をもつ子どもとの接し方の例をいくつか紹介していますが、子どもはひとりひとり違います。ですので、紹介する例は、あくまでも一例であり、こうしたことをヒントに、ひとりひとりの子どもに寄り添った支援につなげていってほしいと思います。

周囲を困らせる行動の多くはいままでのやり方では改善しない

叱る

叱りつけても、人の気持ちを読むことが苦手なため、具体的な望ましい行動が理解できなければ同じ行動を繰り返すことになります。

罰する

特性は、罰を与えたり強制したりしても改善しません。特性を理解し、支援や配慮をするほうが望ましい行動につながります。

がんばらせる

がんばっても成果に結びつきにくく、がんばらせ続けても、つらい記憶になるだけです。失敗を繰り返して自尊心も傷つきます。

その子にあったやり方をみつける

その子の特性を理解した方法で、わかりやすく伝えましょう。望ましい行動がとれたときに、思い切りほめることも大切です。

例　指示は短く簡潔に具体的に

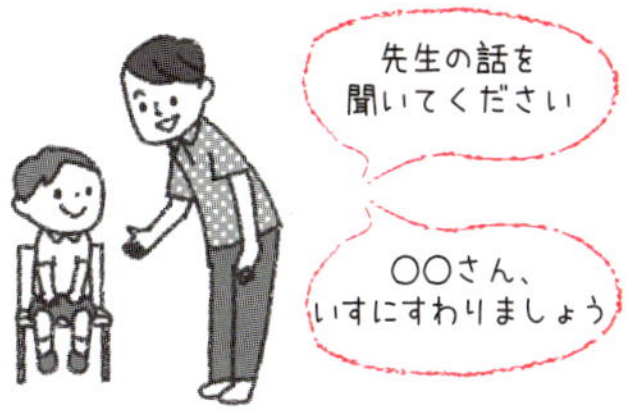
先生の話を聞いてください
〇〇さん、いすにすわりましょう

話しかけるときは、名前を呼んで注意を引いてから、できるだけ短く、わかりやすい言葉を選んで伝えましょう。

例　手順表を活用する

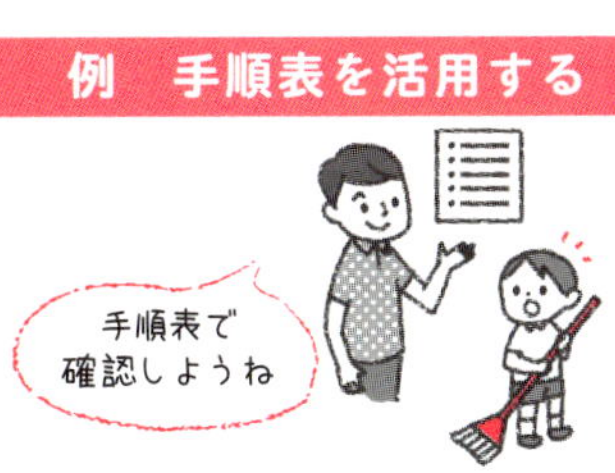
手順表で確認しようね

次に何をすればいいかがわかりやすくなります。絵や写真を添えると、より理解も深まるでしょう。

追いつめずにやる気を育てましょう

発達障害の特性は、努力や根性で克服できるものではありません。先生と生徒が許容範囲を広げあうことで、お互いに余裕をもつことができるでしょう。

苦手なことを克服させようとしないで

発達障害の特性は、治ったり消えたりするものではありませんし、努力や根性で克服することもできません。ですので、その子が苦手とするところよりも、優れているところを見つけて、それが伸びるように育んでいく、という視点がとても大切になります。

ところが、ときおり、特性を克服させようとするようなことが起こります。こうした行為は、足の遅い子に、「速く走りなさい」と言っていることと同じです。かえって子どものつらい記憶になってしまいます。

理解ある対応が必要

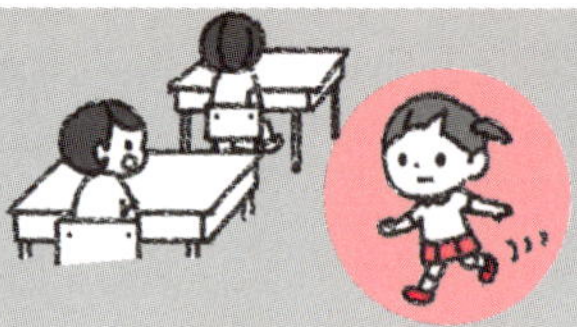

授業中に立ち歩いてしまう子どもの場合

お互いに許容範囲を広げるプラスのサイクル

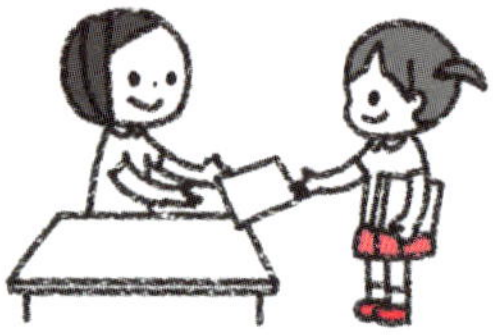

プリントを配る、保健室へ行くなど、一定の範囲内で立ち歩くことを認め、動ける保証を与えると……。

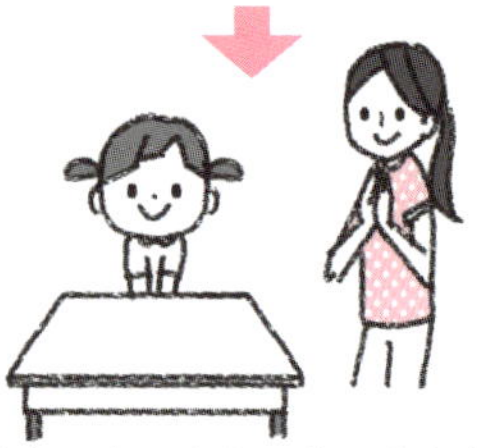

動けたことで安心でき、また自分の席に戻って落ち着いて授業を受けられます。先生もイライラしません。

許容しないマイナスのサイクル

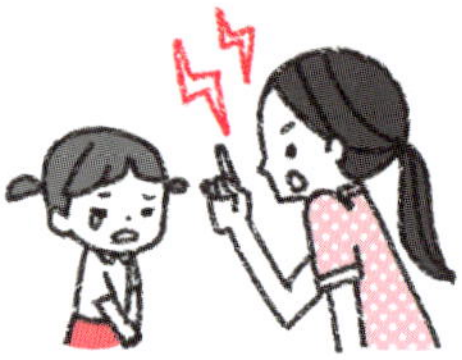

「立ち歩いてはいけません！」「なんで座っていられないんだ！」と叱りつけると……。

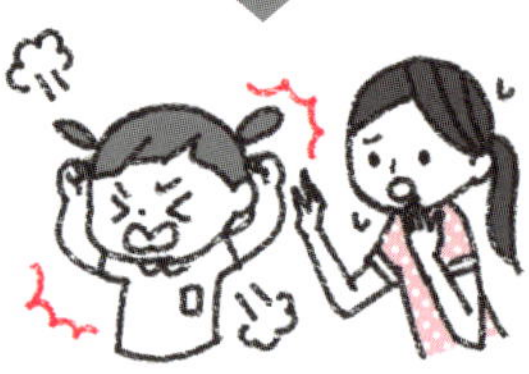

がまんが限界に達し、パニックを起こしたり、「自分はダメな子なんだ」と自己否定感情が強くなったりします。

お互いに許容範囲を広げる特別扱いも必要です

私たちも、のどが渇いて仕方がないのに、「水を飲んではいけません」と言われたらつらくなるでしょう。じっとしていられない子どもも、「じっとしていなさい」と言われたら同じようにつらくなります。

そこで、プリントを配る係りになってもらう、行き先を告げれば教室を出てもよいなど、一定の範囲内で動いてもよいルールを作ってあげると、安心して過ごすことができます。そうしたルールがあれば、お互いに「じっとしていること」に一生懸命になってヘトヘトにならずにすみますし、余裕をもって接することができるでしょう。

困った行動の背景を探りましょう

周囲を困らせる行動の背景を探ることも大切です。感覚過敏があるのかな、不安なのかなと、思いをめぐらせてみましょう。その子の〝本当の気持ち〟を理解することは難しいかもしれません。しかし、理解しようとすることはとても大切なことです。仮説を立てて、試行錯誤するなかで、その子の能力が発揮できる環境に、きっとたどりつけると思います。根気のいることですが、そうした試行錯誤の積み重ねが、配慮のある環境や支援に結びついていくのだと思います。29ページの「子どもを理解する道しるべ」や、67ページの「早い気づきとじっくりとした対応が大切」も参考にしてみてください。

特性を理解して子どもの視点に立ってみる

周囲を困らせる行動は、その子なりにその場に適応しようとしている結果であることが多いものです。特性を理解し、いろいろな仮説を立てて、その子にあう改善法をみつけていくことが大切です。

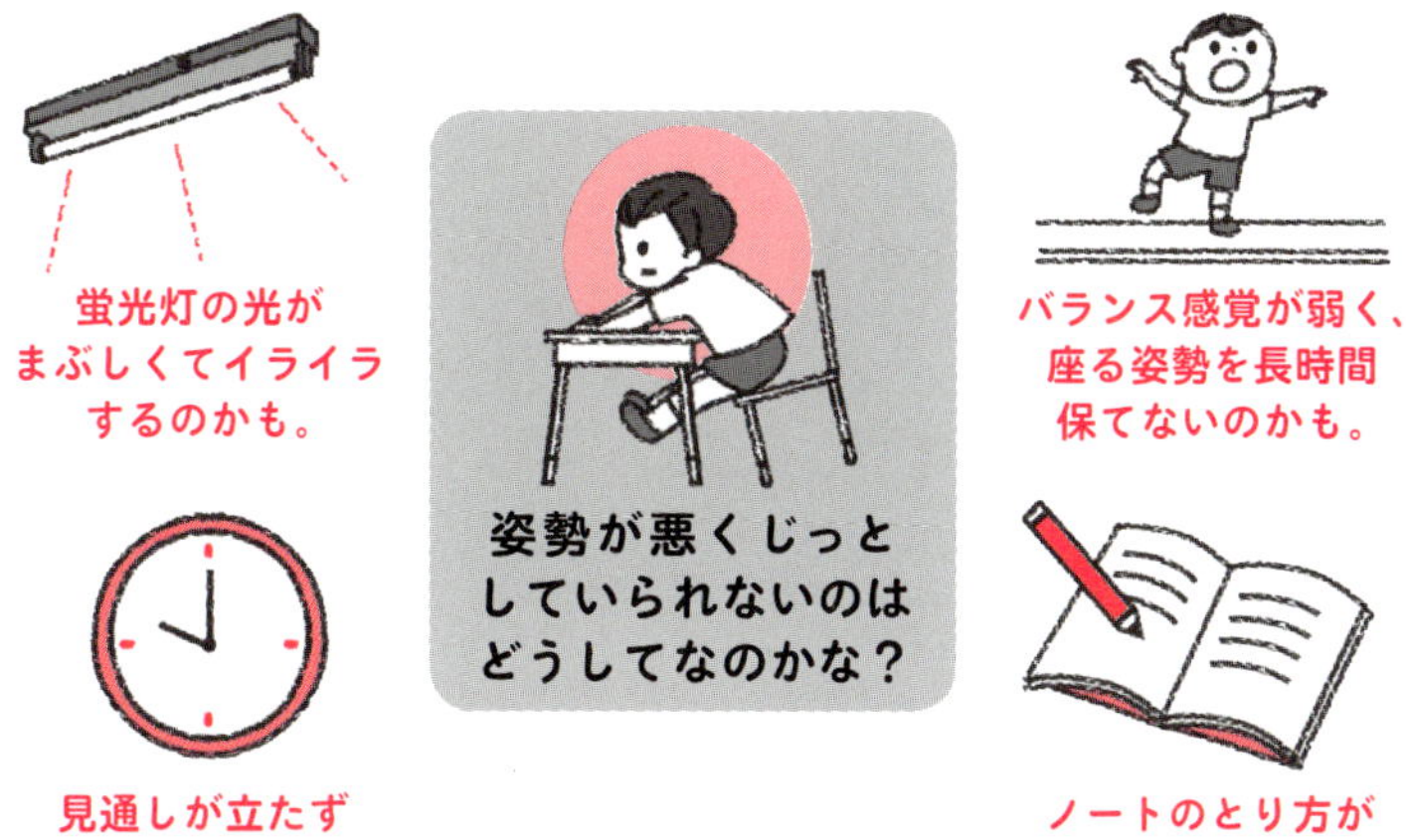
蛍光灯の光がまぶしくてイライラするのかも。
バランス感覚が弱く、座る姿勢を長時間保てないのかも。
姿勢が悪くじっとしていられないのはどうしてなのかな？
見通しが立たず不安なのかも。
ノートのとり方がわからないかも。

行事やイベントは見学もOKに

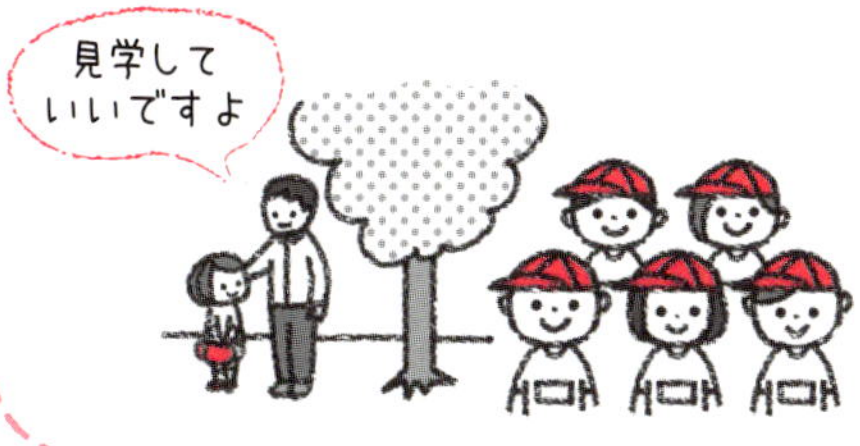
見学していいですよ

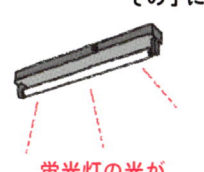

運動会や学芸会の行事、それに向けた練習は、いつもとは活動内容や雰囲気が違うので参加を嫌がることがあります。見学もOKにするなど、部分参加を認めることも大切です。

成功する機会を作りましょう

発達障害の特性をもつ子どもは、傷ついた記憶を忘れにくいという特性をあわせもつことがあります。失敗が糧《かて》となりにくいのです。

失敗やつらい記憶は忘れることができません

私たちはがんばって報われた経験や困難を乗り越えて成功した経験を多少はもっています。また、失敗を経験しても、時間が経つほどに、その出来事は過去の記憶となり、その記憶によって特に感情を揺さぶられなくなっていきます。そのため、失敗を克服して成功した人のなかには、善意から、発達障害の特性をもつ子どもにも〝失敗にくじけない体験をさせてあげたい〟と思うかもしれません。

しかし、発達障害の特性をもつ子どもは、特性のためにほかの子どもと同じ方法でがんばっても、報われないことが少なくありません。さらに、ひどく叱られたことや、失敗の経験などのつらい記憶を忘れにくいという特性をあわせもつことがあります。なかには、過去の嫌な記憶が、何らかのきっかけでフラッシュバック（過去の嫌な記憶やつらい経験が突然鮮明に思い出されること）して、パニックを起こすこともあります。

成功体験が意欲を引き出します

私たちも、いくら頑張ってもできなかったり、つらい記憶がずっと鮮明に残っていたりしたら、不安になるでしょう。発達障害の特性をもつ子どもに対しては、「この子はこうしたらできる」「この子はこういう伝え方だった

できたことを目で見てすぐわかるようにすることも大切

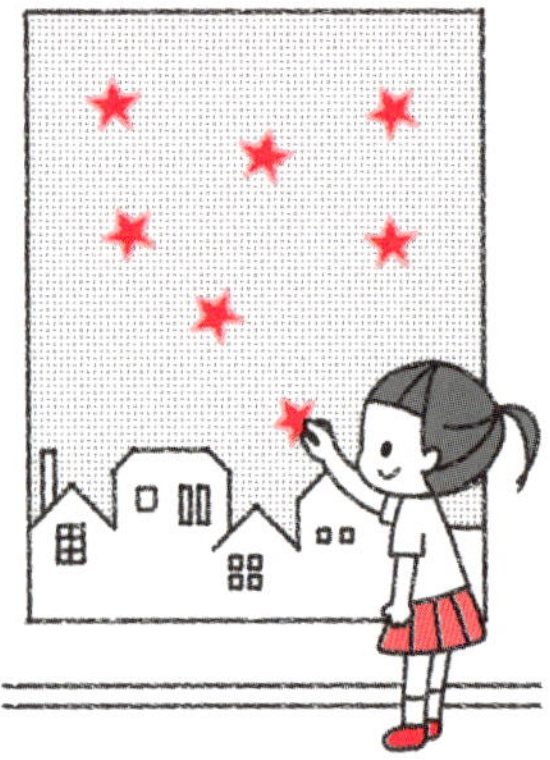

失敗することの多い子どもにとって、達成できたという喜びは何物にも代えがたいものです。その子が得意なもので続けやすいものを選んで、ごほうびシールを貼るなどしてみましょう。シールが増えていくことが自信につながっていきます。

らわかる」といった、その子にあわせたテーラーメイドの支援や、できるだけ失敗させない、できるだけ苦手意識をもたせない、といった配慮のあるていねいな対応が必要です。

課題はスモールステップで与えましょう

課題を与えるときに大切なのは、できるだけ具体的に伝え、かつ、スモールステップで行えるようにすることです。例えば、「今月中に本を1冊読みましょう」ではなく、「夜眠る前に本を1ページ読みましょう」という課題なら取り組みやすくなります。

また、ひとりで取り組ませたり、練習させたりしてもなかなか上達しないことがあるため、いつでもアドバイスができるような配慮も必要です。そうすることで、課題を途中で投げ出さずにやり遂げられる機会が増えていき、積み重ねた達成感や成功体験が、その子のやる気を引き出し、優れた面を育んでいくことにつながります。

苦手なところは手伝い、成功体験へつなげる

1 手順を伝えて見通しを立てやすくする

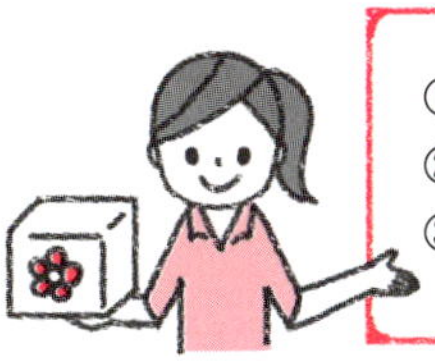

①画用紙に好きな絵を描く。
②絵をハサミで切り抜く。
③切り抜いた絵を箱に貼る。

作業を始める前に手順を細かく分けて、スモールステップで説明しましょう。特性をもつ子どもだけでなく、クラス全員に伝えれば、みんなが作業をスムーズに進められます。

2 具体的に、叱らずに

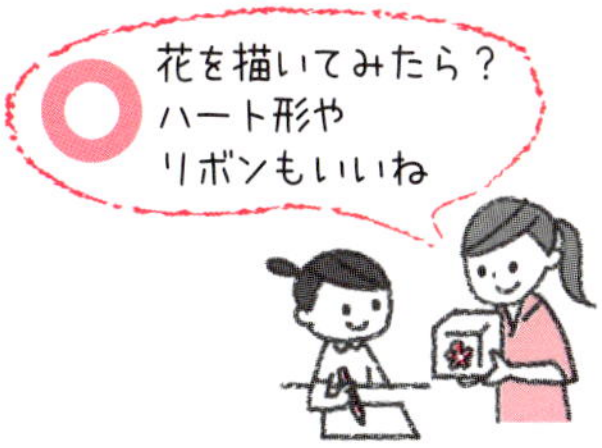
花を描いてみたら？
ハート形や
リボンもいいね

「早く描きなさい」
「さぼらないで」

「好きな絵を描きなさい」と言われると、何の絵を描けばいいのかわからず、混乱する子どもがいます。叱責は、子どもを余計に混乱させ、自尊心を傷つけます。具体的なアドバイスをしてあげましょう。

3 できないところだけ手伝う

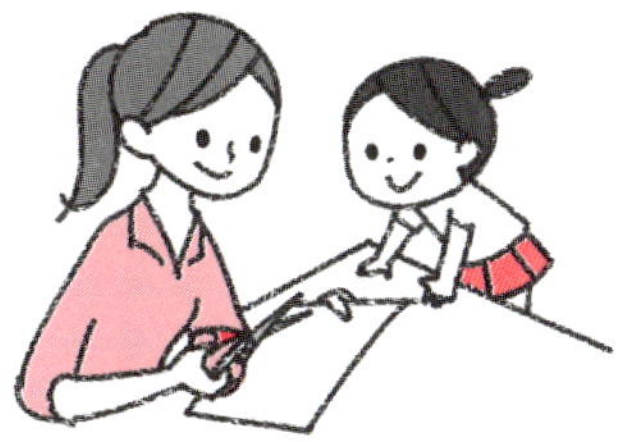

手先が不器用なために作業がはかどらないことがあります。「紙のほうを回すと上手に切れるよ」といったアドバイスを添えながら、苦手なところだけ手伝いましょう。

4 達成感を味わう

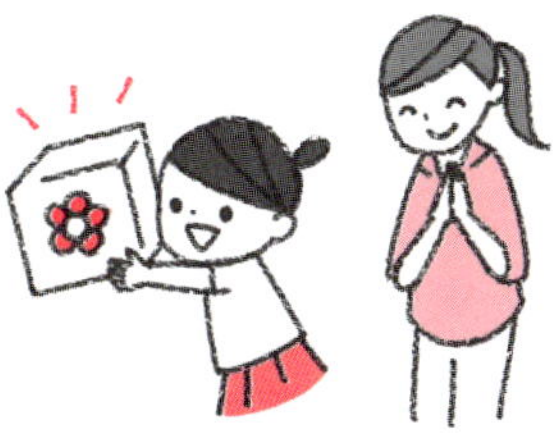

作品が完成すると、子どもは達成感を味わうことができます。「素敵な色づけだね」「かわいく仕上がったね」など、先生からのほめ言葉も自信につながります。

優れているところを伸ばしましょう

苦手なことを何度も練習させて克服させようとするよりも、優れているところをもっと伸ばしていこうという視点が大切です。

得意分野と不得意分野がはっきりしています

発達障害の特性をもつ子どもは、得意なことと苦手なことがはっきりしています。計算が瞬時にできる、パソコン操作が得意、昆虫や電車のことをたくさん知っている、工作や絵画ですばらしい作品を創り出す、楽器演奏が優れているなど、得意分野はよくできる子どもでも、別の分野では振るわないということはめずらしくありません。

一般的には、何でも器用にこなし、まんべんなくできることが望まれる風潮があります。しかし、発達障害の特性をもつ子どもは、苦手な分野はいくらがんばっても結果を出しにくいため、何でも平均的にできることを望まれると行き詰まってしまいます。

ほかの子と比べずに、その子自身の成長を見守りましょう

発達障害の特性をもつ子どもに対しては、苦手なことを何度も練習させて克服させようとするよりも、優れているところをもっと伸ばしていこうとするほうが無理がなく、子ども本人も自信を持つことができます。大量の練習を課す、できるまで終わらせない、できないときに罰を与えるといった行為は、苦手意識や劣等感を大きくするだ

得意科目をもっと伸ばすことを考える

算数と理科が得意、国語は苦手など得意科目と苦手科目がはっきりわかれている場合は、得意科目がもっと伸びるように支援していきましょう。

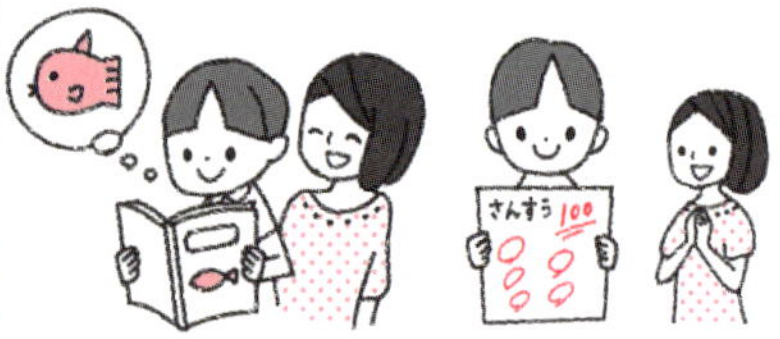

得意科目は

- テストをして成績がよいときなど、思い切りほめる。
- 理科が得意な子どもには、例えば、理科係になってもらう。理科が苦手な子どもをサポートしたり、授業の手伝いをしてもらったりして、得意科目への自信や知識が深まるようにする。

など

苦手科目は

- 何度も練習をさせて克服させようとしない。
- できないからといって罰を与えない。
- その子にあった目標に取り組ませて、達成できたらしっかりほめて評価する。

など

けで、成果には結びつきません。

　とはいえ、苦手なことをまったくしなくていいわけではありませんので、取り組み方としては弱点を補う程度にし、その子だけの個別の目標を設定して到達度を評価していく方法が望ましいでしょう。たとえ、ペースはゆっくりでも、その子なりに成長し、課題を達成していくことはできます。ほかの子と比べるのではなく、少し前のその子と比較して、どれくらい目標に向かって取り組めたのかを評価しましょう。

認知様式の違いに基づいて伝え方を工夫しましょう

　発達障害の特性をもつ子どもは、受けとめ方や感じ方が個性的なことがあり、物事を認知する方法も異なる場合があります。物事を認知する方法は、言葉を使って概念を作り、理解していく方法と、映像や視覚イメージを使って物事を把握、思考する方法に大きく分けることができます。

　例えば、私たちは、「問題がわからない」と訴える子どもに対して、「問題を何回も読んでみなさい。読んでいるうちに意味がわかるよ」と言うことがあります。しかし、この方法は言葉による認知が得意な子どもには向きますが、目で見た方がわかるという子どもは向きません。何度読んでも理解につながらないのです。一方で、言葉での理解は得意でも、視覚からの情報把握が苦手な子どももいます。物がバラバラに見えたり、奥行きがわからなかったりするのです。

　発達障害の特性をもつ子どもの勉強のつまずきは、ていねいにゆっくりと教えれば解決するというものではありません。勉強でのつまずきをフォローするには、言葉での理解が得意なのか、視覚での理解が得意なのかなど、個々の特性を知ることも大切なことのひとつです。

「見る」「聞く」のどちらが得意かを知ることも大切

聞くのが得意な子へは

文字を目で読むよりも、文章を読み上げてもらうほうが、理解が深まることがあります。

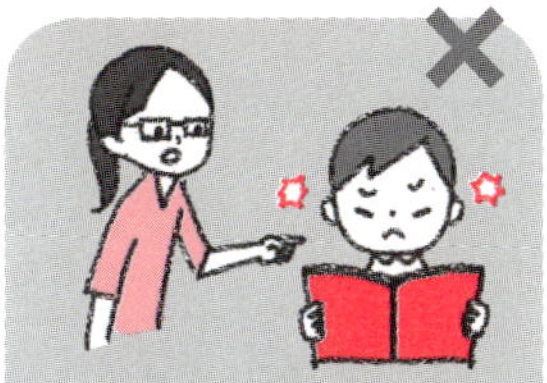

目からの情報が理解しにくいために、何度読んでも意味がわからないことがあります。

見るのが得意な子へは

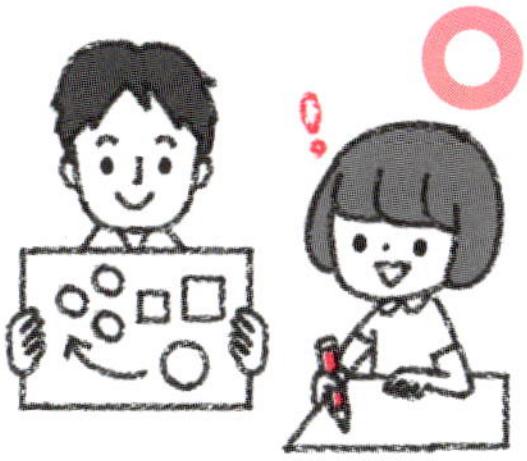

図や絵にするとスムーズに理解しやすくなります。

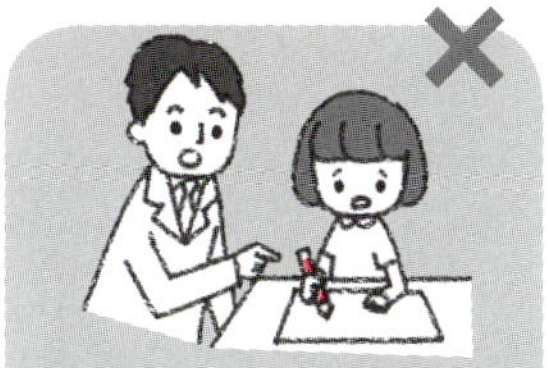

言葉からイメージをふくらませることが苦手なために、文章を何度読んでもその意味がわからないことがあります。

指示は簡潔に、具体的に伝えましょう

指示や質問をするときは、簡潔で具体的な言葉を使いましょう。禁止事項には望ましい行動を示すことも大切です。

わかりやすいのは具体的な指示です

指示は簡潔な言葉で具体的に伝えることが大切です。特に、禁止事項を伝える場合は、一緒に望ましい行動を示すことも必要です。

例えば、先生が話している時に、おしゃべりをしている子どもがいた場合、「静かにしなさい」と伝えるだけでは、十分ではありません。静かにするという表現があいまいですし、仮におしゃべりを止められたとしても、その後どうすればいいのかがわかりません。そこで、「話を止めてください」と簡潔に伝えた後で、「先生の話を聞いてください」と、具体的な望ましい行動を伝えます。先生の話を聞いている子どもの絵を見せることも理解を助けます。そして、それができたら、「よくできましたね。ありがとう」と、思い切りほめてあげましょう。そうすることで、子どもは望ましい行動を理解しやすくなります。

指示は一度にひとつにしましょう

一度に複数のことをしたり、たくさんの指示や質問を同時にされると、混乱してしまう子どももいます。注意の切り替えが苦手な場合は、指示が出されていること自体に気がつかなかったり、先生が最初に話した内容を聞きもらしたりすることもあります。

そこで、指示や質問をする場合は、「○○さん」と呼びかけて注意を引いてから、簡潔で具体的な言葉でひとつだけ伝えましょう。そして、ひとつめのことができたら、次の指示や質問をするようにすると混乱することがなく、理解も深まります。

係の仕事や当番は手順を一覧にしましょう

係や当番の仕事をするには、頭の中で仕事の内容を覚えて、優先順位をつけ、その記憶を保ちながら行動する必要があります（→P114）。しかし、発達障害の特性をもつ子どもはそうしたことが苦手なことが多く、途中で何をしたらいいのかがわからなくなり、

指示・質問のしかた

ポイント
シンプルな壁の前で話す

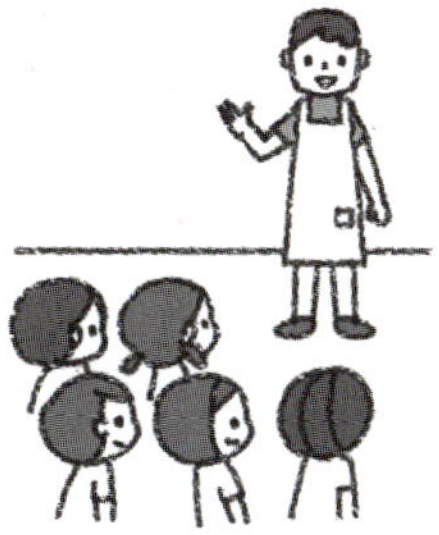

幼児へは、掲示物のない白い壁などの前で指示を出すと、気が散らず、より先生に注意を向け続けやすくなります。

ポイント
ヒントを与えながら

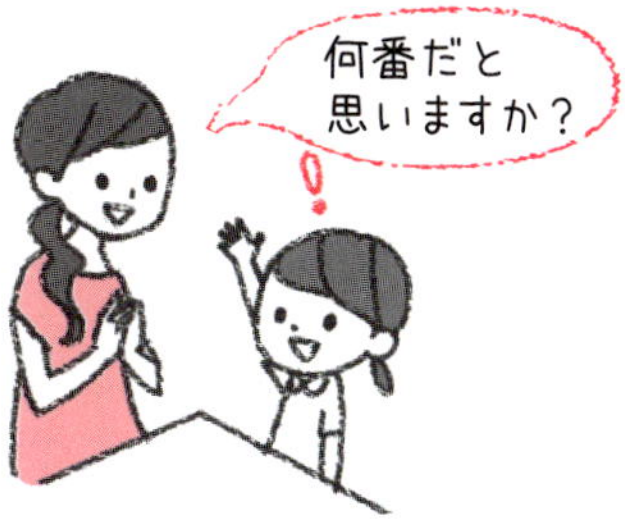
何番だと
思いますか？

言葉に詰まっているようなら、文章を組み立てることが苦手な場合もあるので、「答えは何番だと思う？」などのヒントを出してみましょう。

ポイント
子どもが注意を向けてから

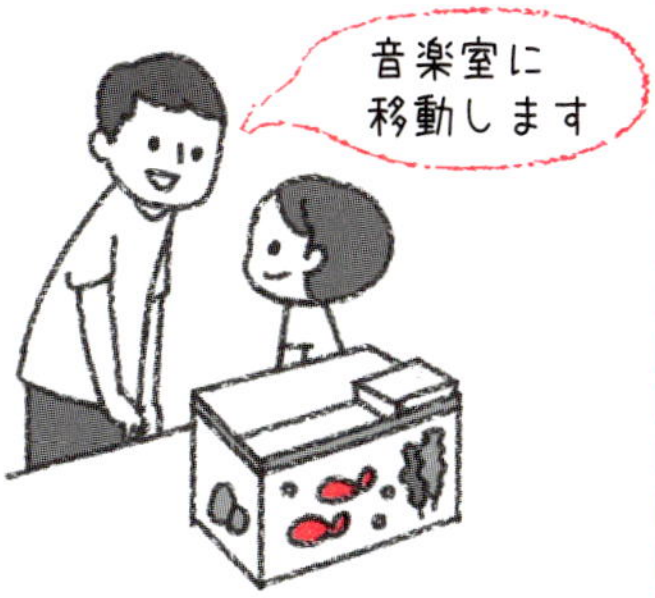
音楽室に
移動します

先生に子どもの注意を向けてから、「これから音楽室に移動します」など、具体的な指示を出しましょう。

✕

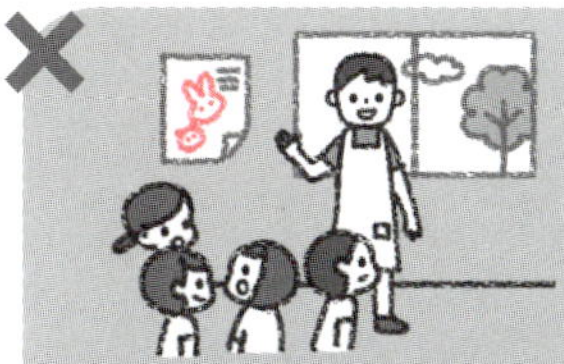

張り紙や窓から見える外の景色など、関心をそそるものがあると、子どもの注意はそちらに向いてしまいます。

✕

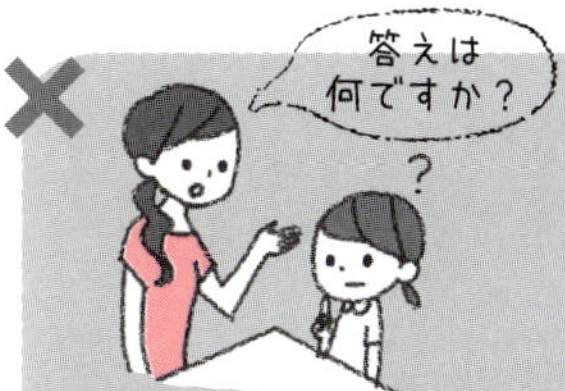
答えは
何ですか？

長い文章での質問や、「ではその答えをお願いします」などの指示語では、内容の理解が難しくなります。

✕

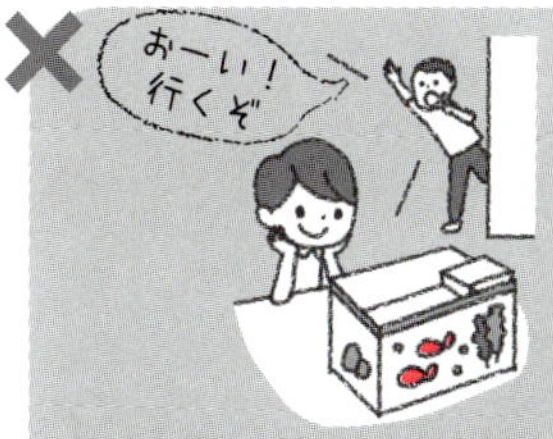
おーい！
行くぞ

注意の切り替えが苦手な場合は、遠くから大きな声で指示を出しても気がつきません。

当番の仕事は手順を示す

手順が示されていれば、確認しながら作業を進められます。先生から、「次は何番かな」など、声かけがあるとよりよいでしょう。

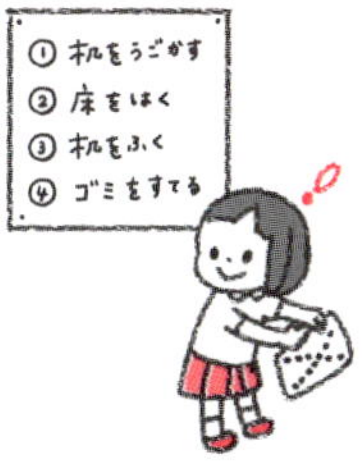
①机をうごかす
②床をはく
③机をふく
④ゴミをすてる

✕

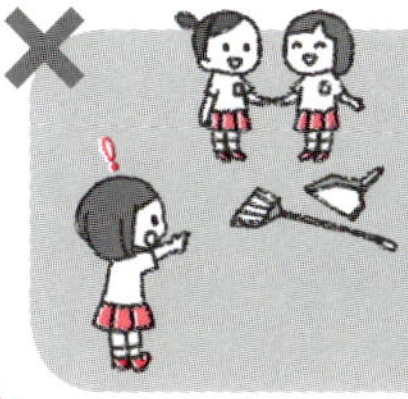

自分が当番だったことを忘れたり、仕事の内容がわからなくなったりして、さぼっているように見えてしまうことがあります。

本人は困っているにもかかわらず、さぼっていると勘違いされてしまうことがあります。

そこで、わからなくなった時にどうすればいいのかが確認できるように、係や当番の仕事の内容を一覧にすると混乱が防げます。自分が当番だということ自体を忘れてしまう子どもには、忘れたことを責めるのではなく、「○○さんは、当番だよね」とときおり声をかけて、自分で思い出す機会を作ってあげましょう。

教室を構造化しましょう

教室を構造化して、「用途をひとつ」にすると、とても安心できます。子どもが活動や勉強に集中して取り組める環境を作りましょう。

用途がいくつもあると混乱します

保育所や幼稚園、小学校では、限られたスペースを有効活用するために、同じ教室でも時と場合によって、学ぶ、食事をする、休憩するといった異なる目的で使用します。私たちは自然にそのことを理解していますし、同時に、ある目的で使用している場合は、別の目的で使用しないことも、過去の経験からわかっています。

しかし、発達障害の特性をもつ子どもは、目に見えないものを理解したり、過去の経験を集めて概念化したりすることが不得意なため、同じ場所を別の目的で使用すると非常に混乱します。子どもが安心して過ごせるように、空

特別支援学級の学習スペースの一例

学習スペースと遊びのスペースを視覚的にはっきり分けると、メリハリがつき、勉強と休憩のそれぞれに集中しやすくなります。

カーテンを引く

勉強するときは外の様子が気にならないようにカーテンを引きます。壁に向けて机を置くのもいい方法です。

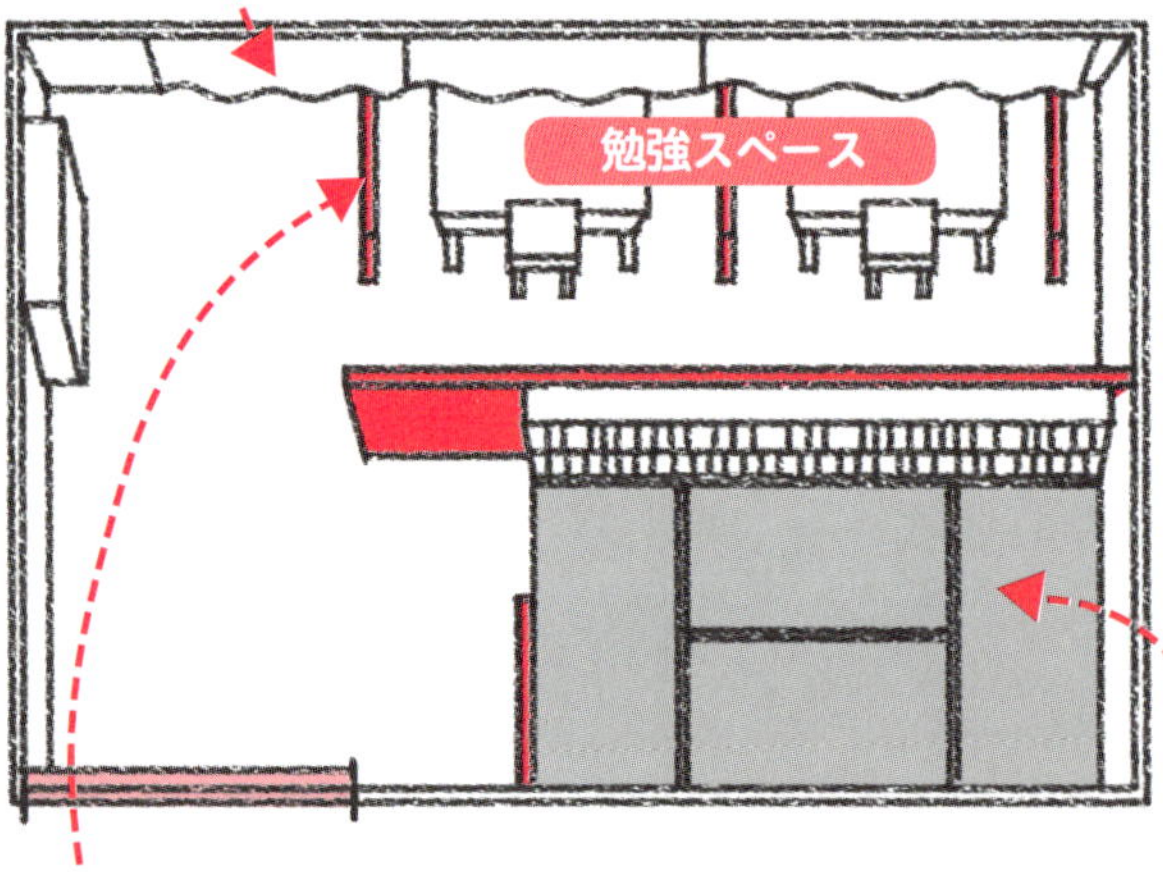

ついたてで机を仕切る

ほかの子どもの様子が目に入らないようにすると集中しやすくなります。

リラックススペース

畳やカーペットにすると雰囲気が変わるのでくつろぎやすくなります。

間や時間、手順などを「見てすぐわかる」ように整えていくことを「構造化」といいますが、教室を構造化すると気持ちが安定し、集中して活動や勉強に取り組めるようになります。

教室を目的別に仕切りましょう

特別支援学級の場合は、教室内を学習スペースと休憩スペースに分け、机と机の間も境界を明確にするため、ひとつひとつ離すことが多いようです。いすに子どもの写真を貼るなどの工夫をし、自分の席をわかりやすくしているところもあります。

また、私たちはチャイムが鳴り、休み時間になったら、ほっとひと息ついて休憩することができます。しかし、発達障害の特性をもつ子どもは、休み時間に何をしてもよくて、何をしてはいけないかが、わかりにくいようです。

そこで、リラックススペースを作る方法もあります。見てすぐリラックススペースだとわかるように、畳を敷くなどし、学習スペースと雰囲気を変えると気持ちを切り替えやすくなるでしょう。休憩時間中に何をしていいかわからず不安になる子どもには、好きな本を読むなど、休憩時間中の具体的な過ごし方も伝えましょう（↓Ｐ210）。

通常学級でも工夫できることがあります

通常の学級では、特別支援学級と比べて構造化できることが限られてきますが、工夫できることはあります。例えば、さまざまな刺激を受けやすく、気が散りやすい子は、可能なら、前列中央の席にして、ほかの子どものしぐさなどが目に入らないようにし、集中できる環境を整えられるといいでしょう。授業中は掲示物や絵などの前に、カーテンを引き、白い壁のようにできると、黒板や先生に集中しやすくなります。こうした工夫はほかの子どもにとっても集中しやすい学習環境です。

通常の学級でできる工夫の一例

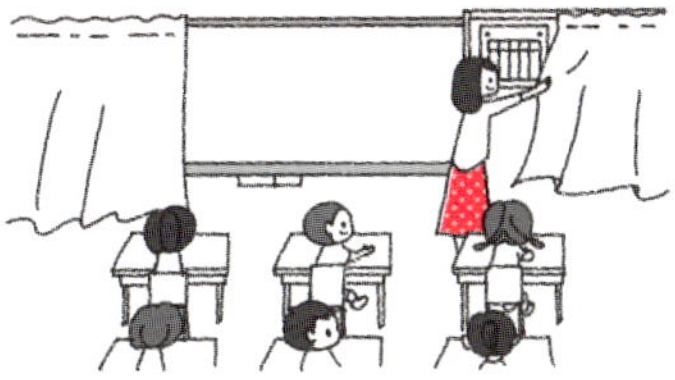

席は前列に

前列中央は、黒板に近く、ほかの子どもの様子が目に入りにくい席です。カーテンなどで掲示物を隠すと授業に集中しやすくなります。

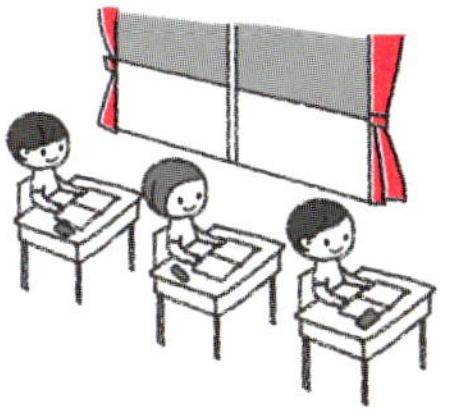

窓には目隠しを

外の様子が気にならないように、窓ガラスに目線をさえぎるフィルムを貼るのもアイデアです。

給食の時は

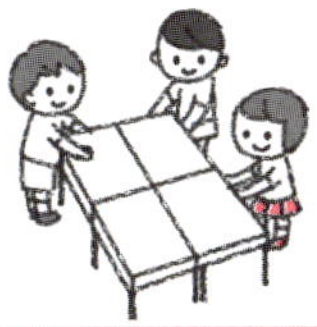

机を移動させる

座席を移動すると、授業中との違いが一目瞭然。視覚的にわかりやすくなります。

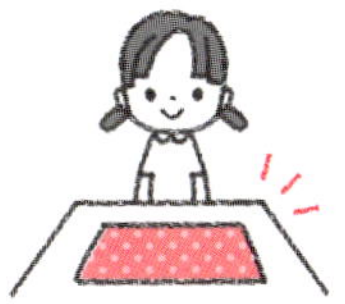

ランチョンマットを使う

ランチョンマットを使うと、「次は給食の時間」だと見通しが立ちやすくなります。

スケジュール表を構造化しましょう

先の見通しが立つととても安心できます。一定の時間を単位にしたカードを用いると時間の概念も一緒に理解できます。

学校生活の台本を作りましょう

見てすぐわかるように整えることを「構造化」といいますが、時間割も構造化すると、次に何をしたらいいのかがわかりやすくなり、見通しを立てやすくなります。発達障害の特性をもつ子どもは、イメージをふくらませることが苦手で、音声よりも字や絵のほうが記憶に残りやすいという傾向があります。ですので、伝えたいことは、大声で指示を出すよりも、活動内容を象徴した絵や写真を添えて見せるほうがわかりやすくなります。絵や写真はイメージの代わりになるので記憶に残りやすく、見通しも立ちやすくなるので安心して過ごすことができます。

わかりやすい時間割表の一例

カードの大きさを利用する

例えば15分を基本の単位にした時間割表を作ると、見えない時間の長さを視覚的にとらえやすくなります。

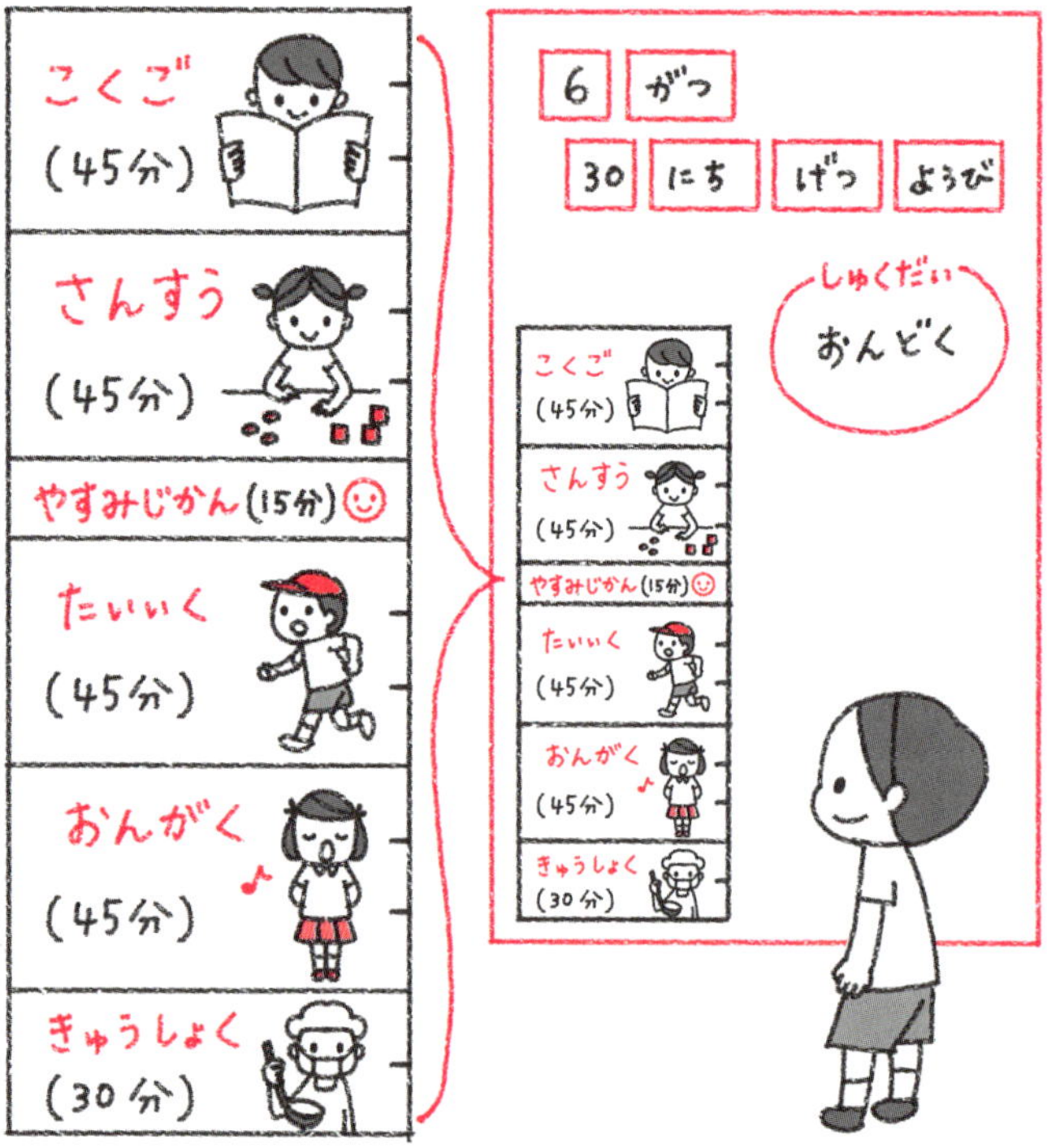

カードの大きさを利用して時間の概念を伝えましょう

発達障害の特性をもつ子どものなかには、時間の経過を感覚的につかむことが難しいために、いま行っている活動をいつまでするのかがわかりにくく、混乱する子どもがいます。そこで、例えば、208ページの図のようなカードを使って、見えない時間を見えるように工夫すると、時間の概念がわかりやすくなります。同時に、「プリントを2枚したら、終わりです」など、「終わり」がわかるような工夫をすると、より安心して授業に集中できるでしょう。また、「終わったら好きな本を読みましょう」など、「終わり」の先に何をすればいいのかが具体的にわかると、より安心できます。

スケジュールの変更は早めに伝えましょう

発達障害の特性をもつ子どもは、見えない未来のことを、「こんなふうになるかもしれない」と、思いをめぐらせることが苦手です。そのため、少しの変化にも不安を感じてしまいます。

しかし、前もってわかりやすく説明すれば、心の準備ができます。大切なことは、スケジュールの変更がある場合は、予定とは違うことがこれから起きることを事前に伝え、そのときにどう行動すればいいのかを、子どもが納得できるように、わかりやすく説明することです。スケジュールが変わる直前に説明しても、気持ちをすぐには切り替えられません。変更がわかった時点で、できるだけ早めに伝えましょう。急な変更でとまどっているときは、無理強いせずに、子どもが安心して過ごせる場所で気持ちが落ち着くように配慮しましょう。

伝え方を工夫する

終わりがわかるように工夫する

終了時刻にシールやマークをつけたアナログ時計のイラストを示すのも有効です。「10時15分になったら終わりです。2時間目の算数の教科書を机の上に出しましょう」など、終了時刻になったら、次に何をすればいいのかを具体的に示すことも大切です。

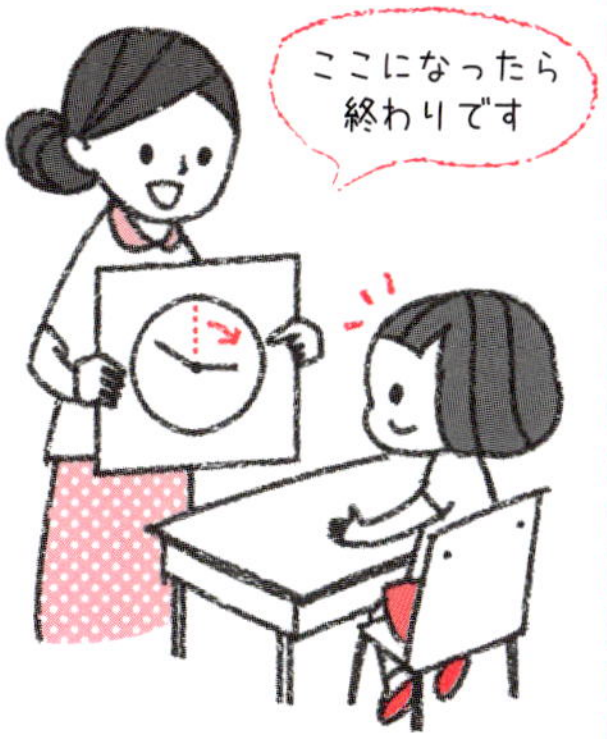

変更は前もって伝える

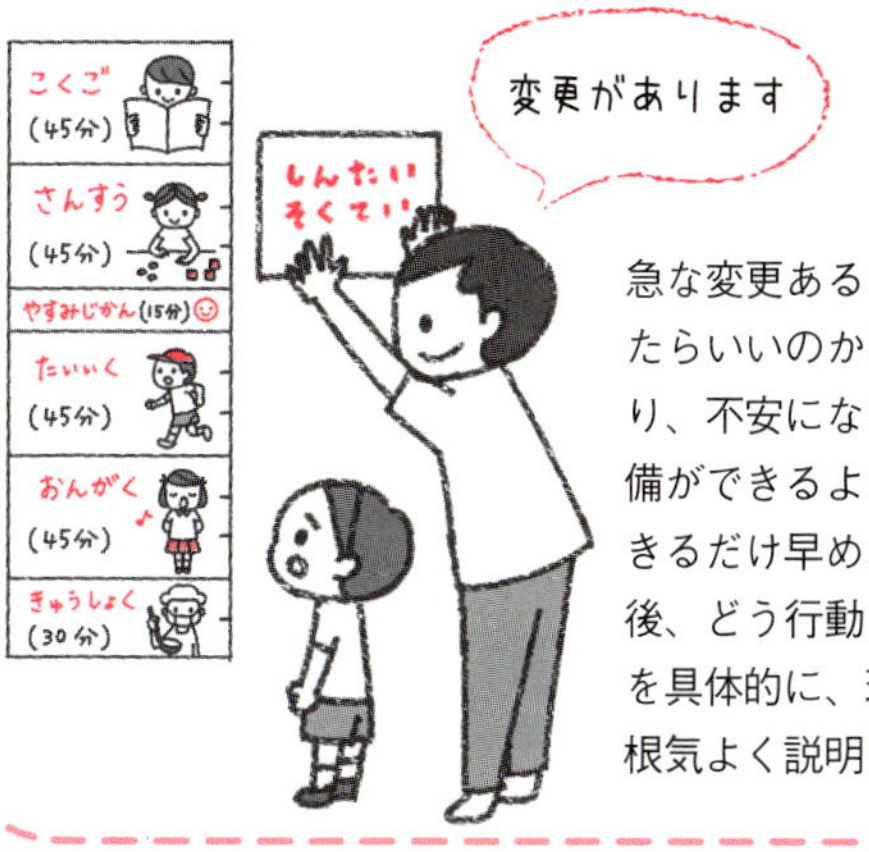

急な変更あると、どう行動したらいいのかがわからなくなり、不安になります。心の準備ができるように、変更はできるだけ早めに伝え、変更の後、どう行動すればいいのかを具体的に、理解できるまで根気よく説明しましょう。

休み時間の過ごし方を示しましょう

「自由にしていいよ」と言われることが、実はとても苦痛な場合があります。そんな様子がみられるときは、休み時間に何をしたらいいかを具体的に指示しましょう。

休み時間にすることを決めておくと安心できます

活動中や授業中は落ち着いて行動できる子どもでも、自由時間や休み時間になると、とまどうことがあります。小さな子どもは自由時間を与えられると大喜びをして、我先にと遊ぼうとするものですが、発達障害の特性をもつ子どものなかには、自由時間に何をしたらいいのかがわからず、かえって不安になる子どももいます。

私たちは、「ああしなさい」「こうしなさい」と細かく言われるときゅうくつに感じますが、特性をもつ子どもにとっては、することがはっきりしているほうが見通しが立ちやすく、安心し

自由時間の過ごし方の一例

具体的な課題を出す

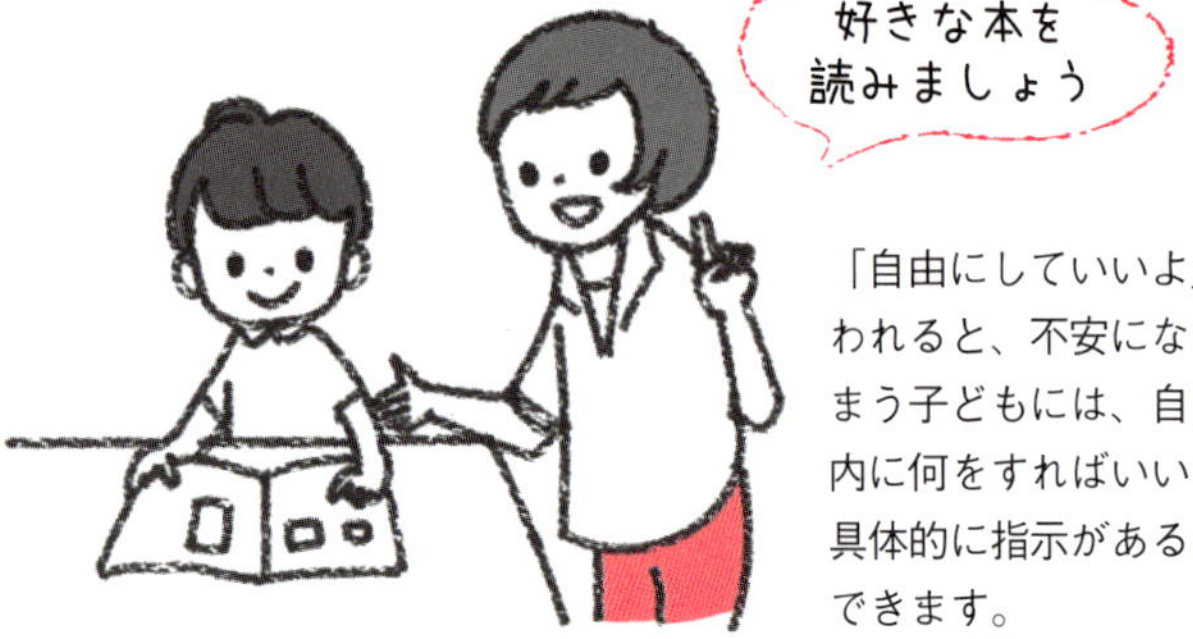

「自由にしていいよ」と言われると、不安になってしまう子どもには、自由時間内に何をすればいいのか、具体的に指示があると安心できます。

✕ 何をしていいかがわからないととまどいます

何を、どのように、いつまですればいいのかがわからないと、不安を感じてしまうことがあります。

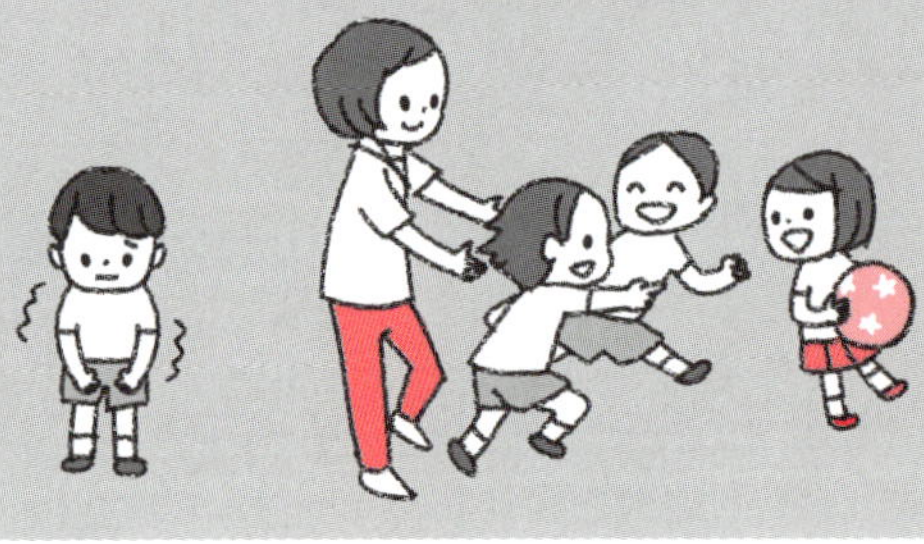

て過ごせます。あらかじめ遊びの内容を示しておくと安心して自由時間や休み時間を過ごせるでしょう。

ひとりで遊ぶことを認めましょう

休み時間に友だちの輪に入らず、ひとりで遊んでいることがあっても、友だちと遊ぶことを無理強いせず、あたたかく見守ってほしいと思います。

一般的には、「ひとりで遊ぶよりも、友だちと遊ぶほうが楽しい」「友だちと遊ぶことで社会性が養われる」などと考えがちですが、発達障害の特性をもつ子どもは、社会性の困難（→P74）があるため、そうした考えを、そのままあてはめるのは、おすすめできません。

大人は子どもの特性を理解して、配慮や心配りをすることができますが、小さな子どもはまだそうしたことができません。そのため、特性をもつ子どもにとっては、同年代の子どもと遊ぶことで緊張したり、不安が高まることがあるのです。

ひとりで遊ぶことを否定しない

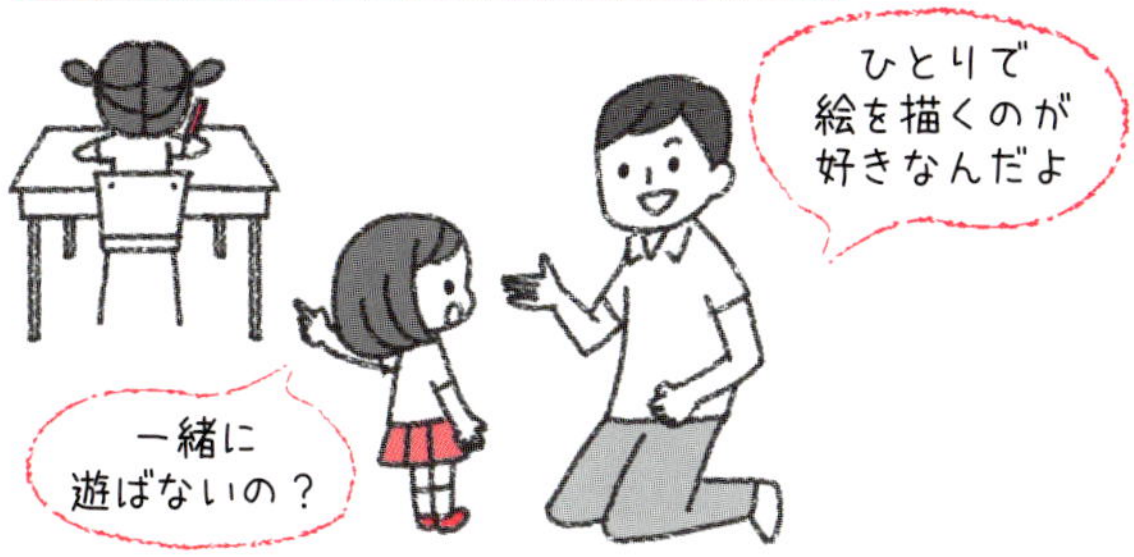
ひとりで
絵を描くのが
好きなんだよ
一緒に
遊ばないの？

ひとり遊びを好む場合、その気持ちを尊重して見守ることが大切です。友だちと遊ぶことを強制せずに、あたたかく見守りましょう。

ふれあう時間を少しずつ増やしていきましょう

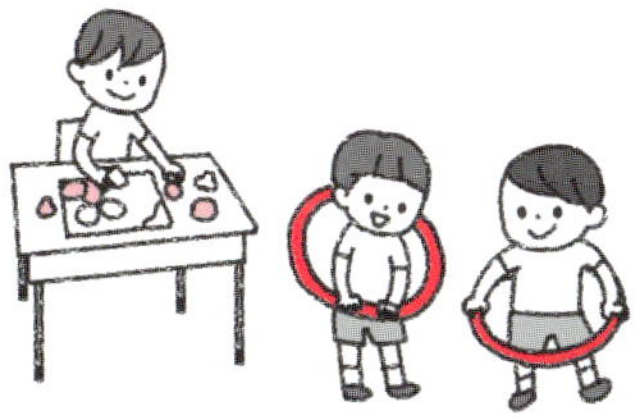

クラスメイトとのかかわりは、ほかの友だちが遊んでいる気配を感じながらひとり遊びをするところからはじめて、少しずつふれあう時間を増やしていきましょう。

リラックススペースで遊ぶ

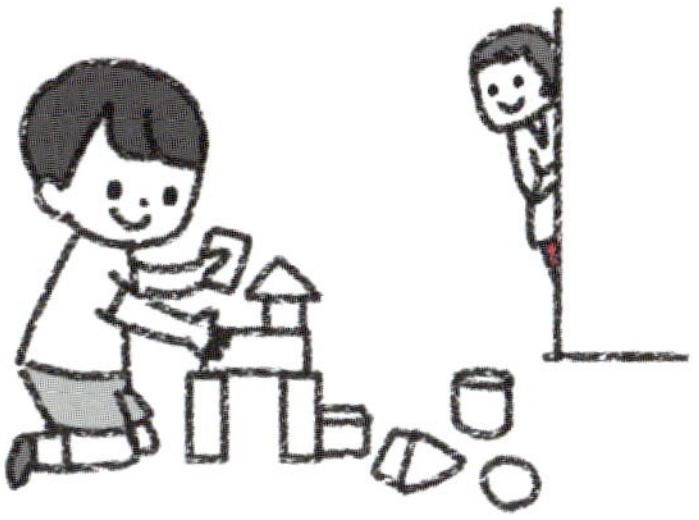

園や学校にリラックススペースがあれば利用するのもひとつです。ひとりになれるので落ち着いて過ごすことができます。

リラックススペースの一例

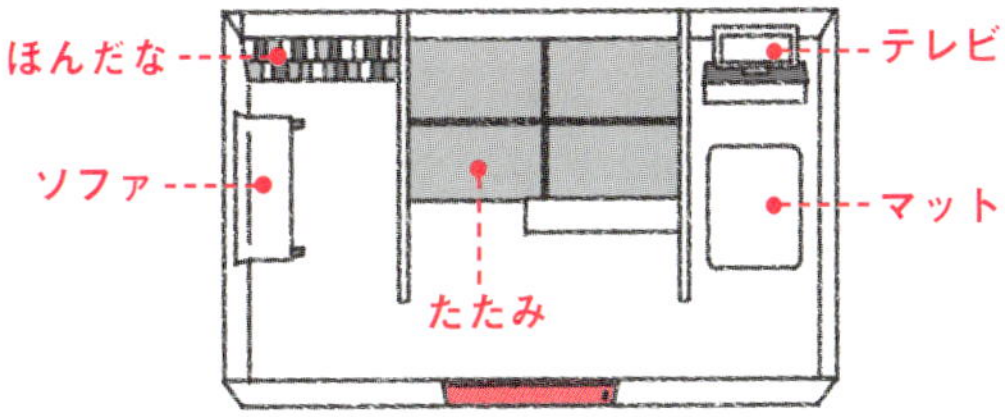
ほんだな
テレビ
ソファ
マット
たたみ

遊んだり休憩したりするリラックススペースには、DVDの鑑賞コーナー、読書コーナー、おもちゃで遊ぶコーナーなど、目的に合わせて仕切りを設けましょう。畳やカーペットなどを敷くと視覚的に違いが明瞭になります。

学習プランはスモールステップに

子どもの理解度にあわせて、スモールステップで少しずつ上達を目指し、成功体験が積めるようにしていきましょう。

ひとつずつの課題のほうが取り組みやすくなります

授業では、先生の話を聞きながら黒板の文字を見て、それをノートに写すことが多いと思います。これくらいはできて当たり前、と思うかもしれませんが、発達障害の特性をもつ子どもは、一度に複数のことをするのが苦手なため、授業についていけなくなることがあります。先生の話を聞くだけ、黒板の文字を読むだけ、ノートに文字を書くだけなど、ひとつずつの活動にしてあげると、取り組みやすくなります。「先生の話を聞いてください」「先生が黒板に書くことを心のなかで読んでください」と、ひとつずつ指示を出していくのがポイントです。

授業のコツ

指示はひとつずつ出す

1. 先生の話を聞くだけ
2. 黒板の文字を読むだけ
3. 黒板の文字をノートに書き写すだけ

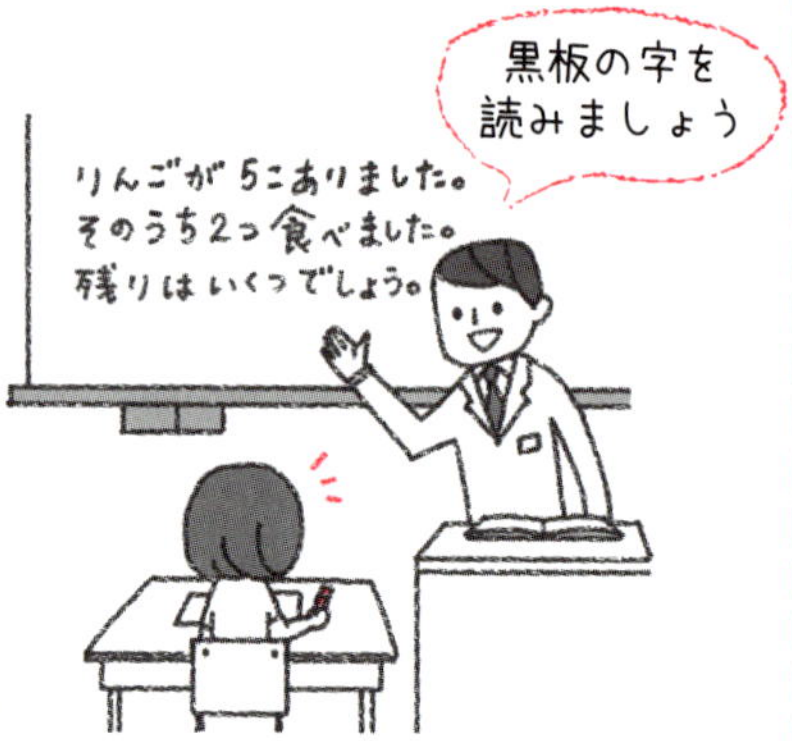
黒板の字を読みましょう
りんごが5こありました。
そのうち2つ食べました。
残りはいくつでしょう。

一度に複数のことをするのは苦手な子どもも、一度にひとつのことなら集中して取り組みやすくなります。ほかの子どもにとっても取り組みやすい方法です。

授業の内容を前もって知らせる

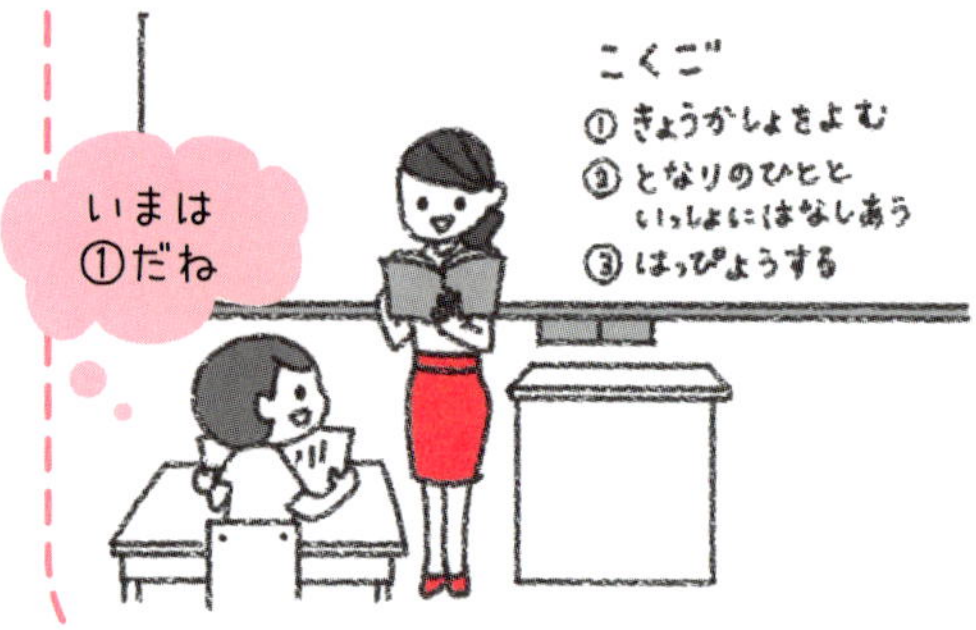
こくご
①きょうかしょをよむ
②となりのひとといっしょにはなしあう
③はっぴょうする
いまは①だね

授業内容がわかるとその子なりの見通しを立てやすくなり、安心して授業に集中することができます。

授業内容を知らせると見通しが立ちます

予期しない変化やその子なりの見通しが立たない状況に不安を感じてしまう子どももいます。そんなときは、授業の流れをあらかじめ知らせると安心して授業に集中できるようになるでしょう。例えば、理科の授業の場合、「教科書を読む→教材のDVDを観る→校庭に行き、咲いている花を見に行く→教室に戻り観察したことをノートにまとめる」と、黒板のすみに書き出しておけば、次に何をするかがわかるので安心できます。もし、授業に飽きて、集中が途切れても、「次は校庭に花を見に行くのか」と、気持ちを立て直すことができるかもしれません。

成功体験が積める工夫をしましょう

読んだり書いたりすることが苦手な子どもも少なくありませんので、達成度の評価は、制限時間を設けたテストよりも、その子のできそうな問題を、昨日より今日、今日より明日というように、子どもの理解度にあわせて少しずつ上達を目指していくほうが向いています。発達障害の特性をもっていても、その子なりのペースで必ず上達します。しかし、勉強ぎらいになってしまったら、それ以上の上達は望めなくなります。ほかの子どもとは少し異なるメニューを用意するなどして、成功を重ねられる体験ができるように、工夫していくことが大切です。

×をつけずに成功体験を重ねる

テストで間違った問題に「×」をつけずに、やり直しをして正解したら「○」をつけいく方法なら、最終的に答案は「○」だけになるので、達成感を感じられます。この方法は、テストで「×」をつけられることに抵抗を感じる子や100点をとらないと気がすまない子どもにも向くでしょう。

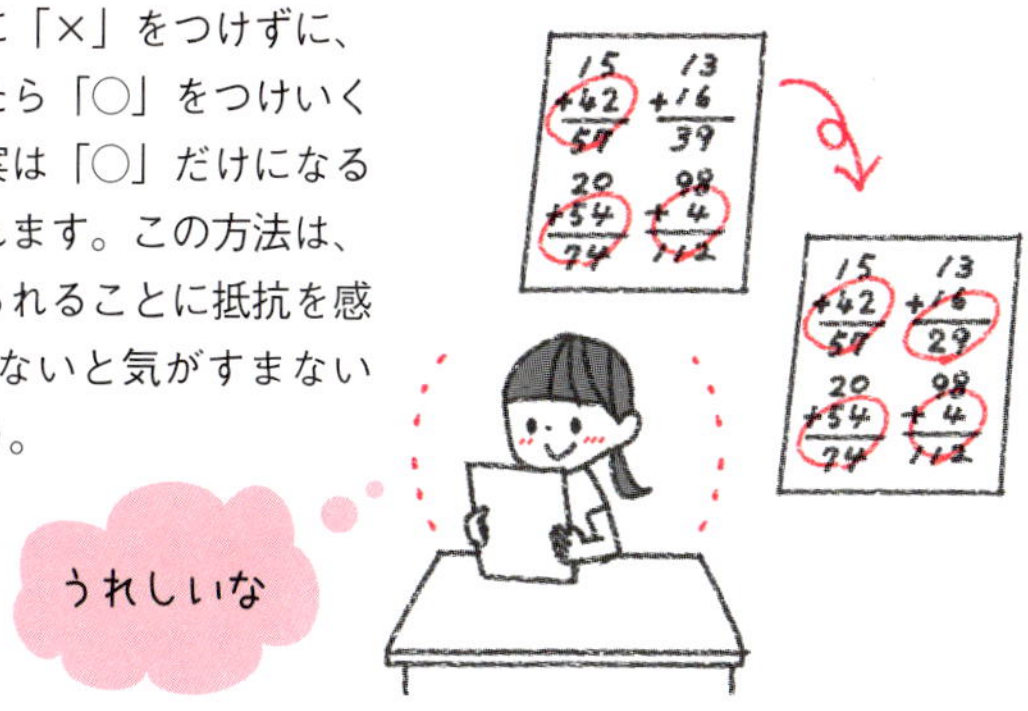

Q&A

Q 文字を書くことが苦手な子にはどうするのがよい？

A 文字を書くのが苦手な子どもは、文字を書くスピードが遅くなりがちです。しかし、そもそも字を書くことは複雑な作業ですから、あせらせることなく、その子なりのていねいな字がかけるようにじっくり取り組ませることが大切です。時間が足りない場合は、黒板の文字を書いたプリントなどを配ってもいいと思います。

文字を書くために必要な機能は実は複雑です

- 全体のバランスを見ながら書く
- 書こうとする文字を思い出す
- 書き順や送り仮名を思い出す
- トメやハネなど細部に注意を向ける
- えんぴつやノートを使いこなす
- 書く場所を決めてそこに文字を書く

など

苦手をカバーする支援をしましょう

発達障害の特性をもつ子どものなかには、知的な遅れはないけれど学習が進まない子どもがいます。苦手な部分をカバーすることで、勉強が楽しいという経験を増やしていきましょう。

いろいろな授業形態を組みあわせてみましょう

発達障害の特性をもつ子どものなかには、集中が途切れやすい子どもが少なくありません。そのため、本人に悪気はないのですが、すわりっぱなしの授業スタイルでは、集中力が持続せず、授業とは関係のないことに気持ちが向いてしまうことがあります。そこで、グループで話しあいをさせたり、発表する機会を設けたりするなど、子どもが能動的に授業に取り組めるようにすると授業にメリハリがつき、集中力も保ちやすくなるでしょう。特性をもつ子どもにプリントを配る係りになってもらうのもよいかもしれません。

いろいろな授業形態を組み合わせて たいくつさせない工夫を

※あくまでも一例です。

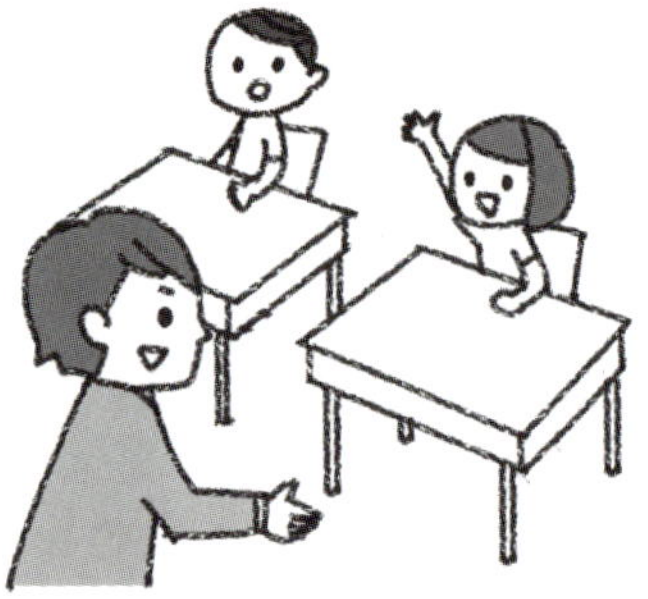

質問やクイズに答える

時には子どもからの質問に先生やほかの子どもが答えても。

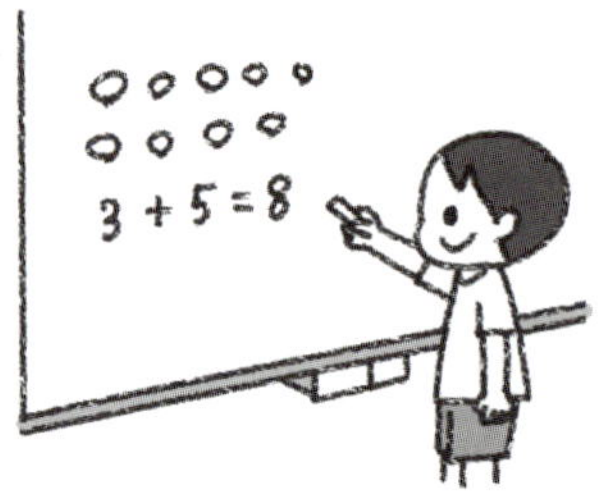

発表する・発言する

教室の前のスペースで発表したり、自分の席で発言したりします。

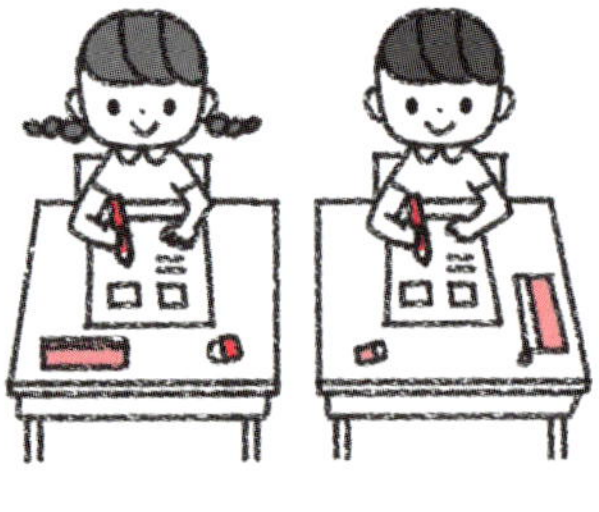

課題に取り組む

プリントなどに書き込んだり、問題を解いたりします。

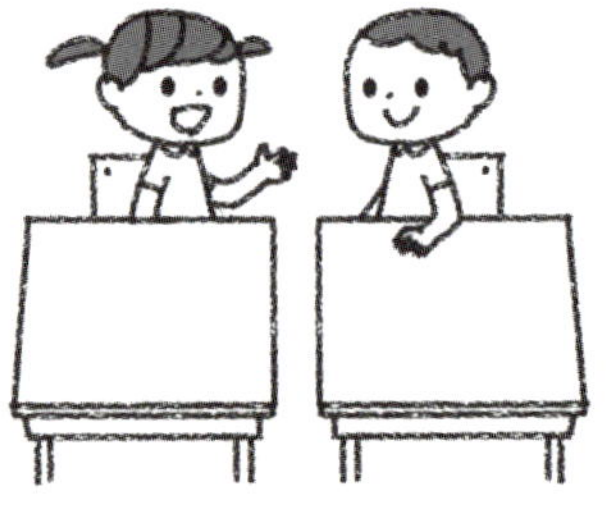

隣の席の人やグループで話し合う

大勢の前だと緊張しやすい子も取り組みやすいでしょう。

学習支援ツールも上手に利用しましょう

学習支援ツールは、子どもの不得手な部分をカバーし、学習の理解を助けるアイテムです。例えば、教科書の音読は、自分の読んでいる行を確認しながら、それを声に出すという複雑な作業です。一度に複数の作業をすることが苦手な子どもの場合は、音読がスムーズにできないことがあります。そこで、読むべきところが目立つように工夫されたシートを使うと、どこを読むのかがわかりやすくなります。

また、ボイスレコーダーやデジタルカメラ、タブレット端末などを活用する支援もあります。ただ、情報通信機器を使う場合は、単なるおもちゃにならないようにすることも大切です。

発達障害の特性をもつ子どもの特性にあわせた支援ツールを活用することで、学習の理解が進み、勉強が楽しいと思える経験が増えていきます。

学習支援ツールの一例

※あくまでも一例です。

手作りのものから最新技術を使ったものまで いろいろなものがあります。

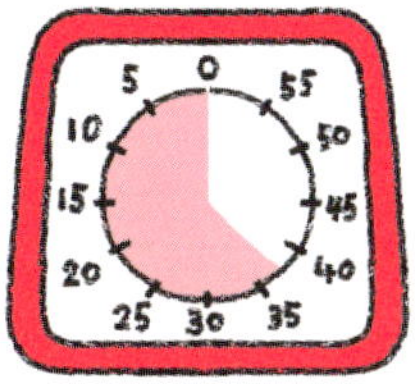

タイマー

設定した時間に色がつき、時間が過ぎると面積が縮小。時間の経過がわかりやすくなります。

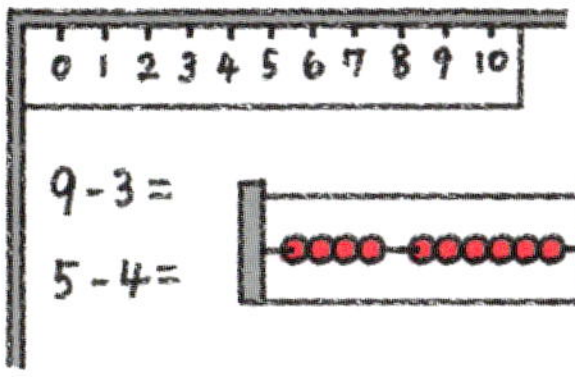

そろばん・ものさし

1～10までが書かれたものさしや、10個の玉のそろばんは、算数の計算などに役立ちます。

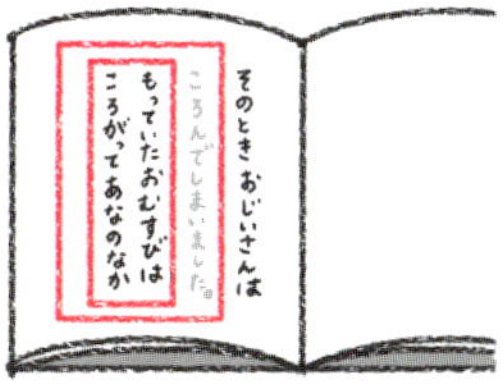

音読補助シート

読む場所を目立たせられるシート。行を飛ばしたり、同じ行を繰り返し読んだりするのを防ぎます。

情報通信機器を活用した支援もはじまっています

音声読み上げソフト

読むことが苦手だったり時間がかかったりする場合に便利。読み上げる速度を調整できるものも。

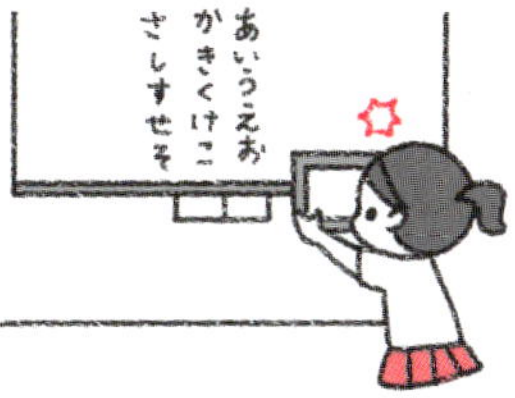

レコーダー・カメラ

大切なことをボイスレコーダーで録音したり、黒板の文字をデジタルカメラで撮影したりします。

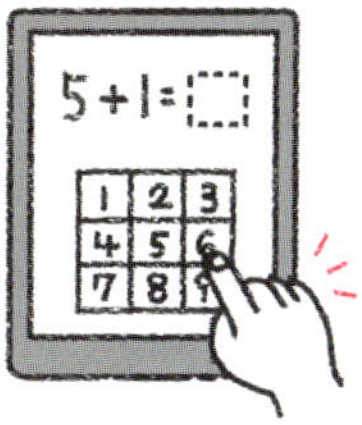

タブレット

文字を書くのが苦手な子もラクに字を書くことができます。図やイラストを使って計算もできます。

整理整頓が苦手、忘れ物が多いときは

机のなかが物であふれる、宿題や授業に必要なものを忘れてしまいやすい子どもには、こまめな声かけなどをして、自分で気づくチャンスを作ってあげましょう。

分類することが苦手だと整理整頓も苦手になります

例えば、「勉強に必要なもの」と「勉強に必要ないもの」を分ける場合、無地のノートはどちらに仕分けられるでしょうか? きっと、使う人の用途によって変わるはずです。書き終わったノートはどうでしょうか? 「もう書くところがないので必要ない」という人もいれば、「読み返すから必要」という人もいるでしょう。

このように、整理整頓は、形状や見た目だけでは分類しきれない要素があり、人によっても異なるため、抽象的なカテゴリーで考えることが苦手な子どもには、難しい場合があります。

まずは大ざっぱに分けてみましょう

目的にあわせて柔軟に分類するスキルは、さまざまな考え方を身につけたり、優先順位をつけたり、段取りを考えたりするなど、将来いろいろな場面で役立ちます。また、練習を積むことで少しずつ上達していきますが、ひとりではスムーズにできないことも多いので、そばにいてすぐにアドバイスできるようにするとよいでしょう。

いきなり、細かく分類するのではなく、例えば、机のなかの物を、「学校で保管するもの」「家に持ち帰るもの」の2つくらいに大ざっぱにわけることからはじめてみましょう。

困る経験をしても忘れ物は減りません

注意を持続したり、大事なことを優先して覚えておいたりする力が弱く、頻繁に忘れ物をしてしまう子どももいます。忘れ物については、「その子が本当に困った経験をすれば減る」という考え方がありますが、発達障害の特性をもつ子どもに、そのような考えをあてはめても解決には至りません。なぜなら、特性をもつ子どもはすでに懸命な努力をしていますし、それでも忘れ物が減らないために非常に困っているからです。

忘れものを減らすために有効なのは叱責よりも、声かけです。一度忘れて

分類の練習の一例

最初は身近にある物で色や形が同じものを分ける練習からはじめてみしょう。お金を種類ごとに分けるのはよい練習になりますし、生活スキルも上がります。最終的には「必要なもの」「今は使わないけれど取っておくもの」など自分で作ったカテゴリーに沿って、分けられるようにしていきましょう。

カラーゴムを分ける

いろいろな色の輪ゴムを、指定された色と数に分類します。

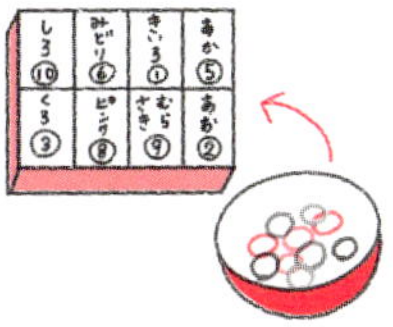

お金を分ける

袋に入ったお金を、お金の単位ごとに分けていきます。

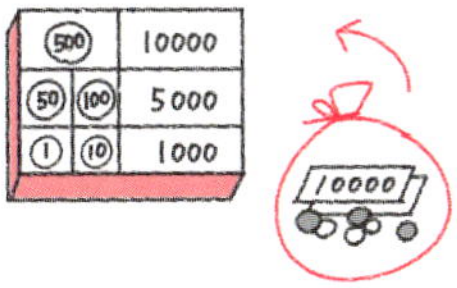

整理整頓のコツ

机のなかを整理するときは

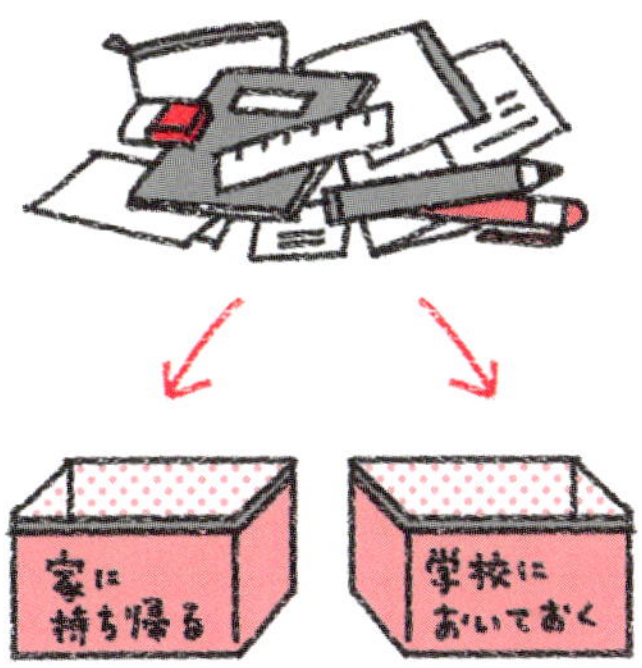

机のなかの物をいったんすべて出し、まずは、「学校に置いておくもの」「家に持ち帰るもの」の２つにザックリと分け、それから保管する場所などを決めていくとやりやすいでしょう。子どもだけでは分けられないことが多いので、そばでアドバイスをしながら一緒に整理していきましょう。

クラスのみんなで片づけタイムに取り組む

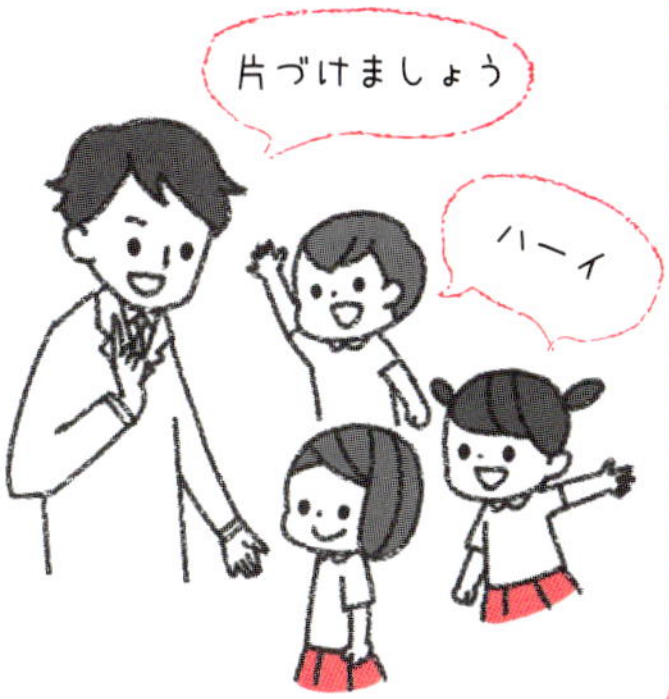
片づけましょう
ハーイ

ひとりだけ片づけをさせると本人がつらくなるだけでなく、クラスメイトの評判も落としてしまいます。クラスみんなで定期的に片づける時間をもつことは、ほかの子どもにもよい習慣となります。

こまめな声かけをして忘れていたことに気づけるようにしましょう。

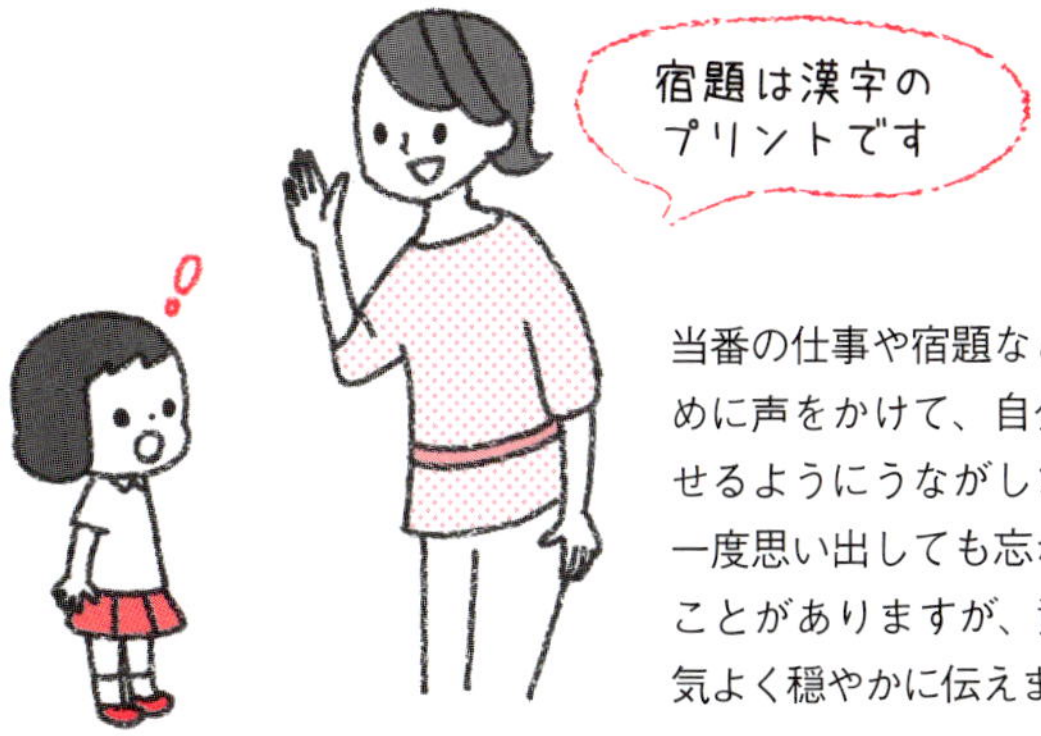
宿題は漢字のプリントです

当番の仕事や宿題などは、こまめに声をかけて、自分で思い出せるようにうながしましょう。一度思い出しても忘れてしまうことがありますが、責めずに根気よく穏やかに伝えましょう。

しまったことを「あっ、そうだった!」と自分で思い出せるような工夫をしていきましょう。また、悪気はないのですが、本人がすっかり忘れてしまい、親御さんへ、「今日は宿題はないよ」などと伝えることがあります。運動会や遠足など、準備が必要なイベントについては、親御さんへ電話連絡をするなど、家庭と連携することも大切です。

クラス内のトラブルは早期解決を

ケンカやからかい、いじめなど、友だちとトラブルになることがあります。親御さんなどとも連携し、長引かせないようにすることが大切です。

からかいやいじめの対象になることがあります

発達障害の特性をもつ子どものなかには、自分の気持ちを抑えることが苦手なために、怒りの感情のままに、たたく、物を投げる、怒鳴るなど、乱暴な行動をとってしまう子どもがいます。すぐかっとなったり動揺したりする様子は、ほかの子どもにおもしろがられることがあり、わざと挑発してその子を怒らせたり、「乱暴な子」という印象から仲間はずれにされたりするなど、友だちとの関係がうまくいかないことがあります。

また、冗談が通じなかったり、うそが見抜けなかったりする特性をおもし

クラスで起こりがちなトラブル

発達障害の特性をもつ子どものなかには、その特性のために友だちと衝突したり、うまくコミュニケーションがとれなかったりする子どももがいます。トラブルが起こりやすいということは、本人もそれだけの生きづらさを抱えて悩んでいるということです。

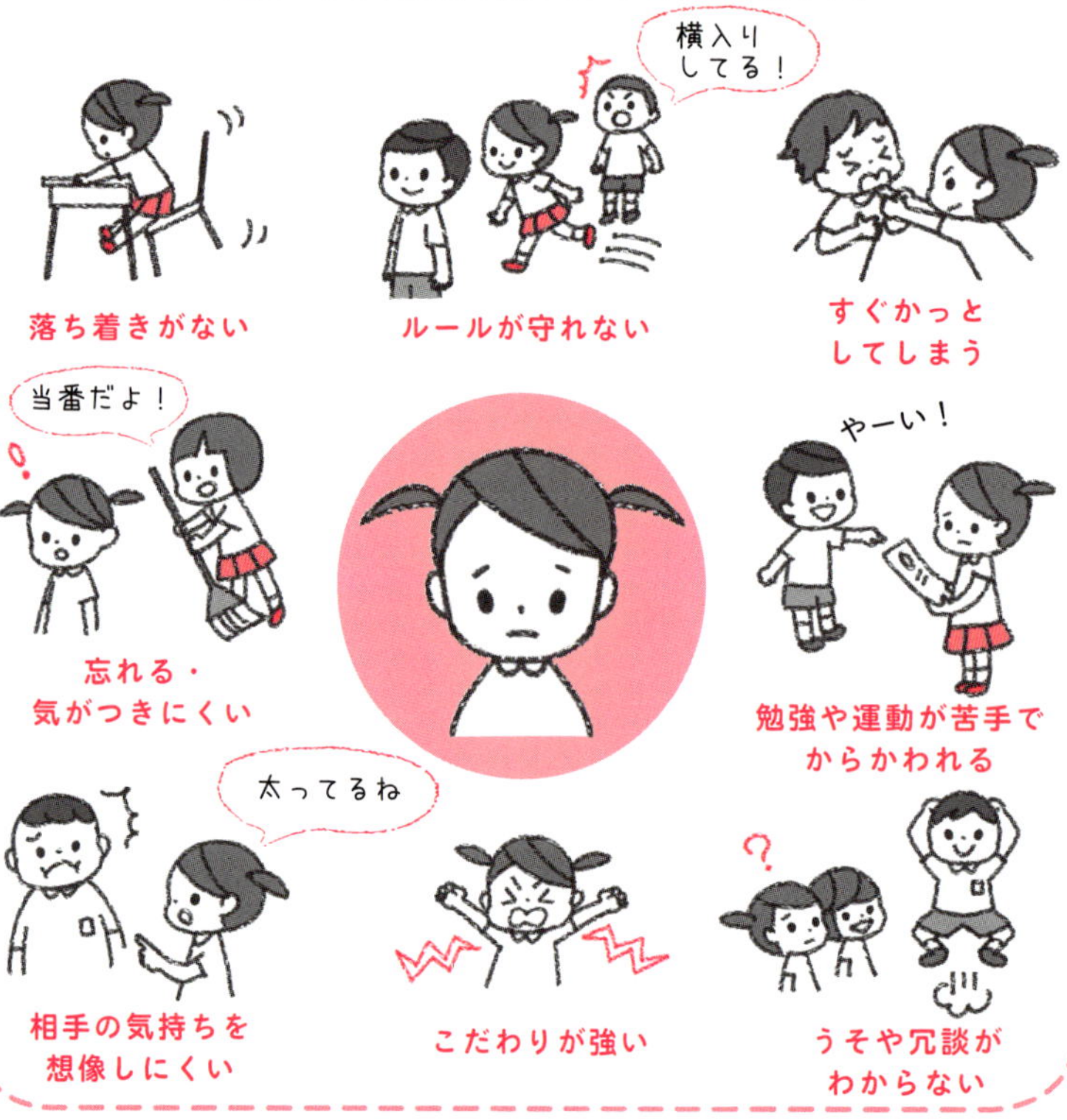
横入りしてる！
落ち着きがない
ルールが守れない
すぐかっとしてしまう
当番だよ！
忘れる・気がつきにくい
やーい！
勉強や運動が苦手でからかわれる
太ってるね
相手の気持ちを想像しにくい
こだわりが強い
うそや冗談がわからない

ろがられて、「かっこいいね」と言って変なポーズをとらせたり、危険なことをさせたりするなど、からかいやいじめの対象になることもあります。
　発達障害の特性をもつ子どもは、トラブルを起こしたり巻き込まれたりしがちで、周囲を困らせてしまう子どものように映りますが、支援と配慮を必要としている困っている子どもです。どうかそのことを心にとどめて、根気よく対応を続けてほしいと思います。

クラスの様子を注意深く観察していきましょう

　友だちとのトラブルは、学年が上がるにつれて、先生のいない休み時間などに起こりやすくなるため、トラブルがあること自体が見えにくくなる傾向があります。長引いたトラブルは深い傷となり、不登校などになるケースもありますので、クラスの人間関係に目を配るとともに、親御さんとも連携をはかりながら、トラブルが起こったら、早期に解決することが重要です。

家庭では

表情や気持ちを読み取る練習を

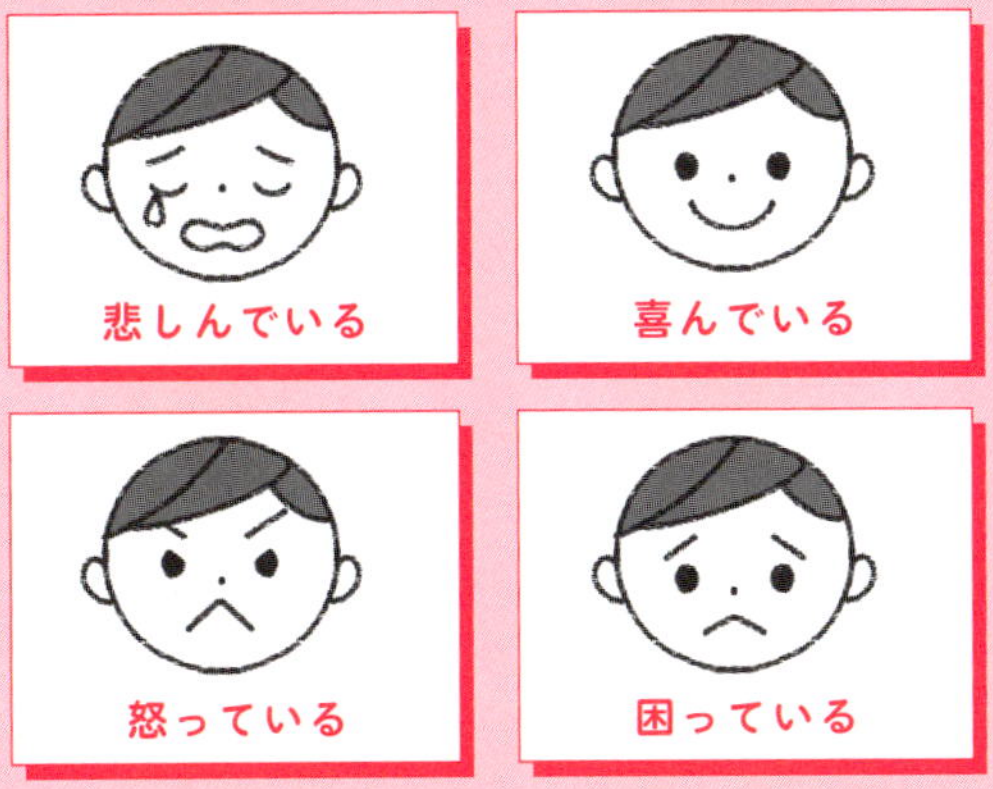

悲しんでいる
喜んでいる
怒っている
困っている

顔の表情を読み取ることが苦手な子どもは、友だちが怒ったり悲しんだりしていることがわかりません。表情から感情を読み取る練習をすることは自分の気持ちに気づくことにもつながります。このようなイラストを使って表情と感情を関連づける練習も大切です。

けんかはすぐに制止する

step 1 まず制止する

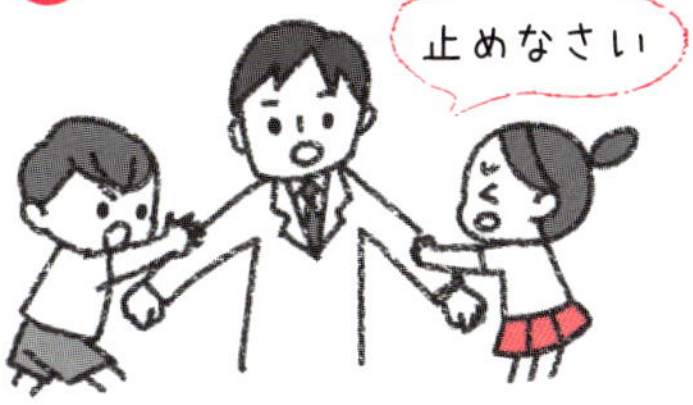

止めなさい

けんかはケガをしないように間に入り、暴言やいじめを目にしたときも止めさせましょう。

step 2 双方の言い分を聞く

なぜけんかになったのか、その経緯を双方から個別に聞きましょう。状況がわからないときは周囲の子どもからも事情を聞きましょう。

step 3 どんな理由があっても乱暴はいけない事を伝える

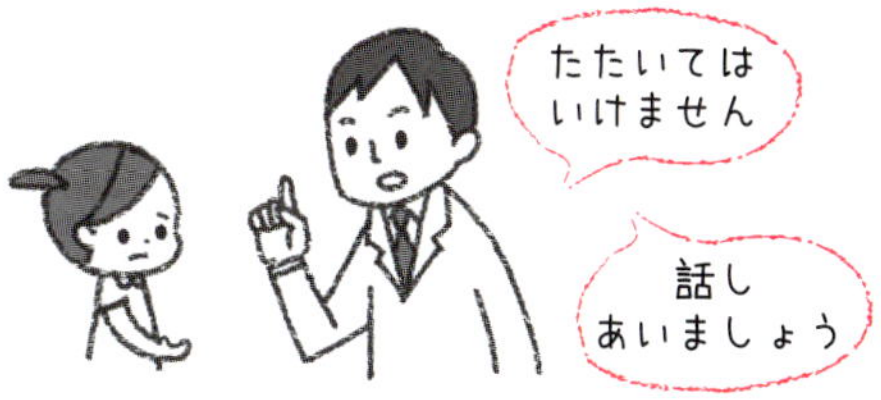

たたいてはいけません
話しあいましょう

「相手が嫌がらせをした」など、本人の言い分を聞いたうえで、感情と行動を分けて“心情は理解できるが、たたいてはいけない”ということを伝えましょう。

ポイント

- 「こんなことをするのは最低だぞ！」など人格を否定することは言わないで、「たたくことはいけないことです」と行為を批判する。
- くどくどと長く叱らない。
- トラブルを起こしたときにすぐに伝える（時間を置くとトラブルがあったこと自体を忘れてしまいます）。

助けあえるクラスを育むためには

ほかの子どもと同じように、特性をもつ子どもも欠点まるがかえで信じましょう。そうした先生の態度が子どもの見本となり、寛容なクラスの雰囲気につながります。

子どもは先生の言葉や態度を手本にします

発達障害の特性をもつ、もたないにかかわらず、子どもは失敗やトラブルを起こすものです。そうした突発的なことが起きたときに、先生が子どもたちにどのようにかかわるのかによって、クラスの雰囲気は変わってきます。

とくに幼い子どもは、身近な大人のまねをしながら成長しますし、先生の発言や態度は、先生が思っている以上に影響力があります。もし、先生が周囲を困らせる子どもに対して、強い叱責を繰り返し、「困った子」「クラスの輪を乱す子」という態度をとれば、子どもたちも同じようにふるまいます。

一方、「支援を必要としている子」とし

温かい声かけやまなざしが大切

先生は子どものお手本です

先生のふとしたひとことや振る舞いは、想像以上に子どもに影響を与えています。

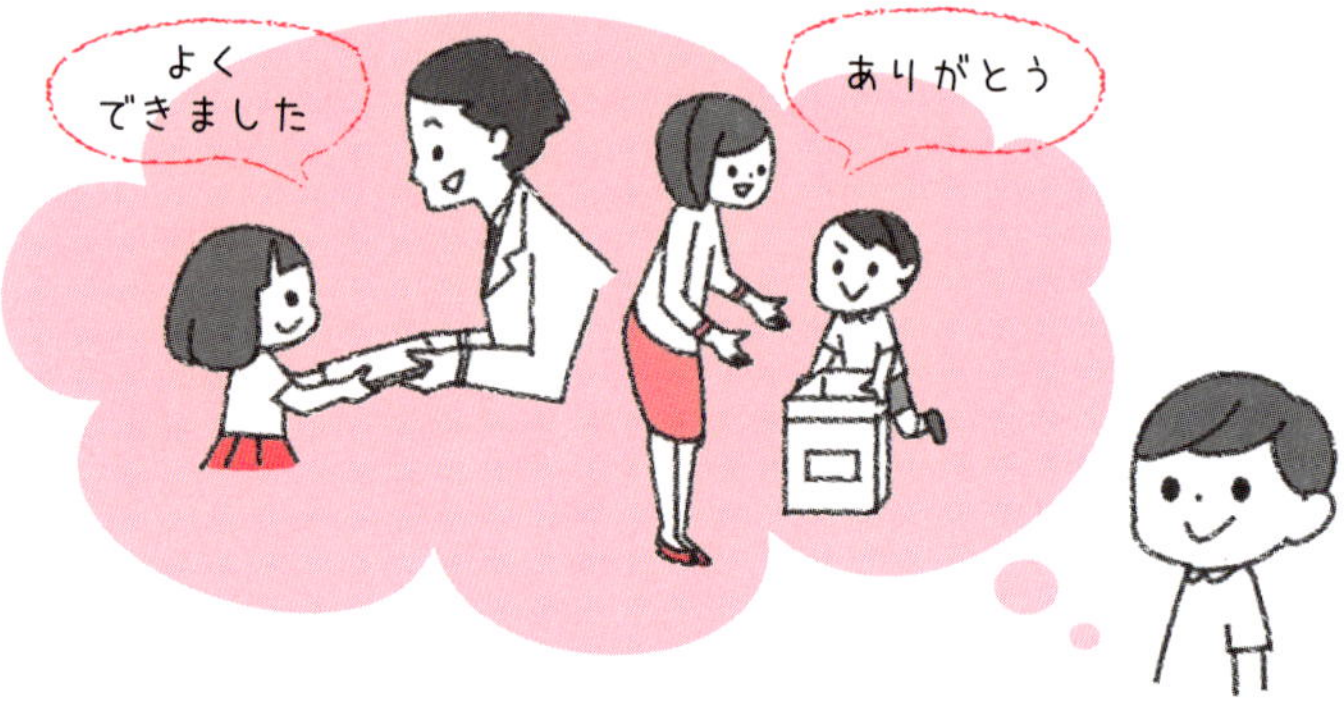

先生がクラスの支援の輪の中心になりましょう

「先生はクラスのひとりひとりのことを大切に思っている」という気持ちで接しましょう。自分が大切にされているという実感は、ほかの子どもへの寛容な態度につながります。

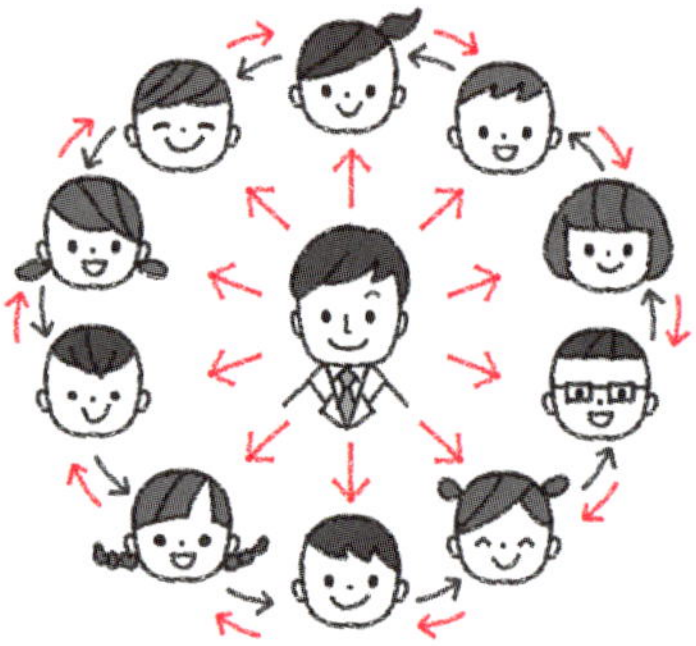

てあたたかく見守り、理解や配慮のある適切な対応をすれば、子どもたちにも、「困っていれば助けてあげよう」という気持ちが芽生えるでしょう。

お互い様、そしてねぎらいの気持ちを示しましょう

もし、クラスの誰かが困っていたら、「困ったときは、お互い様だよね」と助けあうようにうながしましょう。そして、協力してもらったら、「ありがとう」と感謝やねぎらいの気持ちを伝えるようにしましょう。

人はひとりでは生きていけません。また、完璧な人もいません。大切なことは特性も含めてその人です。特性の有無に関係なく、困ったときに助けあえる関係をきずくことでしょう。ふだん先生から、「不得意なところも含めて丸ごと認めているよ」というメッセージを受けとっている子どもは、特性をもつ子どもやほかの子どもの失敗にも寛容で、お互いの不得手な部分を自然に補いあえる関係をきずいていけるでしょう。また、そうした子どもの様子は、親子の会話を通じて、家庭にも伝わりますので、仮にクラスでトラブルが起こっても、親御さんの理解を得られやすいのではないかと思います。

フォローアップし続けていくことが大切です

いま目の前にいる特性をもっている子どもは、いずれクラスが変わったり、卒業したり、先生自身が移動したりして、先生のもとを離れていくでしょう。だからといって、「その後のことはわかりません」ということにはしないでほしいと思います。年賀状や暑中見舞いなどのやりとりを通してつながりあい、その子が自分のもとを離れた後、どんな人生を歩んだのかを見つめ続けてほしいと思います。そうした探究心は、先生としての経験値や力量をきっと高めていってくれるでしょう。そして、これから出会うかもしれない特性をもつ子どもたちへの接し方に還元されていくのだと思います。あのときの対応は適切だったのかという反省も含めて、特性をもつ子どもとのつながりを断たずに、フォローアップを続けていってほしいと思います。

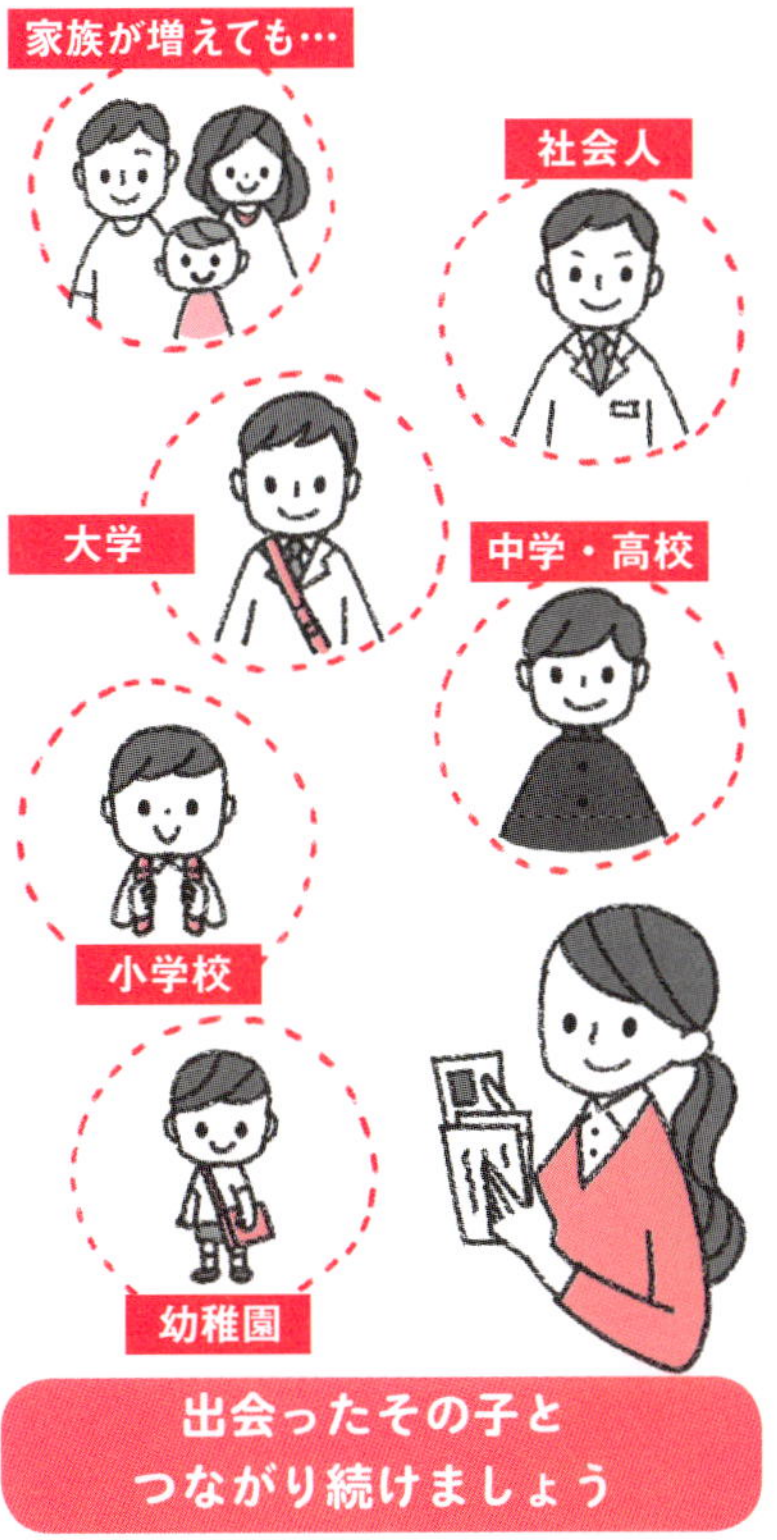
家族が増えても…
社会人
大学
中学・高校
小学校
幼稚園

出会ったその子とつながり続けましょう

出会った子どもがその後、どんな人生を歩んだのかを見守り続けていきましょう。子ども本人も心強く感じるでしょう。

さくいん

参考文献

『AD／HD（注意欠陥／多動性障害）の
すべてがわかる本』市川宏伸監修（講談社）
『ADHD　LD　自閉症—気になる連続性の
子どもたち』佐々木正美著（子育て協会）
『ADHDと自閉症の関連がわかる本』ダイアン・M・ケネディ著、田中康雄監修（明石書店）
『ADHDの明日に向かって』
田中康雄著（星和書店）
『LDのすべてがわかる本』
上野一彦監修（講談社）
『アスペルガー症候群　高機能自閉症』
佐々木正美著（子育て協会）
『アスペルガー症候群・高機能自閉症のすべてがわかる本』佐々木正美監修（講談社）
『アスペルガー症候群就労支援編』
佐々木正美・梅永雄二監修（講談社）
『あなたがあなたであるために』吉田友子著、
ローナ・ウィング監修（中央法規）
『インリアル・アプローチ』
竹田契一・里見恵子編著（日本文化科学社）
『1・2・3歳ことばの遅い子—ことばを育てる暮らしの中のヒント』中川 信子（ぶどう社）
『健診とことばの相談－1歳6か月児検診と3歳児健診を中心に』中川信子著（ぶどう社）
『これでわかる「気になる子」の育て方』
木村順監修（成美堂出版）
『これでわかる自閉症とアスペルガー症候群』
田中康雄・木村順監修（成美堂出版）
『じょうずなつきあい方がわかるADHDの本』
司馬理英子監修（主婦の友社）
『じょうずなつきあい方がわかる
アスペルガー症候群・高機能自閉症の本』
宮本信也監修（主婦の友社）
『じょうずなつきあい方がわかる自閉症の本』
佐々木正美監修（主婦の友社）
『ちょっと気になる子と自閉症スペクトル』
佐々木正美著（子育て協会）
『つなげよう』田中康雄著（金剛出版）
『もしかして、うちの子、発達障害かも！？』
岡田俊著（PHP研究所）
『わかりやすい発達障害の本』
佐々木正美著（子育て協会）
『わが子が発達障害と診断されたら—発達障害のある子を育てる楽しみを見つけるまで』佐々木正美編著、諏訪利明・日戸由刈著（すばる舎）
『「育てにくい子」と感じたときに読む本—悩み多き年齢を上手に乗り越えるためのアドバイス』
佐々木正美著（主婦の友社）
『育てにくい子にはわけがある—感覚統合が教えてくれたもの』木村順著（大月書店）
『応用行動分析学から学ぶ子ども観察力＆支援力養成ガイド—発達障害のある子の行動問題を読み解く！』平澤紀子著（学研）
『我、自閉症に生まれて』テンプル・グランディン＆マーガレットM・スカリアノ著（学習研究社）
『完 子どもへのまなざし』
佐々木正美著（福音館書店）
『軽度発達障害のある子のライフサイクルに合わせた理解と対応—「仮に」理解して、「実際に」支援するために』田中康雄著（学研）
『軽度発達障害—つながりあって生きる』
田中康雄著（金剛出版）
『行為障害と非行のことがわかる本』
小栗正幸監修（講談社）
『高機能自閉症・アスペルガー症候群「その子らしさ」を生かす子育て』吉田友子著（中央法規）
『高機能自閉症・アスペルガー症候群入門—
正しい理解と対応のために』内山登紀夫編集・
吉田友子・水野薫編集（中央法規）
『子どもが発達障害？と思ったら—ペアレンティングの秘訣』服巻智子著（NHK出版）
『子育てを支える療育—<医療モデル>から<生活モデル>への転換を』宮田広善著（ぶどう社）
『支援から共生への道—発達障害の臨床から
日常の連携へ』田中康雄著（慶応義塾大学出版会）
『児童虐待』佐々木正美著（子育て協会）
『自閉症・ADHDなどと向き合う保育 わかってほしい！気になる子』田中康雄監修（学研）
『自閉症・アスペルガー症候群「自分のこと」の教え方—診断説明・告知マニュアル』
吉田友子著（学研）
『自閉症スペクトラム障害のある人が才能をいかすための人間関係10のルール』
テンプル・グランディン、ショーン・バロン著
（明石書店）
『自閉症だったわたしへ』
ドナ・ウィリアムズ著（新潮文庫）
『自閉症のすべてがわかる本』佐々木正美（講談社）
『自閉症の才能開発—自閉症と天才をつなぐ輪』
テンプル・グランディン著（学習研究社）
『自閉症感覚—かくれた能力を引きだす方法』
テンプル・グランディン著（NHK出版）
『自閉症児と絵カードでコミュニケーション—
PECSとAAC』
アンディ・ボンディ、ロリ・フロスト著（二瓶社）
『自閉症療育ハンドブック—TEACCHプログラムに学ぶ』佐々木正美著（学研）
『図解よくわかるADHD[注意欠陥・多動性障害]』
榊原洋一著（ナツメ社）
『図解よくわかるLD[学習障害]』
上野一彦著（ナツメ社）
『図解よくわかるアスペルガー症候群』
広瀬宏之著（ナツメ社）
『図解よくわかる自閉症』榊原洋一著（ナツメ社）
『図解よくわかる発達障害の子どもたち』
榊原洋一著（ナツメ社）
『続 子どもへのまなざし』
佐々木正美著（福音館書店）
『続・佐々木ノート—「ありがとう」は
虐待予防のことば』佐々木正美著（子育て協会）
『発達障害がある子どもの進路選択ハンドブック』
月森久江監修（講談社）
『発達障害がある人の就労相談』
梅永雄二編著（明石出版）
『発達障害のある子が
あなたにわかってほしいホントの気持ち』
佐々木正美監修・木村常雄著（すばる社）
『発達障害が気になる子のための自立・就労トレーニング—家庭・学校・社会生活での支援と訓練』
田中和代編著、野村昌宏著（合同出版）
『発達障害のある子どもができることを伸ばす！学童編』杉山登志郎・辻井正次監修、
アスペ・エルデの会協力（日東書院）
『発達障害のある子と家族のためのサポートBOOK小学生編』岡田俊著（ナツメ社）
『発達障害のある子と家族のための
サポートBOOK幼児編』岡田俊著（ナツメ社）
『発達障害のある子へのサポート実例集小学校編』
上野一彦・月森久江著（ナツメ社）
『発達障害のいま』杉山登志郎著（講談社現代新書）
『発達障害の子どもたち』
杉山登志郎著（講談社現代新書）
『発達障害のむこうとこちら』
田中康雄著（日本評論社）
『発達障害児の思春期と二次障害予防のシナリオ』
小栗正幸（ぎょうせい）
『発達障害者の雇用支援ノート』
梅永雄二著（金剛出版）
『発達障害者支援の現状と未来図—
早期発見・早期療育から就労・地域生活支援まで』
市川宏伸監修、内山登紀夫・田中康雄・
辻井正次編集（中央法規）
『保育　そこが知りたい！　気になる子Q＆A』
七木田敦編著（チャイルド社）
『本当のTEACCH—自分が自分であるために』
内山登紀夫著（学研）
『臨床家のためのDSM－5虎の巻』
森則夫・杉山登志郎・岩田泰秀編著（日本評論社）
『DSM-5 精神疾患の診断・統計マニュアル』
日本精神神経学会日本語版用語監修、髙橋三郎ほか監訳（医学書院）

（順不同）

●監修
田中康雄（たなか やすお）

こころとそだちのクリニックむすびめ院長。
児童精神科医師。臨床心理士。
北海道大学名誉教授。

北海道大学大学院教授を経て、クリニックを開院。発達障害の特性をもつ子どもとその家族、関係者と、つながりあい、支えあい、認めあうことを大切にした治療・支援で多くの人から支持されている。全国各地での講演も積極的に行い、発達障害に対する理解を深め、支援の輪を広げている。『つなげよう』（金剛出版）、『支援から共生への道－発達障害の臨床から日常の連携へ』（慶応義塾大学出版会）、『発達障害のむこうとこちら』（日本評論社）ほか、著書・監修多数。

カバー・本文デザイン／東條加代子
カバーイラスト／渡邉美里
本文イラスト／石崎伸子、渡邉美里
執筆・編集／満留礼子（羊カンパニー）

イラスト図解《ずかい》
発達障害《はったつしょうがい》の子《こ》どもの
心《こころ》と行動《こうどう》がわかる本《ほん》

2014年7月10日発行　第1版
2025年2月20日発行　第2版　第13刷
●監修者　田中　康雄［たなか　やすお］
●発行者　若松　和紀
●発行所　株式会社 西東社《せいとうしゃ》
〒113-0034 東京都文京区湯島2-3-13
電話 03-5800-3120（代）
URL：https://www.seitosha.co.jp/

ISBN978-4-7916-1947-4